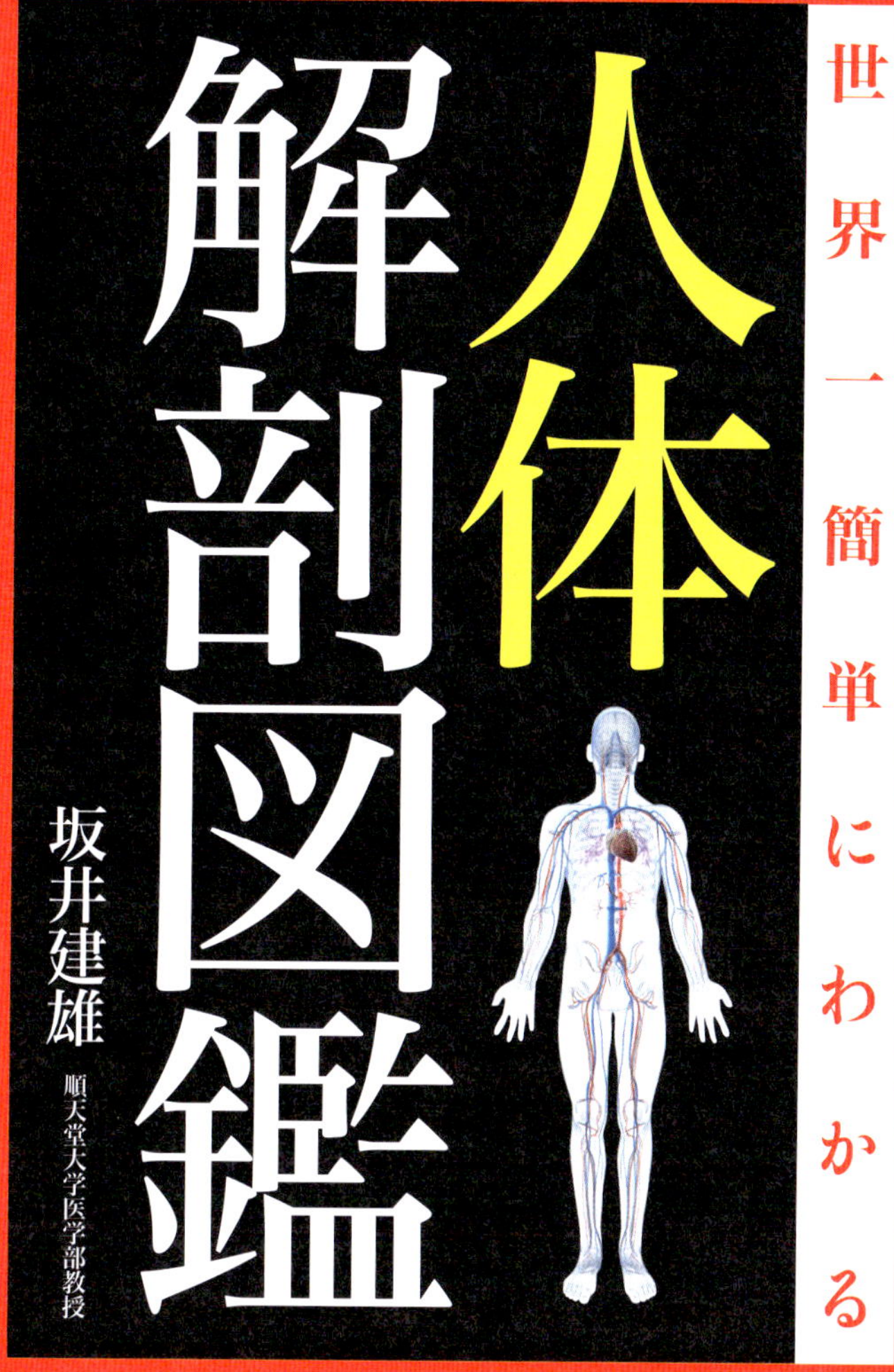

宝島社

はじめに

自分の身体を知ろう

人間の身体は、数多くの部位や器官からできています。それぞれの器官はきわめて複雑な構造をもち、精緻な仕組みを備えていて、それらがたがいに協力しながら、私たち一人ひとりの生命と健康を支えています。

古代ギリシャ・ローマの時代から、人体は医学の関心事でした。人体や動物を解剖して身体の構造は詳しくわかっていて、臓器の働きについてもいろいろな想像をしていました。腹にある肝臓、胸にある心臓、頭にある脳が最重要の臓器で、静脈は栄養に富む静脈血を肝臓から全身に運び、動脈は生命精気に富む動脈血を心臓から全身に運び、神経は霊魂精気を脳から運んで運動や感覚を行うと考えていたようです。その後の医学の進歩によって、臓器の働きについての考え方はすっかり変わりました。

複雑・精緻な人体の構造や仕組みを学ぶためには、実際に人体を解剖するのが最良の方法です。現代でも、医学を学ぶ学生たちは、献体によって提供していただいた遺体を解剖して、隅々まで人体の構造を実地に学んでいます。近年のめざましい医学の進歩によって、たいていの病気を治したり癒やしたりすることができるようになり、医療によって救われたという経験を持つ人が多くなっています。おそらくそのために、死後に自分の身体を提供しようと献体を申し出られる人たちがとても多くなりました。

近年の医学と技術の進歩は、人体を知ることに新しい意味をもたらしました。CTやMRIといった医療画像によって、自分の臓器の形状や病変の様子をまざまざと見ることができるようになりました。また、CGのイラストを用いて、臓器の構造と仕組みが3次元的にわかりやすく描かれるようになり、医学の専門家でない人たちも、人体の仕組みを容易に知ることができるようになりました。そういったことがいろいろ積み重なって、現代人にとって人体は大きな関心事であり、ホットな話題になってきたように思います。

人間の身体は、知れば知るほど面白い不思議な世界です。本書では、人体のそれぞれの部位や臓器を描いた最新のイラストを駆使して、また人体についての医学の最新の情報を踏まえて、これまでにない新しい形で、人体という複雑・精緻な世界を多くの人にお見せしたいと思っています。

順天堂大学医学部教授
坂井建雄

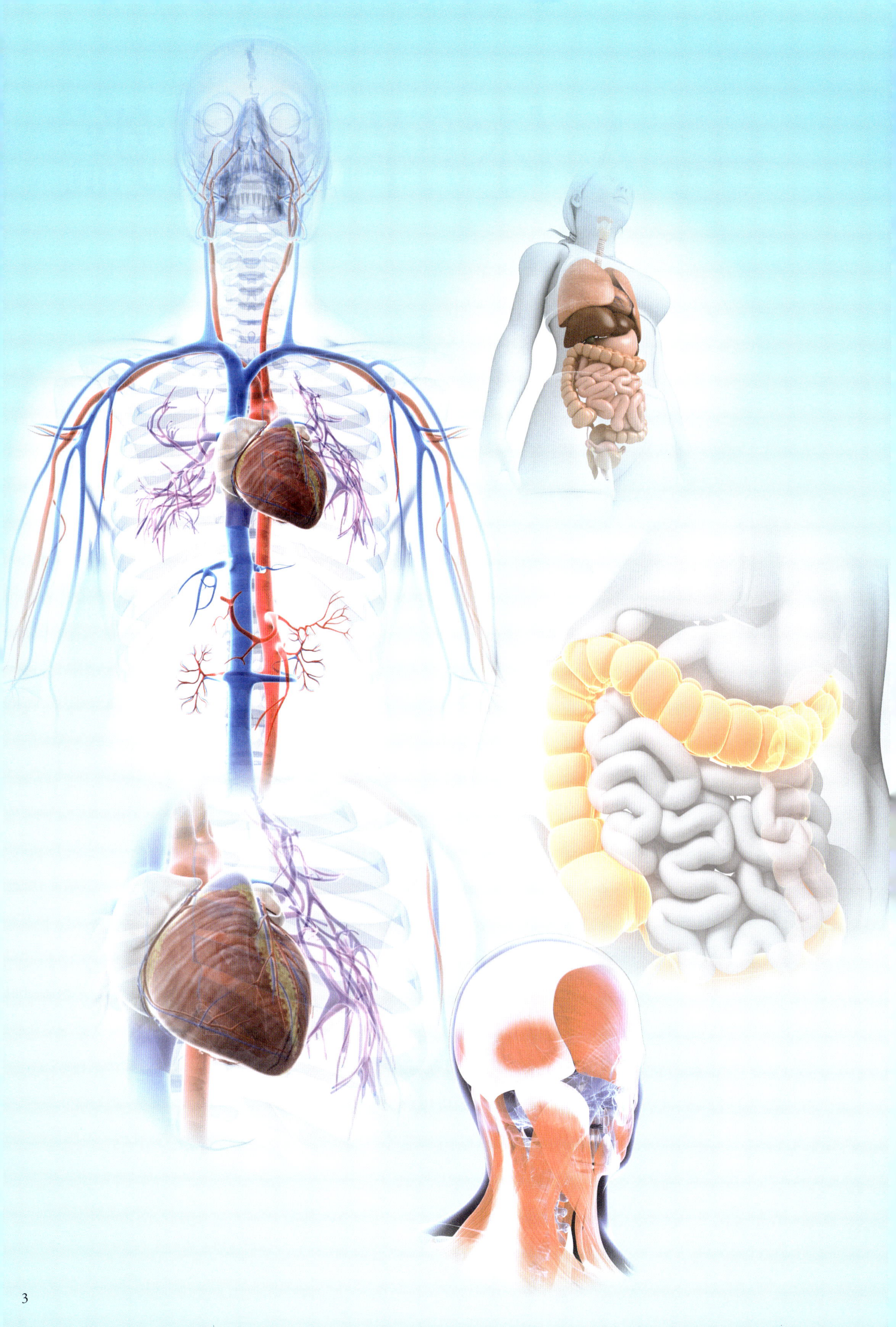

世界一簡単にわかる
人体解剖図鑑

Contents

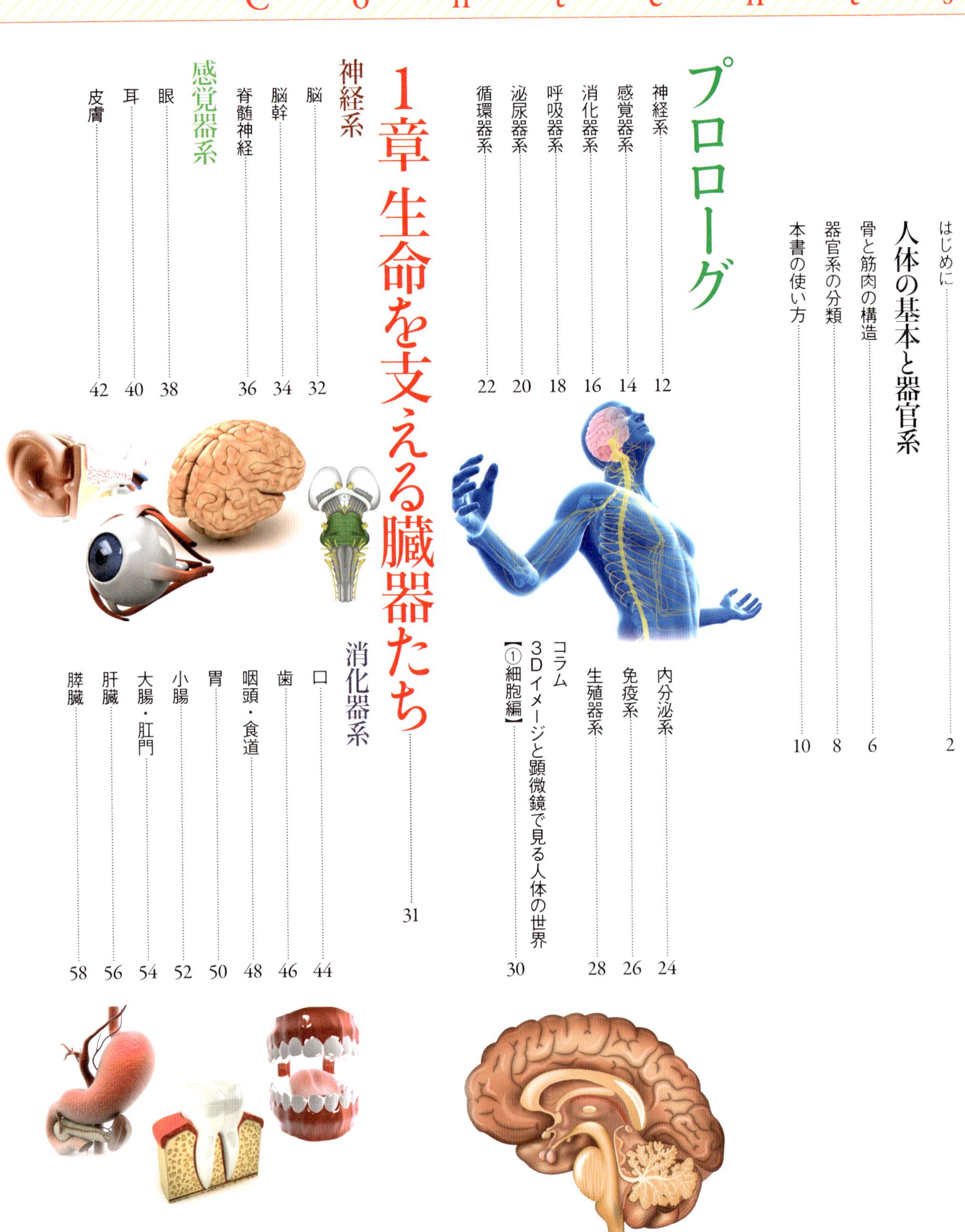

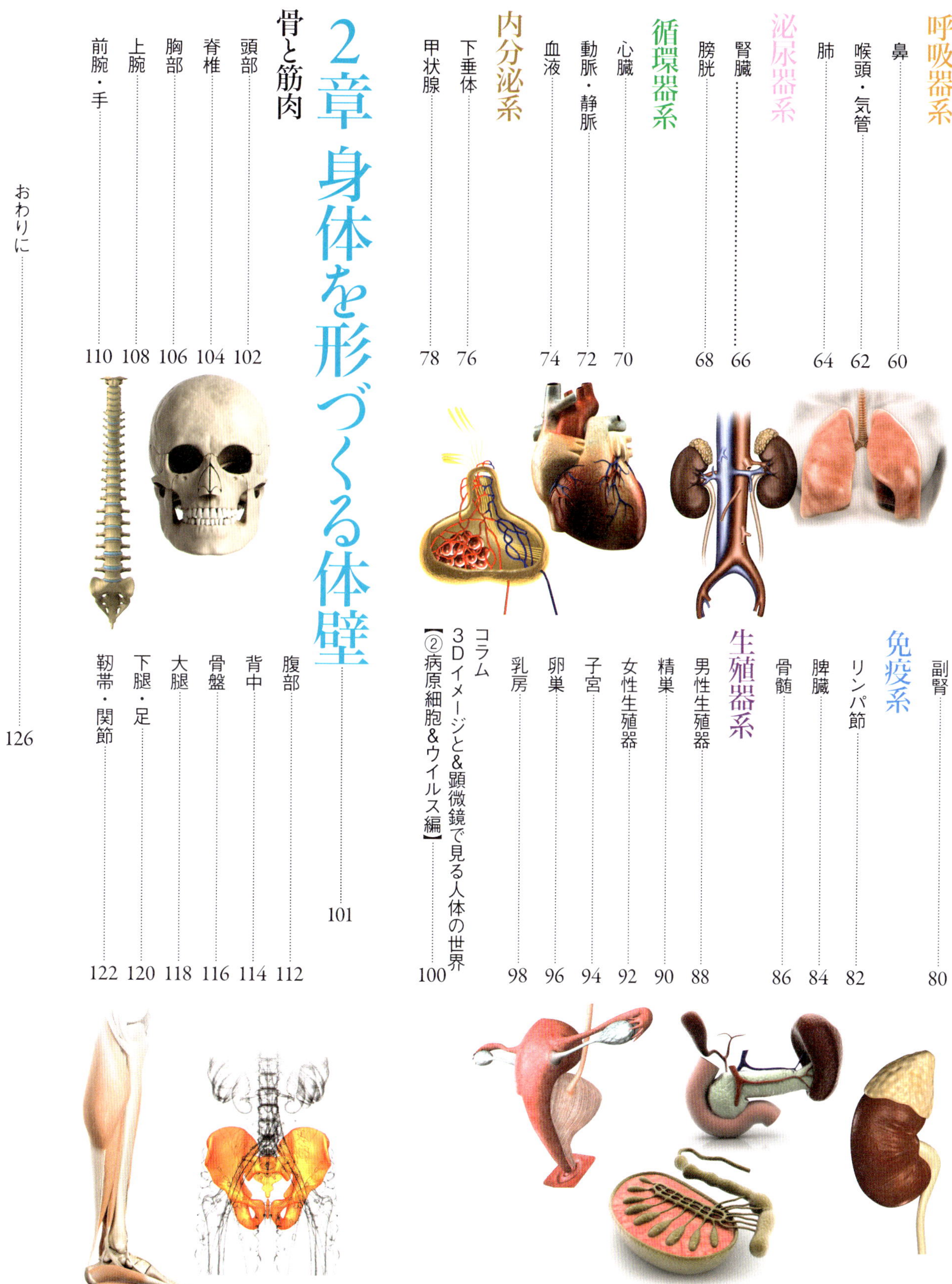

全身の骨格

人体を形づくるとともに、内臓などの内部器官を保護しているのが、200個余りの骨で構成されている骨格。体の中心には背骨が通り、その上に頭が乗り、これら上半身を骨盤が支えている。そして、胴体（体幹）から伸びるように腕と脚がついている。

人体の基本と器官系

骨と筋肉の構造

骨格、筋肉、関節などが運動器と総称されるのは、我々の体の、実に巧みな動作を、それらが連携して行っているからである。骨格は人体の支柱となり、関節、そして筋肉は骨格の動きを担っている。

全身の骨格と筋肉

体を動かすことができるのは、骨と筋肉の働きによる。骨には拮抗関係にある筋肉がついていて、片方の筋肉が縮むとき、その反対側についた筋肉が伸びて骨が動く。骨と骨は関節でつながり、曲げ伸ばしを可能にしている。

詳細は「2章 身体を形づくる体壁」P101～

全身の骨格筋

人間の体は筋で覆われており、それらを伸縮させることにより、手足を動かしたり、表情をつくったり、臓器を動かしたりしている。筋には、心臓の筋層をつくる心筋、内臓の筋層をつくる平滑筋、そして骨と骨を繋ぎ、全身の運動を担う骨格筋の3種類があり、我々が普段口にする“筋肉”は主に骨格筋のことである。

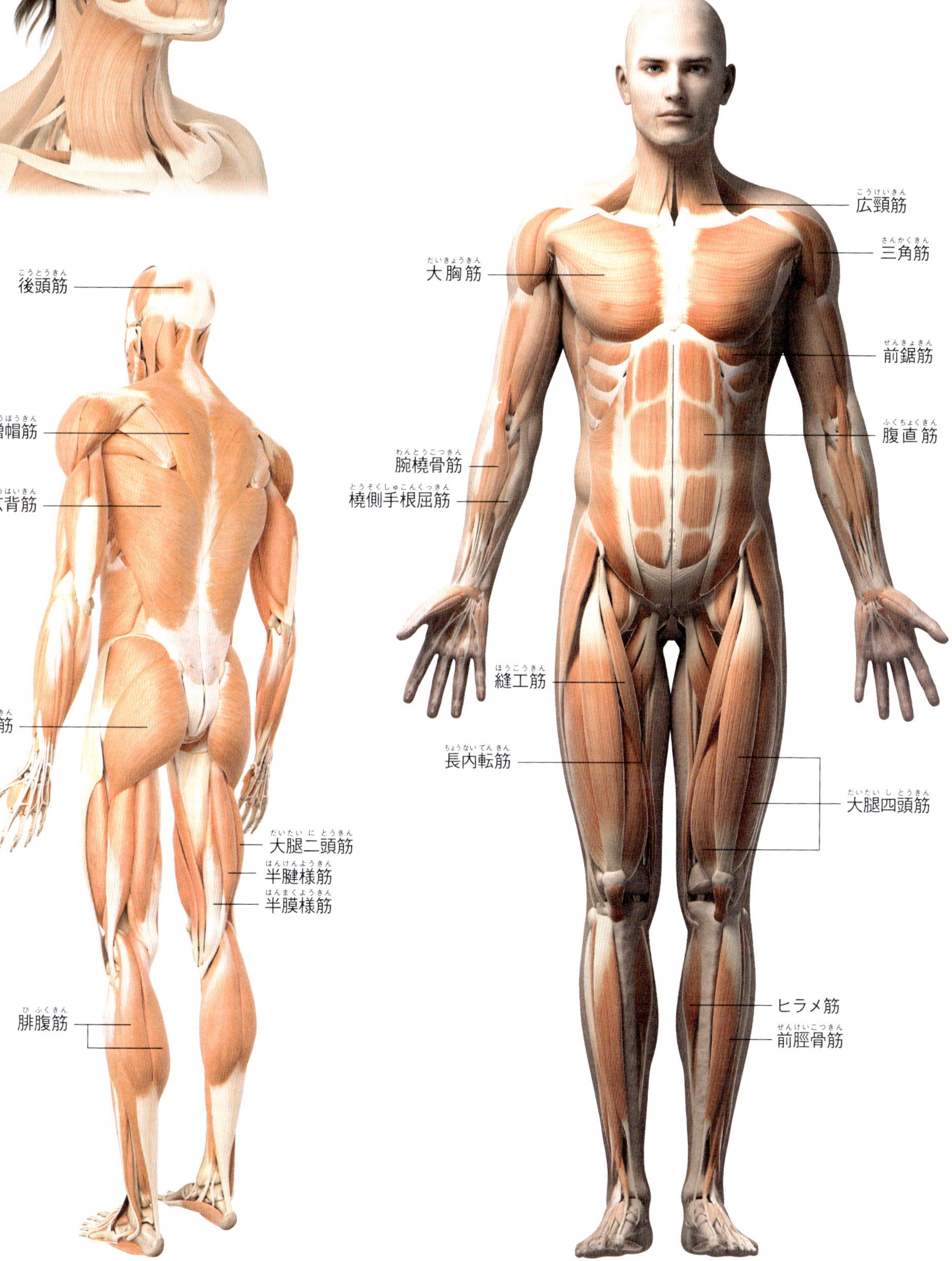

器官系の分類

人体は器官の働きをもとに、いくつかのシステムに分けられる。そのシステムをつくる器官のグループを器官系と呼んでいる。主に、骨格系、筋肉系、消化器系、呼吸器系、泌尿器系、生殖器系、循環器系、内分泌系、神経系、感覚器系の10器官系に区別されることが多い。

内分泌系

ホルモンを分泌して体の機能を促進したり抑制しながら、恒常性を維持する器官。主に、頭部、胸部、腹部に位置している。

呼吸器系

口や鼻から取り入れた酸素と、全身を巡ってきた血液に含まれる二酸化炭素の交換を行う器官。主に頭部と胸部に位置している。

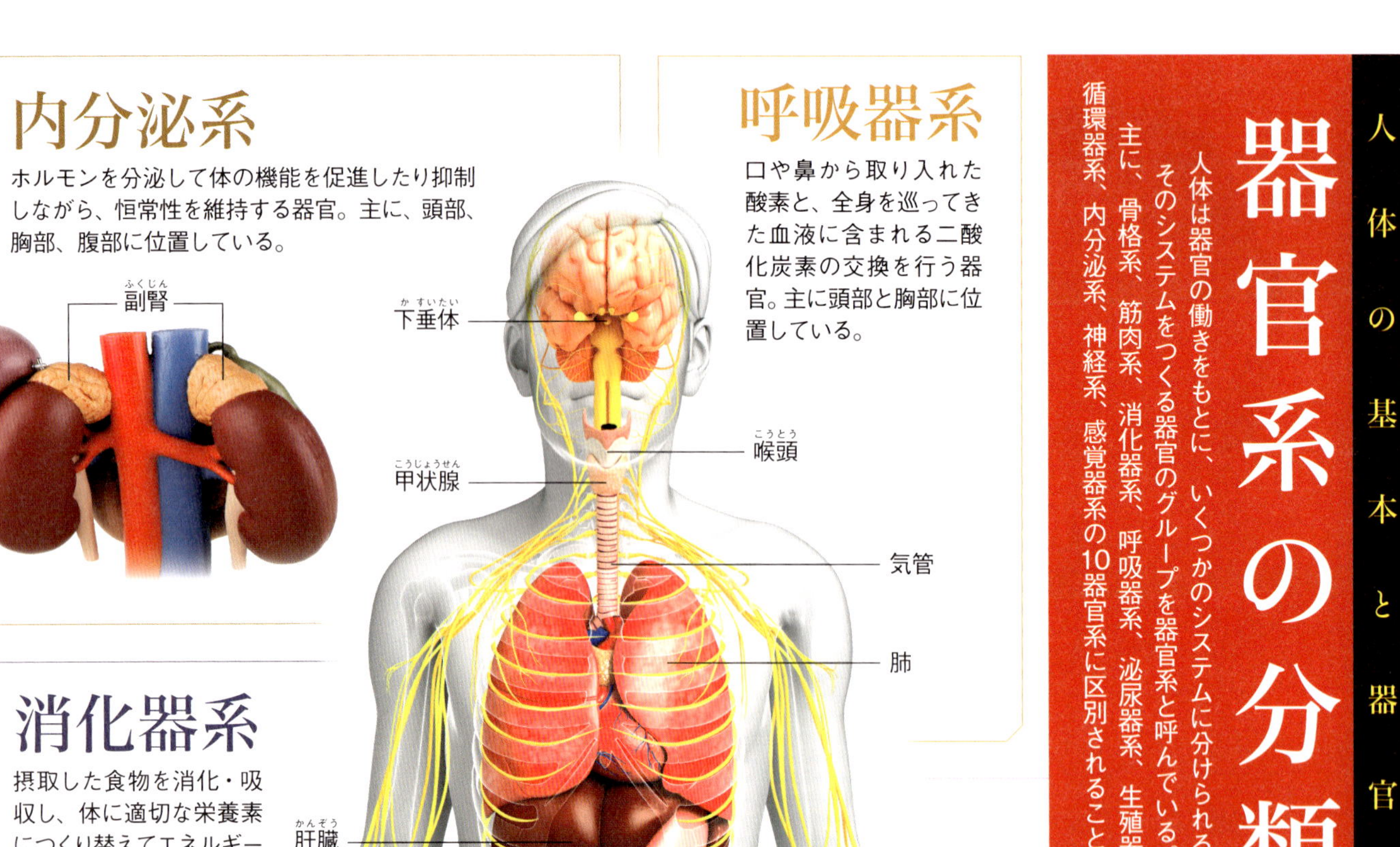

消化器系

摂取した食物を消化・吸収し、体に適切な栄養素につくり替えてエネルギーを供給する器官。主に、頭部、胸部、腹部に位置している。

咽頭

歯

口

泌尿器系

体にとって不要な成分を排出し、必要な成分は再吸収して体液のバランスを調節する器官。

感覚器系

外界からの情報（刺激）をキャッチするための器官。主に、頭部に集まっているが、全身を覆っている皮膚も含まれる。

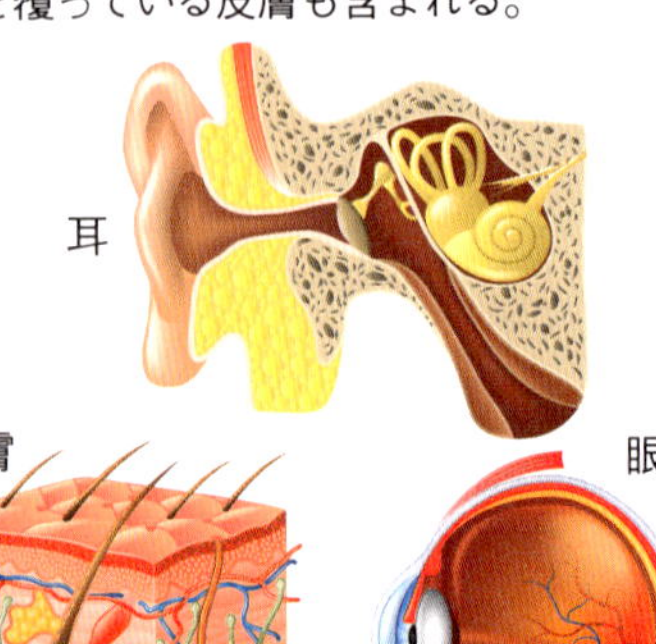

生殖器系

文字通り生殖、つまり生命誕生に関わる器官。男女では構造も機能も異なるが、両者とも、主に下腹部に位置している。

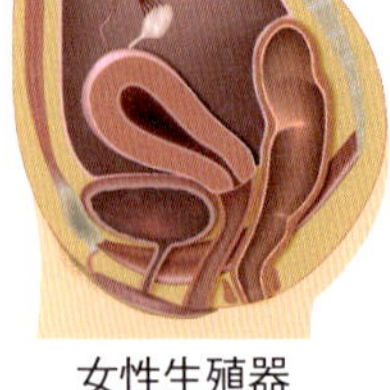

女性生殖器
子宮
卵巣

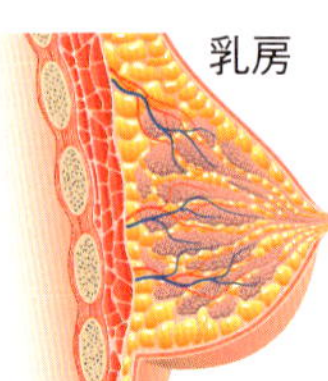

男性生殖器

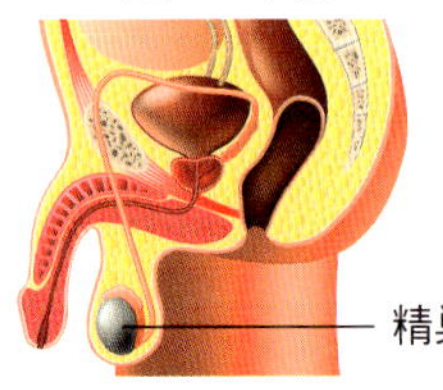

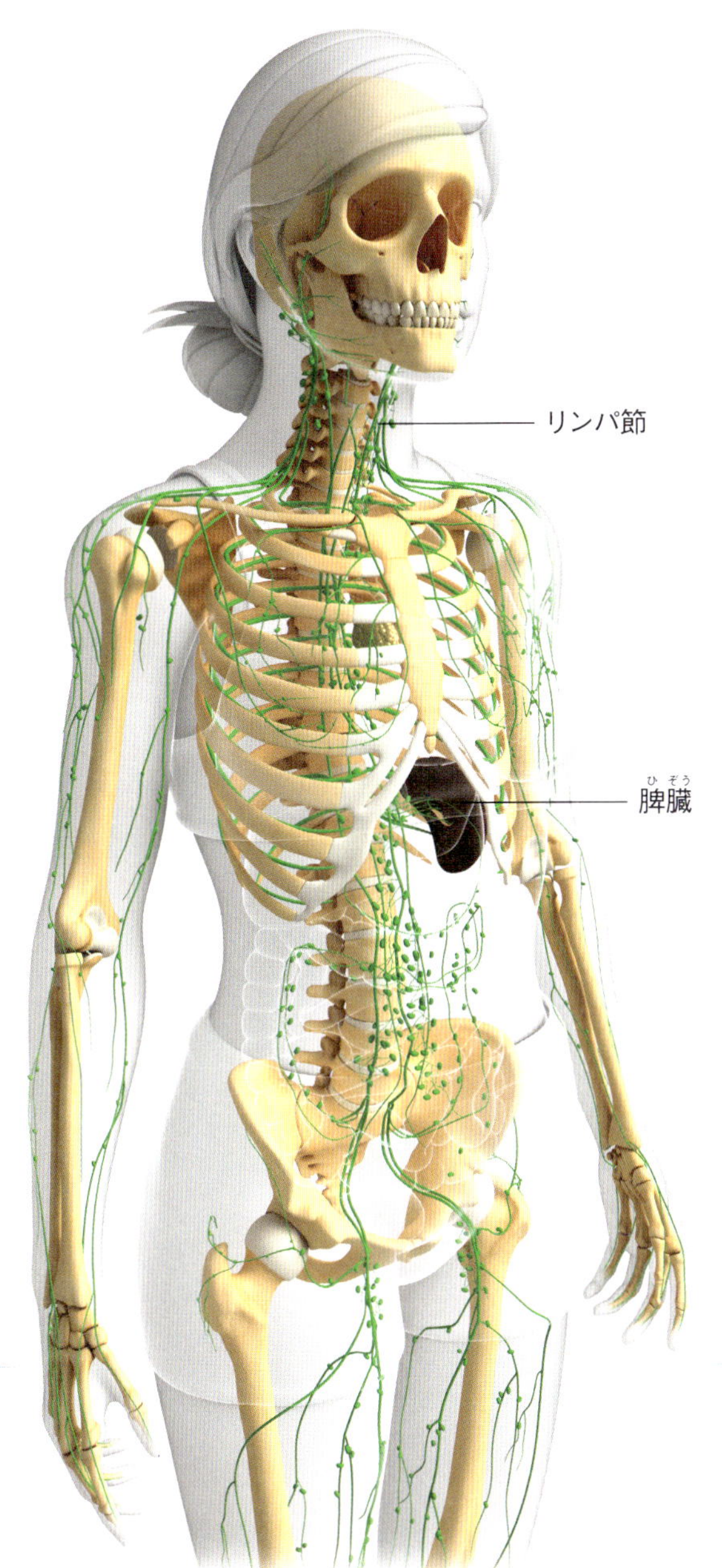

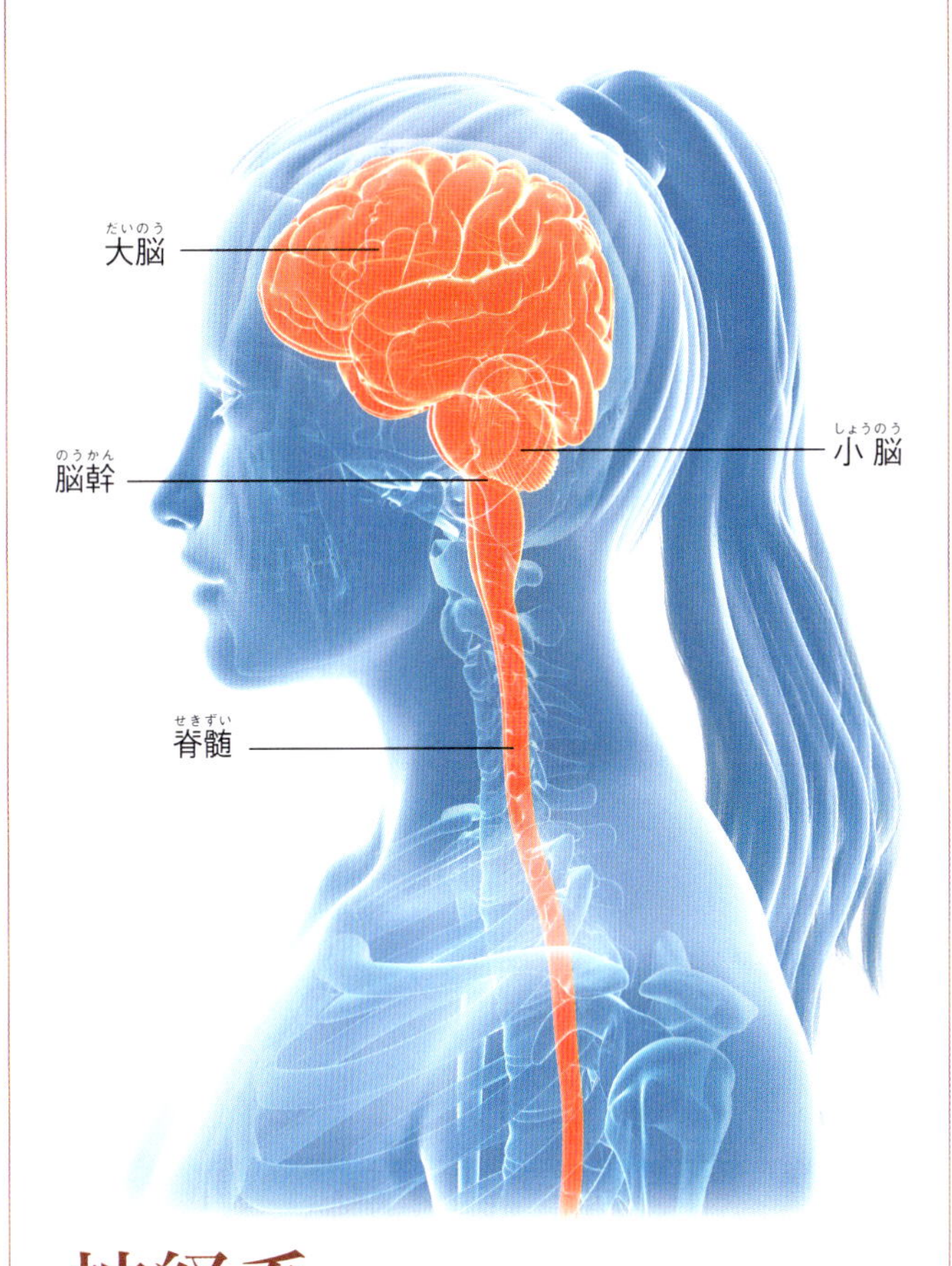

神経系

脳・脊髄と体の各部を結び、さまざまな情報や指令を受け取り、伝え続ける器官。全身をコントロールする司令塔のため、頭部と全身にくまなく位置している。

免疫系

体外から侵入した異物や体内で発生した異常細胞を排除する器官。体の防御システムのため、全身にくまなく位置している。

循環器系

全身の組織まで酸素と栄養を送り届け、代わりに老廃物や二酸化炭素の回収を行う器官。血液を循環させているため、胸部のほかに全身にくまなく位置している。

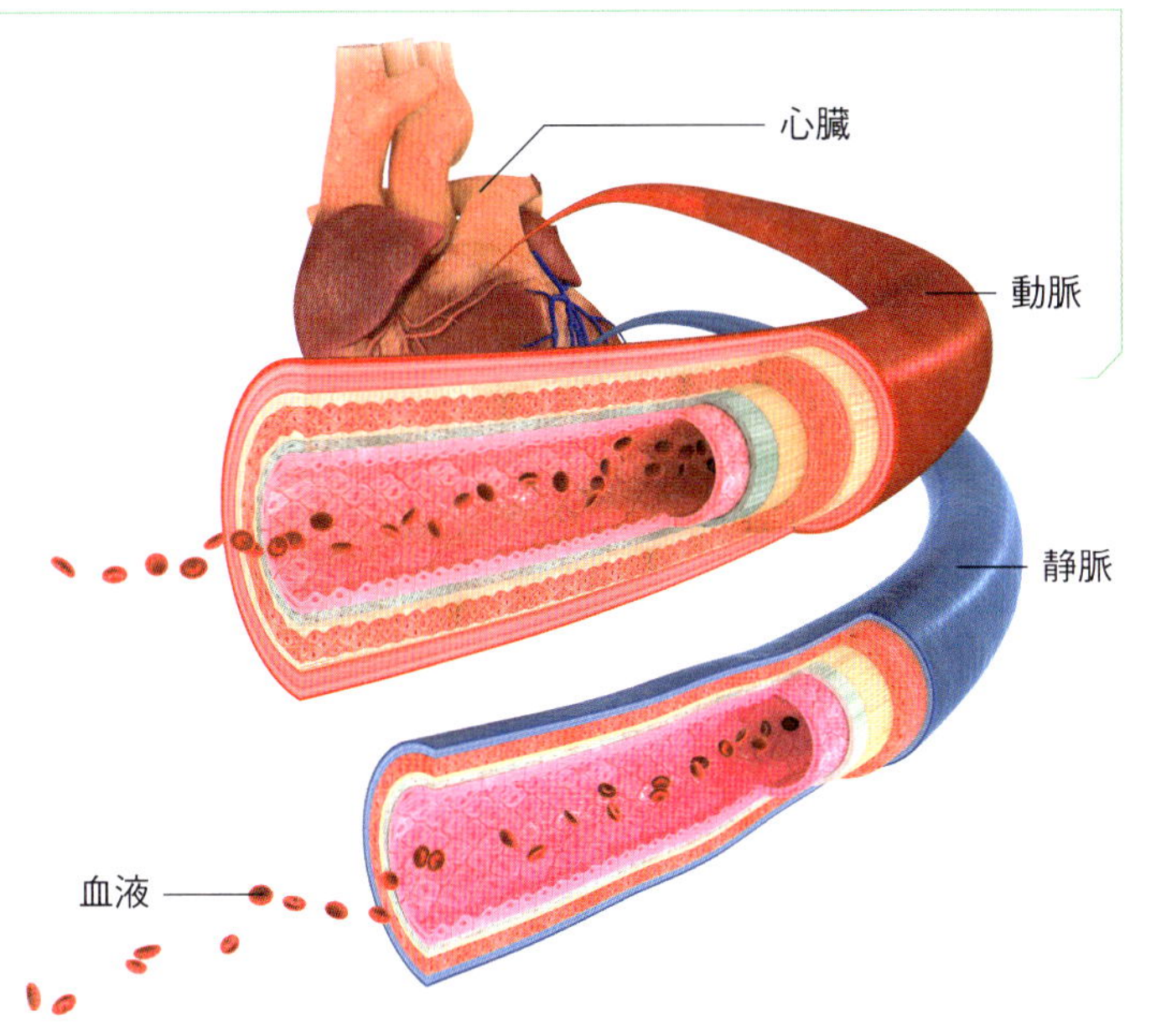

人体のしくみ、全体像を器官系別・機能別に解説

器官系の分類のほかに、体外から見える頭部、胸部、腹部というように部位別の分け方もある。本書では、病気や体調を崩したとき、どの器官系がメインなのかを考えれば病気の全体像をとらえやすくなり、受診する診療科もわかることから器官系で構成している。8器官系に免疫系も加え、それぞれの機能をメインに紹介している。

本書の使い方

本書では、人体の中枢を担う重要な器官を中心に、
基礎から雑学的な知識まで、
見開きページでわかりやすく解説しています。
リアルで迫力のあるビジュアルで、
初心者の方でも興味をもって人体の世界に入っていけます。

マップ

見開きで取り上げている器官が人体のどこにあるかわかります。

データ

数字でみる器官の特徴を紹介します。

人体のここにある

脳
Brain

全身の器官をコントロールする司令塔

重さ	男性約1350～1400g 女性約1200～1250g
大脳	直径約16～18cm
面積	約2000～2500㎠ （シワを広げたとき）
小脳の神経細胞	1㎟に約50万個

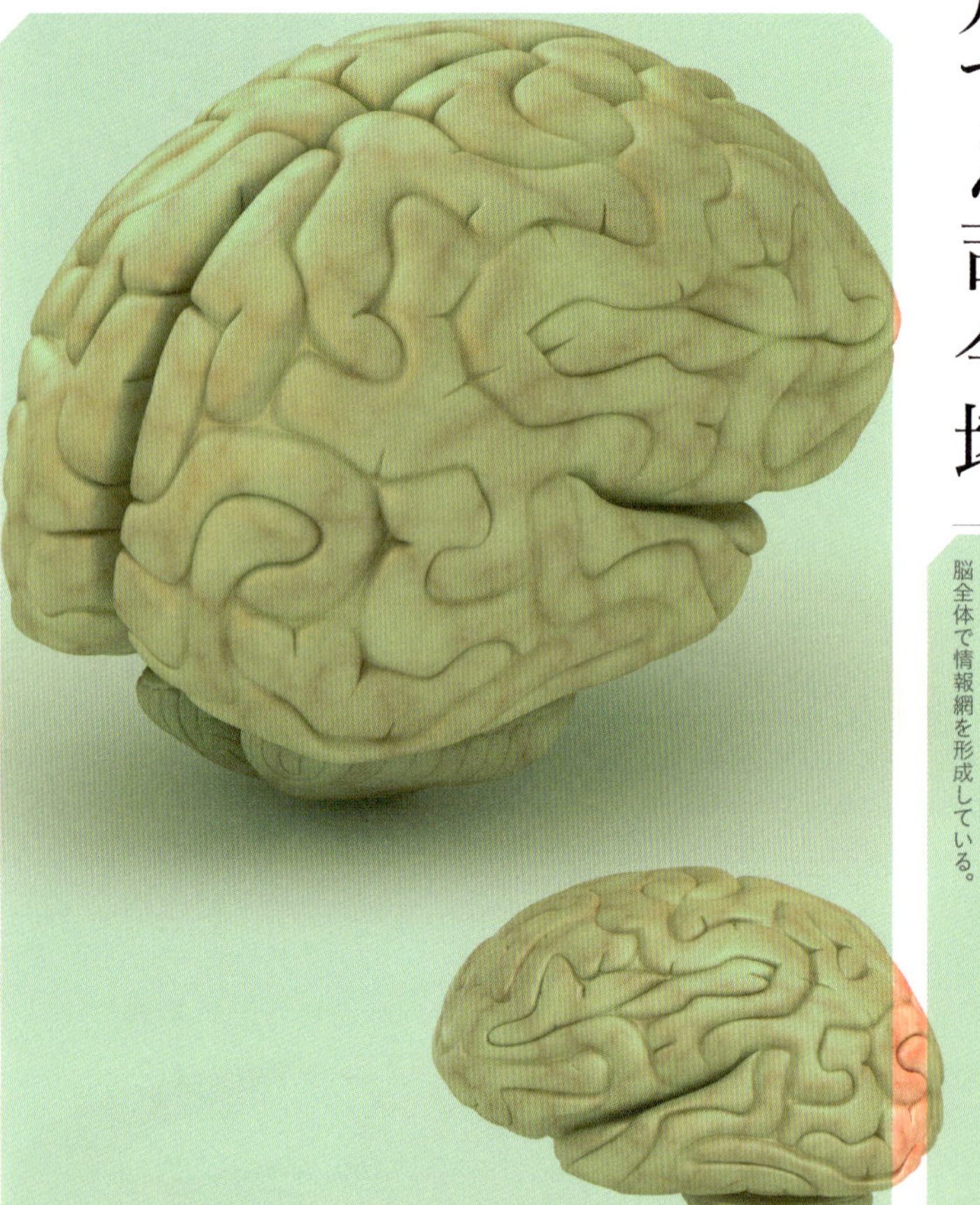

精神活動と肉体活動を司り、全身をコントロールしている脳には膨大な情報が集まってくる。それを処理するために無数の神経細胞が脳全体で情報網を形成している。

32

メインビジュアル

立体感のある3Dイラストをメインに、リアルなビジュアルを多数掲載しました。人体への興味がさらに広がります。

器官の特徴

これを読めば、紹介する器官の特徴がすぐに理解できます。

わかりやすい解説と迫力の3Dイラストで興味が広がる！

知識を深める詳細解説

「断面」「構造」「機能」「病気」「他臓器との関係」など、緻密なイラストを見ながらより深い知識を身につけましょう。

基礎解説

見開きで紹介している器官の基礎的な知識をわかりやすく解説します。

知的活動を行う大脳 運動活動を行う小脳

脳は、物事を考えたり、感情をもつところであり、また体内のさまざまな器官を総合的にコントロールして生命を維持する司令塔。大きく分けると大脳、小脳、脳幹からなっており、それぞれの部位で機能が異なる。

大脳は、直感や創造力は右脳、読む・書く・話すなどの言語活動は左脳というように役割を分担し、主に知的活動を行っている。また、全身から送られる情報を受け取って判断し、体の各部に命令を与える中枢器官でもある。膨大な情報を処理したり、蓄えたりするために、大脳はシワをつくることで多くの表面積を有している。

小脳は、手足をスムーズに動かして、歩く・走るといった運動をコントロールしたり、体のバランスを保つ働きをする。小大脳からの運動指令を脳の回路で細かく調節して全身へと送る。

断面を見る

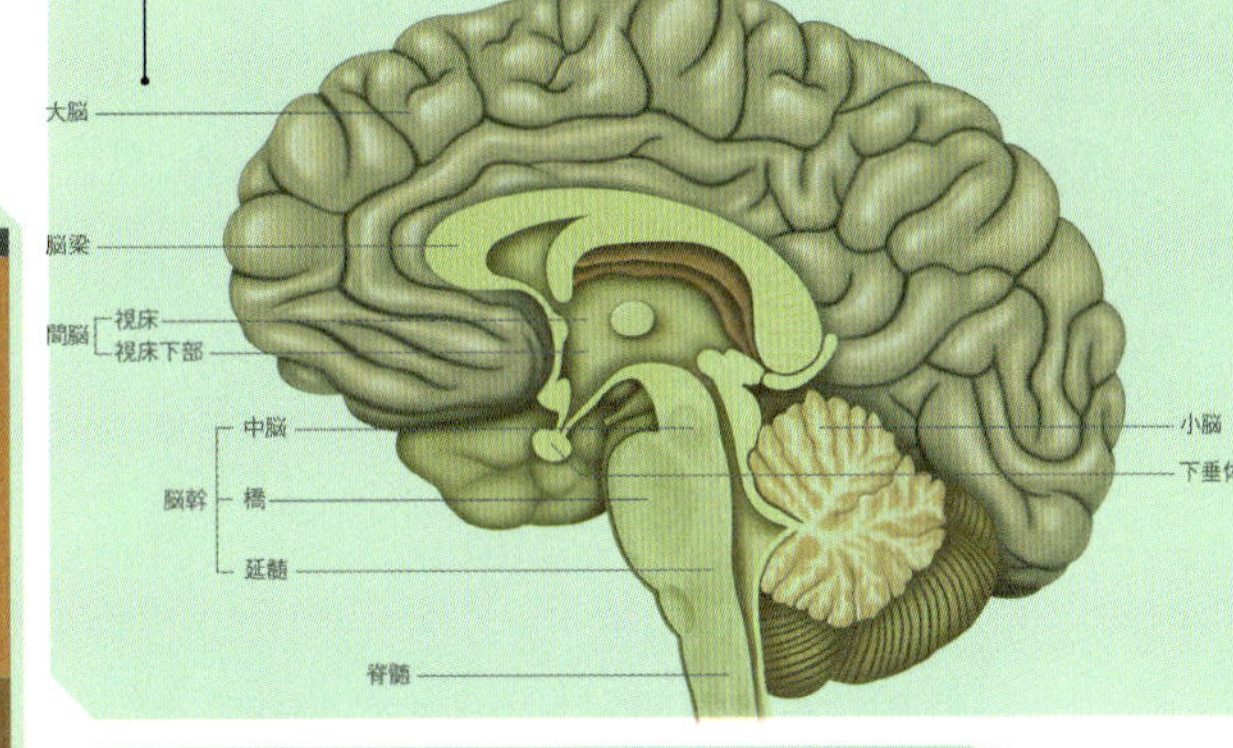

脳全体を覆うように存在するのが大脳で、総脳量の約8割を占めている。左右2つの半球に分けられ、脳梁と呼ばれる神経線維の束で結ばれている。下背側には小脳、下部中央には間脳（視床、視床下部）と、中脳、橋、延髄からなる脳幹があり、延髄は脊柱管内を通る脊髄へとつながっている。大脳と小脳は、表面は皮質（灰白質）に覆われ、中は髄質（白質）という素材の異なる2層からなっている。

生命を支える臓器たち

神経系

もっと知る

3重の被膜でガードされ、脳脊髄液に浮かぶことで重さを軽減

脳は豆腐のようにやわらかいため、内側から軟膜、クモ膜、硬膜の3層の被膜に覆われ、外側は硬い頭蓋骨でガードされている。軟膜とクモ膜との間は脳脊髄液で満たされ、その液に脳は浮かぶことで衝撃を吸収し、また自らの重みで変形しないように守られている。

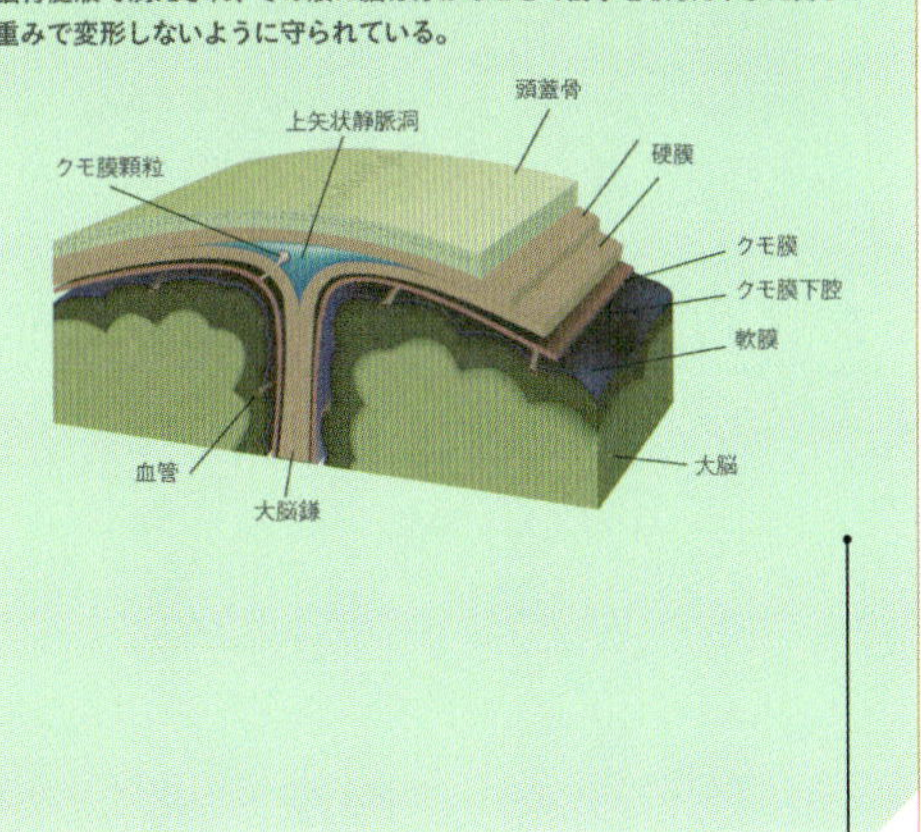

病気について

脳萎縮といって脳の容量が減少してしまう病気がアルツハイマー病。詳しいメカニズムは解明されていないが、神経細胞の表面にβ・アミロイドという異常なタンパク質が蓄積して老人斑（シミのような斑点）が発生したり、神経原線維変化が起きて脳神経に悪影響を及ぼし、記憶力や判断力などの認知能力を低下させると考えられている。

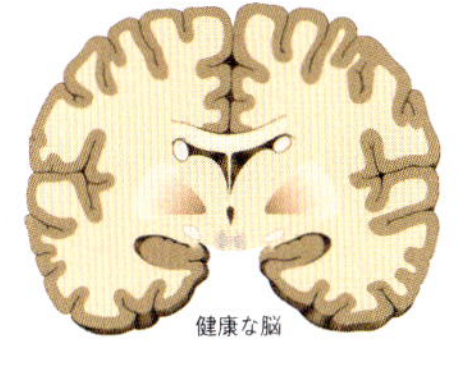

健康な脳

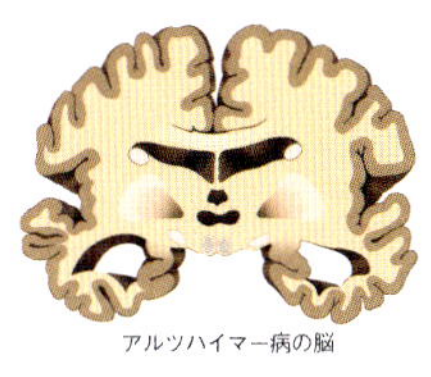

アルツハイマー病の脳

33

インデックス

検索に役立つとともに、どの系統の器官なのかひと目でわかります。

コラム：もっと知る

詳細解説で紹介しきれなかった内容から、初心者でも身近に感じる雑学的な話題まで、幅広く取り上げています。

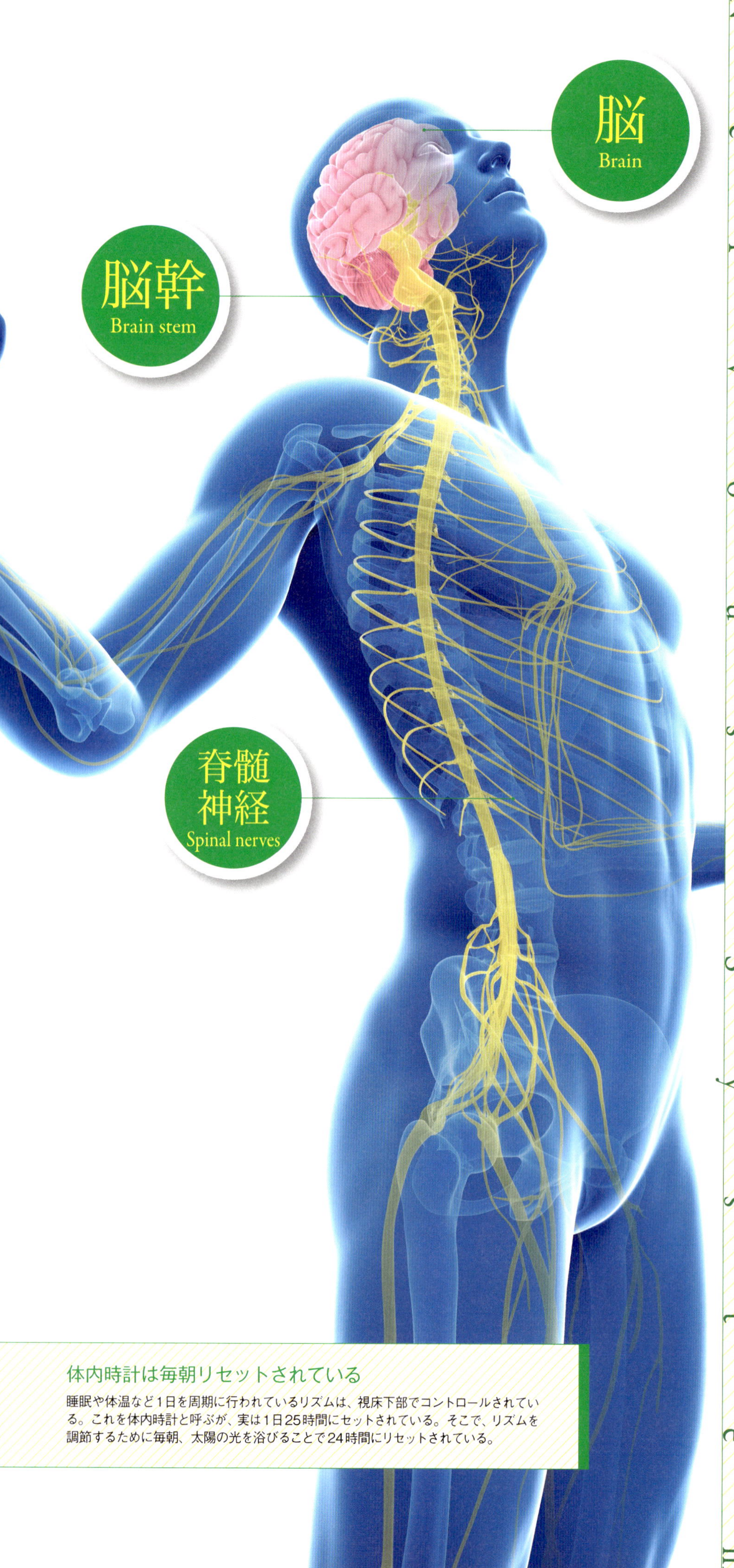

神経系

Nervous System

全身の器官が十分に機能を果たせるように最適な情報を伝えるネットワーク

P32…脳
P34…脳幹
P36…脊髄神経

人体は約60兆個の細胞で構成されているが、これらが互いに連携して初めて機能を果たすことができる。体の内外からの刺激に対して素早く反応し、臓器をはじめとする各器官に情報を伝える連絡網として働いているのが神経系。物事を判断したり、統制したり、思考したり、命令したりする中枢神経（脳・脊髄（せきずい））と、中枢神経からの命令を受けて器官を動かし、また外界からの情報をキャッチして中枢神経に伝える末梢神経（脳神経・脊髄神経・自律神経）で構成されている。

体内時計は毎朝リセットされている

睡眠や体温など1日を周期に行われているリズムは、視床下部でコントロールされている。これを体内時計と呼ぶが、実は1日25時間にセットされている。そこで、リズムを調節するために毎朝、太陽の光を浴びることで24時間にリセットされている。

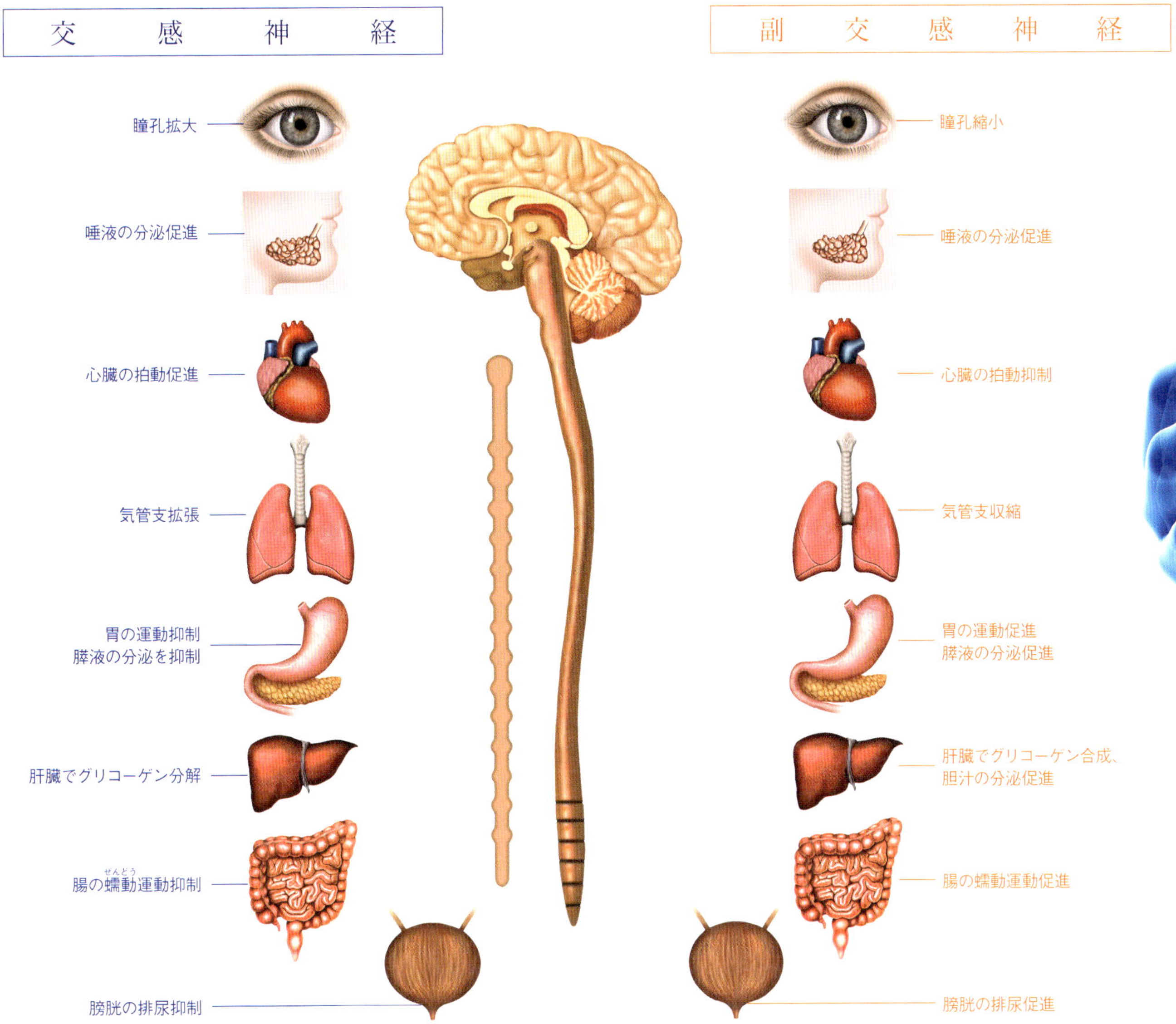

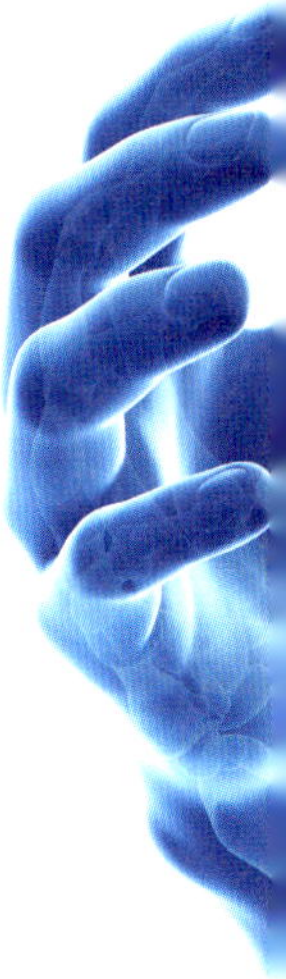

交感神経	副交感神経
瞳孔拡大	瞳孔縮小
唾液の分泌促進	唾液の分泌促進
心臓の拍動促進	心臓の拍動抑制
気管支拡張	気管支収縮
胃の運動抑制 膵液の分泌を抑制	胃の運動促進 膵液の分泌促進
肝臓でグリコーゲン分解	肝臓でグリコーゲン合成、 胆汁の分泌促進
腸の蠕動運動抑制	腸の蠕動運動促進
膀胱の排尿抑制	膀胱の排尿促進

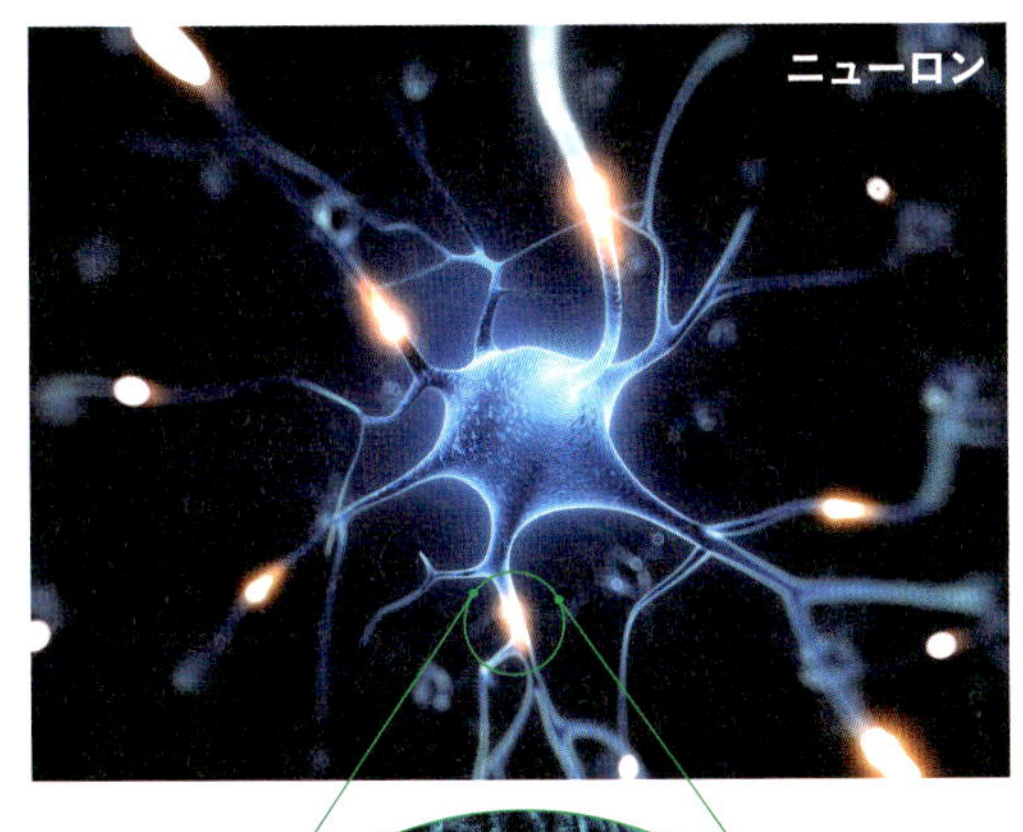
ニューロン

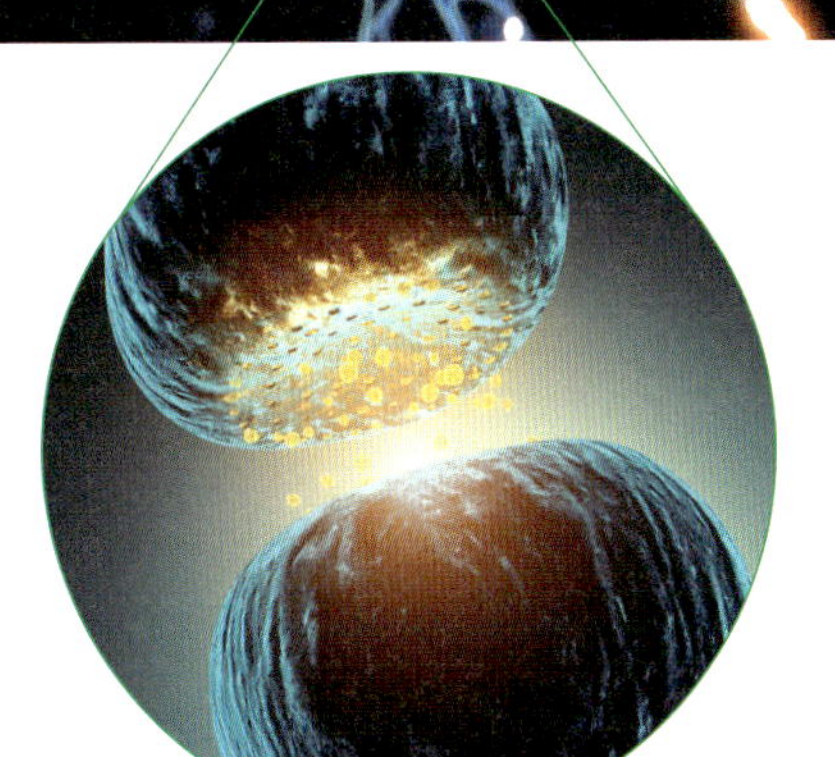
シナプス

自分の意思ではコントロールできないのが自律神経

思考や意識など脳の働きから、**独立**して働いている神経を**自律神経**という。すべての**内臓**、**血管**などが自律神経に**支配**されており、我々の意思で**コントロール**することはできない。自律神経には**交感神経**と**副交感神経**の**2種類**があり、それぞれ脳と**脊髄**で調節が行われ、**バランス**をとって働いている。例えば、交感神経は**拍動を促し**、副交感神経は**抑える**というように、1つの器官に対して互いに**相反する作用**をしている。

ニューロンからニューロンへ神経伝達物質が情報を伝える

神経系は**ニューロン**と呼ばれる**神経細胞**からなっている。ニューロン同士がつながる部分を**シナプス**というが、ぴったり付いているわけではなく隙間がある。神経系の情報伝達は**電気信号**のため、隙間があると隣のニューロンに情報を伝えることができない。そこで、情報がくるとニューロンの末端から微量の**神経伝達物質**を分泌し、その物質が隣のニューロンにくっ付いて情報を伝達するしくみになっている。伝達物質には**アドレナリン**や**ドーパミン**などがある。

脳自体は痛みを感じない

脳の外側を覆っている硬膜には末梢神経が集まっており、痛みを感じる感覚装置がある。ところが脳や脊髄自体には、痛みを感じる装置がない。外部からの衝撃に対してはショックを吸収して脳を守っているが、内部が壊れたり病気になることは想定してつくられていない。

感覚器系

外界から受けるさまざまな刺激を感知する窓口となって情報を集める

Sensory System

外界の情報は、視覚や聴覚、味覚、触覚、嗅覚といった感覚でとらえている。これらの情報を取り込む窓口となる器官が感覚器で、視覚は眼、聴覚は耳、味覚は舌、触覚は皮膚が対応している。嗅覚は鼻が対応しているが、呼吸器としての役割も担っている。こうして得た情報は神経系から脳へと伝えられ、脳が判断して初めて、見ている物や聞いている音、また熱いとか冷たいとか、その感覚が認識される。

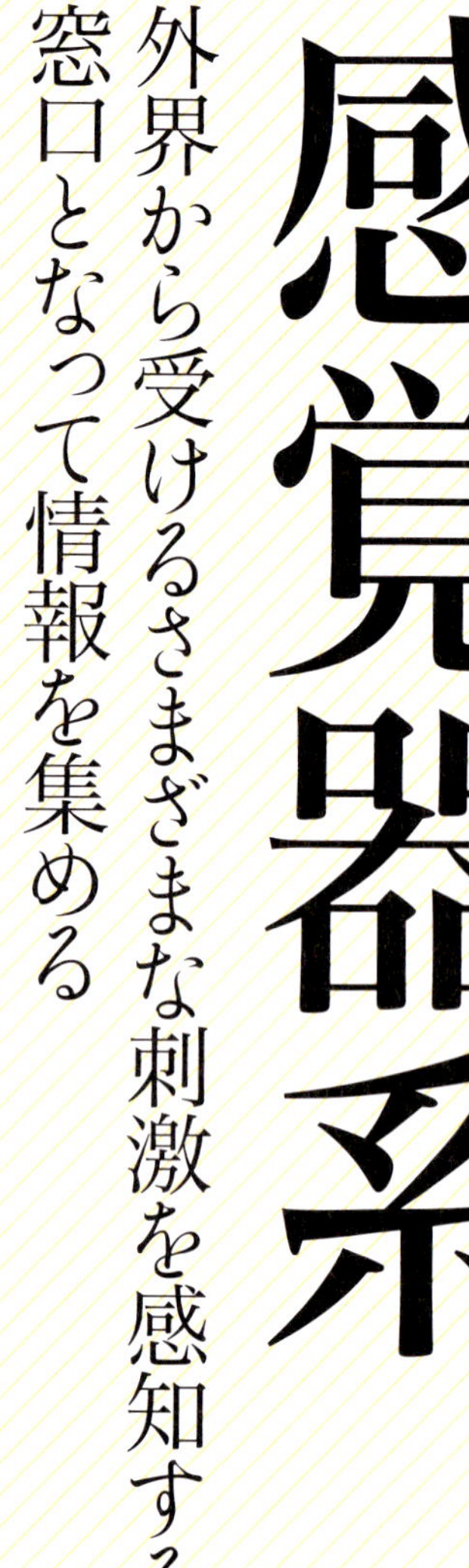

耳
Ear

眼には手ブレ防止機能が備わっている

眼には6つの筋肉がついているので、上下左右に動かして物を見ることができる。体や頭を動かすと耳の半規管で回転運動を感知し、その情報が脳に伝えられ、頭の動きと逆の方向に眼球を回転させるように指令が出る。これにより画像のブレを防いで、視線を一定に保っている。

眼
Eye

P38…眼
P40…耳
P42…皮膚

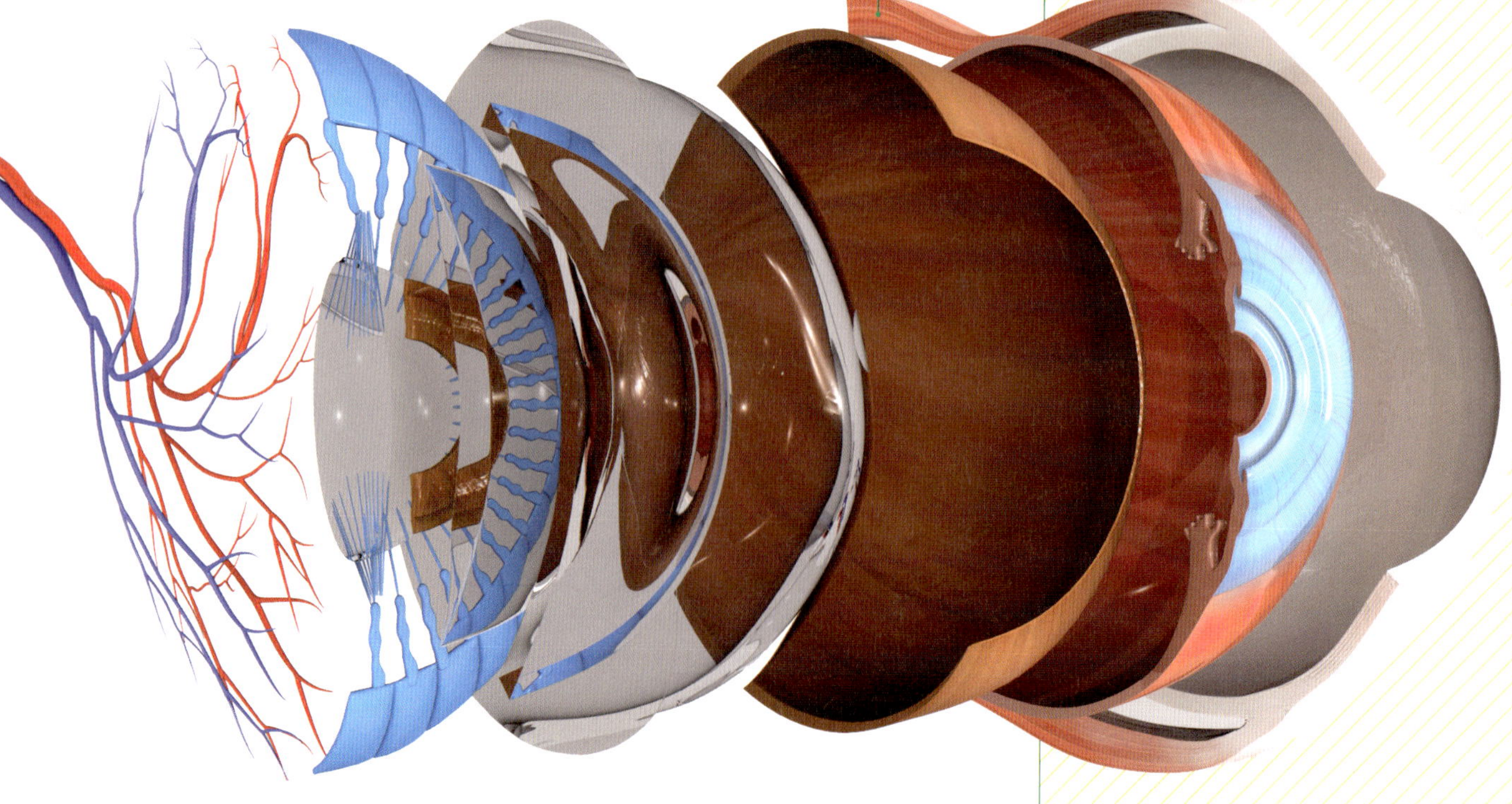

「痛い」「冷たい」など異なる刺激を感知する受容器

皮膚には感覚を感じ取る受容器がある。**温覚**は皮膚温度の上昇を感知する**自由神経末端**が関与し、**冷覚**は皮膚温度が下降するのを感知する**小体**と**自由神経末端**が、**圧覚**は弱い圧力と強い圧力を感じ分ける**パチニ小体**と**マイスネル小体**が、**痛覚**は皮膚に加わった痛みを感知する**自由神経末端**が、**触覚**は物に触れたときにその手触りを感知する**パチニ小体**と**マイスネル小体**が関与している。

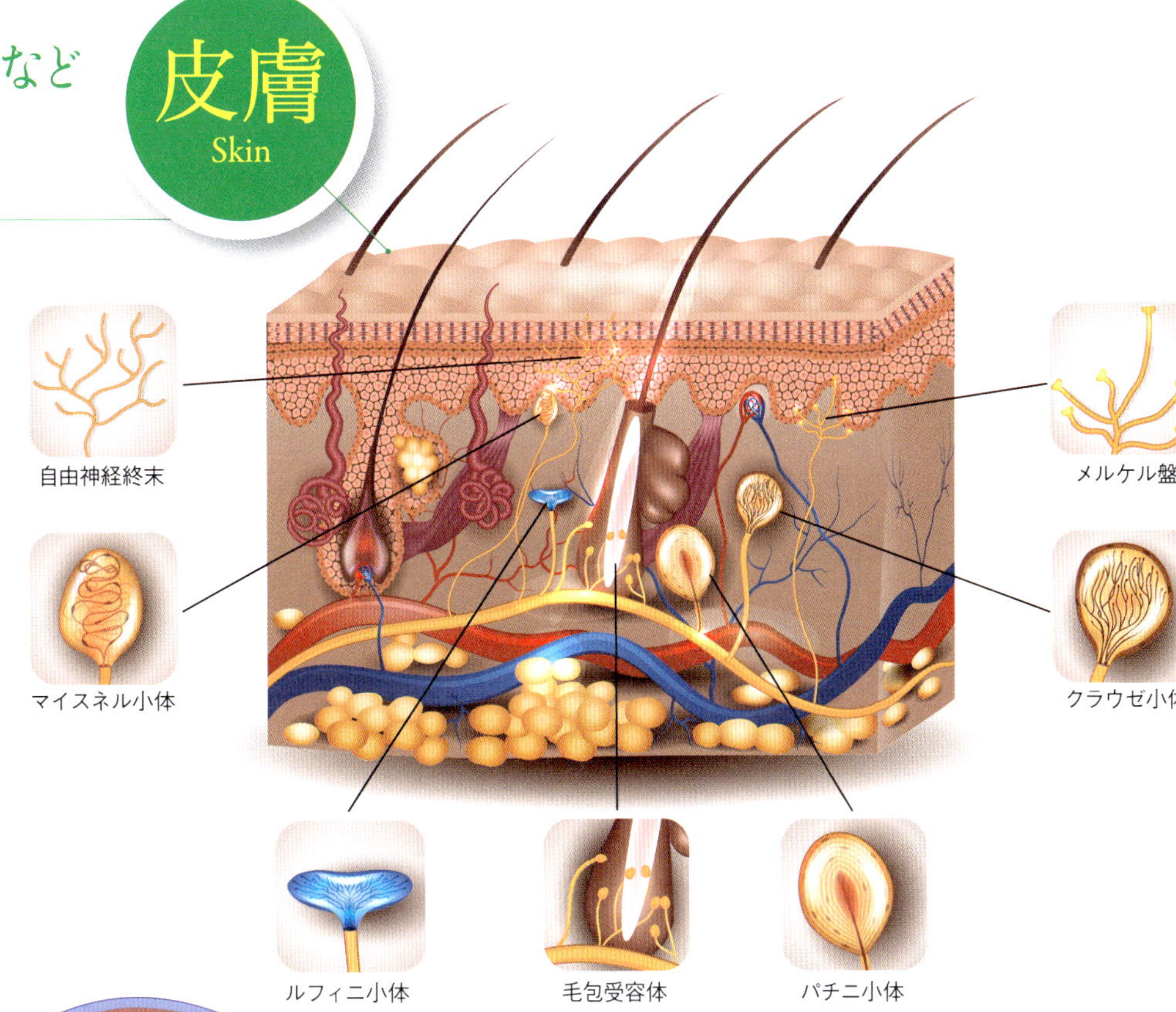

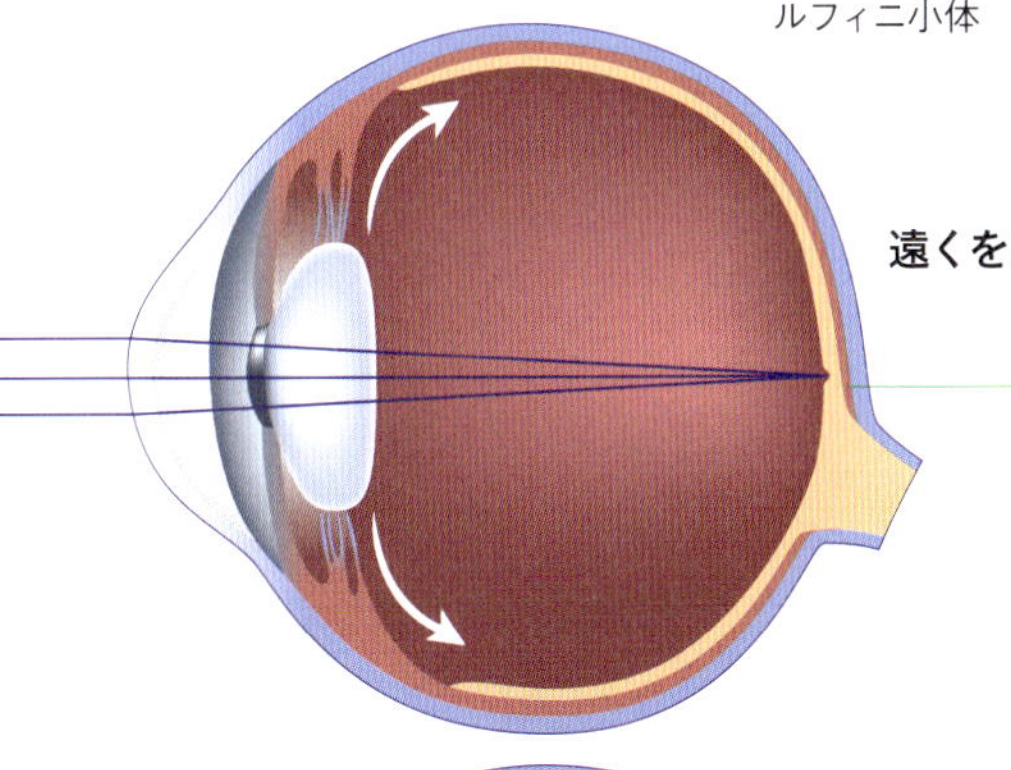

遠近のピントは水晶体の厚みを調整して合わせている

眼のレンズに当たる**水晶体**は、**毛様体筋**という**筋肉**の**収縮**と**弛緩**によって**厚さ**が**調整**されて**対象物**に**ピント**を合わせている。毛様体筋が収縮すると、水晶体が膨らんで**厚み**を**増す**。レンズが厚くなると、曲面はきつくなり**光**の**屈折力**が大きくなるので、近くの対象物にピントが合う。遠くを見るときは、毛様体筋が緩んで水晶体は**薄くなり**、曲面は緩くなって光の屈折力が小さくなるので、遠くの対象物にピントが合う。

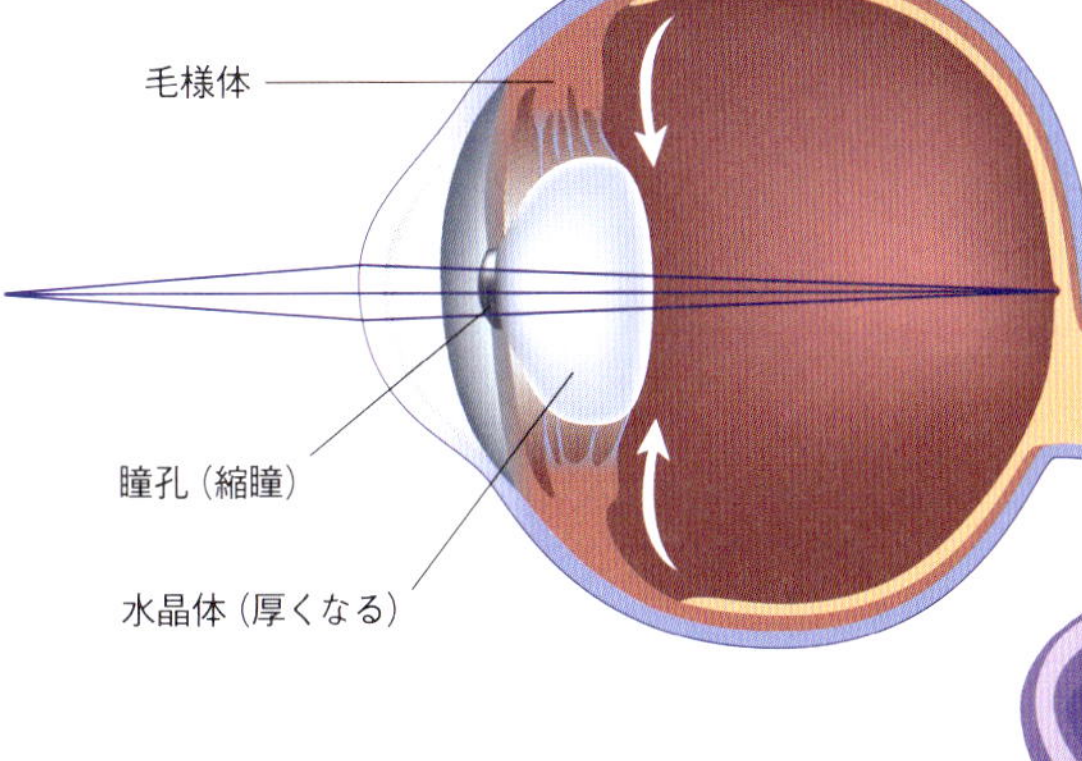

体の回転を感知する三半規管 体の傾きを感知する耳石器

3つの管からなる**三半規管**はそれぞれ別の方向を向いており、各根元にある**感覚毛**の**動き**で、前後の回転、体を軸とした左右回転、横方向への回転の**3方向**の**動き**を**感知**している。また、3つの半規管が交わる部分には、**耳石器**という**体**の**傾き**を**感知**する器官がある。文字通り石が乗っていて、頭が傾くとその重みで石も傾き、その動きが感覚毛を刺激して体の方向を感知している。これらの器官によって、**体の平衡感覚**が保たれている。

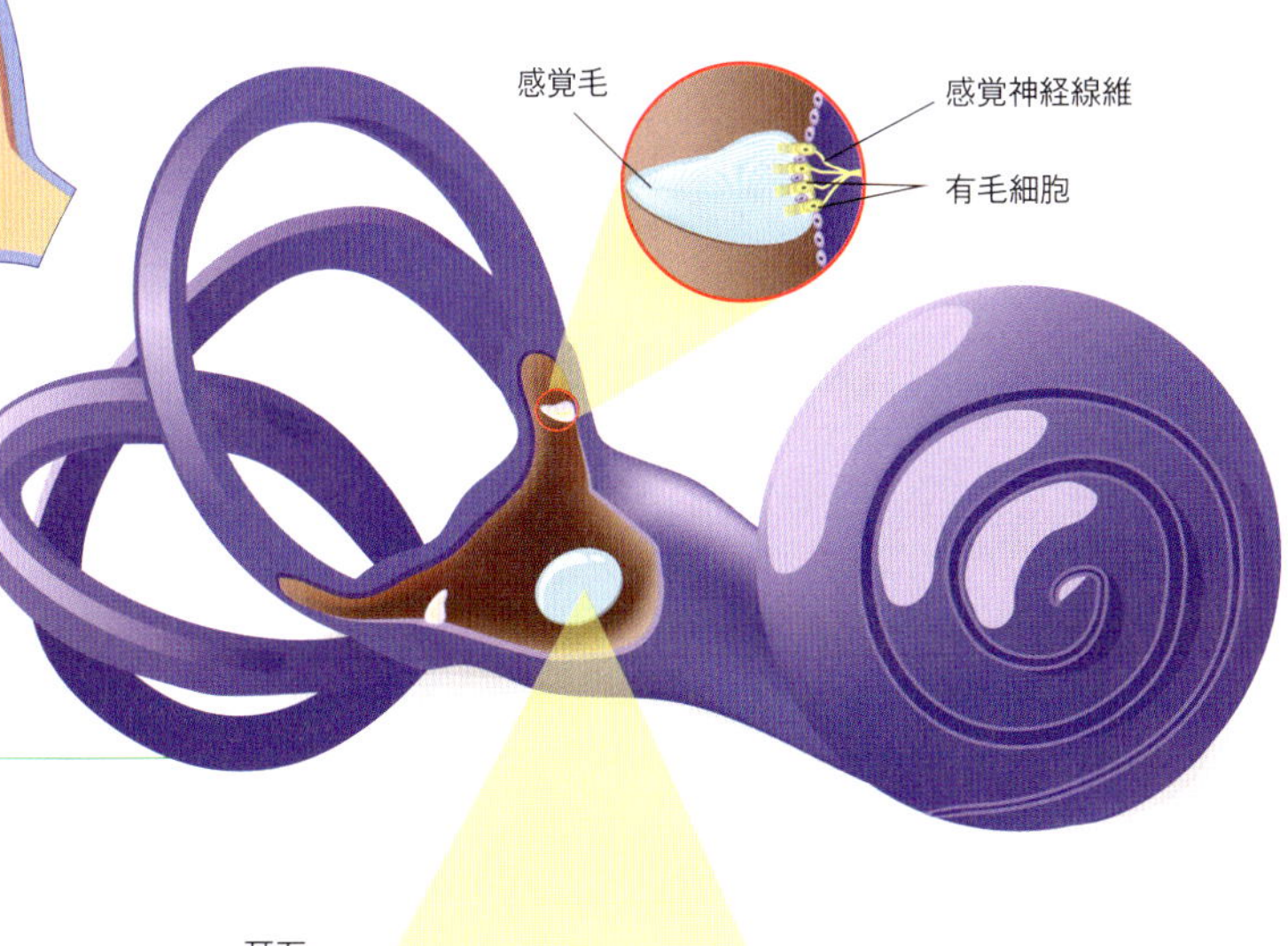

消化器系

Digestive System

生命維持に必要な栄養素を体内で活用できる形に加工して送り出す

食物を体内に吸収しやすくなるまで分解することを消化、消化された栄養素を体内に取り込むことを吸収という。これらの作業は、口から肛門まで続く長い管（消化管）と、それに付随する分泌腺で行われる。これには口・咽頭・食道・胃・小腸・大腸・唾液腺・膵臓・肝臓・胆嚢などが関わっており、消化吸収した後、残りカスを排泄するまでが役目であり、この一連の働きをしている器官が消化器系。

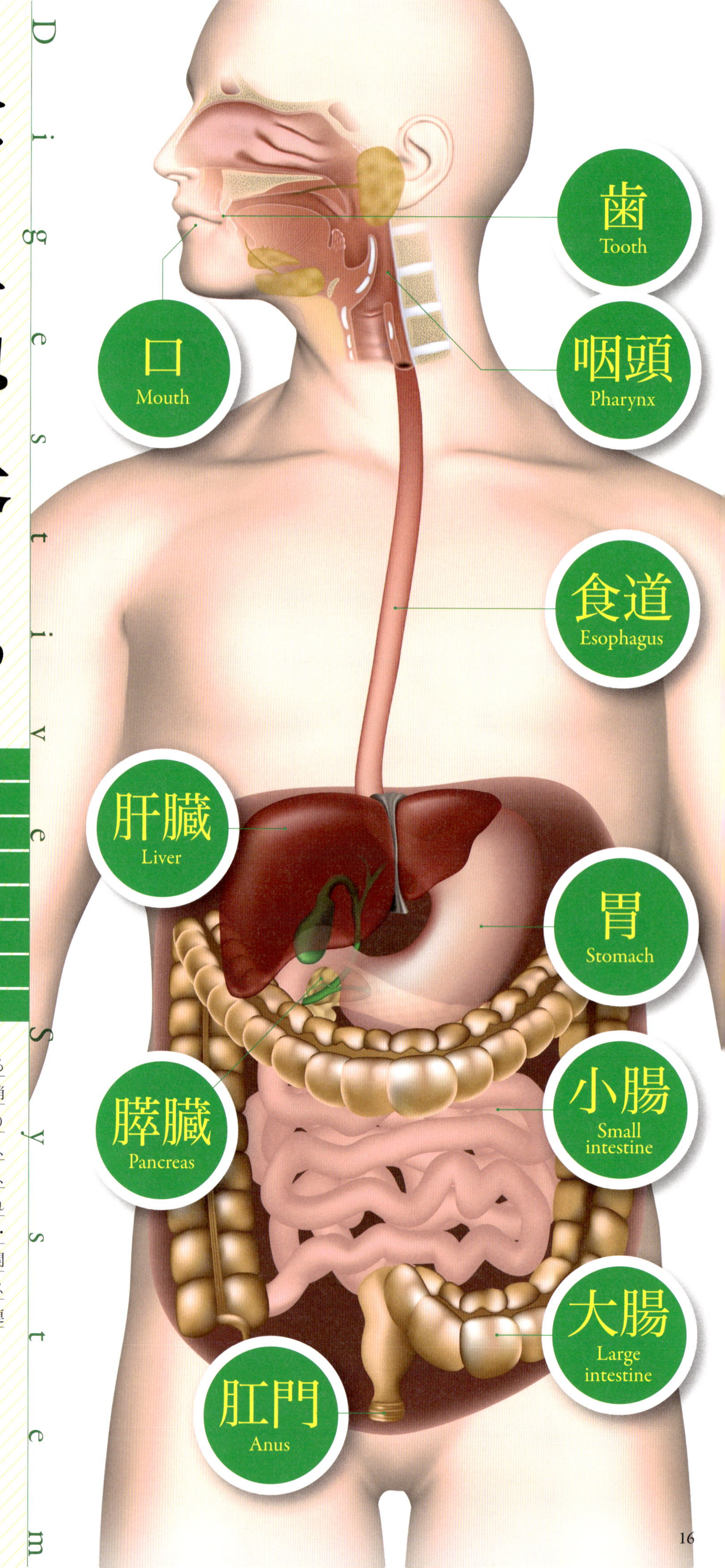

間接的に消化を助ける胆汁の濃縮タンク「胆嚢」

肝臓から**十二指腸**に向かう管を**胆管**といい、その途中にあるナスのような形をした袋状の器官を**胆嚢**という。肝臓でつくられた**胆汁**を**濃縮**して、いったん溜めておく**タンク**の役目をしている。食物が胃から**十二指腸**に入るのを合図に、絶妙なタイミングで胆嚢から胆汁が分泌され、**膵臓**からくる**膵液**と合流しながら十二指腸へと注がれる。胆汁に消化する働きはないが、膵液中の**消化酵素**を**活性化**して水に溶けない**脂肪酸**を吸収しやすい形に働きかけている。

膵液は膵臓の中では不活性

膵液は強力な消化液だが、アミラーゼとリパーゼ以外の消化酵素は十二指腸に入るまで活性化しない状態にあるので、膵臓自体が消化されることはない。例えばトリプシンはトリプシノーゲン、エラスターゼはプロエラスターゼという不活性の形で存在している。

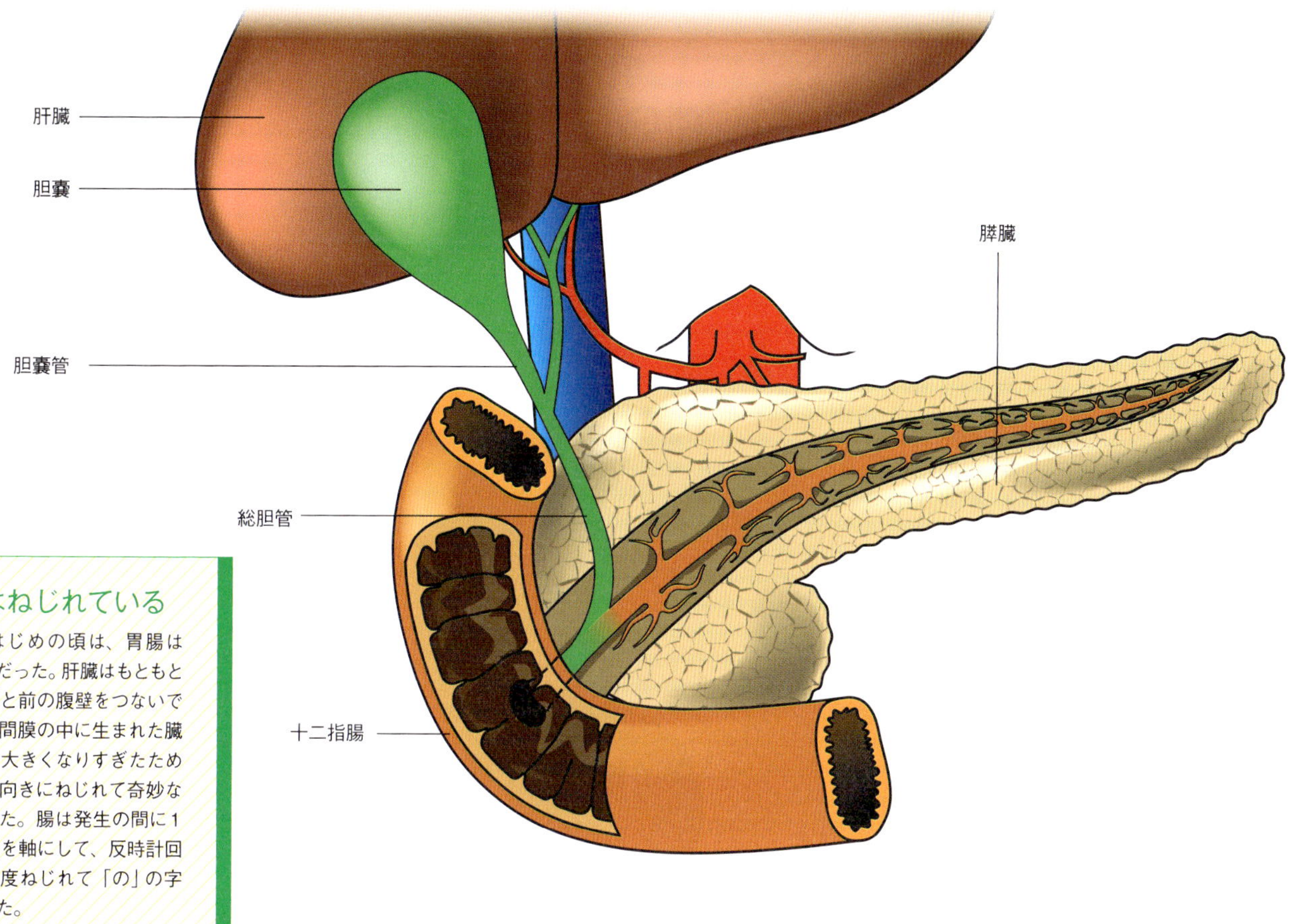

胃腸はねじれている

胎児のはじめの頃は、胃腸はまっすぐだった。肝臓はもともと胃の小弯と前の腹壁をつないでいた前胃間膜の中に生まれた臓器だが、大きくなりすぎたために胃は右向きにねじれて奇妙な形になった。腸は発生の間に1本の動脈を軸にして、反時計回りに270度ねじれて「の」の字形になった。

オナラや便が臭いのは腸内細菌の分解作用が原因

大腸にはたくさんの**細菌**が住み着いている。この**腸内細菌**には、消化されずに残った**栄養素**を**分解**する働きがある。この**分解作用**によって発生した**ガス**が、**オナラ**の元になっている。特に、細菌が**アミノ酸**を分解したときに生じる**インドール**や**スカトール**という物質が、**便**やオナラの**臭い**の元になっている。また、**無菌状態**で育てた動物が、外からの細菌に対する抵抗力が弱かったという実験結果から、体は細菌と戦うことで**抵抗力**を獲得しているともいえる。

ゲップは胃のガス抜きだった

胃の上方にはガスが溜まりやすい。炭酸飲料を飲んだり、食事と一緒に飲み込んだ空気が胃の上方に溜まり、一定量を超えると胃の入り口（噴門）が開いて食道のほうに押し戻される。このときに出るガスがゲップで、胃のガス抜きといえる。

呼吸器系

Respiratory System

生命維持に不可欠な酸素を体内に取り込み、不要な二酸化炭素を体外に排出

呼吸とは、酸素を取り入れて新陳代謝を繰り返し、それで発生した二酸化炭素を排出する過程をいう。全身の細胞は、栄養素を酸素と反応させて生じたエネルギーを利用して生命活動を営んでいる。生命維持には栄養と酸素が不可欠だが、酸素は栄養素のように体内に備蓄することができないため、常に体内に取り込み細胞に供給し続ける必要がある。その酸素を体内に取り込む役割を担っているのが、鼻・喉頭・気管・肺といった呼吸器である。

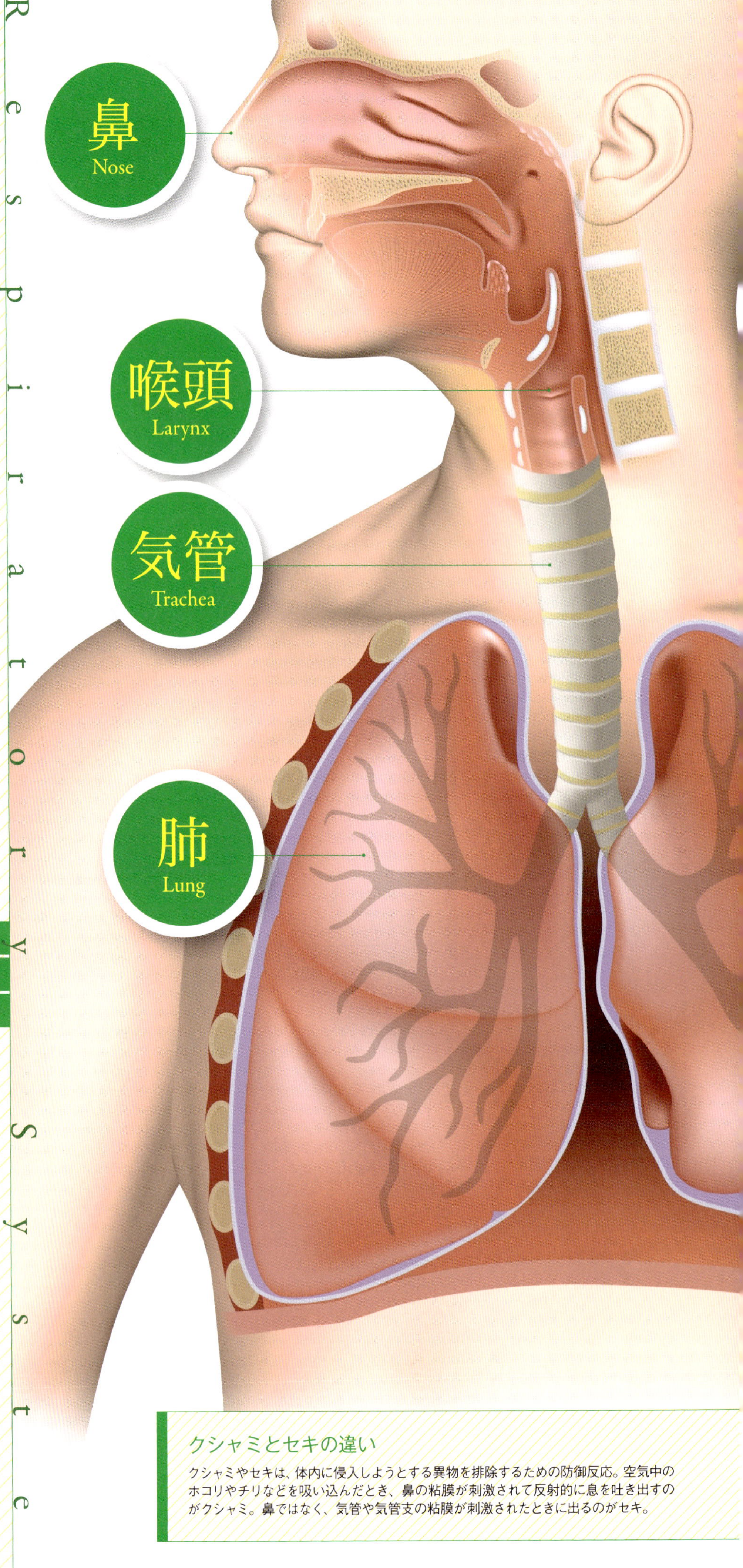

クシャミとセキの違い

クシャミやセキは、体内に侵入しようとする異物を排除するための防御反応。空気中のホコリやチリなどを吸い込んだとき、鼻の粘膜が刺激されて反射的に息を吐き出すのがクシャミ。鼻ではなく、気管や気管支の粘膜が刺激されたときに出るのがセキ。

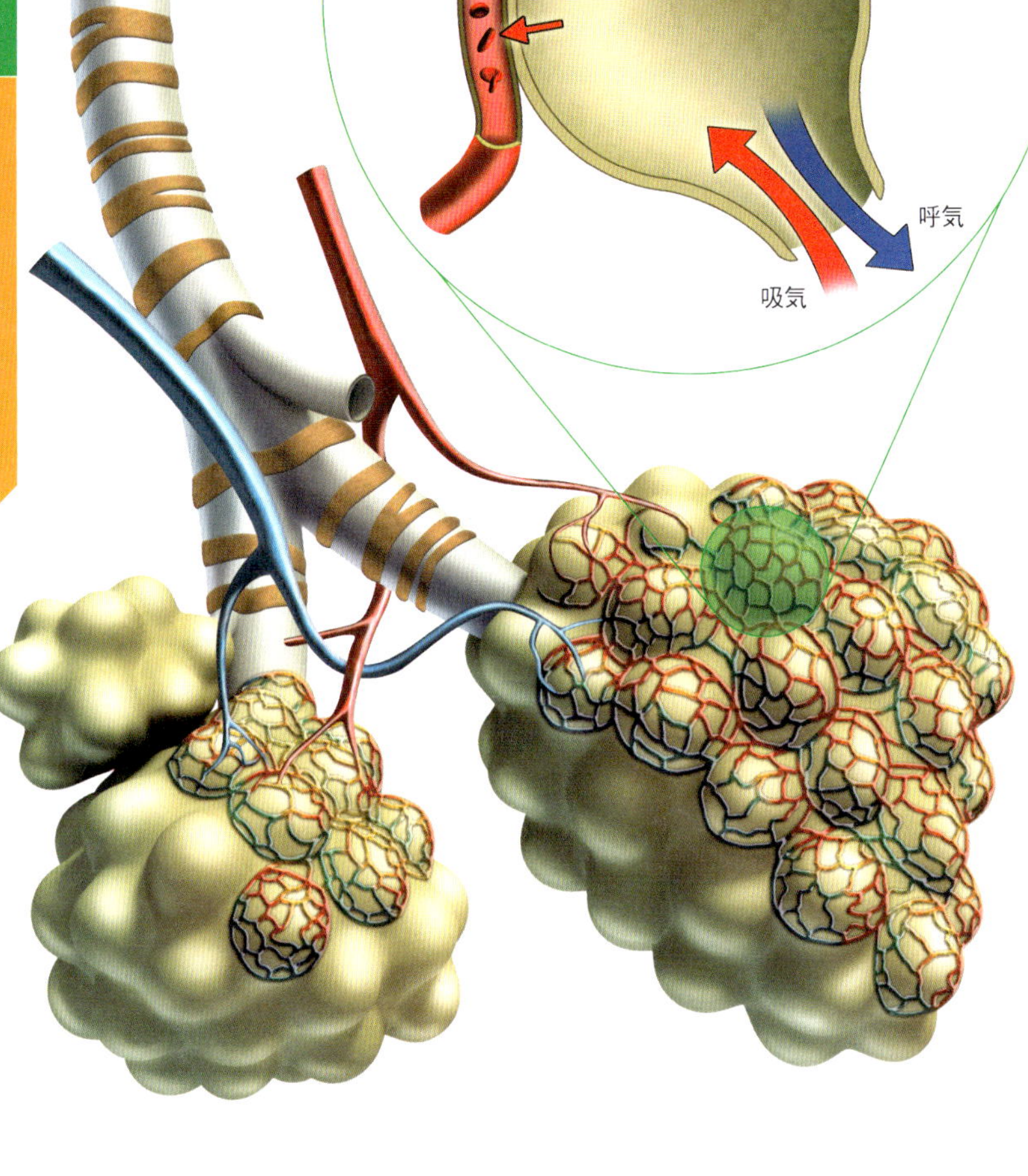

肺の血圧は低い

全身の動脈の血圧は120mmHgほどだが、肺動脈の血圧は25mmHgほどしかない。肺動脈は毛細血管になるまでの距離が短いので、血圧を十分に下げることができない。毛細血管に高い血圧がかかると、血管から出血するなど肺機能を妨げてしまうため、肺動脈の血圧は低くなっている。

肺で行われるガス交換が血液をキレイにしている

肺の中に張り巡らされた気管支の末端には**肺胞**という組織がある。肺胞の壁は非常に薄いため、**酸素**や**二酸化炭素**などの分子が自由に通り抜けることができる。そこで、全身を巡って二酸化炭素を運んできた赤血球の**ヘモグロビン**は、肺胞壁にある**毛細血管**を流れる際に肺胞の中に二酸化炭素を放出し**呼気**として**体外**に**排出**し、代わりに肺胞の中に吸気として取り入れた空気から**酸素**を取り込んでいる。このガス交換を呼吸のたびに繰り返している。

気管支の枝はそれぞれ一定の領域に分布して肺区域を形づくる

肺は気管支の分岐に対応して**右肺**は**3葉**、**左肺**は**2葉**に分かれる。さらに各葉ではそれぞれ**数本**の**枝**に分かれ、肺葉内の一定の領域に分布している。この**分布領域**を**肺区域**といい、**右肺**は**10区**、**左肺**は**8区**に分けられ、固有の区域気管支とそれに伴う動脈が走り、肺の基本的な構成単位とされる。一般には知られていないが、この**肺区域**は**画像診断**や**手術**で**肺の一部を切除**する際の範囲を決める**重要**な**指標**となっている。

肺の血液量は姿勢で変わる

寝ているときは肺の中を血液が均等に回るが、上体を起こすと血液は肺の下部に偏る。もともと肺動脈の血圧が低いので、肺の上部の血圧が特に低くなり毛細血管がつぶれてしまう。そのため血液が流れにくくなる。

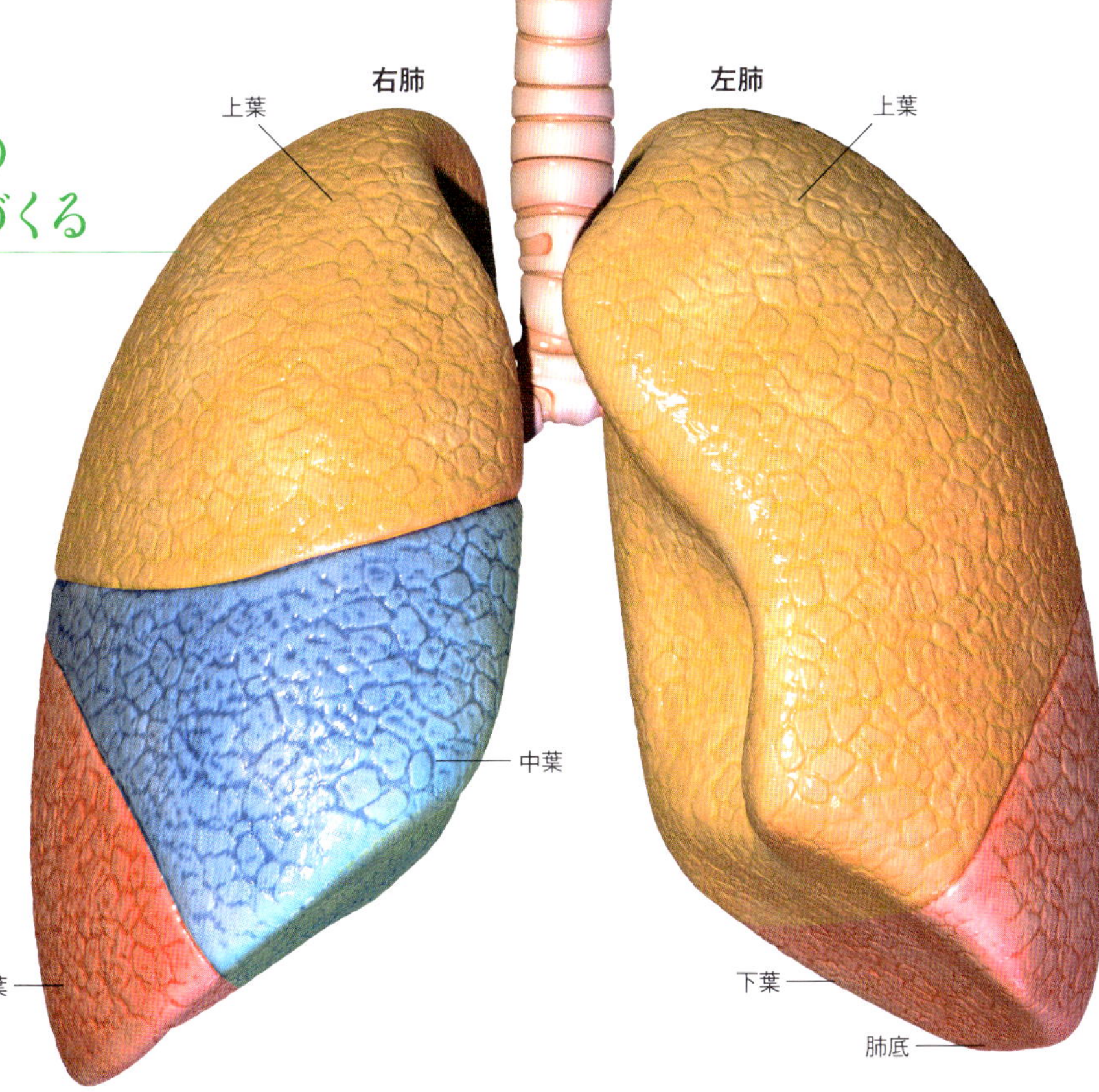

泌尿器系

Urinary System

尿をつくって不要な物質を排泄し体液のバランスを保つクリーナー

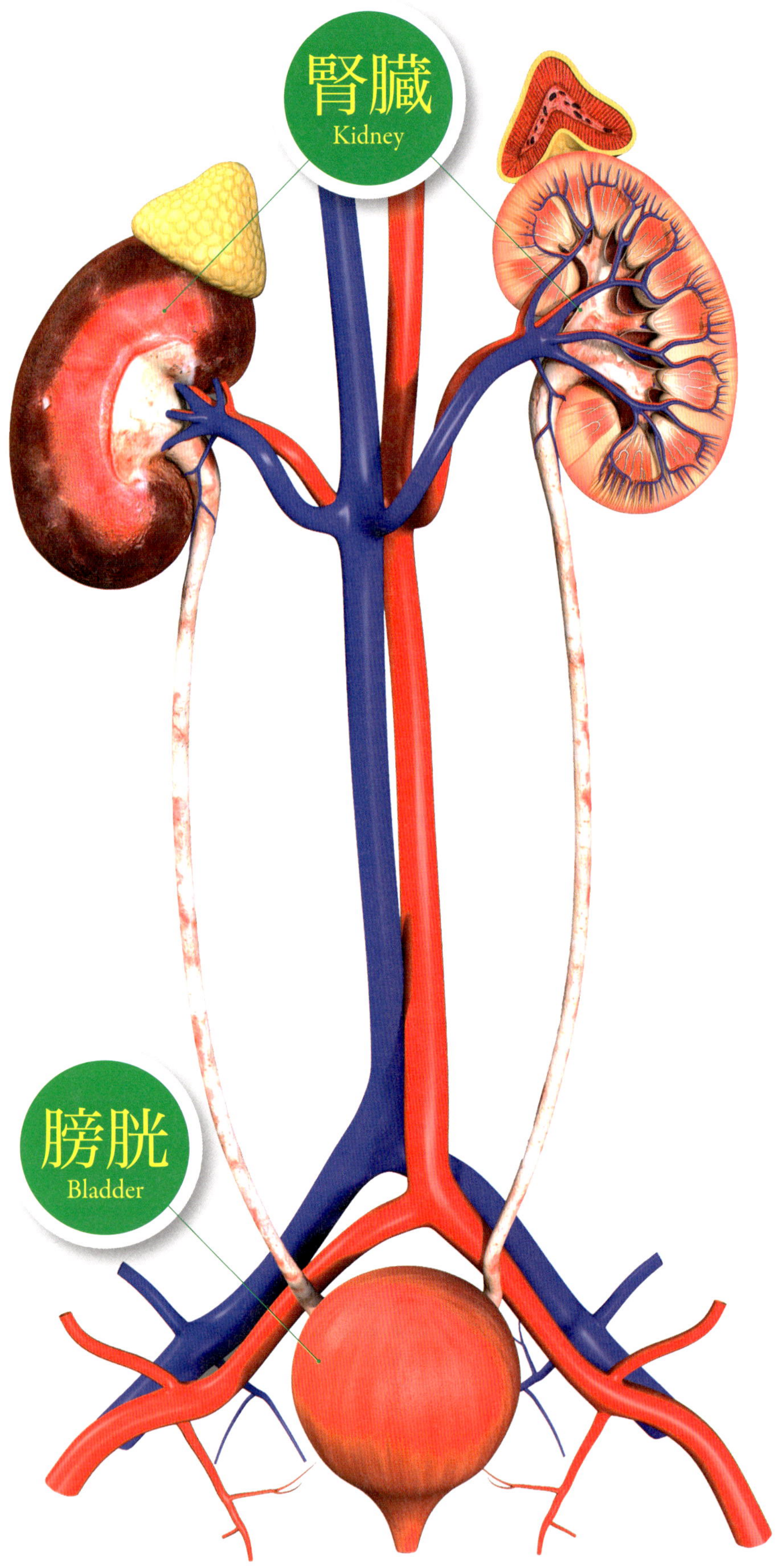

P66…腎臓
P68…膀胱

体は、必要なものを取ると同時に、不要になったものは体外に排泄しなければならない。その排泄をするために働く器官が泌尿器。これは、血液を濾過して尿をつくり出す腎臓、尿を膀胱まで運ぶ尿管、尿を一時的に溜めておく膀胱、膀胱から尿を排出する尿道で構成されている。泌尿器は、尿が流れる通路という意味で尿路とも呼ばれている。このほか、体内の水分や塩分量、pHなどを調節してホメオスタシス（恒常性）を保つ働きも担っている。

尿が黄色いのは

古くなって壊された赤血球の色素をビリルビンといい、黄色をしている。腸内細菌に分解されるとビリルビンはウロビリノーゲンに変化し、さらに肝臓から腎臓に排出されるときにはウロクロームに変化するが、いくら変化してもビリルビンが由来のため、便や尿は変わらず黄色をしている。

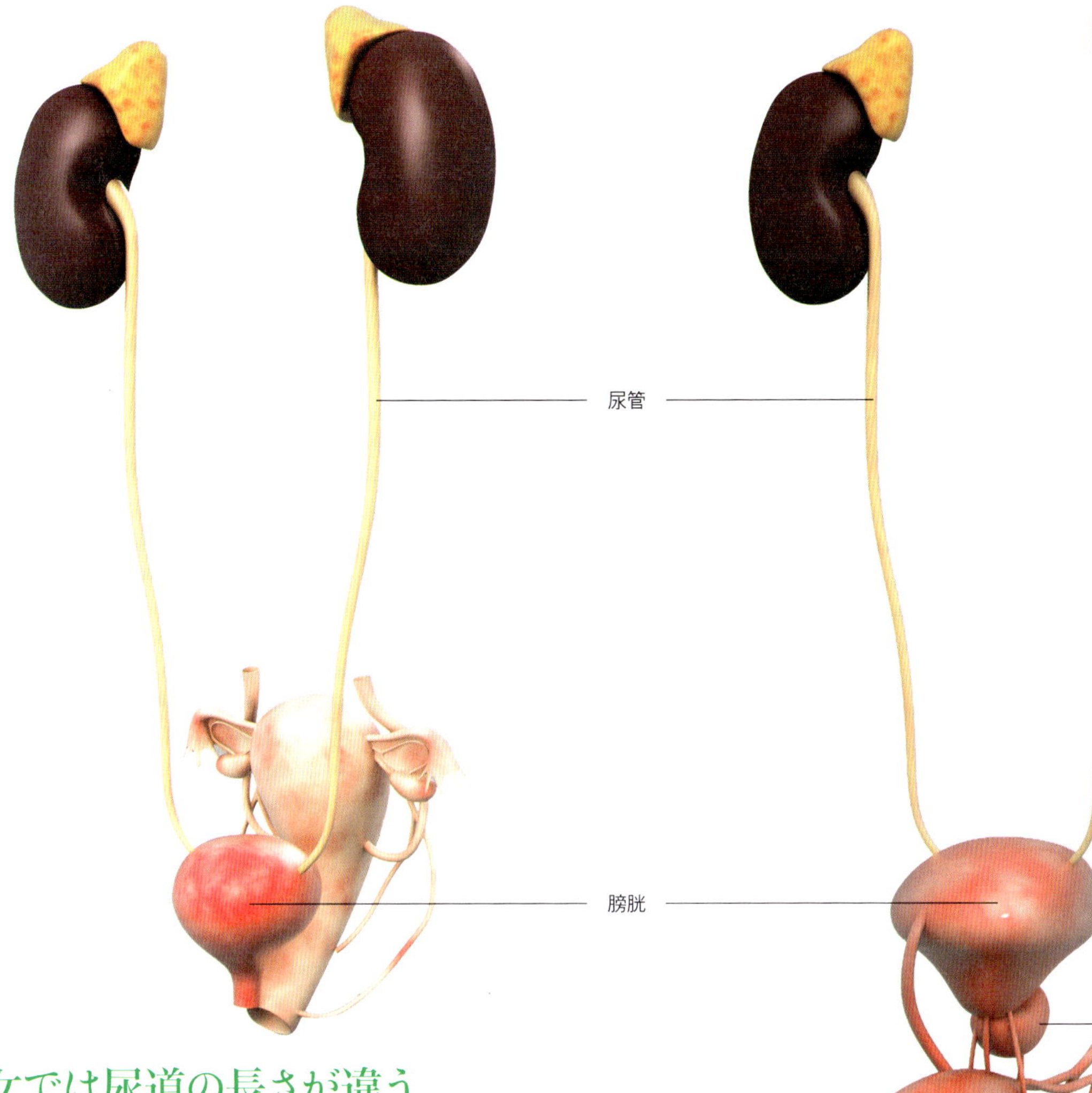

男女では尿道の長さが違う。それぞれに長所と短所が！？

男性と女性では**尿道**の長さが違う。男性の尿道は**陰茎**を貫き、その先端部で開いているので長さがあるが、女性の尿道は**膣**の少し前に開いているので短い。そのため、女性は**細菌感染**を起こしやすいが、短いぶん途中で詰まることはほとんどない。これに対して男性は細菌感染こそ起こりにくいものの、膀胱のすぐ下にある**前立腺**によりしばしば圧迫されがち。特に、加齢に伴い前立腺が**肥大**し、尿道が細くなって尿の通りが悪くなりやすい。

腎臓は造血を助けている

赤血球は骨髄でつくられるが、腎臓から分泌されるエリスロポエチンというホルモンが骨髄の造血幹細胞に働きかけて赤血球の生産を促している。このため、腎機能が低下してエリスロポエチンの分泌が減少すると、赤血球も減少するので貧血を起こしやすくなる。

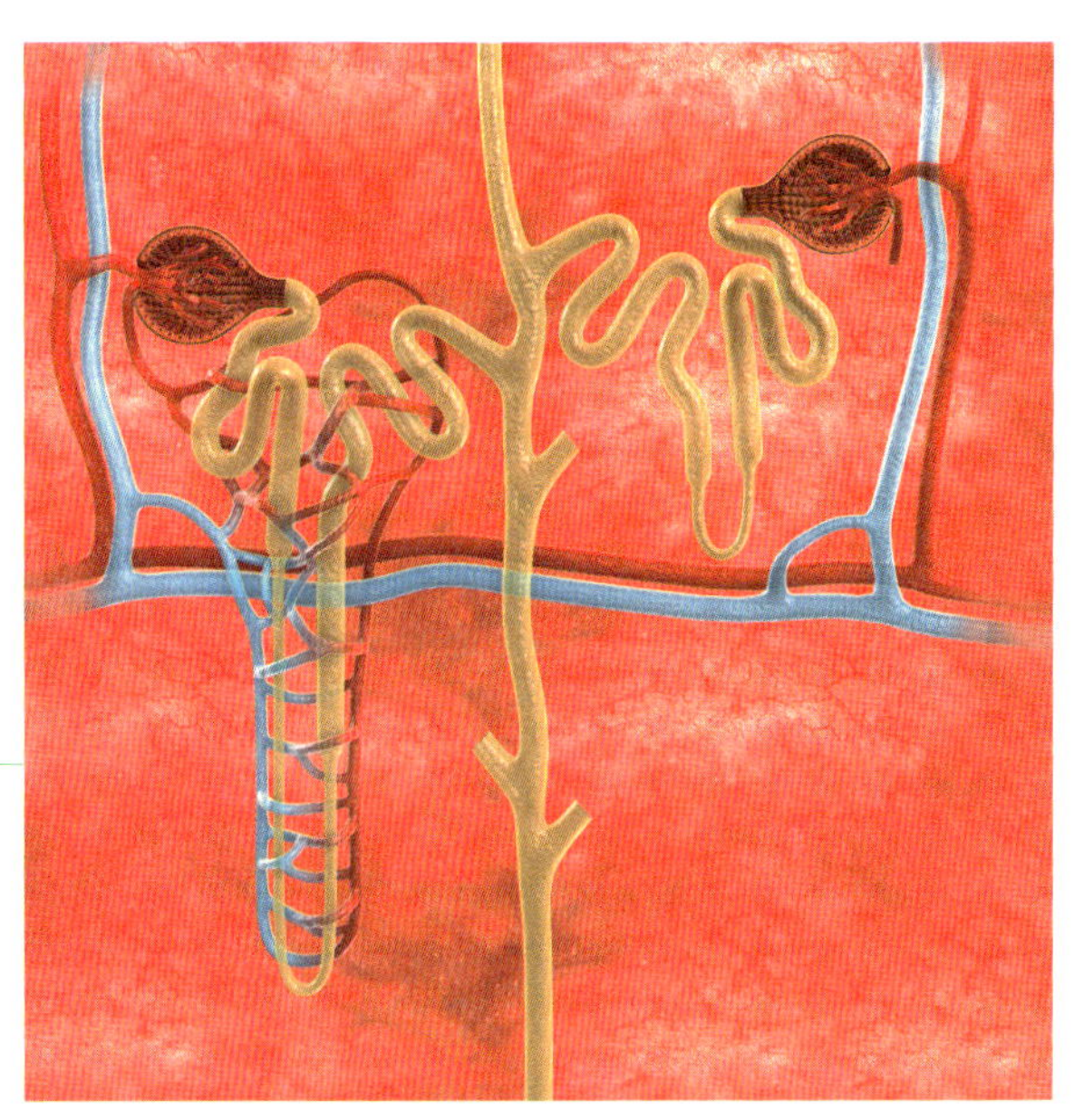

尿のもとから栄養素を搾り取って、体液バランスを調整する腎臓

腎臓は、**糸球体**からはじまり**尿細管**の1本道までを指す**ネフロン**という組織が1つの単位。**血液**を**濾過**した**尿のもと（原尿）**には**ブドウ糖**や**アミノ酸**など、まだ役立つ**栄養素**が含まれているため、尿細管を進む過程で**再吸収**している。このとき、体内に**塩分**が増えすぎると**排出**し、少なすぎると**水分**を多く排出したり、取りすぎた**カリウム**を**戻す**などして尿の**濃度**を**調整**し、本当に不要なものだけを尿として**排泄**している。

循環器系

Circulatory System

生命活動に必要な物質を全身に速やかに送り届ける大輸送システム

P70…心臓
P72…動脈・静脈
P74…血液

細胞が生きていくには酸素と栄養素が必要であると同時に、各組織で生じた二酸化炭素や老廃物も回収しなければならない。それには運搬や回収をするための輸送路や、物質を乗せるコンテナ、これらを循環させる動力が必要となる。つまり、物流を担っているのが循環器で、心臓、動脈、毛細血管、静脈、血液が担当している。もしも輸送が滞るようなことがあると生命維持に関わるため、24時間不眠不休で循環し続けている。

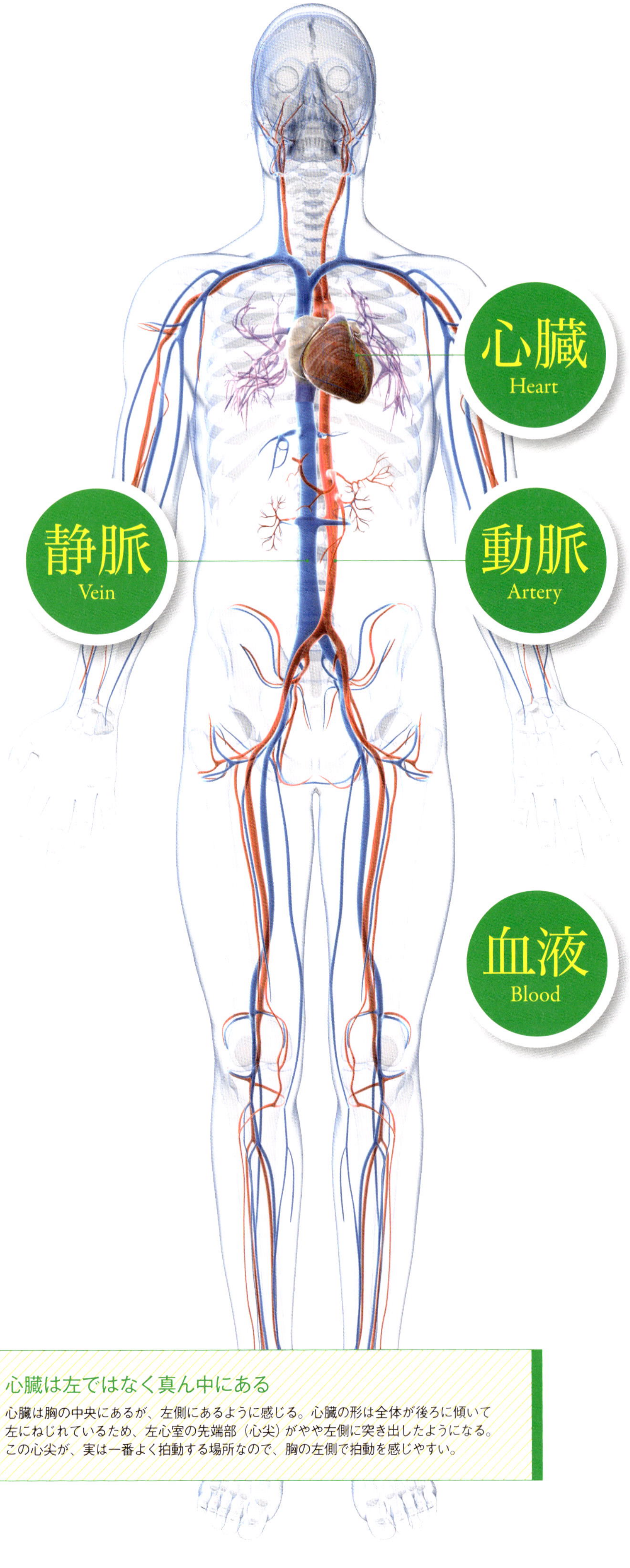

心臓は左ではなく真ん中にある

心臓は胸の中央にあるが、左側にあるように感じる。心臓の形は全体が後ろに傾いて左にねじれているため、左心室の先端部（心尖）がやや左側に突き出したようになる。この心尖が、実は一番よく拍動する場所なので、胸の左側で拍動を感じやすい。

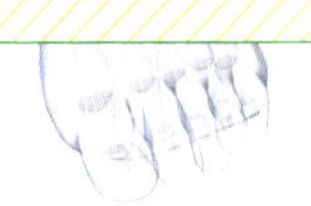

全身の血液循環

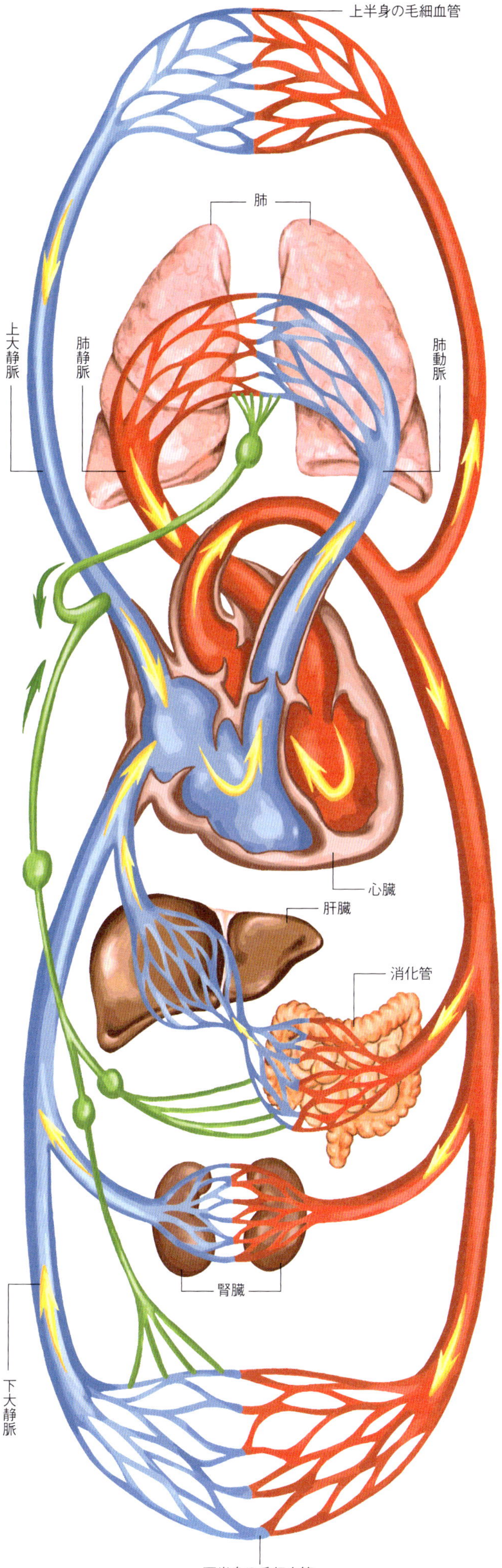

上半身の毛細血管
肺
上大静脈
肺静脈
肺動脈
心臓
肝臓
消化管
腎臓
下大静脈
下半身の毛細血管

血液の循環ルートは２種類ある

心臓の**ポンプ作用**によって送り出された**血液**は、**2つの血管ルート**を経て再び心臓に戻ってくる。1つは**心臓**の**左心室**から出て、いろいろな器官に**酸素**や**栄養素**を届け、交換で**二酸化炭素**や**老廃物**を受け取って回った後、再び心臓（右心房）に戻ってくるルート。これを**体循環**という。もう1つは、体循環から戻ってきた**酸素の少ない血液**が**右心室**から**肺**に送られ、**ガス交換**によって酸素を豊富に含んだ血液となって**左心房**に戻ってくるルート。これを**肺循環**という。

心臓が動いても傷つけられないのは

心臓と肺は、それぞれが膜で覆われている。心臓は心外膜という袋状の膜で包まれ、袋の内側と心外膜の間には空間があり、中は少量の液体で満たされている。これがクッションになって衝撃を和らげているので、肺や周囲の臓器と摩擦が起きて傷つくのを防いでいる。

上大静脈
左心房
右心房
左脚
右脚
洞房結節（どうぼうけっせつ）
房室結節（ぼうしつ）
房室束
（ヒス束）
プルキンエ線維

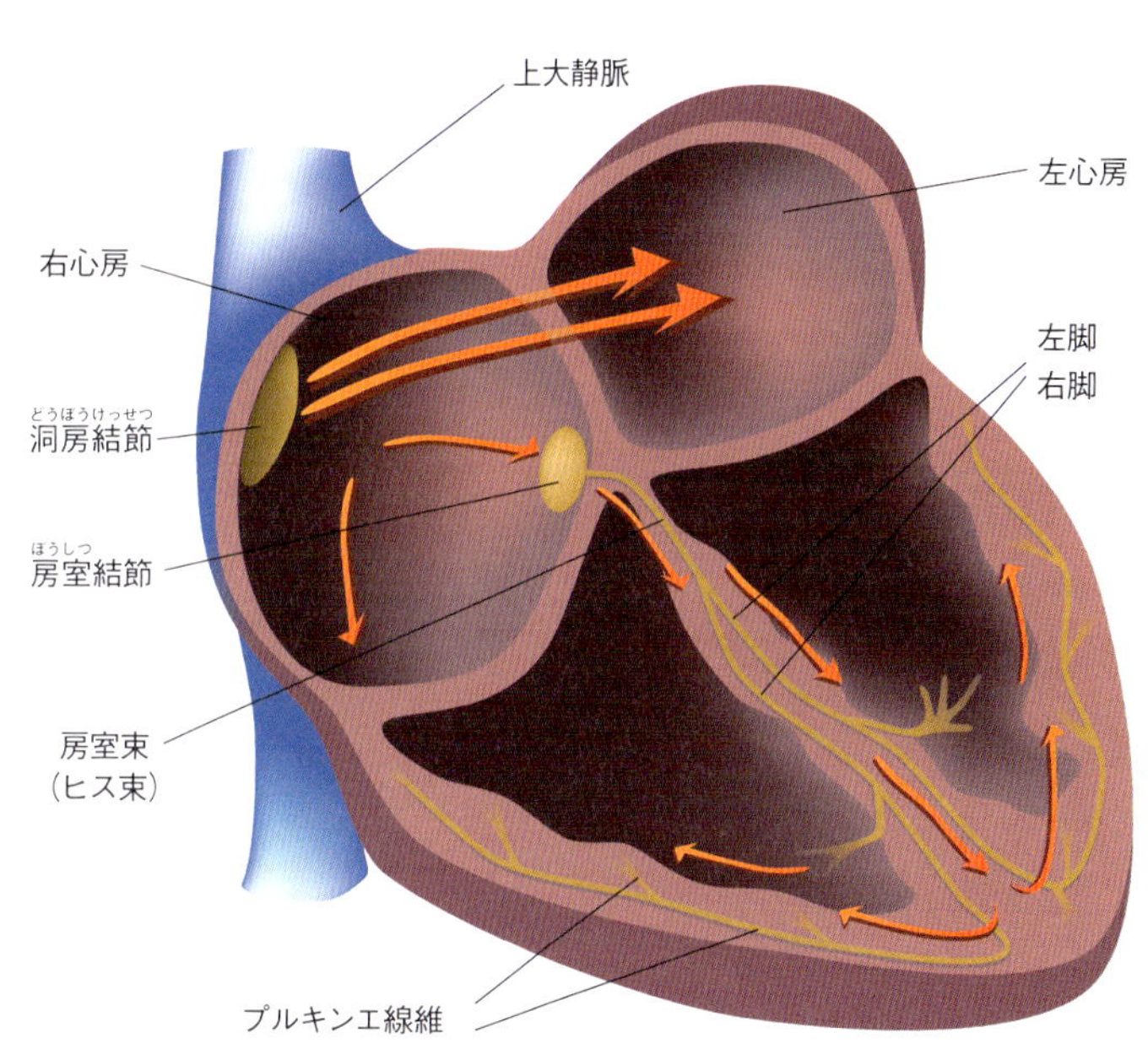

心臓は独自にリズムをつくり、自分の力で動いている

心臓は体外に取り出しても、しばらくは規則正しく動き続ける。これは、心臓そのものに**リズムの源**があるからだ。心臓の動力源は、右心房にある**洞房結節**と呼ばれる**筋細胞**。ここで**電気信号**が自発的に生じ、それが**心筋**に伝わって**心臓**を**拍動**させている。洞房結節で生まれた電気信号は、左右の心房に伝わって収縮させた後、**房室結節**、**房室束（ヒス束）**、**プルキンエ線維**を経て心室に伝わり、**心室**を**収縮**させる。

血液の寿命

血液にも寿命があり、赤血球は100〜120日で古くなったものは肝臓や脾臓で破壊される。白血球は顆粒球で約2週間、リンパ球のうちT細胞は4〜6カ月、B細胞は2〜3日ほどとさまざま。血小板は10日間程度。寿命の尽きた血液細胞は体内で分解され、その中の成分は有効に活用されている。

内分泌系

Endocrine System

標的器官の状況に応じてホルモン分泌を調節して体を安定した状態に保つ

ホルモンをつくって分泌し、体のさまざまな機能の調節や制御を行う腺や器官の集まりが内分泌系。内分泌系の腺には分泌物を運ぶ管はなく、つくられたホルモンは血流中に直接放出される。つまり、メッセンジャーとして働いて体のそれぞれの部位の活動を制御し、協調させている。主な器官には、視床下部、下垂体、甲状腺、副甲状腺、膵臓（すいぞう）、副腎、男性では精巣、女性では卵巣があり、それぞれ1つ、あるいはいくつか特定のホルモンをつくっている。

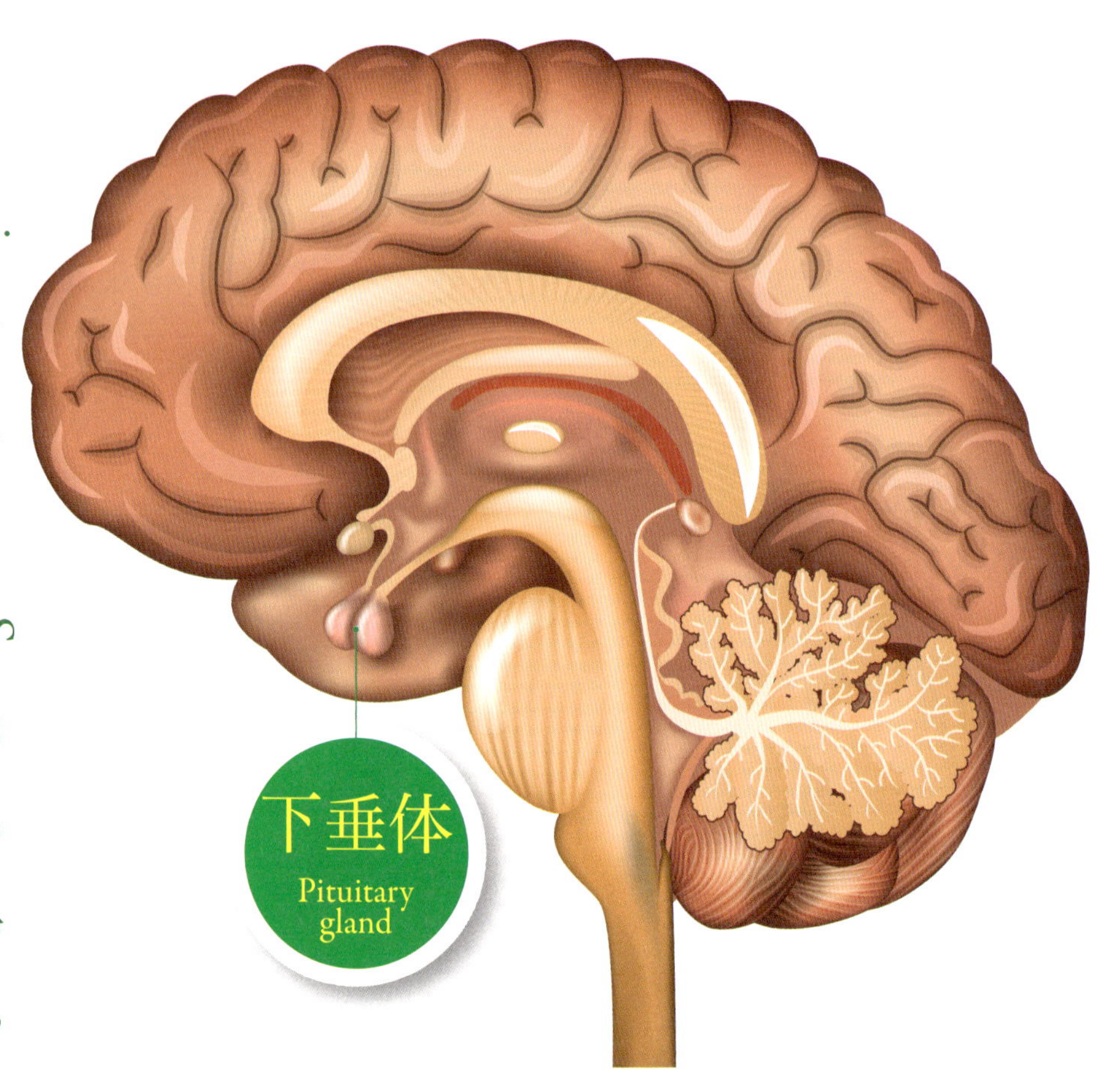

P76…下垂体
P78…甲状腺
P80…副腎

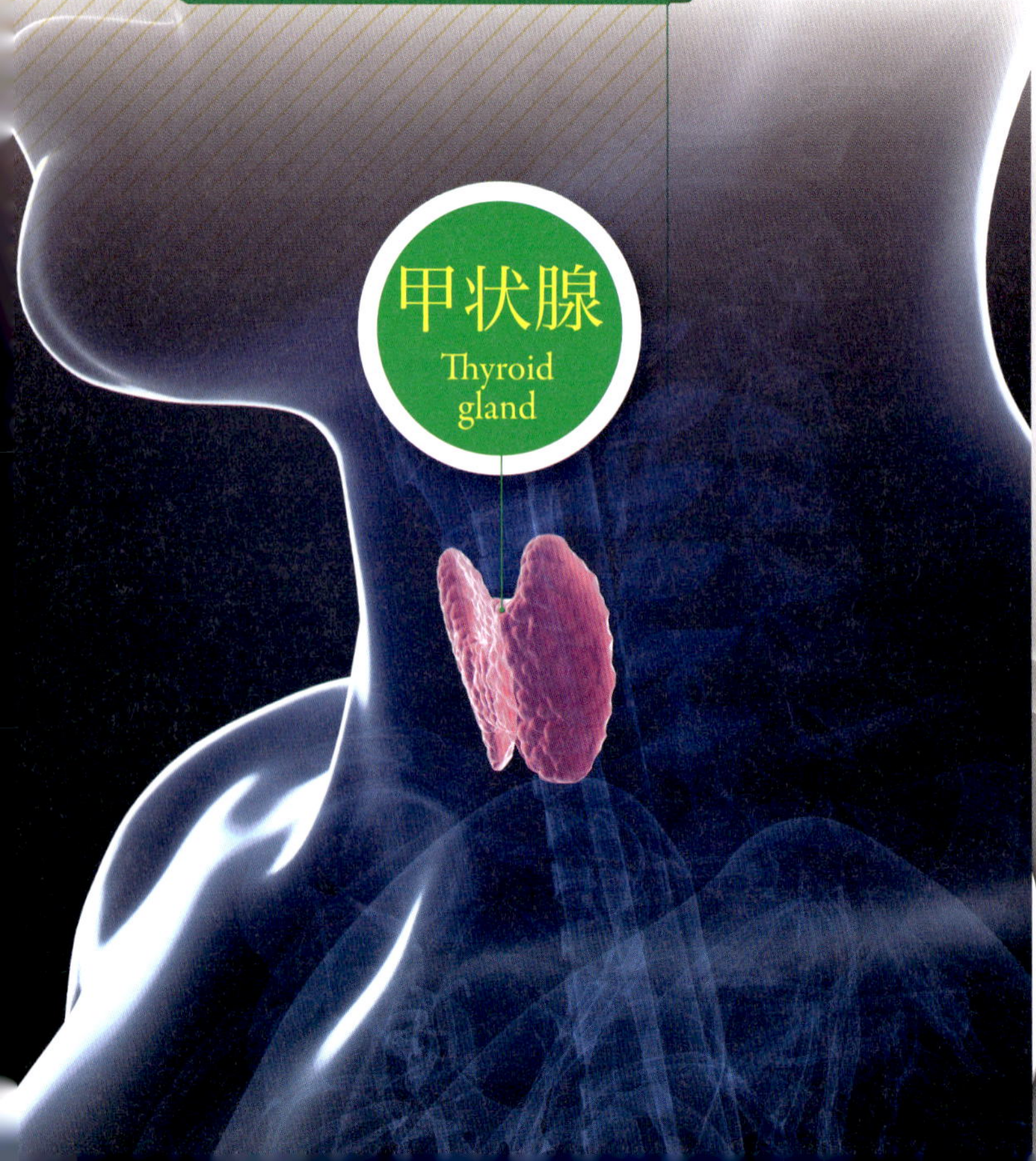

甲状腺
Thyroid gland

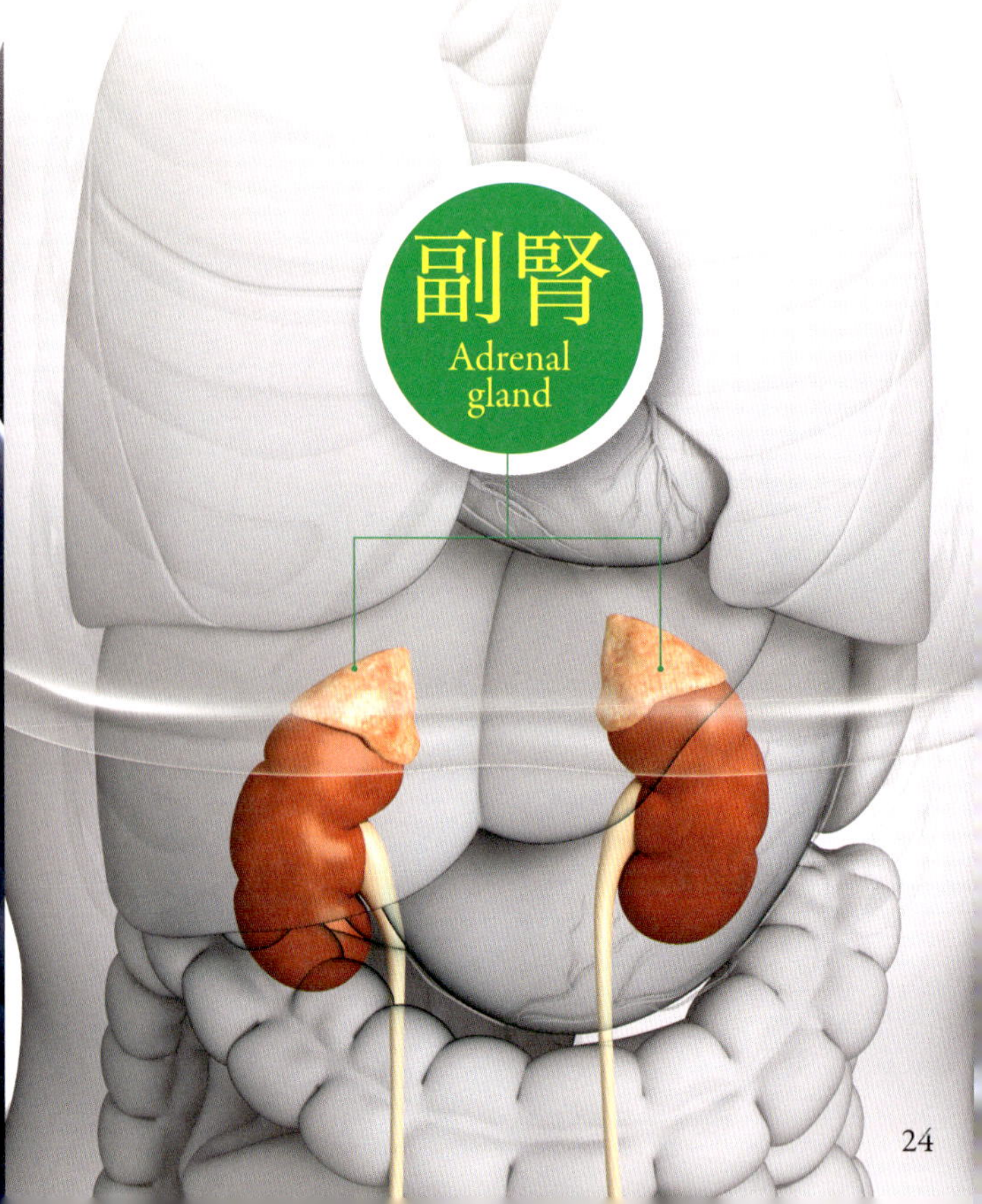

副腎
Adrenal gland

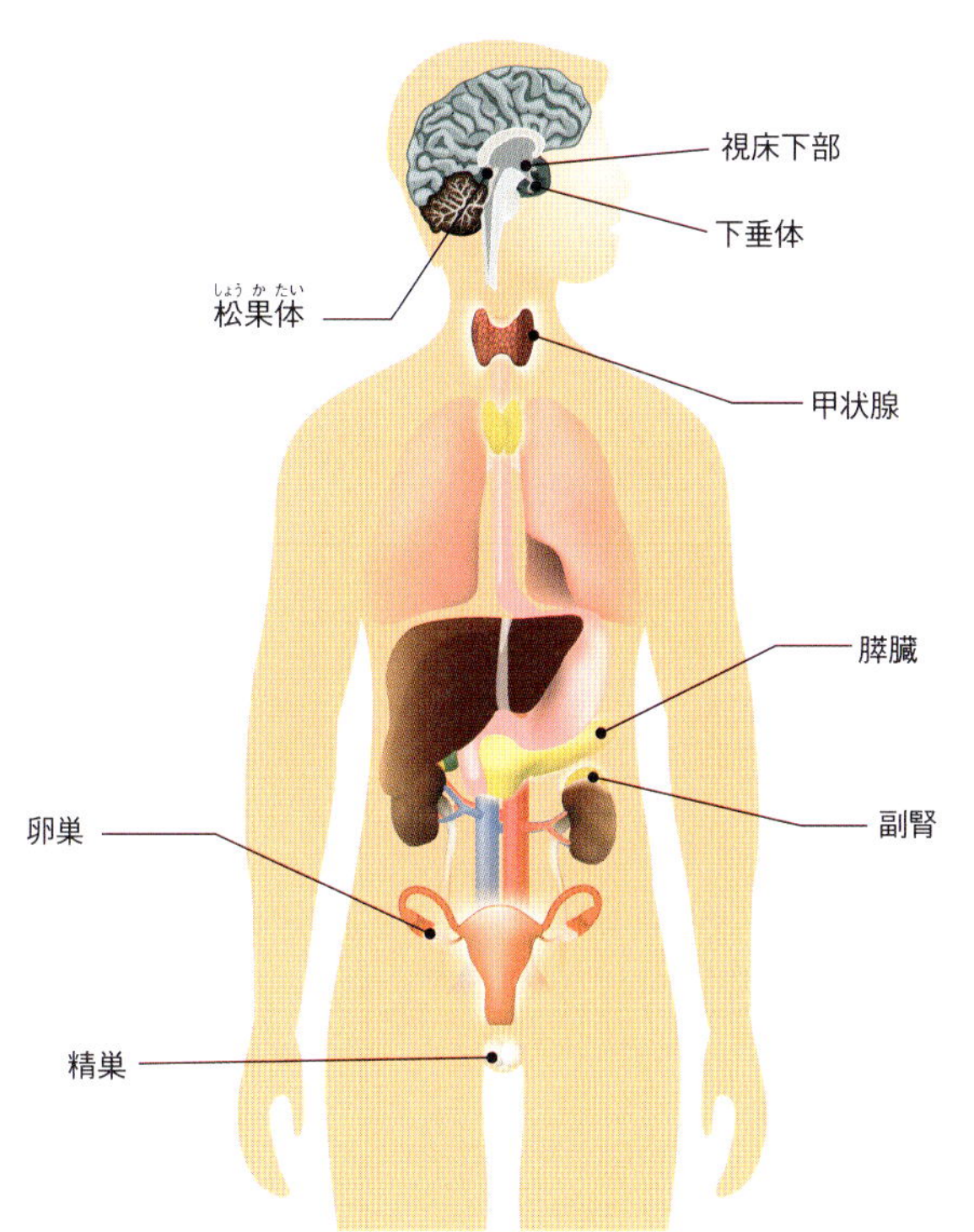

体の恒常性を保つために ホルモンを分泌して調節

体の内外から受けるさまざまな刺激に対して、神経系とともに体を常に一定の状態に保つ働き**恒常性（ホメオスタシス）**を担っている**内分泌系**。神経系が**瞬時**に**調節**するのに対して、内分泌系は作用するまでに**時間はかかる**が、微量で**作用**は**長時間持続**する。体内にはさまざまな内分泌腺があり、代表的なものには**視床下部**や**下垂体**、**松果体**、**甲状腺と副甲状腺**、**膵臓の細胞群**、**副腎**、**性腺（精巣、卵巣）**、**胎盤**などがある。

男性ホルモンと女性ホルモンは紙一重

男性ホルモンのテストステロンと女性ホルモンのエストラジオールは、化学構造が非常によく似ている。さらにテストステロンに酵素が作用すると、エストラジオールに変化する。このほんのわずかな構造の違いで、両者は全く異なる作用をする。

管を持つ外分泌と 管がなく血液などに 分泌される内分泌

唾液や**汗**、**消化液**は、これらを分泌する臓器や組織から**導管**という管が出ており、そこから**分泌**される。このような管を通じて行われる分泌を**外分泌**という。それに対してホルモンは、**内臓**や**組織**を通らずに、直接**血液**や**リンパ液**の中に分泌される。このような分泌を**内分泌**といい、これを行う組織を**内分泌腺**という。**内分泌腺**で生産されたホルモンは、**循環器系**に分泌され、血液によって運ばれて**標的**となる**器官**に達し**作用**を及ぼす。

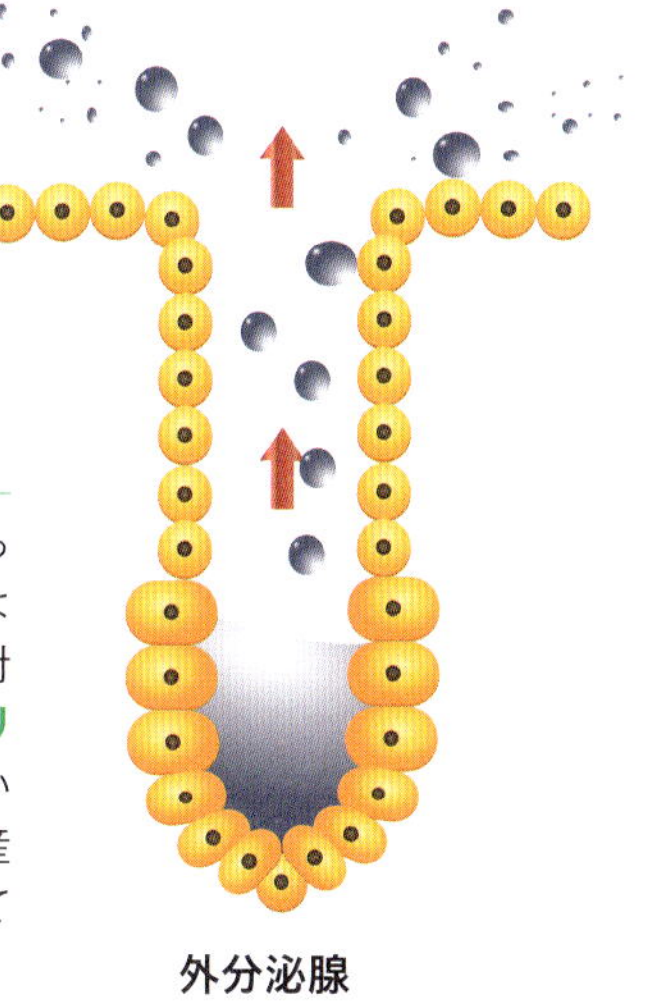

外分泌腺

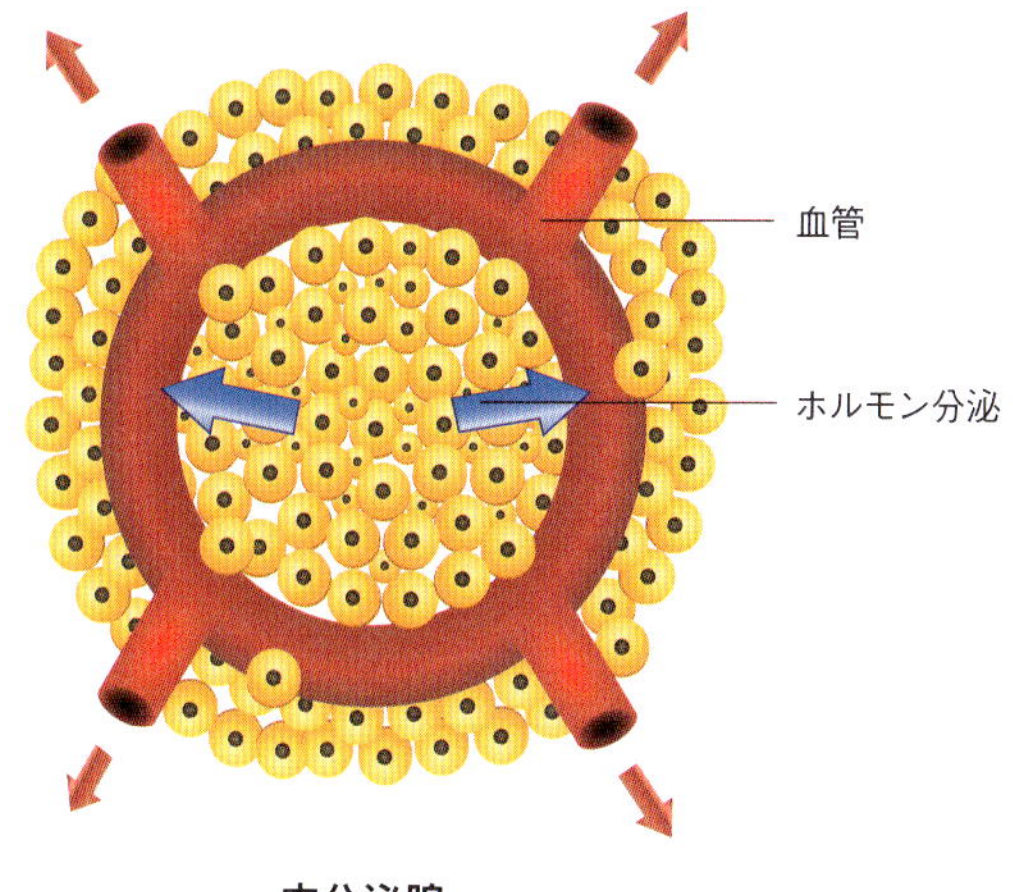

内分泌腺

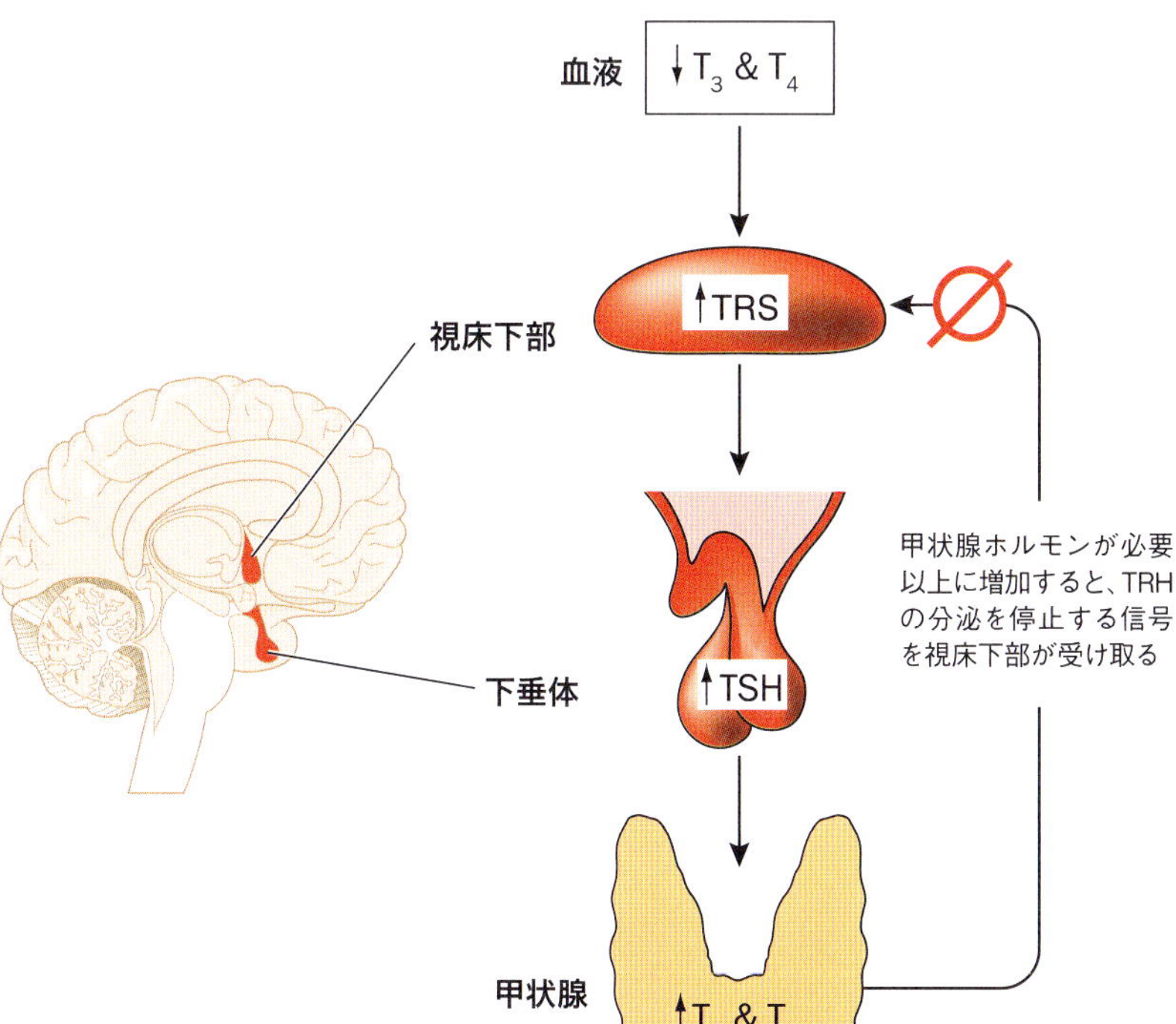

ホルモン分泌の調整を行う フィードバック機構

ある**ホルモン**の血液中の**濃度**が**上昇**したり**低下**したりすると、そのホルモンを支配している上位の**内分泌腺（脳の視床下部と下垂体）**が、この情報をキャッチして下位の**内分泌腺**を**刺激**するホルモンの分泌を、**抑制**したり**促進**したりして**調節**する。このしくみを**フィードバック機構**という。例えば、**甲状腺ホルモン**の**トリヨードサイロニン（T3）**と**サイロキシン（T4）**の**促進**と**抑制**は、上位の**視床下部**や**下垂体**によって調節されている。

仲良しや犬猿の仲のホルモン関係

ホルモンは、インスリンとグルカゴンのように血糖値に対して反対の作用をする犬猿の仲のものや、FSHとLHのように協力して生殖器官の発達を促進する仲良しのもの、また成長ホルモンのように分泌量を調節されるお目付け役がいるなど、さまざまな関係の連携プレーで作用している。

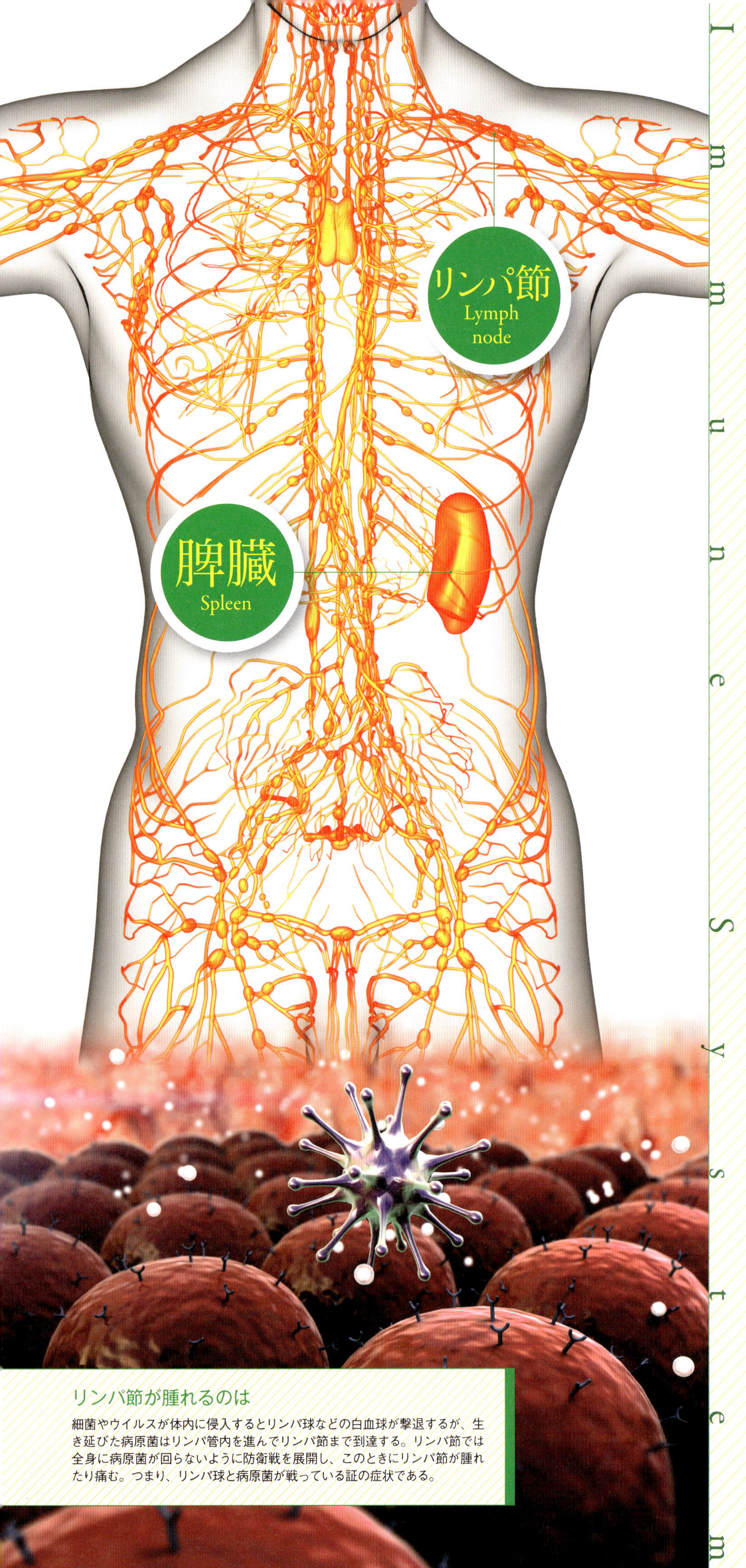

Immune System

免疫系

自己と非自己を認識し、非自己を徹底的に叩いて排除することで体を守るシステム

P82…リンパ節
P84…脾臓
P86…骨髄

体の外から侵入してきた細菌やウイルスなど自分の体にとっての異物を排除したり、がん細胞のように体の中で発生した異常細胞を除去するなど、重要な働きをしているのが免疫。これには、血液中の白血球が主に関わっている。白血球にはリンパ球など役割の異なるさまざまな免疫細胞があり、これらの連携プレーで体内の異物を認識して排除している。相手を選ばず攻撃する非特異的防御と、特定の異物にだけ攻撃する特異的防御がある。

リンパ節が腫れるのは

細菌やウイルスが体内に侵入するとリンパ球などの白血球が撃退するが、生き延びた病原菌はリンパ管内を進んでリンパ節まで到達する。リンパ節では全身に病原菌が回らないように防衛戦を展開し、このときにリンパ節が腫れたり痛む。つまり、リンパ球と病原菌が戦っている証の症状である。

免疫に関する器官

免疫というとリンパ球をつくっている骨髄や、リンパ球が常駐して前線基地となるリンパ節が代表されるが、心臓の上にある胸腺という器官でも獲得免疫の中心となるT細胞がつくられている。ほかにも脾臓や扁桃、腸管にあるパイエル板などでもリンパ球が常に防衛している。

抗体をつくって敵を迎え撃ったり直接攻撃をしかけて敵を駆逐

特異的防御には、液性免疫と細胞性免疫がある。B細胞が主体となり、抗原（異物）に対して抗体をつくって防御するのが液性免疫。抗原と抗体は鍵と鍵穴のようにピタリと合うことで、抗原の動きを封じる。新顔の異物が侵入すると、その特異性に合った抗体をつくっておき、次に侵入してきたら速やかに抗体をつくれるように備える。細胞性免疫は、異物と戦った貪食細胞が相手の特徴をT細胞に教える（抗原提示）ことで、T細胞が主役となって直接攻撃して駆逐する。

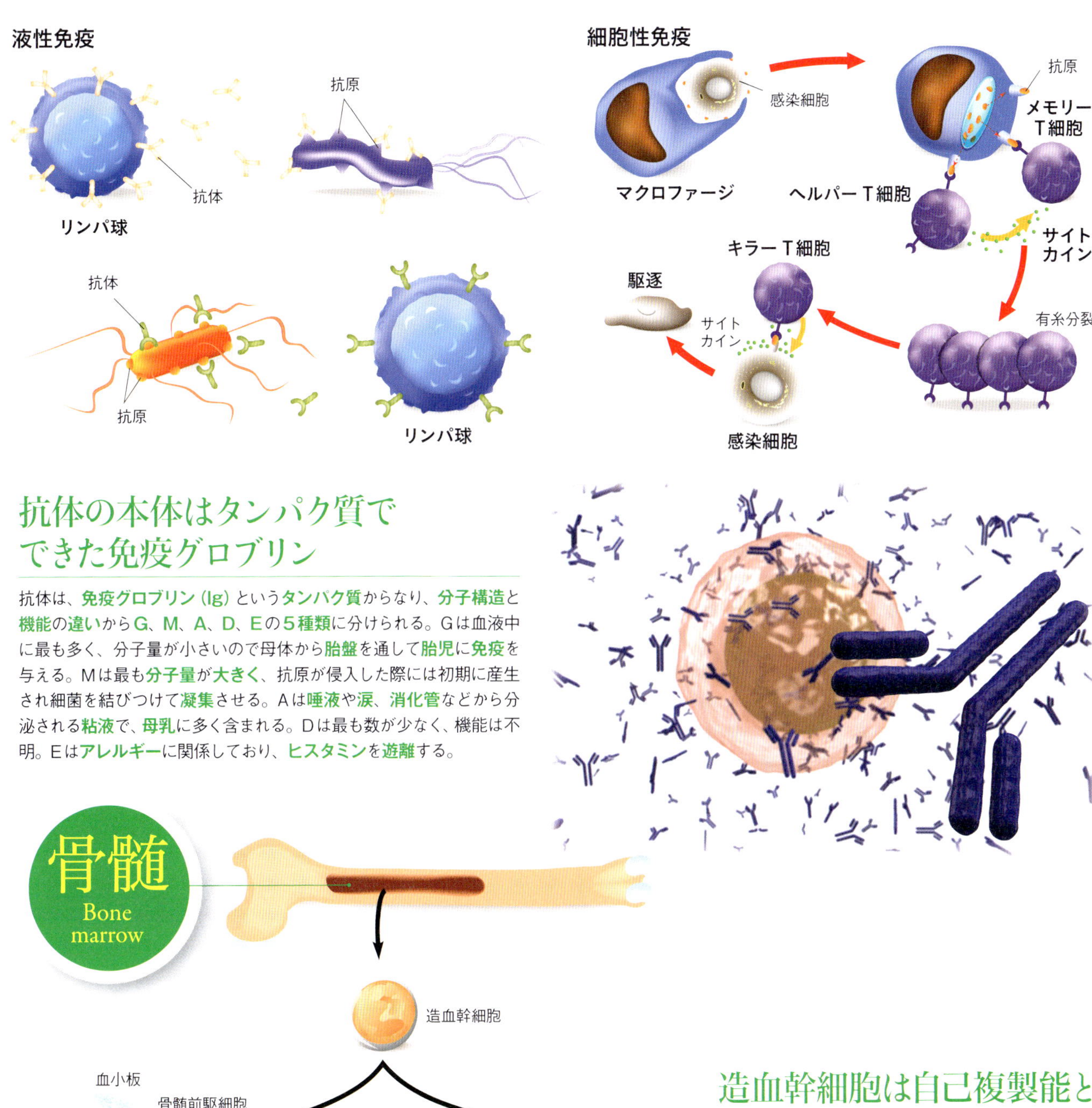

抗体の本体はタンパク質でできた免疫グロブリン

抗体は、免疫グロブリン（Ig）というタンパク質からなり、分子構造と機能の違いからG、M、A、D、Eの5種類に分けられる。Gは血液中に最も多く、分子量が小さいので母体から胎盤を通して胎児に免疫を与える。Mは最も分子量が大きく、抗原が侵入した際には初期に産生され細菌を結びつけて凝集させる。Aは唾液や涙、消化管などから分泌される粘液で、母乳に多く含まれる。Dは最も数が少なく、機能は不明。Eはアレルギーに関係しており、ヒスタミンを遊離する。

骨髄
Bone marrow

造血幹細胞
血小板
骨髄前駆細胞
赤血球
リンパ球
好中球
好塩基球
好酸球
単球
T細胞
B細胞
白血球

造血幹細胞は自己複製能と多分化能を併せ持っている

骨髄の中には、赤血球や白血球、血小板をつくり出す元となる1種類の造血幹細胞が存在している。この細胞が分裂をしながら、それに伴ってそれぞれが特徴ある細胞へと成長していく。その過程を分化という。これによって白血球類は、顆粒球である好中球・好塩基球・好酸球、単球はマクロファージへ、リンパ球はB細胞・T細胞・NK細胞など役割の異なる免疫細胞が生まれる。また、複製をして数も増やしている（自己複製能）。

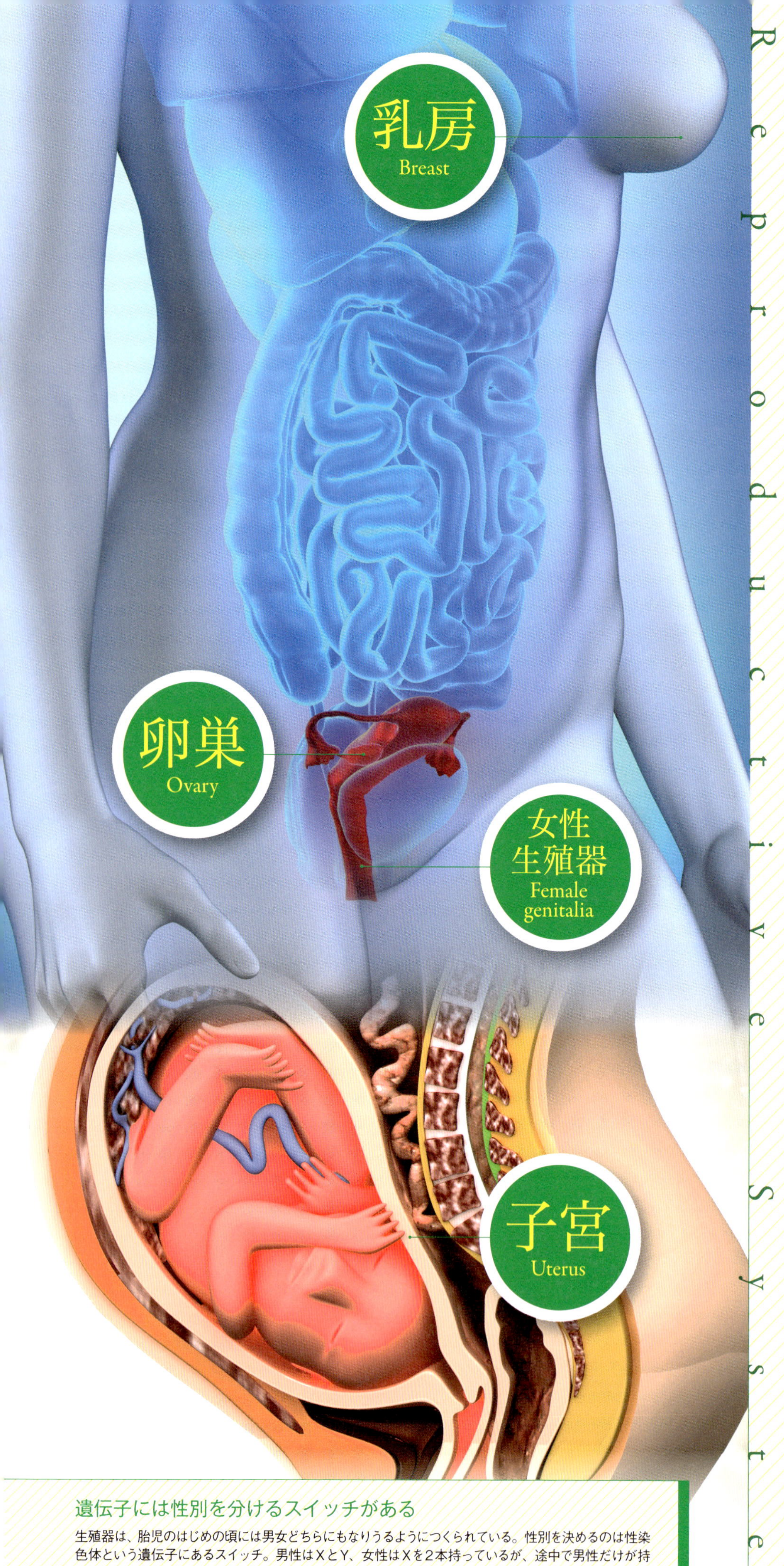

生殖器系

Reproductive System

生命をつないでいく生物の本質に関わる受精から妊娠、出産を担う

子孫を残すための役割をもつ器官を生殖器という。これには外から見える外生殖器と体内にある内生殖器があり、男性の場合は陰茎や陰嚢が外生殖器、精巣・精巣上体・精管・精嚢・前立腺などが内生殖器にあたる。女性の場合は、大陰唇・小陰唇・陰核などが外生殖器、子宮・卵管・卵巣・膣が内生殖器に当たる。さらに女性は、生命を誕生させて育む役目も担っているため乳房も含まれる。これらを総称して生殖器系と呼んでいる。

遺伝子には性別を分けるスイッチがある

生殖器は、胎児のはじめの頃には男女どちらにもなりうるようにつくられている。性別を決めるのは性染色体という遺伝子にあるスイッチ。男性はXとY、女性はXを2本持っているが、途中で男性だけが持つY染色体にあるSRYという遺伝子にスイッチが入ると男性になり、スイッチが入らないと女性になる。

ヒトは背骨から形づくられる

受精卵が細胞分裂を繰り返すと、外胚葉、内胚葉、中胚葉の3つができる。まず中胚葉の細胞が脊索という1本のヒモをつくり背骨ができる。脊索に沿って内胚葉が1本の管をつくって消化管、さらに内臓ができる。外胚葉も脊索に沿って1本の管をつくり神経管や、感覚器をつくる。

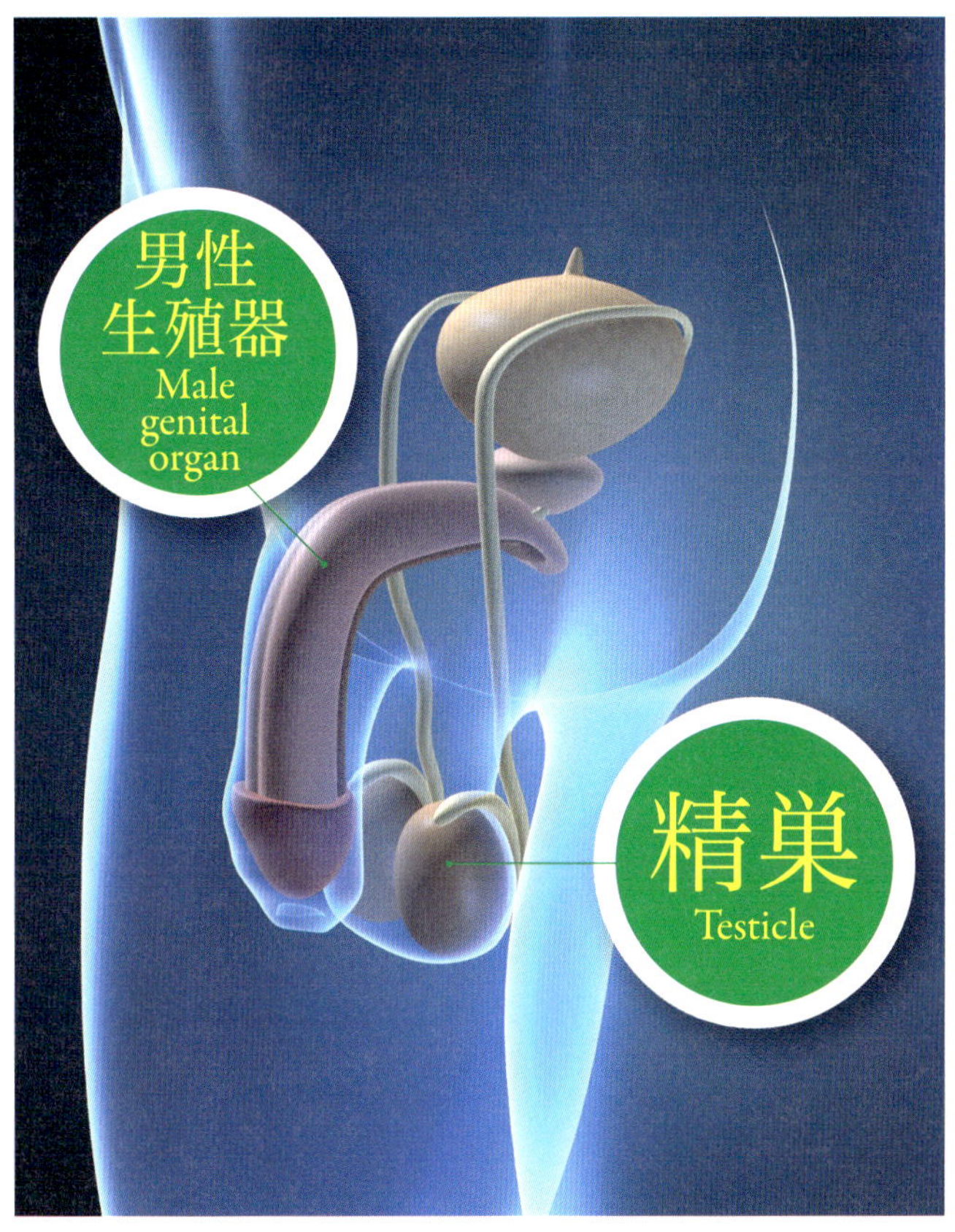

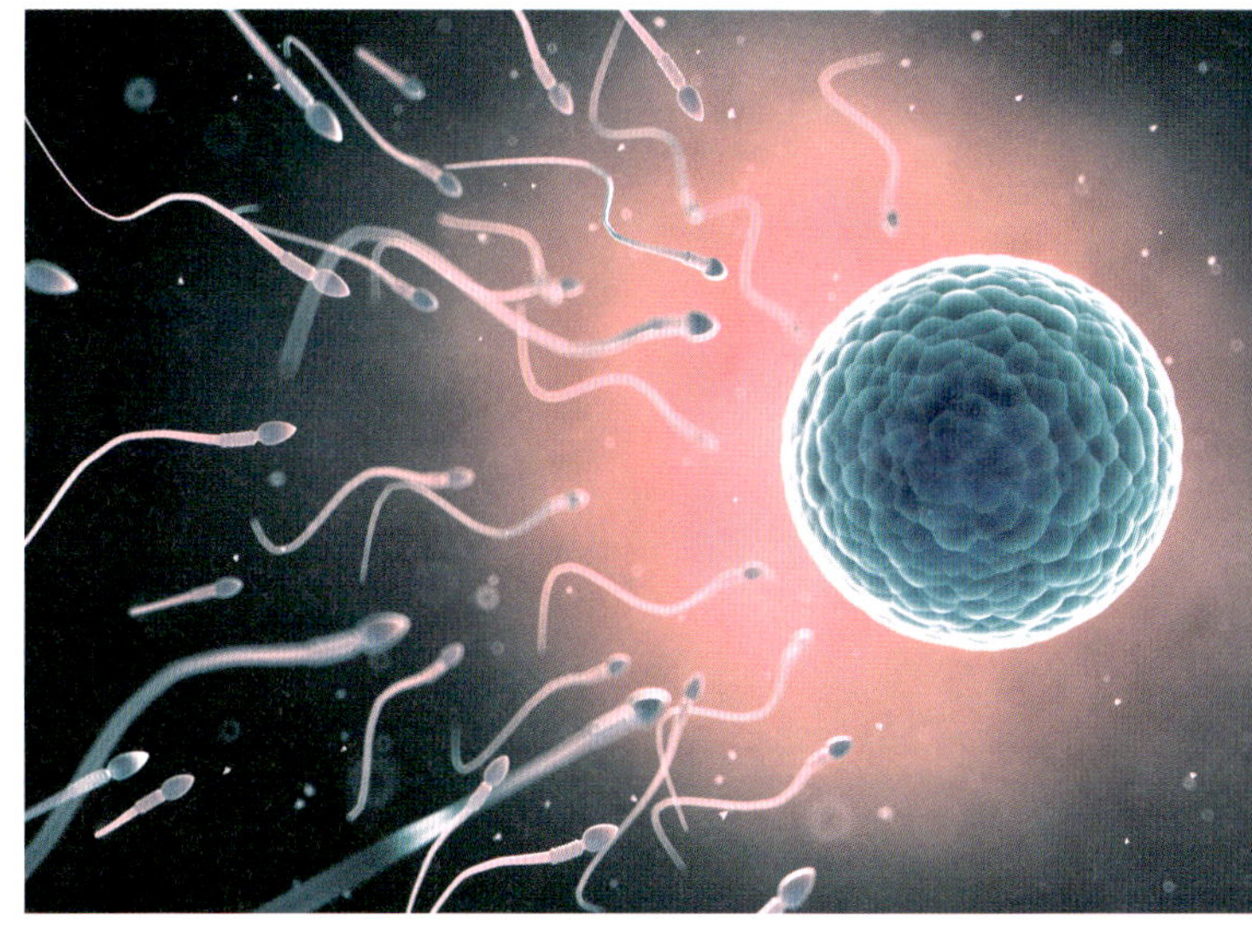

固い防壁を共同で突破しても、卵子へたどりつける精子は1つだけ

1つの**卵子**と**結合**するために、無数の**精子**がサバイバルレースを繰り広げるが、卵子の周囲は**顆粒膜細胞**という**固いバリア**で守られているため容易に突破することはできない。そこで、精子たちは**協同作業**で防壁を取り除きはじめる。そして、最初の1つの精子が壁を破って通過すると、バリアの**性質**は**一変**し、それ以外の精子は**侵入できなくなる**。こうして、無数の精子の頂点に立った1つの精子と卵子が結びついたのが**受精**である。

生命のダンス

受精直後、受精卵は回転運動をしながら子宮へと向かう。この回転は「生命のダンス」と呼ばれているが、なぜこのような現象が起こるのかはわかっていない。まさに生命の神秘である。

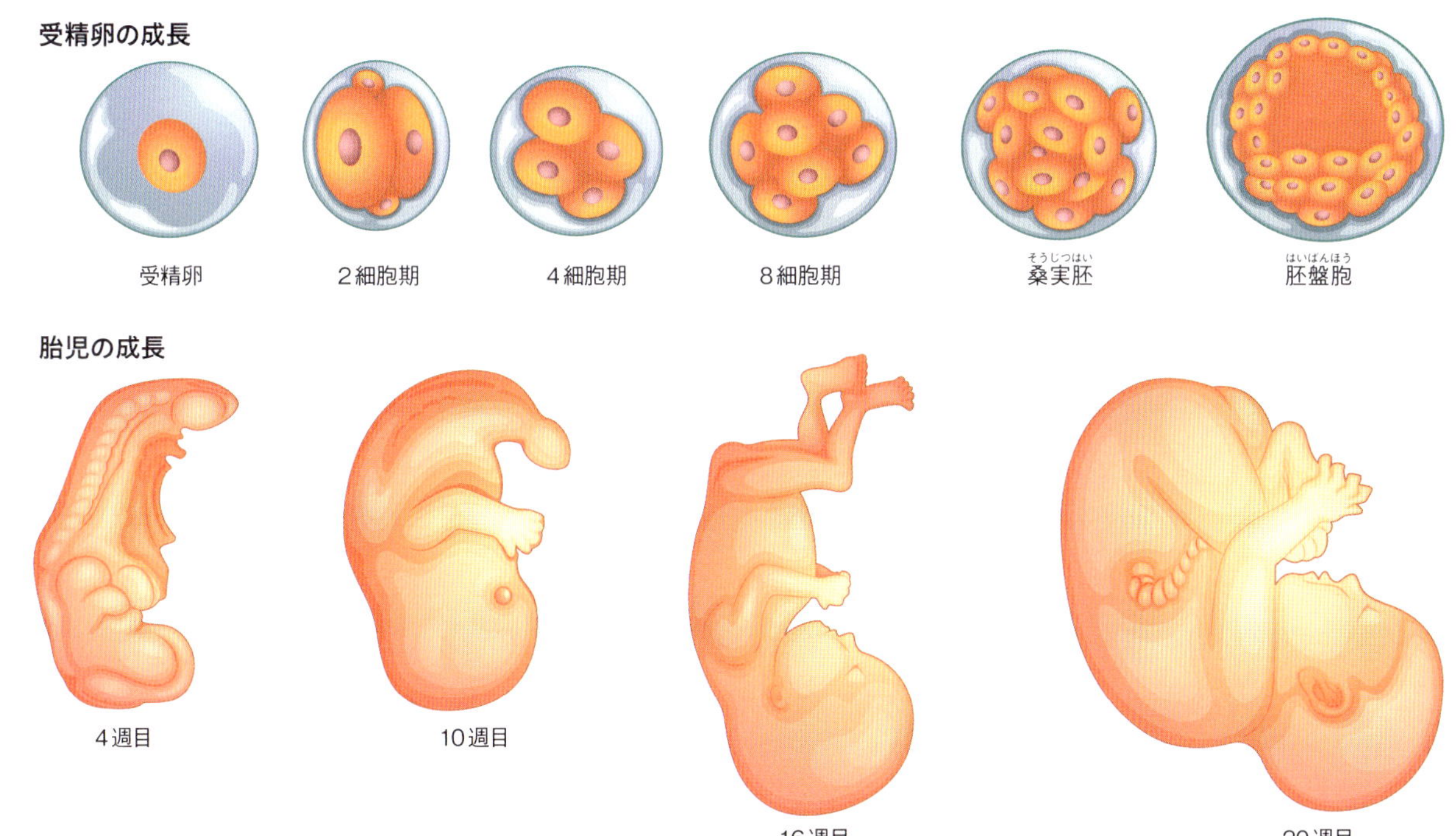

魚にそっくり!? 胎児の初期には尾やエラがある

受精直後は0.2ミリほどの大きさだった**受精卵**が、着床後は母体から養われて**発育**し、**胎芽**という段階になる。小さいながらも胎児の**頭**、**手足**、**骨**、**内臓**となる部分をそれぞれ持っており、4週の段階では**長い尾**や**魚のエラ**に似たものがある。5週ごろに**骨格**ができはじめ、7週ごろには**脳**が目覚ましく発達する。そして、10週ごろには**大部分**の**器官**が**揃い**、16週になると尾が消えて**胴**と**足**が**大きく**なって人間らしい姿になる。

3Dイメージと顕微鏡で見る人体の世界

①細胞編

人体をミクロにして見てみると、今まで知らなかった未知の美しさや面白さを発見できる。電子・光学顕微鏡で見る細胞や、3Dモデルでリアルに再現されたウイルスなど迫力満点画像を紹介する。

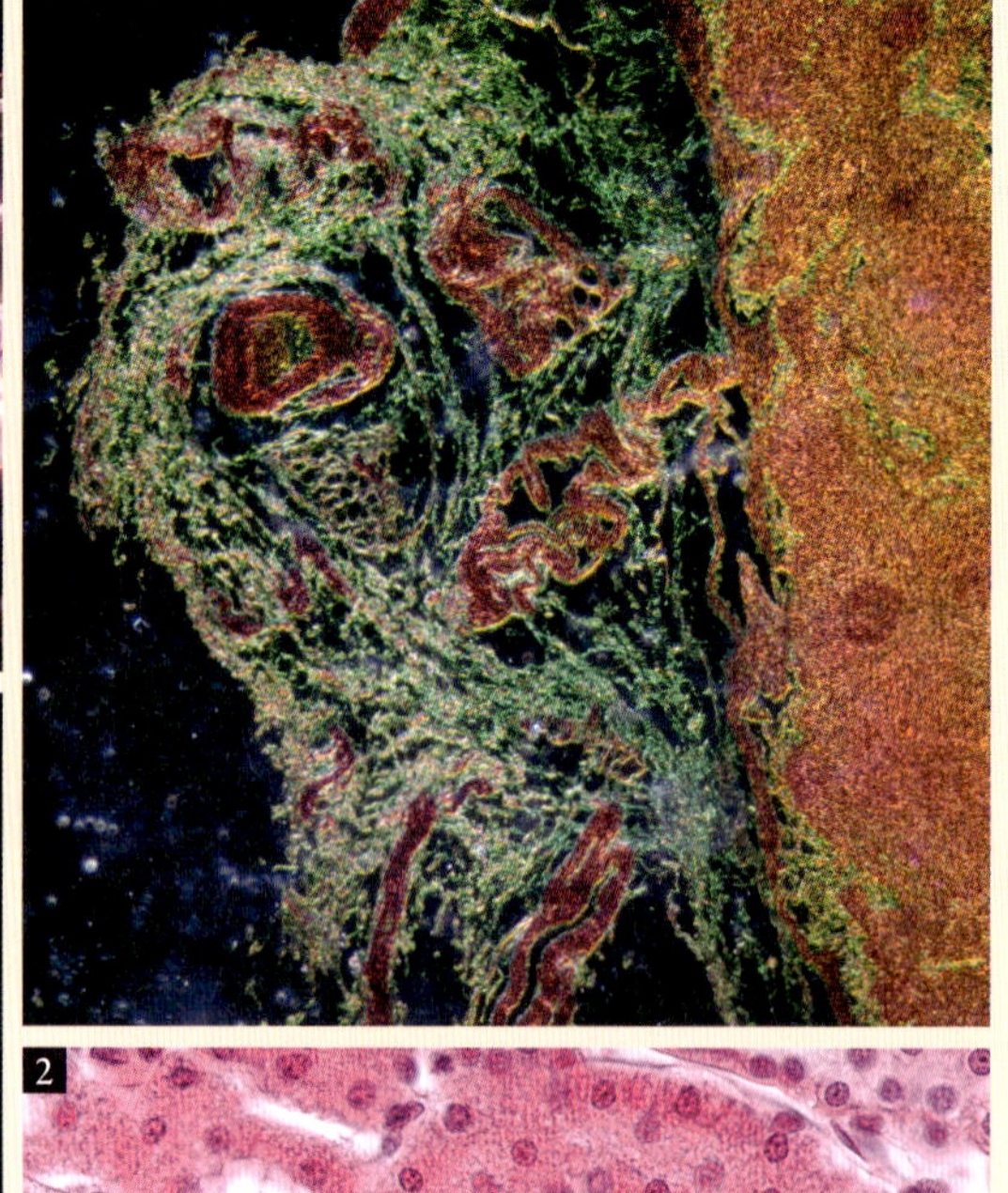

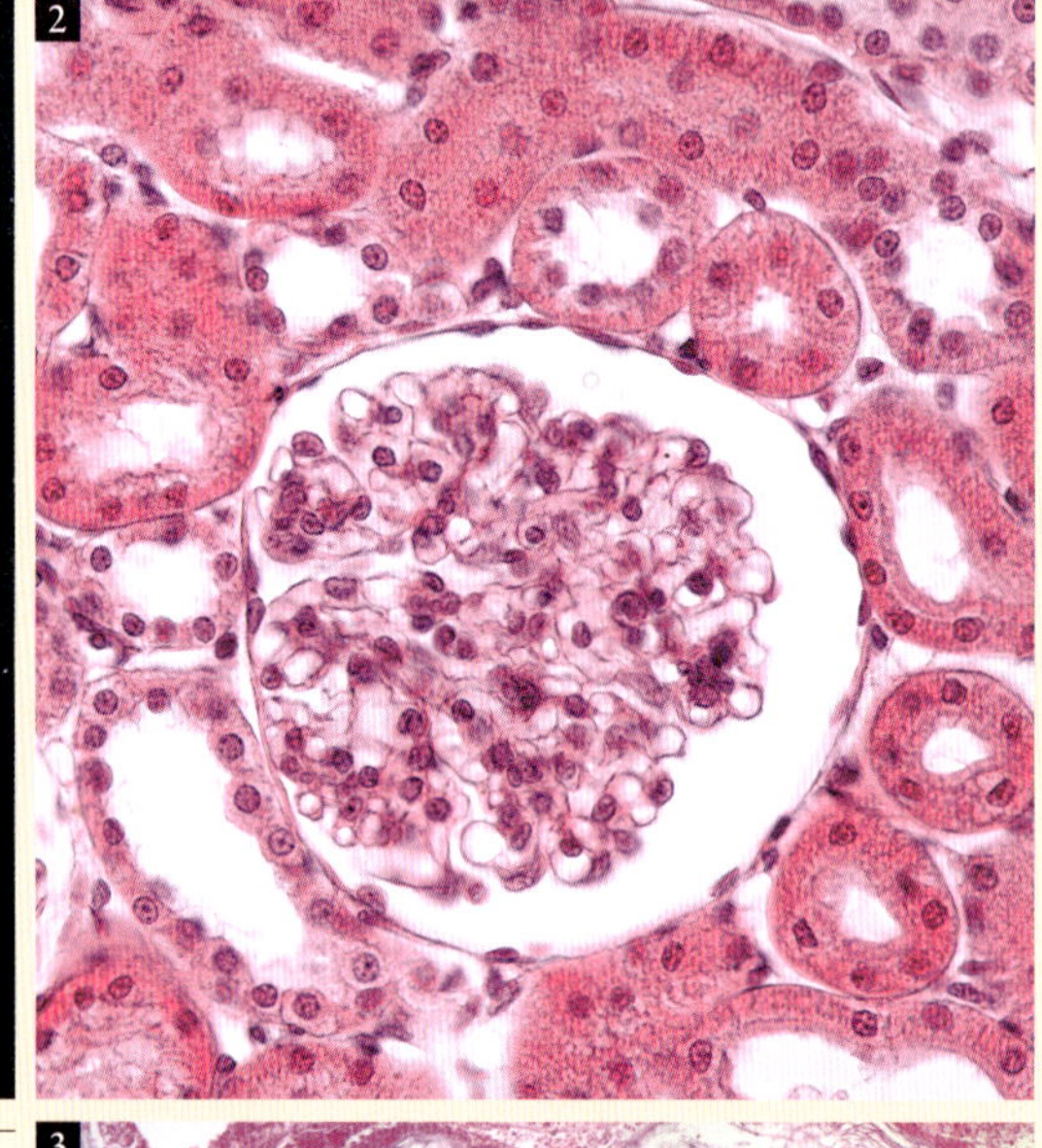

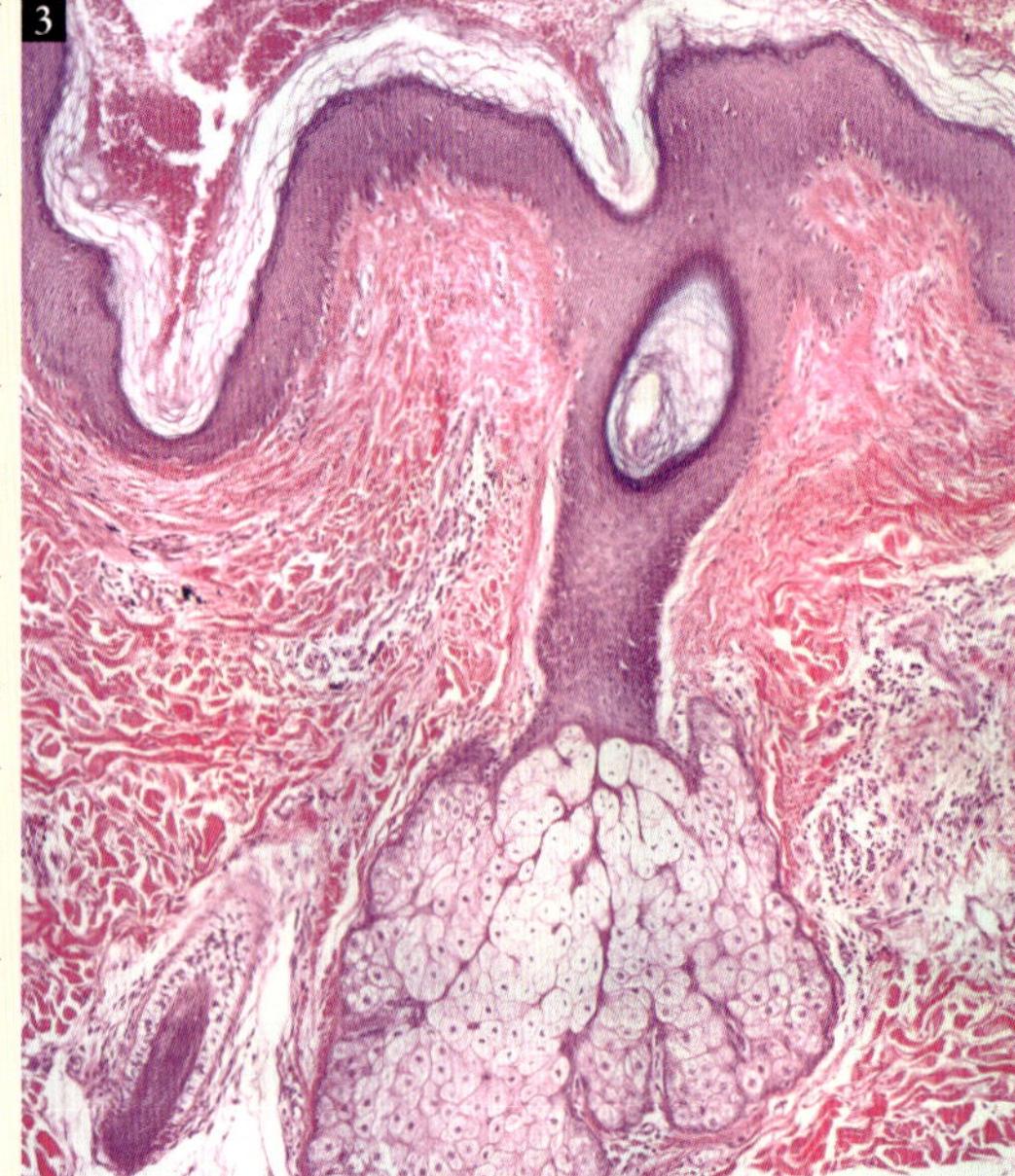

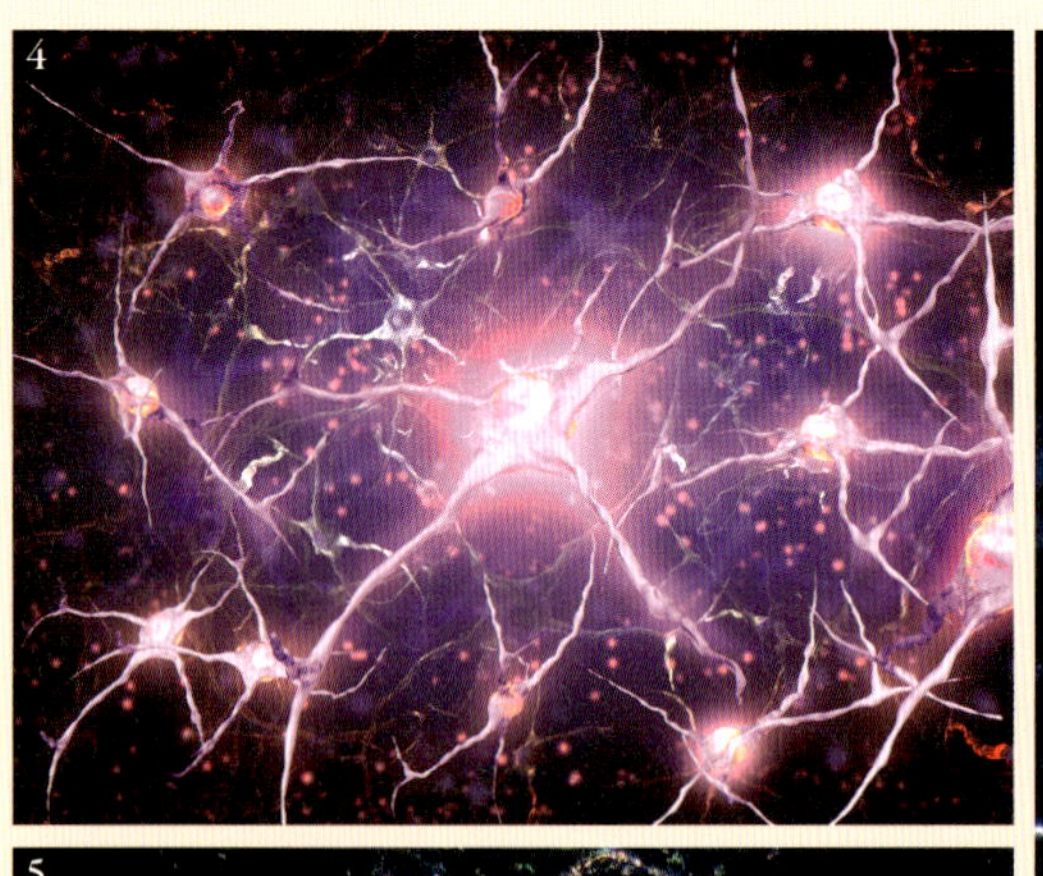

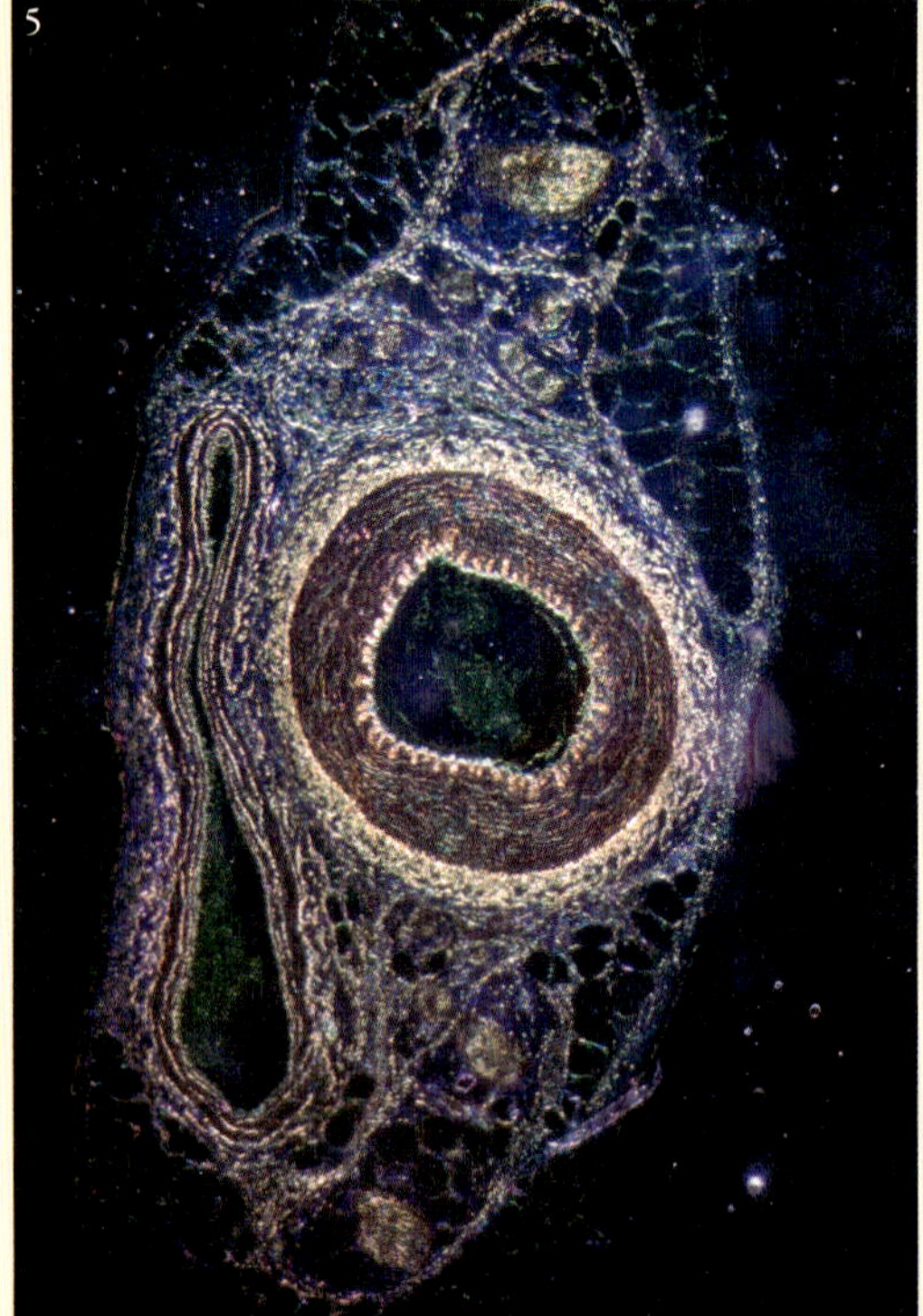

1 リンパ節
リンパ節（右、オレンジ色）に、結合組織（左、緑色）から血管とリンパ管が入りこむ。

2 腎臓の糸球体
糸球体（中央）は毛細血管の集まりで、周りのボウマン嚢という袋に尿を濾過する。

3 皮脂腺
皮脂腺は（中央下）は導管（中央上）を通して毛の根元に皮脂を分泌する。

4 神経細胞のネットワーク
神経細胞は多数の突起によって互いにつながり、情報を運ぶネットワークをつくる。

5 動脈と静脈の断面
壁が厚く動脈（中央、丸い）と壁の薄い静脈（左、扁平）が結合組織に包まれて並んで走る。

※顕微鏡写真の細胞はすべて着色されています。

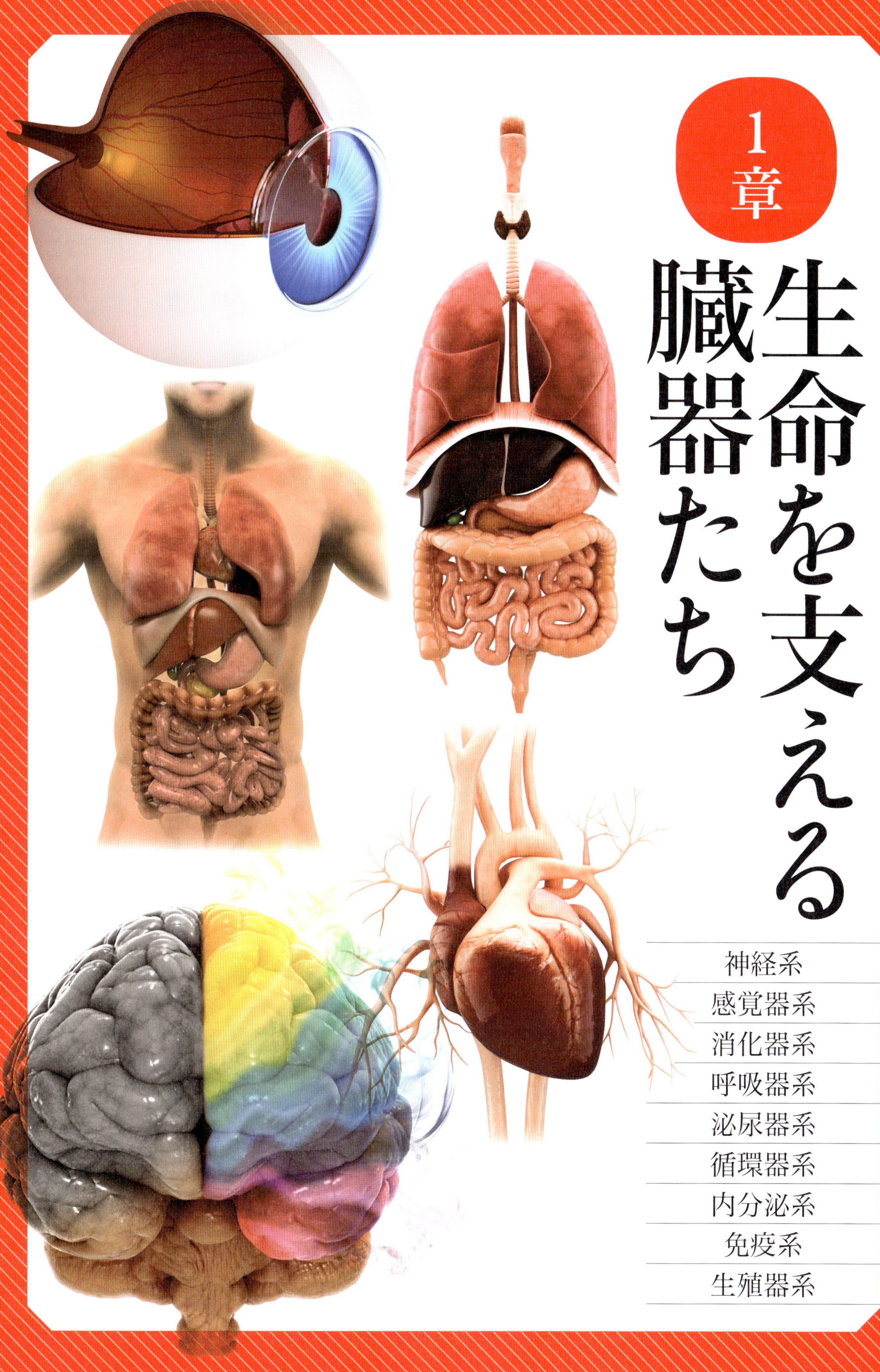

1章 生命を支える臓器たち

神経系
感覚器系
消化器系
呼吸器系
泌尿器系
循環器系
内分泌系
免疫系
生殖器系

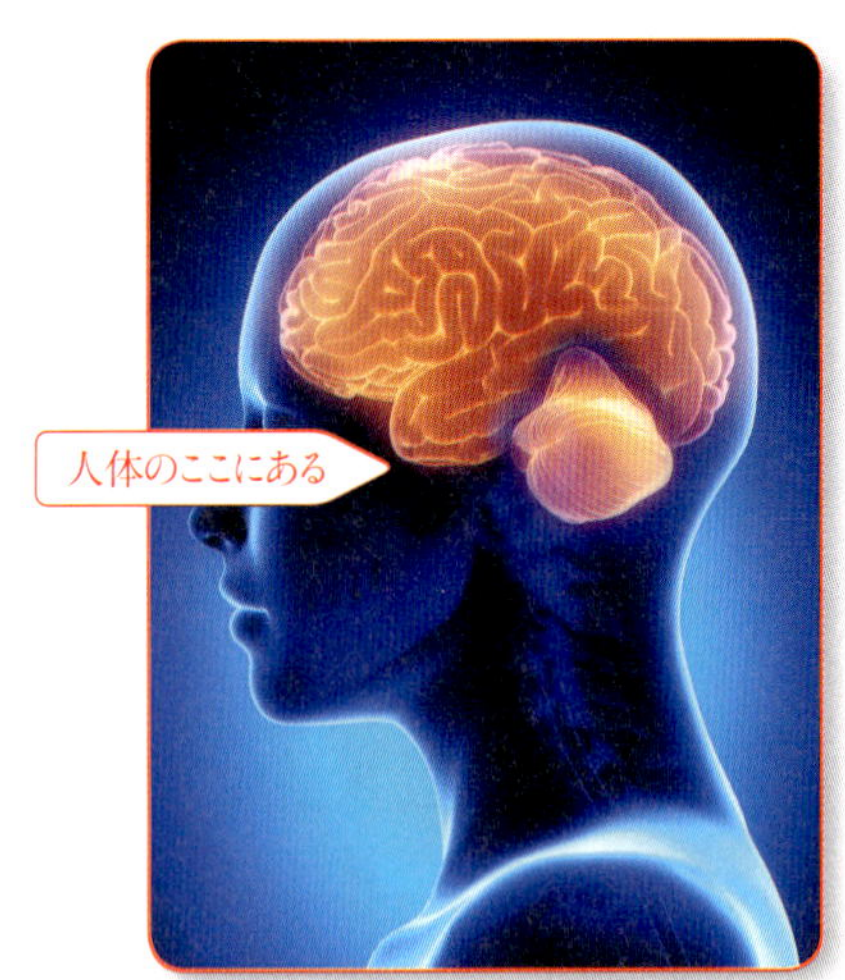

脳

Brain

重さ：	男性約1350～1400g 女性約1200～1250g
大脳：	直径約16～18㎝
面積：	約2000～2500㎠ （シワを広げたとき）
小脳の神経細胞：	1㎣に約50万個

全身の器官をコントロールする司令塔

精神活動と肉体活動を司り、全身をコントロールしている脳には膨大な情報が集まってくる。それを処理するために無数の神経細胞が脳全体で情報網を形成している。

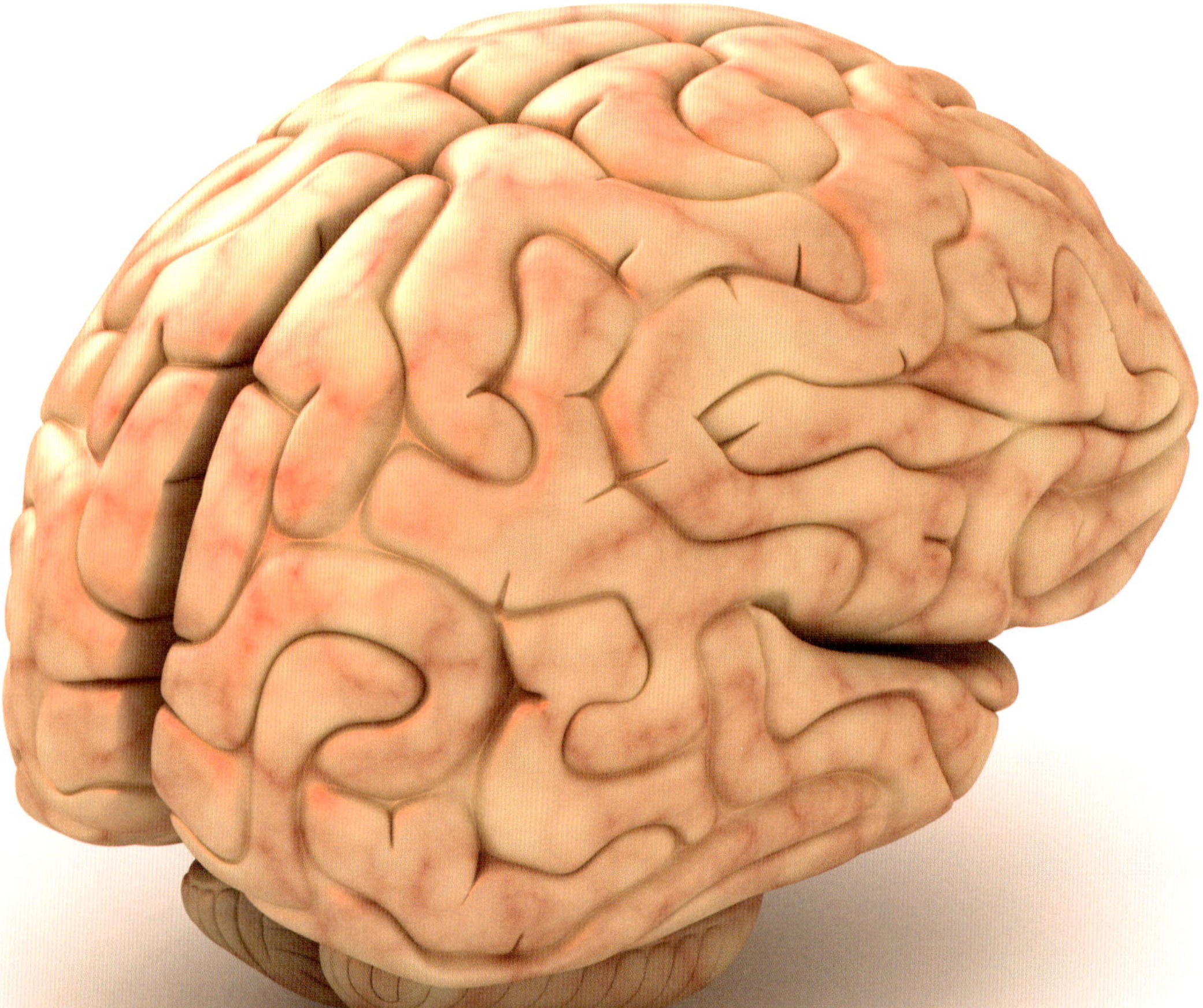

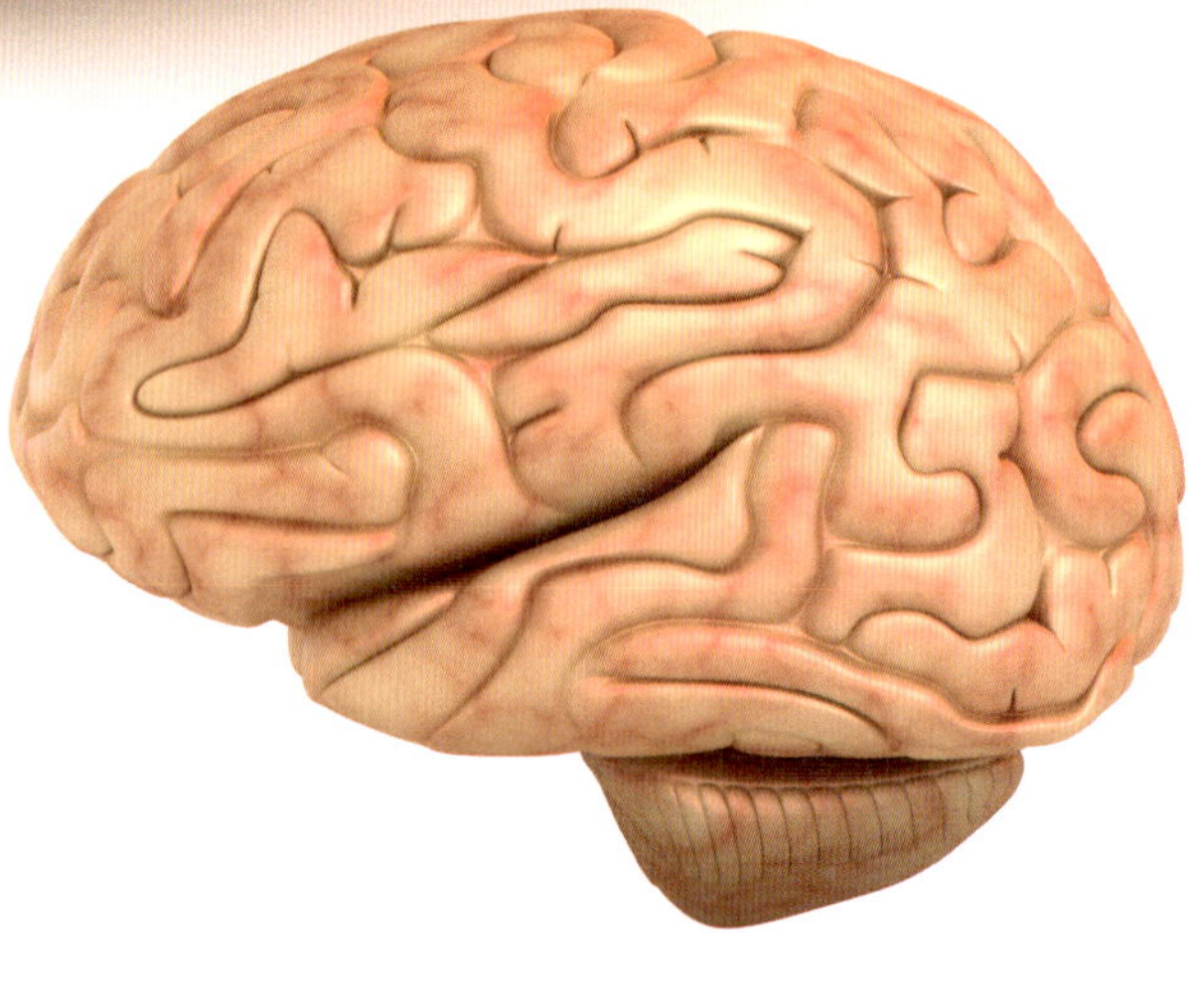

知的活動を行う大脳
運動活動を行う小脳

脳は、物事を考えたり、感情をもつところであり、また体内のさまざまな器官を総合的にコントロールして生命を維持する司令塔。大きく分けると大脳、小脳、脳幹からなっており、それぞれの部位で機能が異なる。

大脳は、直感や創造力は右脳、読む・書く・話すなどの言語活動は左脳というように役割を分担し、主に知的活動を行っている。また、全身から送られる情報を受け取って判断し、体の各部に命令を与える中枢器官でもある。膨大な情報を処理したり、蓄えたりするために、大脳はシワをつくることで多くの表面積を有している。

小脳は、手足をスムーズに動かして、歩く・走るといった運動をコントロールしたり、体のバランスを保つ働きをする大脳からの運動指令を、小脳の回路で細かく調節して全身へと送る。

断面を見る

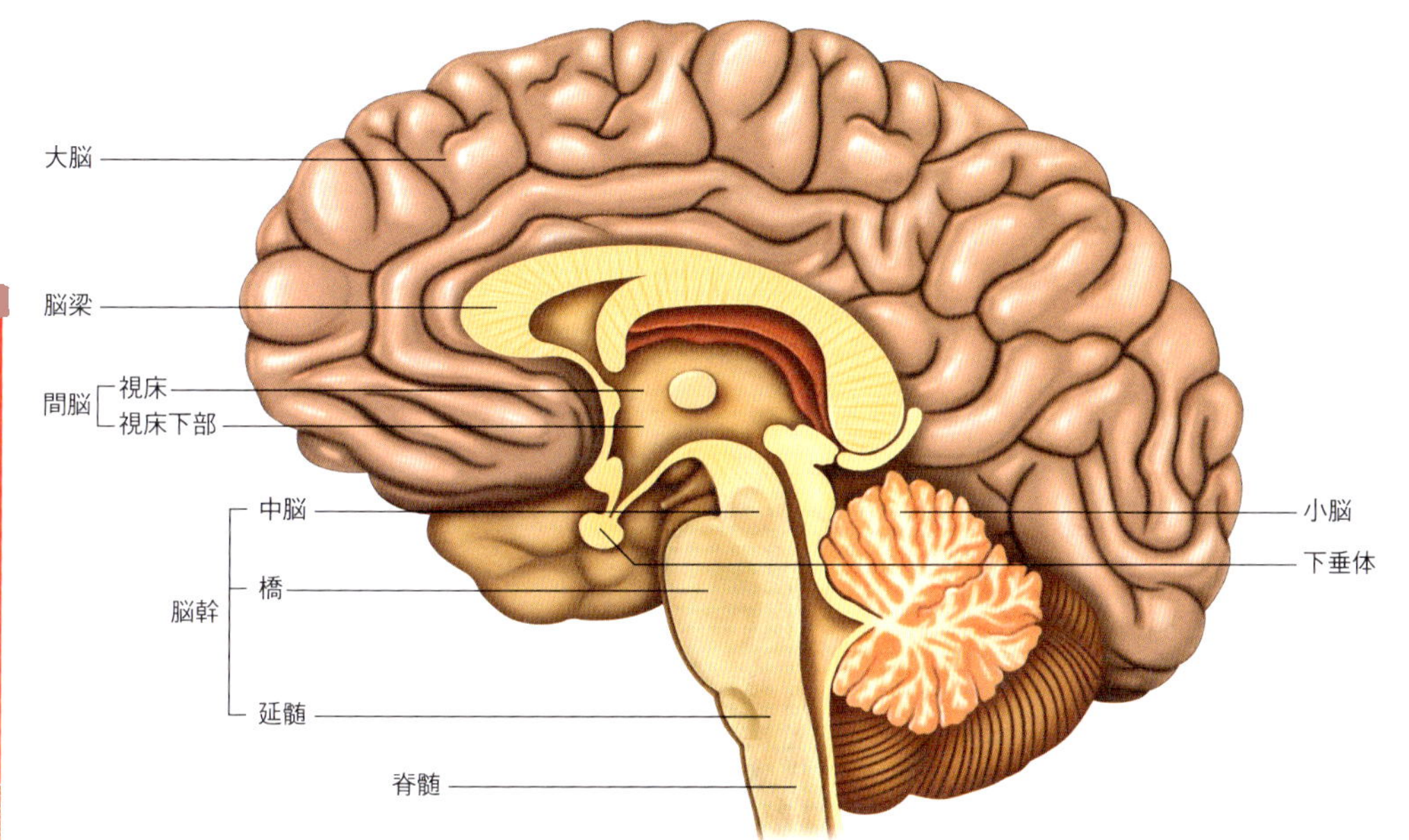

脳全体を覆うように存在するのが大脳で、総脳量の約8割を占めている。左右2つの半球に分けられ、脳梁と呼ばれる神経線維の束で結ばれている。下背側には小脳、下部中央には間脳（視床、視床下部）と、中脳、橋、延髄からなる脳幹があり、延髄は脊柱管内を通る脊髄へとつながっている。大脳と小脳は、表面は皮質（灰白質）に覆われ、中は髄質（白質）という素材の異なる2層からなっている。

もっと知る

3重の被膜でガードされ、脳脊髄液に浮かぶことで重さを軽減

脳は豆腐のようにやわらかいため、内側から軟膜、クモ膜、硬膜の3層の被膜に覆われ、外側は硬い頭蓋骨でガードされている。軟膜とクモ膜との間は脳脊髄液で満たされ、その液に脳は浮かぶことで衝撃を吸収し、また自らの重みで変形しないように守られている。

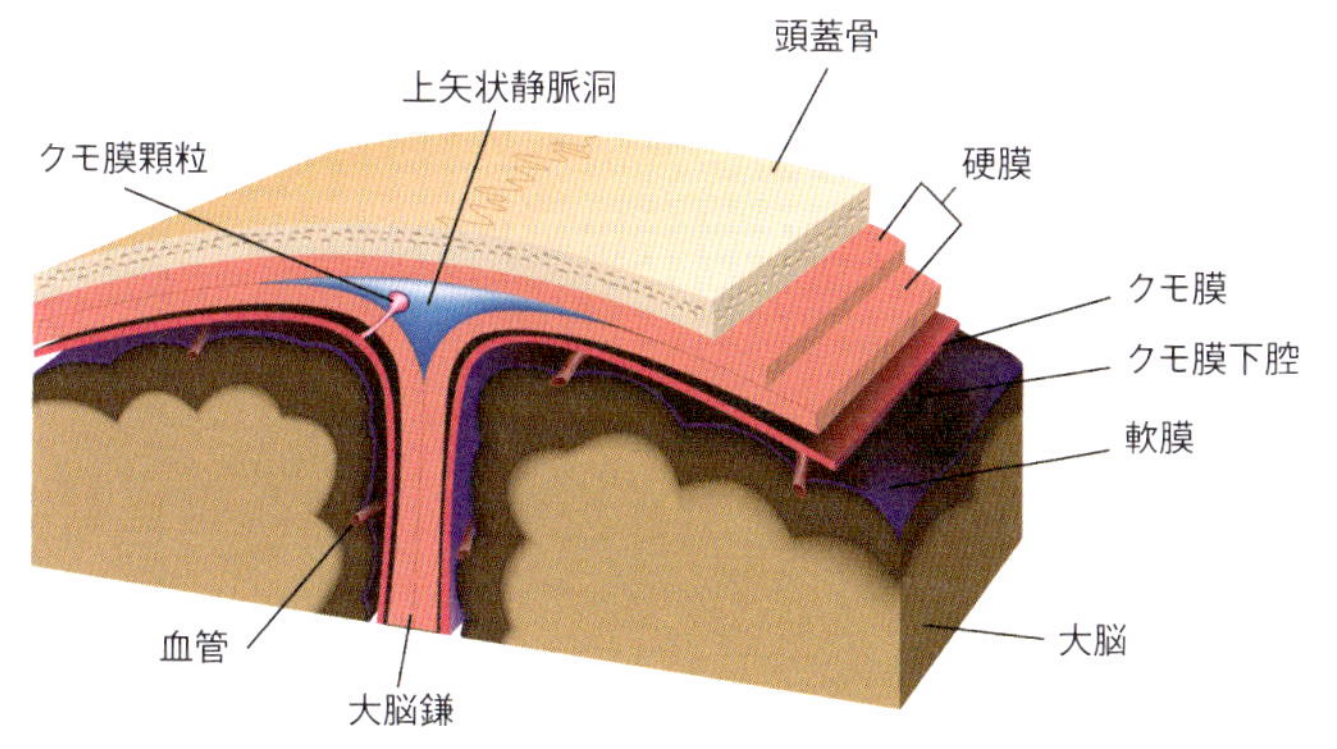

病気について

脳萎縮といって脳の容量が減少してしまう病気がアルツハイマー病。詳しいメカニズムは解明されていないが、神経細胞の表面にβ - アミロイドという異常なタンパク質が蓄積して老人斑（シミのような斑点）が発生したり、神経原線維変化が起きて脳神経に悪影響を及ぼし、記憶力や判断力などの認知能力を低下させると考えられている。

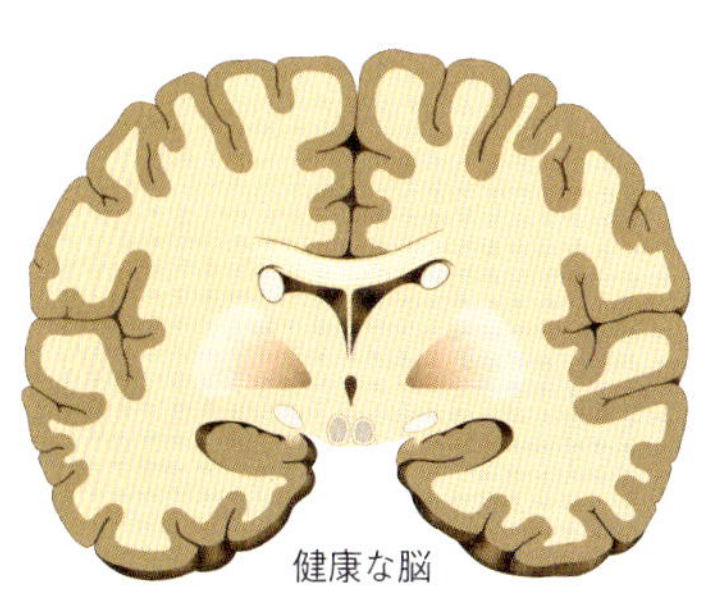
健康な脳

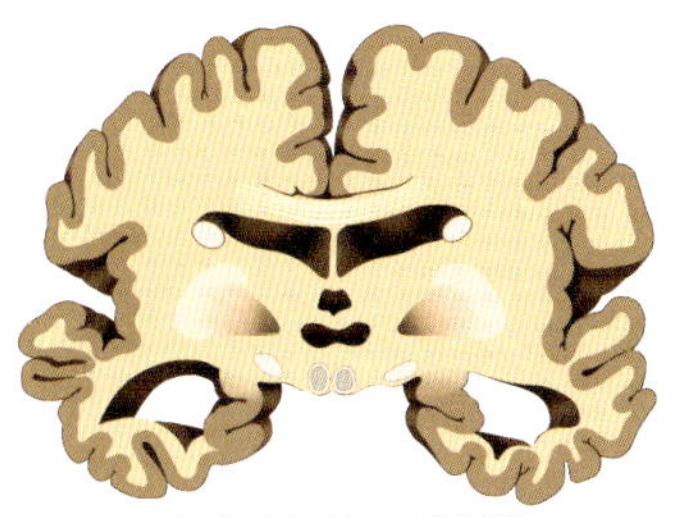
アルツハイマー病の脳

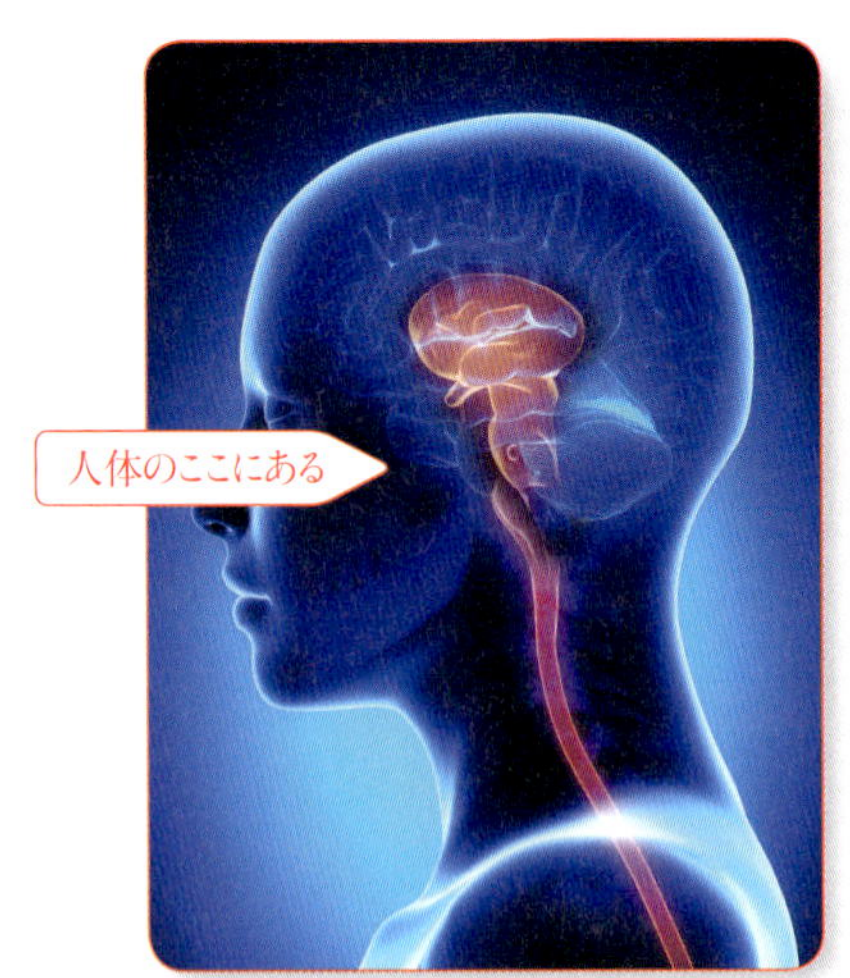

脳幹

Brain stem

重さ：約200g

人間の基本的な生命活動を維持する神経の集合体

脳の中心に木の幹のように位置し、巨大な大脳を支えている脳幹には、生命に関わる重要な機能を支配するすべての神経が集中している。

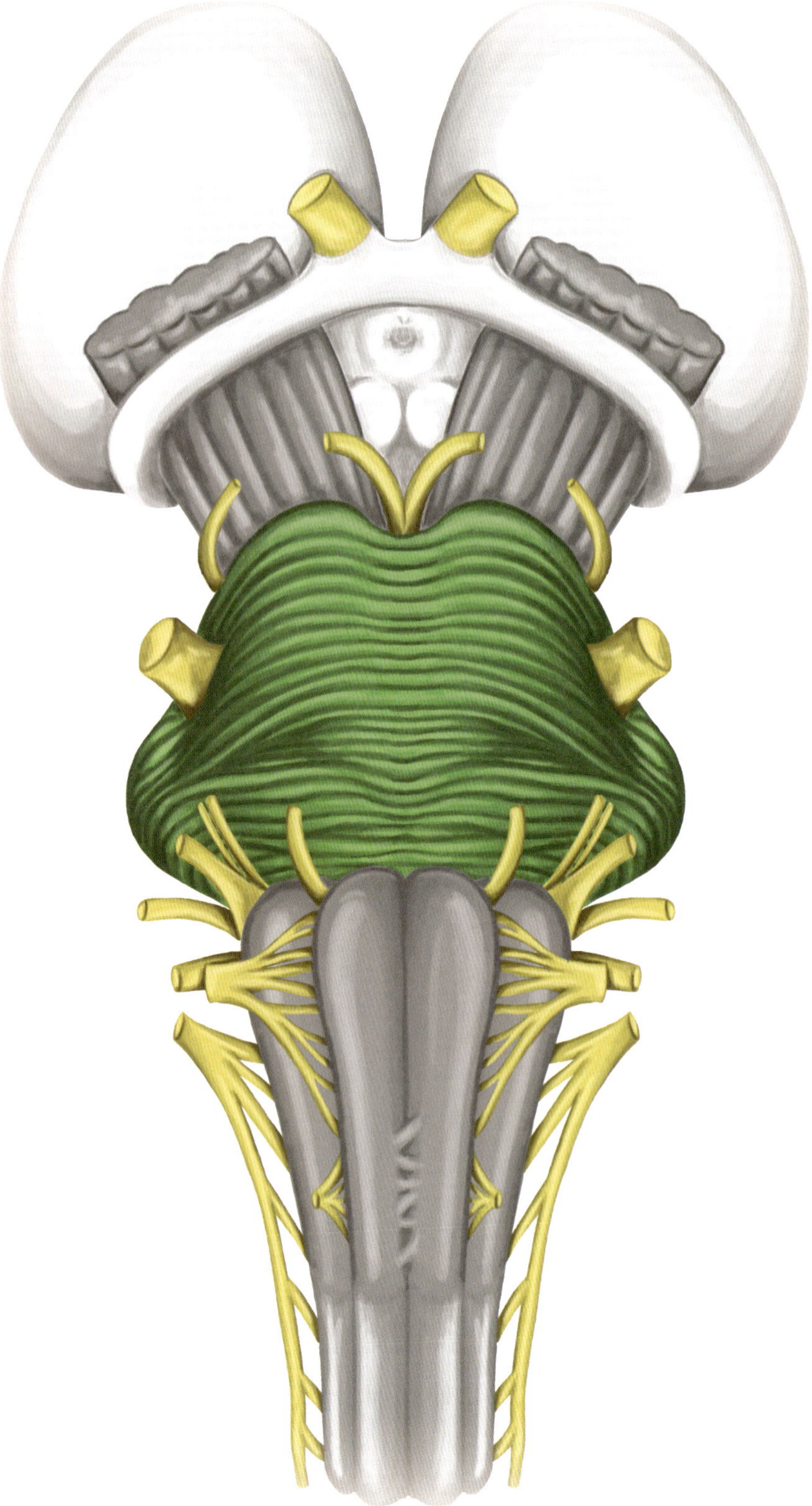

呼吸、心臓の活動など生命維持を司る神経が集まる中枢

大脳が意識的な活動に関係しているのに対して、無意識的な活動の中枢となっているのが脳幹である。心臓を中心とした血液循環や血圧、呼吸、嚥下（えんげ）、体温調節など、人間の基本的な生命現象を維持する役割を担っているため、脳幹には多くの神経が集まっている。つまり、脳と全身をつなぐ神経線維を通す管にあたる。

そのため、脳幹の機能が損なわれると、呼吸や心臓の活動、体温調節などができなくなり、生命維持が難しくなる。このことから脳幹は「命の座」とも呼ばれ、脳死を判定する際の基準にもなっている。

また、中脳から橋、延髄にかけて神経細胞と神経線維が網目状に結合した網様体という領域があり、ここでは大脳皮質の神経細胞を調整し、睡眠と覚醒のリズムをつくっている。

機能について

脳から直接出ている神経は左右12対で、これを脳神経という。嗅神経と視神経は間脳と直接つながっているが、残りの10対はすべて脳幹に通じている。目や耳などの感覚器官でとらえた情報は、脳幹へとつながる脳神経を経て脳に伝えられる。脳からの指令もまた、脳神経を通じて伝えられている。

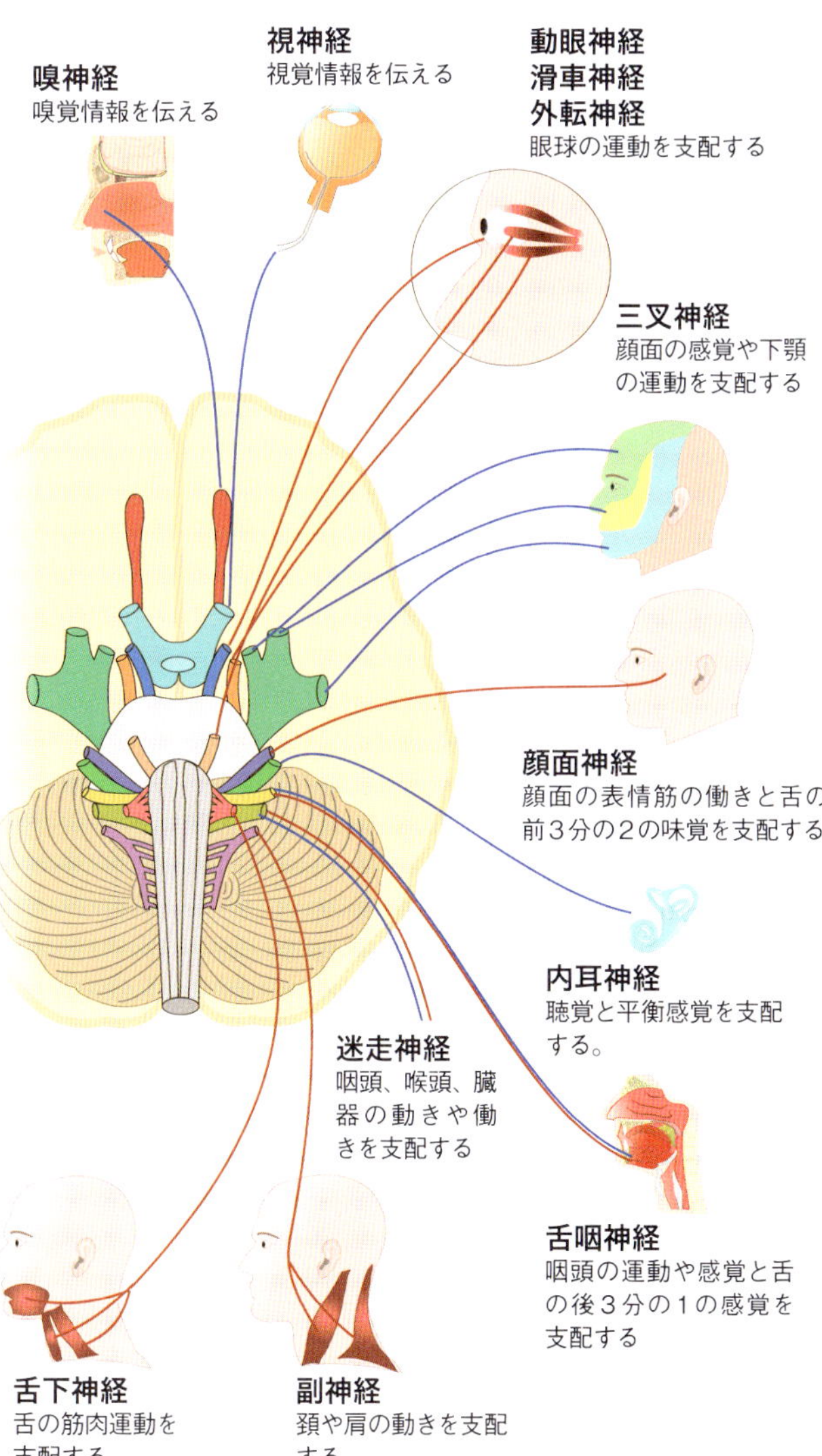

構造について

脳幹は、大脳の下方中心部に続く中脳、橋、延髄の3つからなり、大脳を支える幹という意味をもつ。中脳は太い神経の束で、視覚や聴覚の中間中枢となる。最も膨らんでいる部分が橋で、大脳皮質から小脳に向かう神経の中継点になっている。この下に続く延髄は、クシャミやセキの反射中枢や、呼吸や血液循環、発汗などを調節する自律神経の中枢でもある。
体の隅々から脳に届く情報も、大脳から出ていく指令も、すべてこの脳幹を通過する。

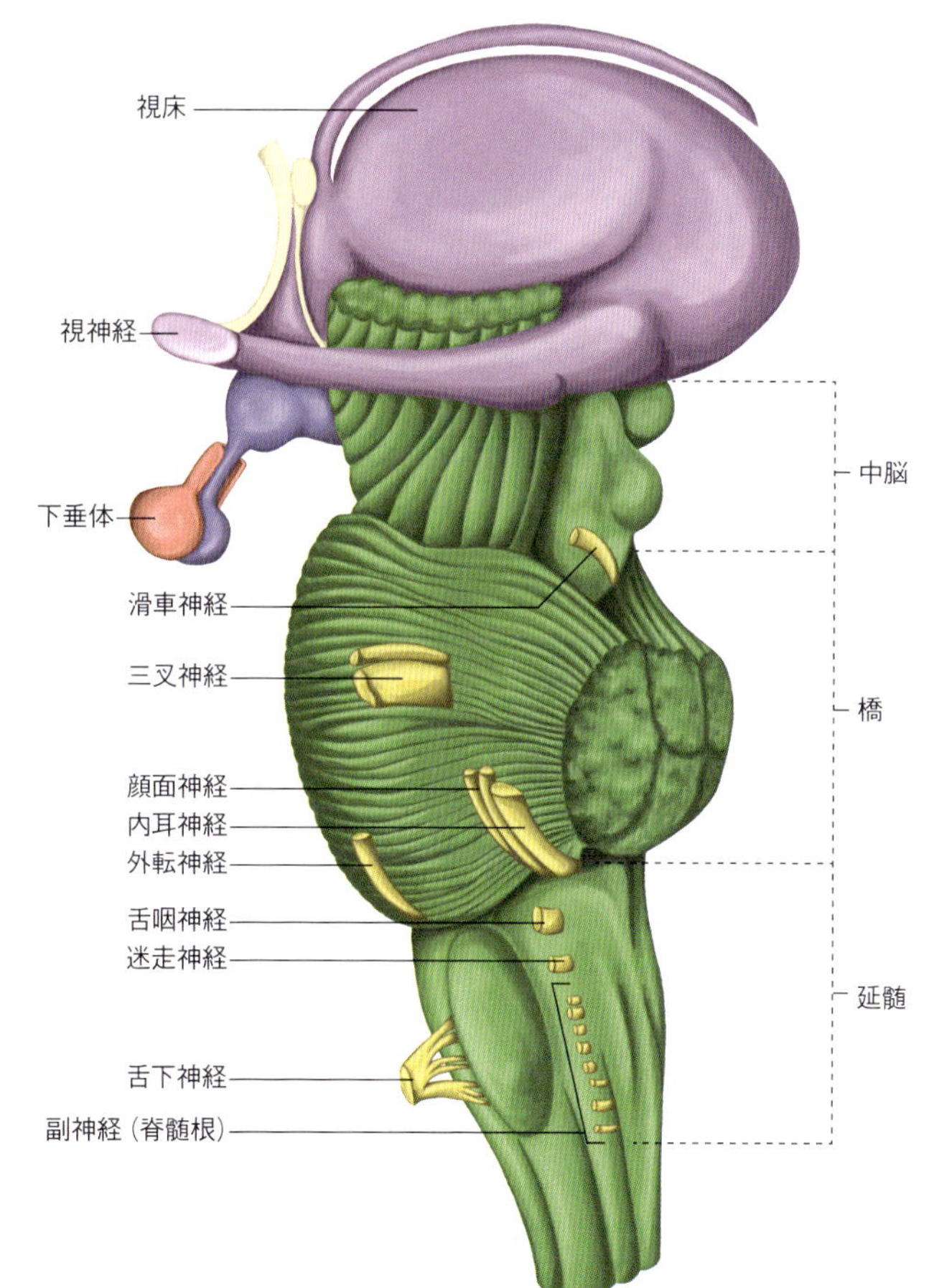

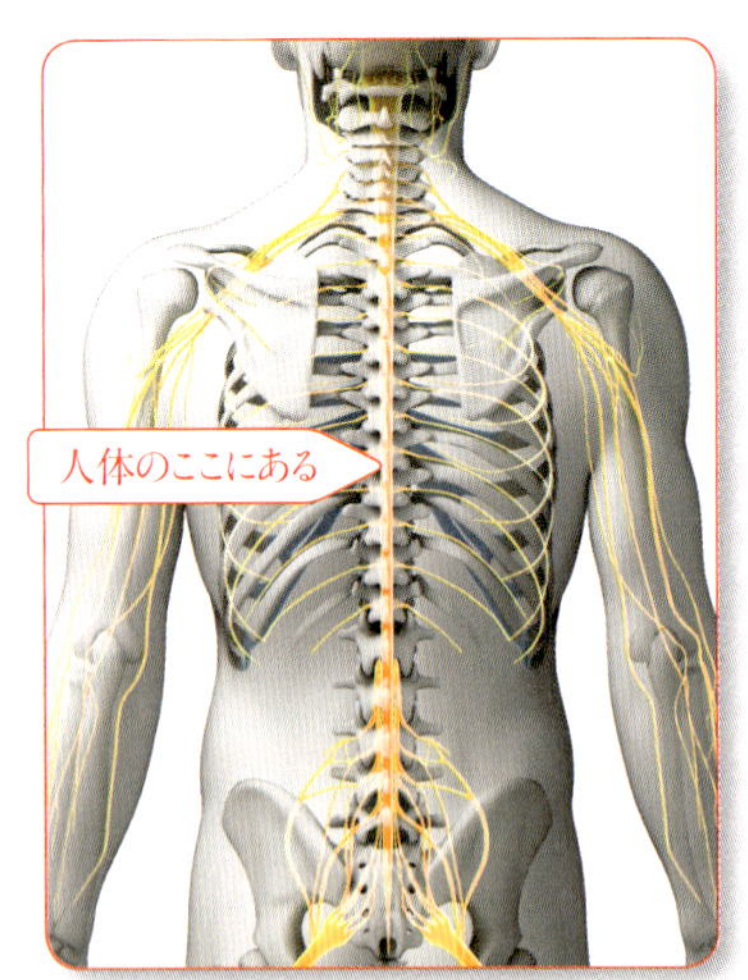

脊髄神経

Spinal nerves

脊髄の全長	大人40～45㎝
重さ	約25g
直径	約1㎝

脳と全身を結ぶ神経の連絡路

31対の脊髄（せきずい）神経が頭部以外の全身のすみずみにまで伸び、相互に情報を交換し合ってあらゆる活動がスムーズに働くようにコントロールしている。

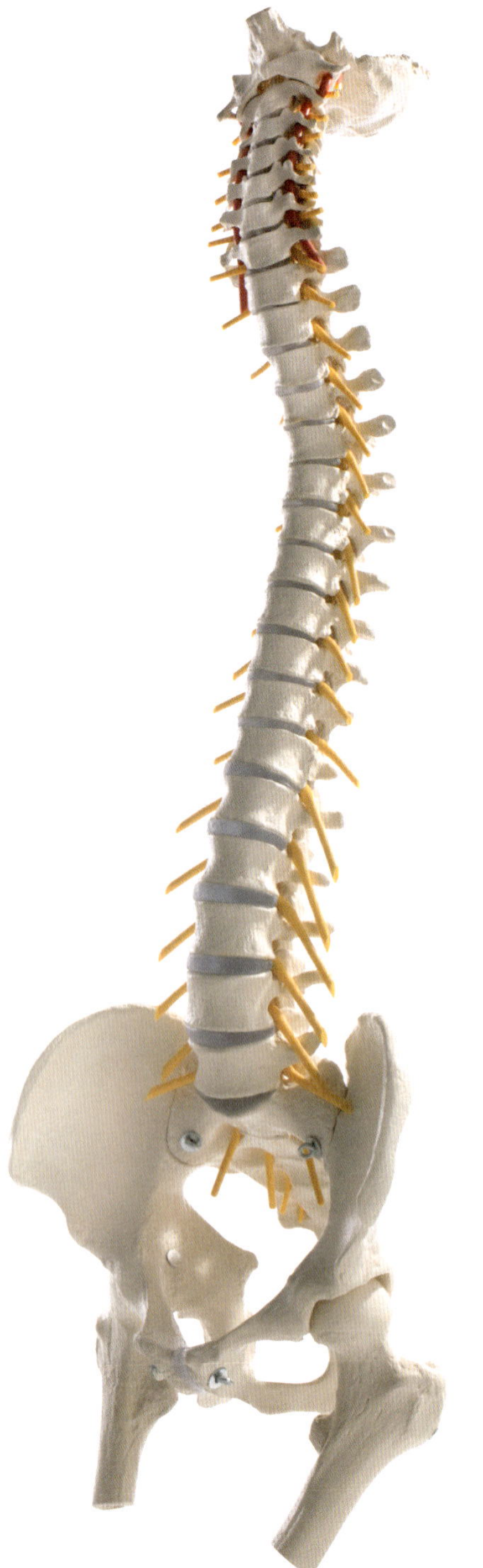

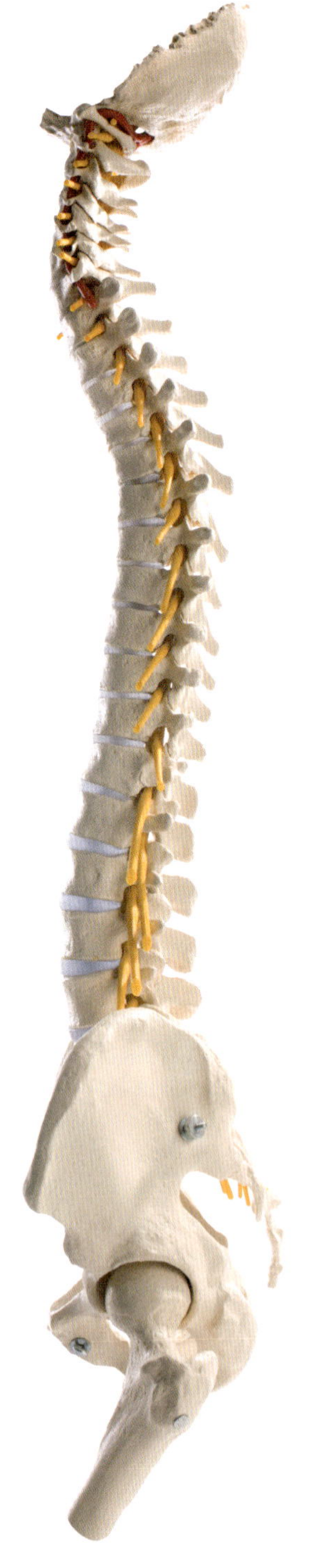

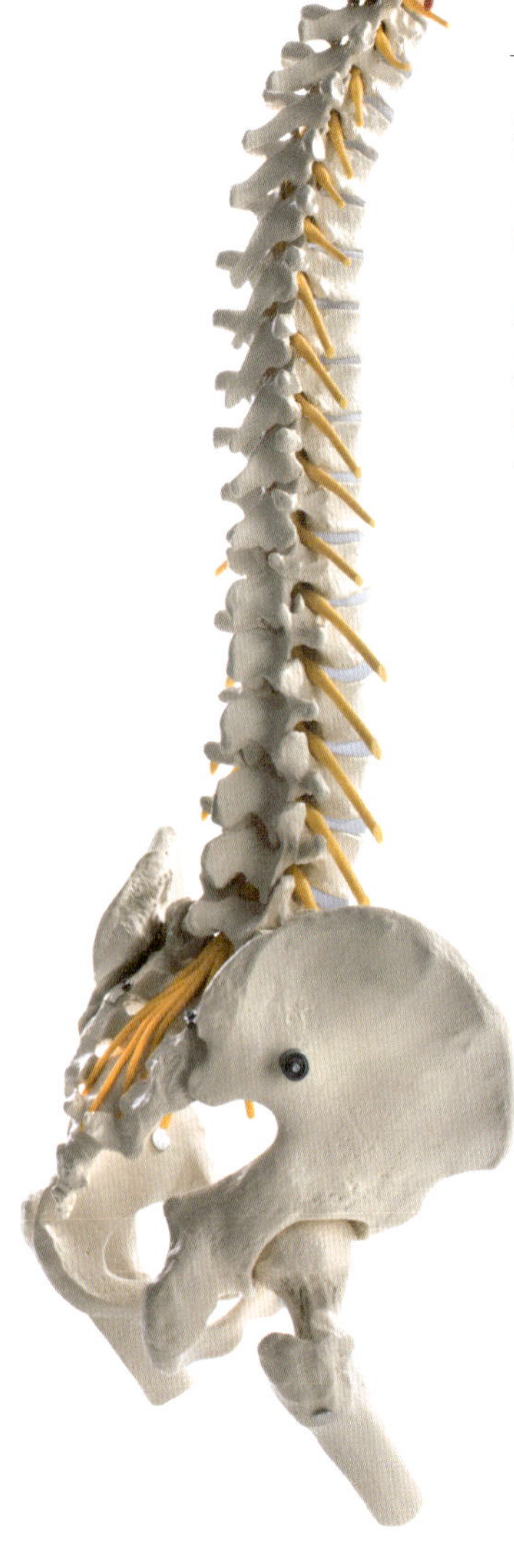

脳と体を結ぶ連絡路であり脳の代わりに働く中枢

首の部分にある頸椎（けいつい）から腰の部分にある腰椎（ようつい）にかけて伸びている脊髄は、脳へと続く神経線維の長い束で、大脳からの指令を整理して体の各部分に伝える連絡路の役目を果たしている。人体で最も重要な器官のため、背骨の脊柱管の中に何重にもガードされて収まっている。

体が常に外界の変化に合わせて適切な行動をとれるのは、外からの情報（信号）が脊髄を通って脳に伝わり、そこから情況に合った指令が再び脊髄を通って手足など体の末梢に伝えられるからである。

しかし、身に迫った危険から急に避難するときなどは、脳を経由していたのでは間に合わない。そこで、脳に代わって脊髄が中枢として働き、意識することなく体に反射運動を起こさせて危険を回避している。また、自律神経の中枢として、内臓などの働きもコントロールしている。

断面を見る

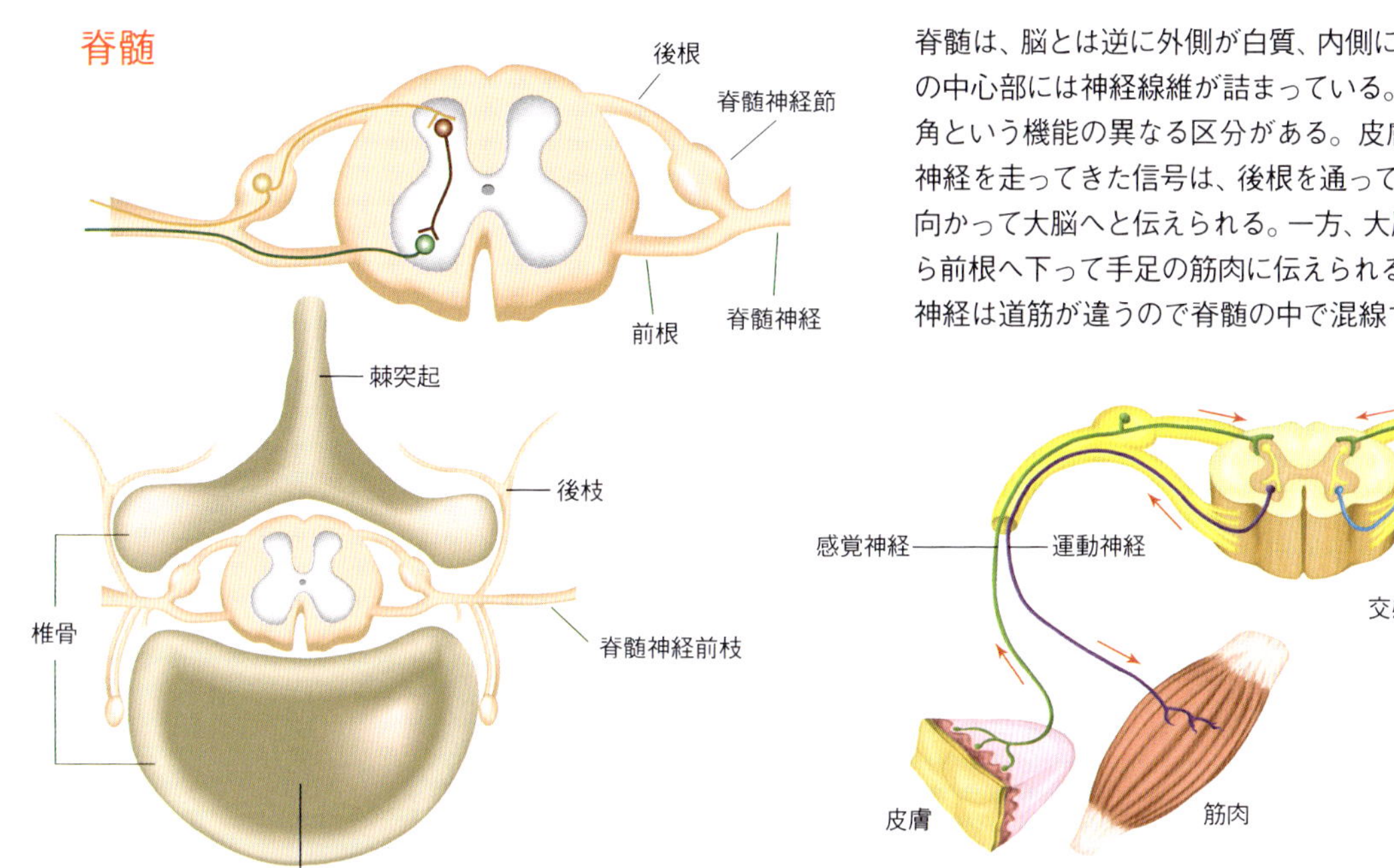

脊髄は、脳とは逆に外側が白質、内側にH字形の灰白質があり、この中心部には神経線維が詰まっている。灰白質には前角、後角、側角という機能の異なる区分がある。皮膚など全身の感覚器官から神経を走ってきた信号は、後根を通って後角から脊髄に届き、上に向かって大脳へと伝えられる。一方、大脳からの運動指令は前角から前根へ下って手足の筋肉に伝えられる。つまり、感覚神経と運動神経は道筋が違うので脊髄の中で混線することはない。

構造について

脊髄も脳と同様に、外側は脊柱を構成する椎骨と椎弓、内側は軟膜、クモ膜、硬膜の3層の膜（髄膜）に守られている。脊髄は脊柱に対応して31個の節に分かれ、脊髄神経は左右の椎間孔からそれぞれ1対ずつ出ている。頸椎7個に頸神経8対、胸椎12個に胸神経12対、腰椎5個に腰神経5対、仙椎6個に仙骨神経5対と尾骨神経1対が対応している。これらが、さらに枝分かれして全身をくまなく走っている。

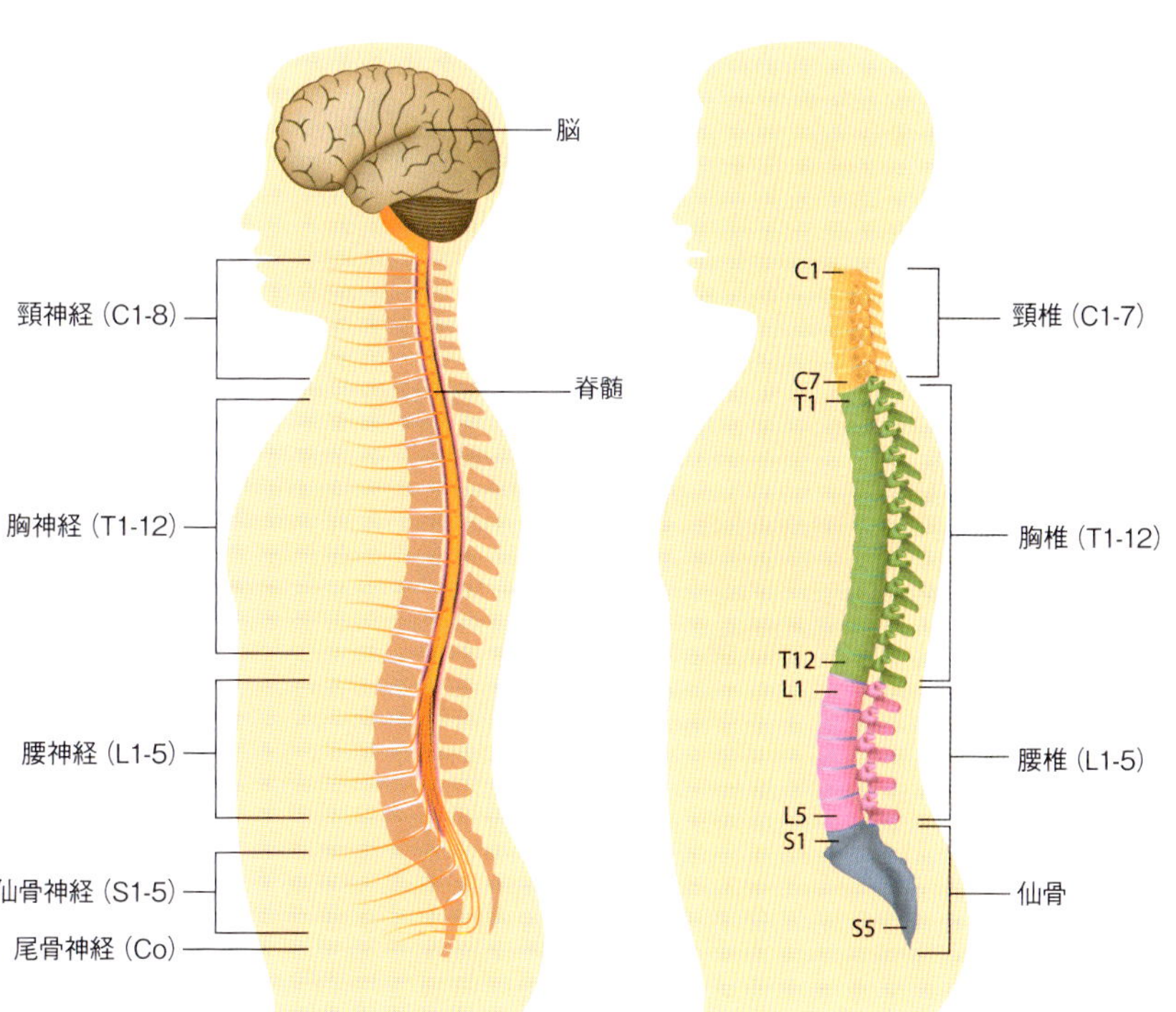

眼

Eye

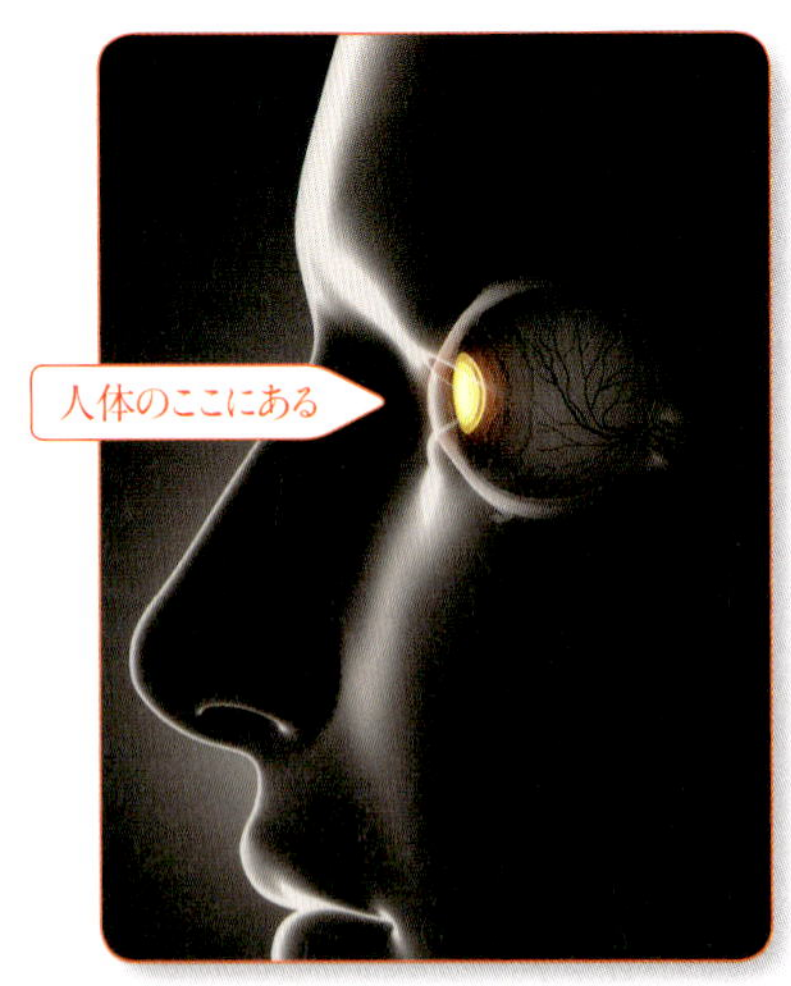

眼球：	直径約24㎜、重さ約7～8ｇ
角膜の厚さ：	約0.5㎜
視野角：	片目の水平方向では耳側に約90～100° 鼻側に約60°、上下方向では上側に約60° 下側に約70°
涙の量：	1日0.5～1ml

左右の眼は同じ物を見ても微妙に見え方が違う

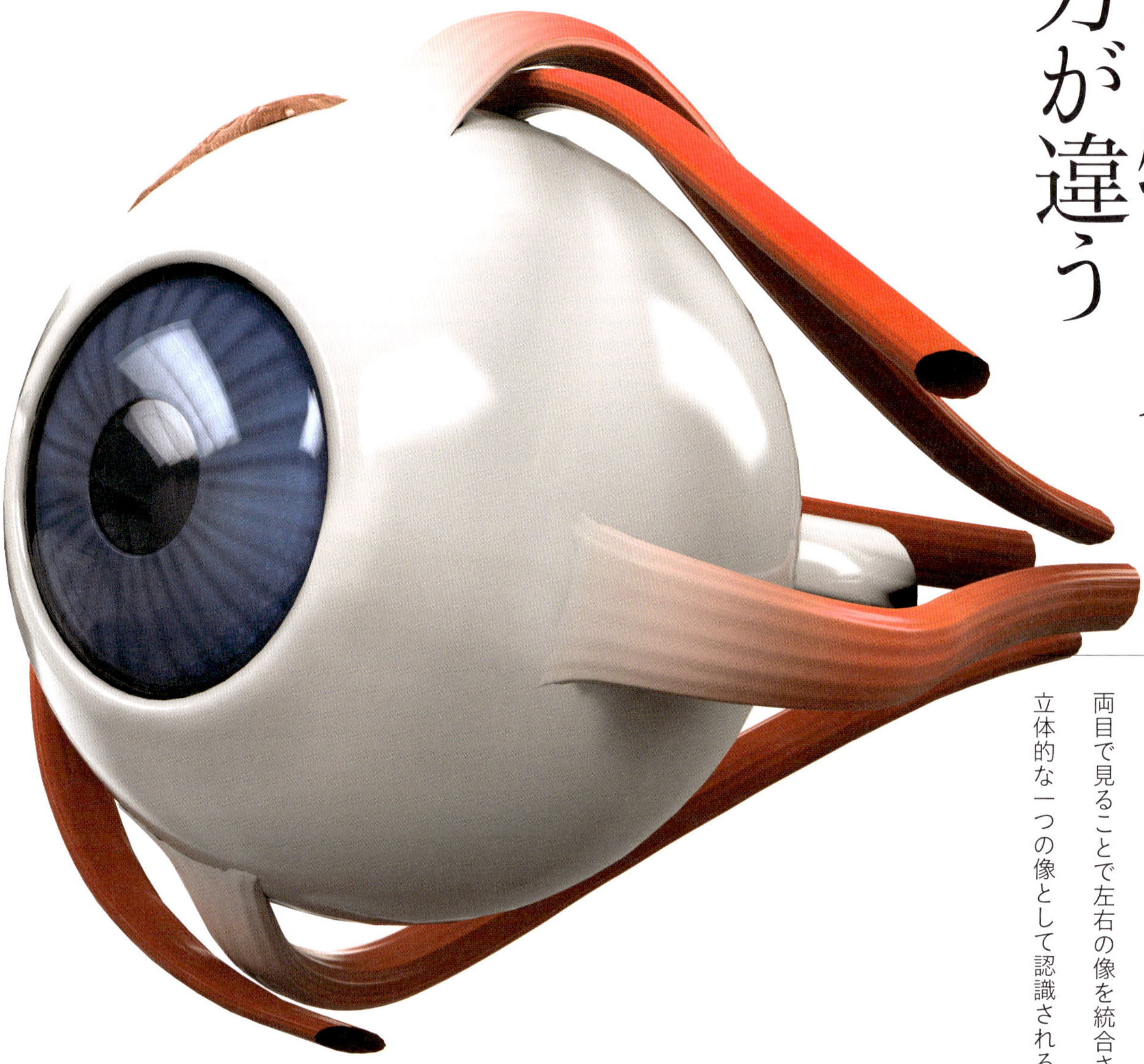

外界からの光の情報を受け取って物を見る感覚器。片目で見ると死角ができ、奥行きもつかみづらいが、両目で見ることで左右の像を統合させて立体的な一つの像として認識される。

眼はオートフォーカスカメラと似ている

見ることで得られる情報は、臭いや味、音などよりはるかに多く、全情報の8割を集める。

眼はカメラに似ている。角膜はレンズの保護と光を屈折するフィルターにあたり、眼球の前にある水晶体がレンズ、絞りの役目を果たすのが虹彩。虹彩は瞳孔（ひとみ）を残して水晶体を覆っていて、明るいときには閉じ、暗いときには開いて瞳孔を大きくし、眼に入る光景を自動的に調節している。ピントの調節は、毛様体の筋肉が水晶体の厚みを変えることで行われている。

フィルムにあたるのが網膜で、ここに光の明暗や色を感じる視細胞が集まっている。光が角膜と水晶体を通過して網膜に像を結ぶと、その映像を電気信号に変えて視神経から大脳へと情報が送られる。大脳が情報の信号をキャッチして、初めて視覚が生じる。

断面を見る

黒目の部分は角膜、白目の部分は強膜という膜で覆われている。角膜と強膜はひとつながりの膜で、強膜は薄い結膜で保護されていて、角膜の奥にあるのが水晶体。眼球の内部は硝子体というゼリー状の物質が詰まっており、これが眼球を球形に保っている。

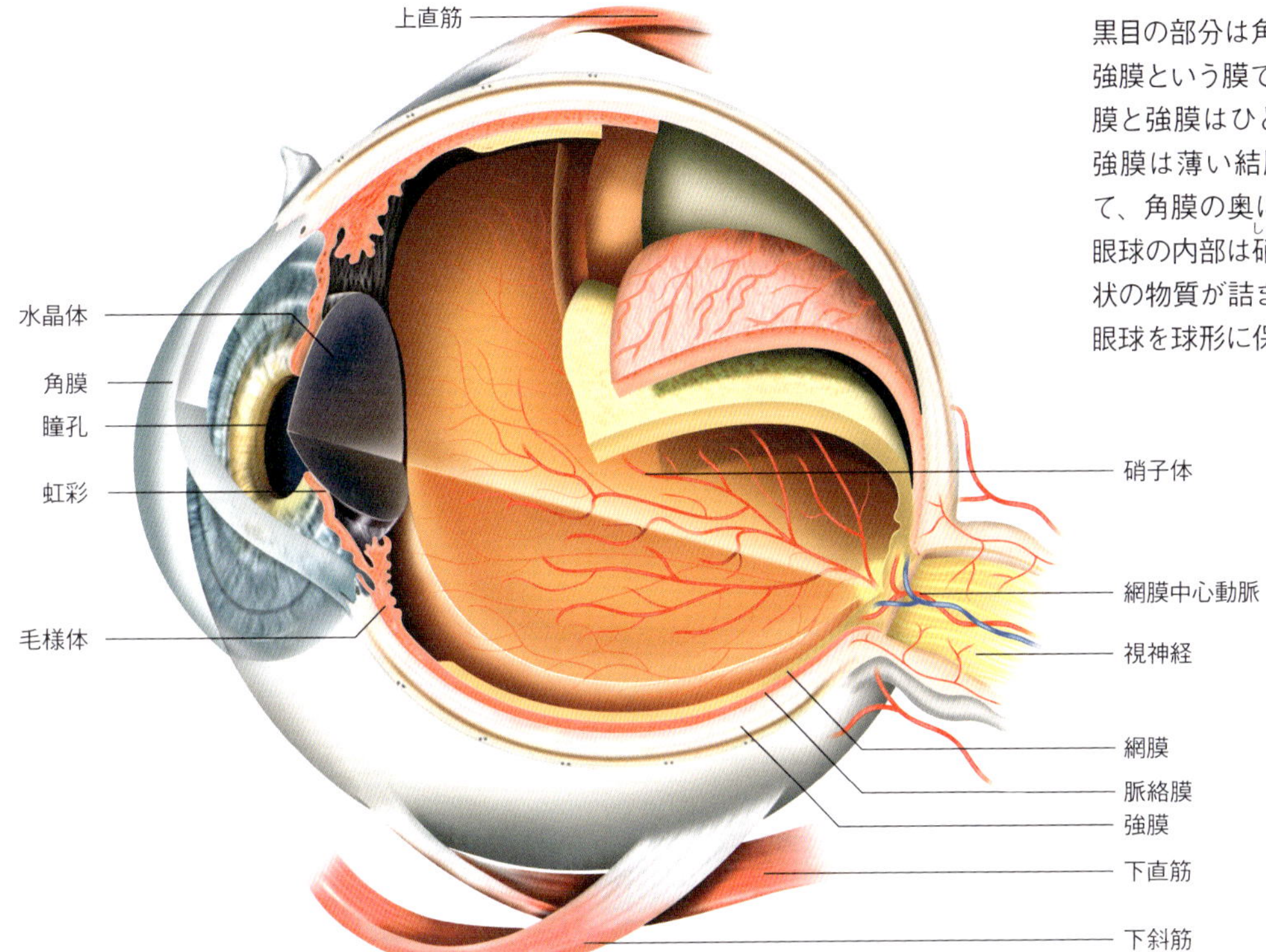

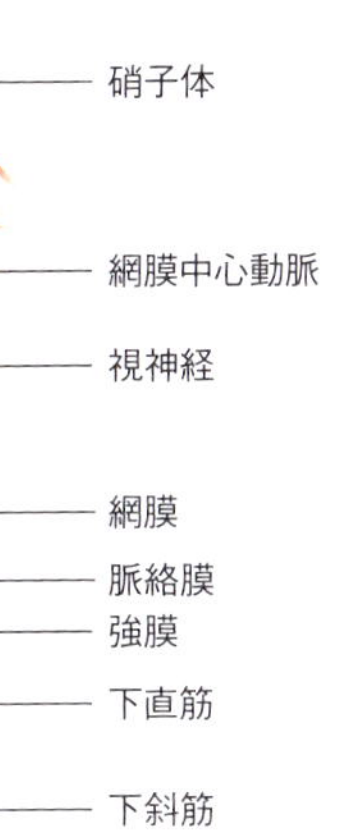

ズームアップ

眼球に入ってきた光の情報をキャッチし、それを神経の信号に変える部分が網膜。ここには動脈と静脈が分布しているため、眼底鏡を用いて血管の様子を直接観察できる唯一の場所である。そこで、眼の病気だけではなく、動脈硬化や糖尿病などを見つけることができる。

機能について

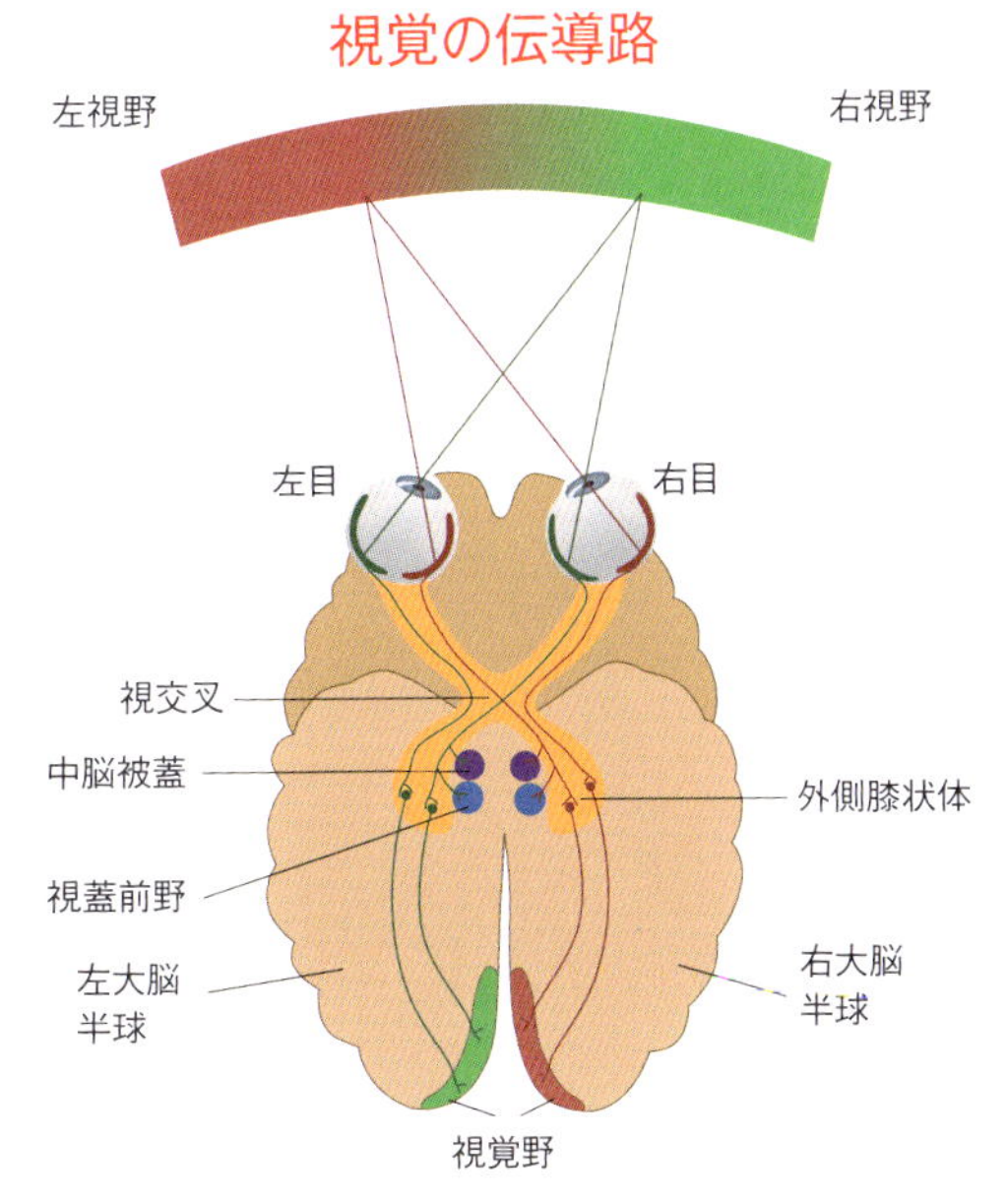

右目で見たときと左目で見たときでは、眼の位置が少し違うために視野が異なり、見え方が違う。左右の眼から入った情報は、それぞれ視神経を経て大脳後頭葉の視覚中枢に運ばれて一つの像に統合される。視神経は途中で半分交叉しているため、右の視野は左脳へ、左の視野は右脳へ伝えられる。これを視交叉といって、像が入れ替わるときに左右の眼が得た情報の細かい差を感じて、物を立体的に見ている。

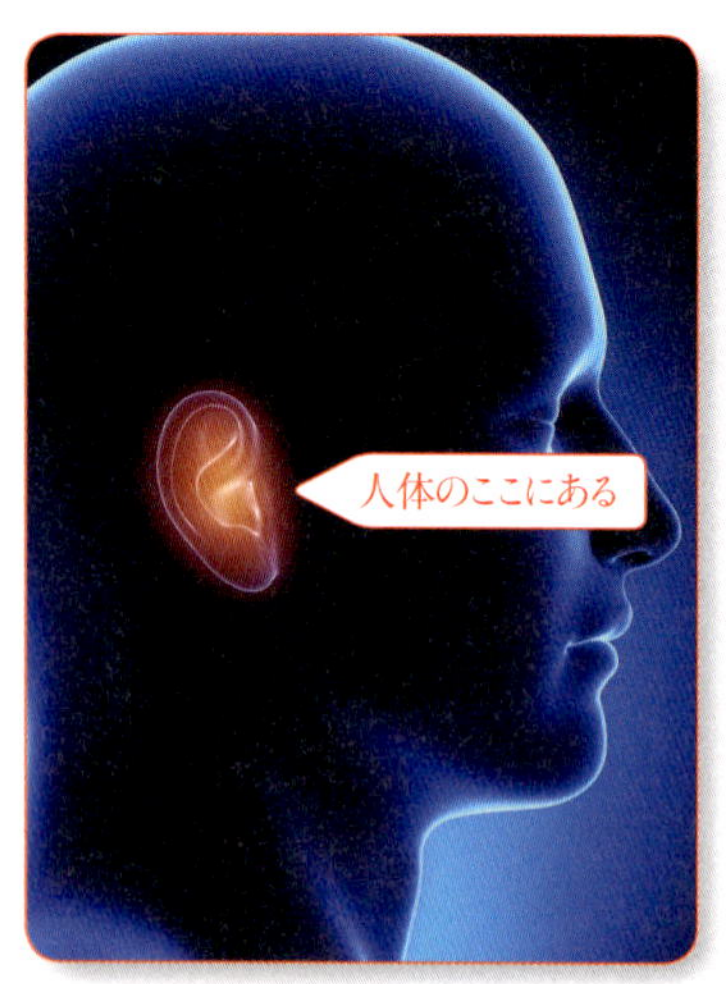

耳

Ear

外耳道の長さ	約2～3㎝
鼓膜の直径	約8～9㎜
蝸牛の長さ	伸ばすと約3.5㎝
聴覚	20～2万Hzの音を聞くことができる
三半規管	管の直径約0.4㎜、ループの直径約6.5㎜

音をキャッチして聞き分け、体のバランスも保つ

耳はただ音を集めたり聞いたりする機能だけではなく、体が傾いても三次元の動きを測定してバランスをとったり、気圧の変化に順応させる役目も果たしている。

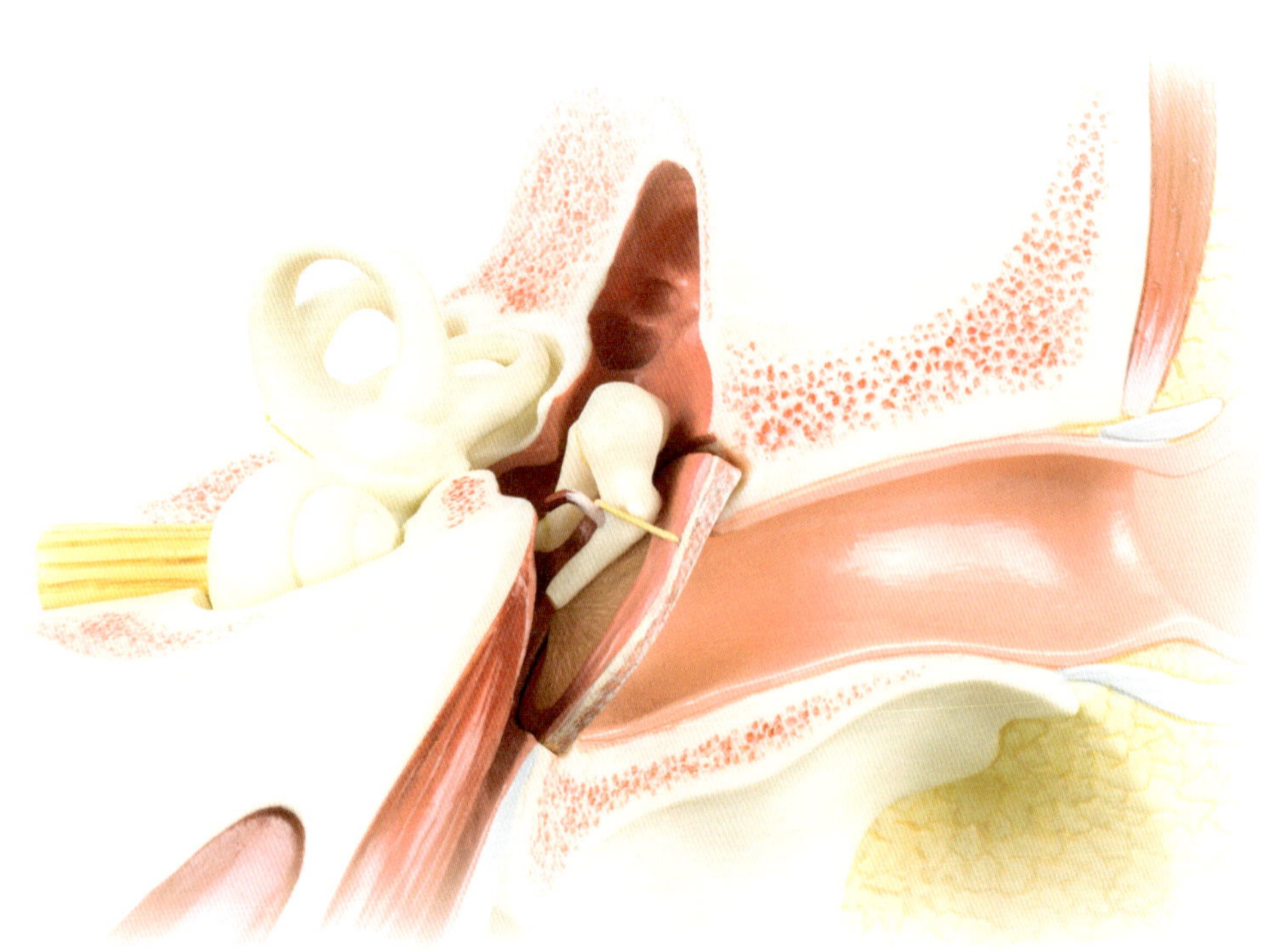

重要な働きは耳の奥で行われている

耳は外界の情報をとらえる感覚器であると同時に、体のバランスをとる平衡器としての役割も担っている。

耳は外耳、中耳、内耳に分けられ、外耳は集音器の働きをしている。外耳道内の皮膚には、ゴミなどを吸着して異物の侵入を防ぐアポクリン腺（耳道腺）がある。中耳は外耳道から入ってきた音波を骨振動に変えて内耳に伝えている。そして、内耳が聴覚と平衡機能の主要部分で、蝸牛（かぎゅう）が音を伝え、三半規管と前庭器官が三次元の動きを感知して体のバランスをとっている。

このほか、耳では気圧の変化も調整している。普段は鼓膜の内外で気圧のバランスがとれているが、飛行機に乗ったりすると気圧の低いほうに鼓膜が引っ張られるため、バランスが崩れてツーンとなる。このときに唾を飲み込むと咽頭の出口が開いて空気が抜け、元に戻る。

機能について

外耳道から入ってきた音の振動は、鼓膜から耳小骨（ツチ骨、キヌタ骨、アブミ骨）へと伝わり、大きすぎる音は小さく、小さい音は大きく増幅させて蝸牛へ伝えられる。蝸牛の内部は基底膜で仕切られており、音は前庭階に入って上行した後、鼓室階に移って下行する間に基底膜の上に乗っているコルチ器が振動を感知し、その刺激を電気信号に変えて脳へと送られる。

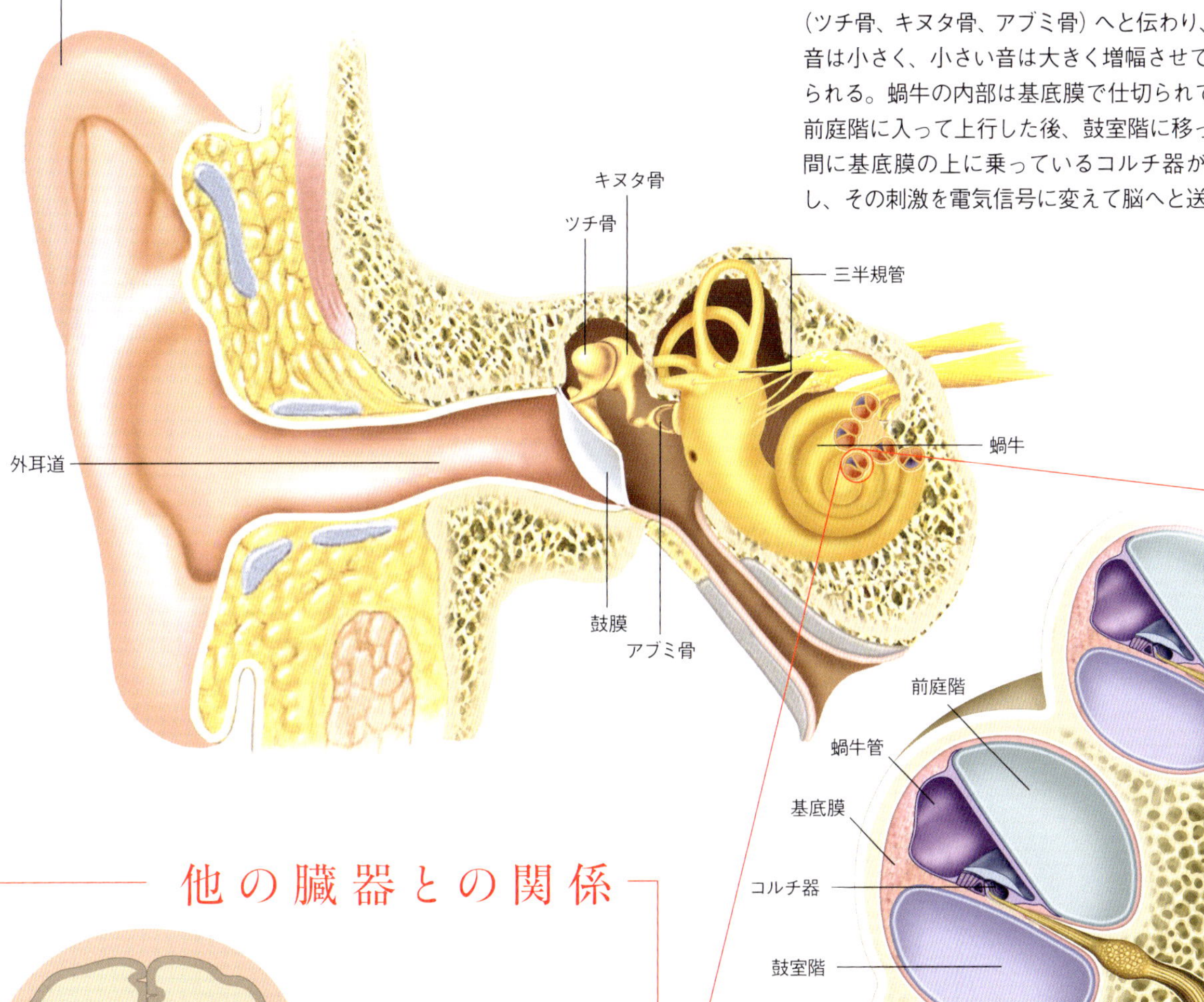

蝸牛
蝸牛は音の振動を電気信号に変える働きをしている。基底膜の上には有毛細胞がピアノの鍵盤のように音程順に並び、反応するキーを見つけて大脳へ伝えている。

三半規管
蝸牛の隣には、3つの半円形の管が組み合わさった三半規管と、その中心に前庭器官がある。いずれも内部はリンパ液で満たされていて、有毛細胞がある。この細胞が体の動きに合わせて流れるリンパ液に刺激され、三半規管は回転運動、前庭器官は体の傾きを感知してバランスをとっている。

他の臓器との関係

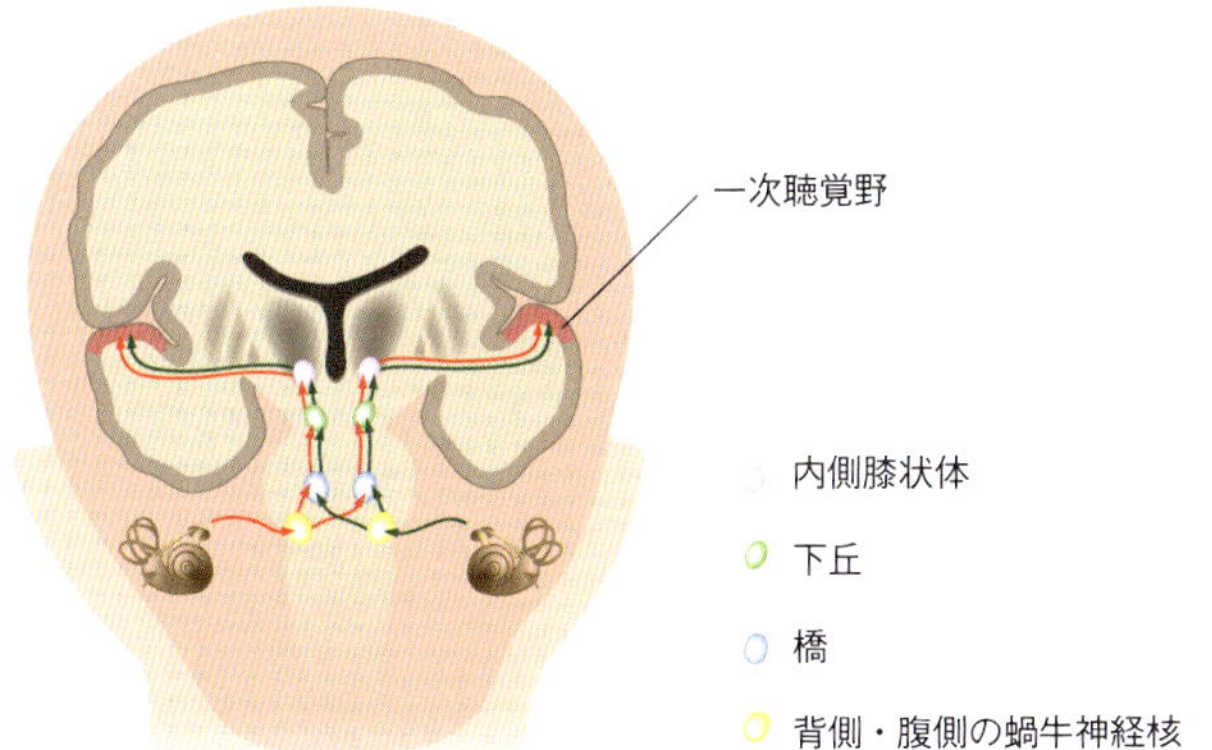

内耳神経には前庭神経と蝸牛神経があり、前者は平衡感覚、後者は聴覚を司っている。蝸牛のコルチ器によって感知された音の情報は、橋の蝸牛神経腹側核と背側核→視床の内側膝状体（ないそくしつ）という経路をたどって側頭葉の聴覚野へ達し、音として認識される。

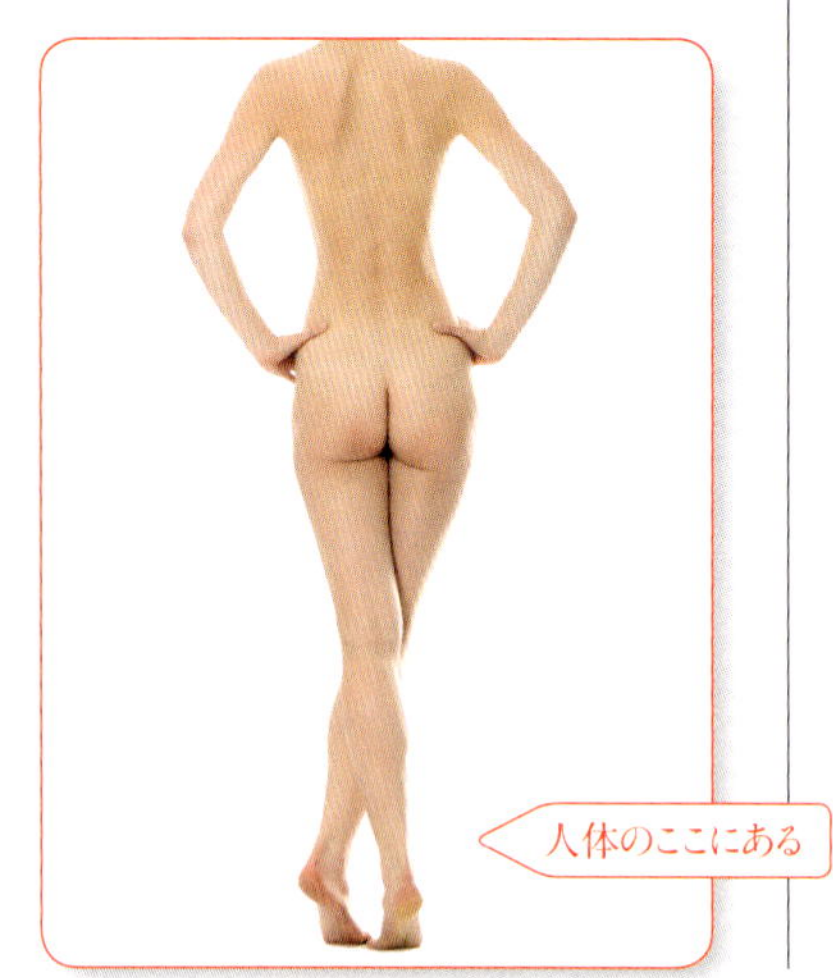

皮膚

Skin

表面積：	約1.5～1.8m^2
重量：	体重の約8%
皮膚（表皮）の厚さ：	平均0.1～0.2㎜、額0.1㎜、手の平1㎜、足の裏2㎜

感覚器を備え、全身を覆っている天然のバリア

どの器官よりも成長が速く、常に新しく生まれ変わることで感度を保ち外部からのさまざまな刺激に対して身を守り、体温調節も行っている丈夫な膜。

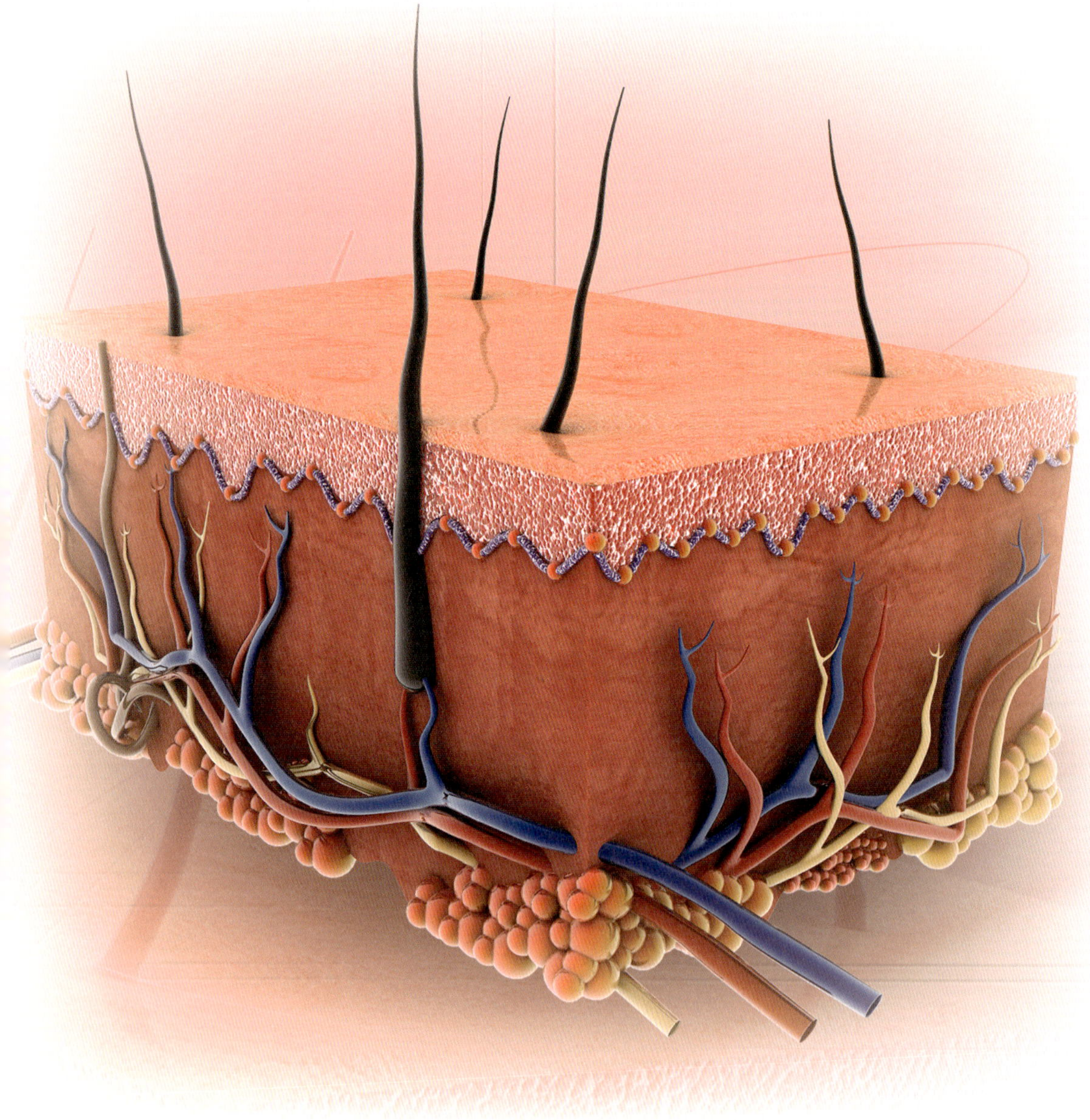

体を覆っているだけでなく多くの機能を備えている

体の表面を覆っている皮膚は、最も大きな器官といえる。その働きは、デリケートな体内の組織を保護すること。そのため、どの器官よりも成長が速く、一生を通じて常に新しく生まれ変わっている。

皮膚は弾力性や耐水性に富んでいるため、外部からの衝撃をやわらげたり、暑さや寒さ、太陽光線、有害な細菌やウイルスなど、さまざまな刺激から身を守っている。

また、汗をかいたり毛穴を閉じたりして体温を調節し、血液とともに体温を一定に保つ働きをしている。

さらに、人体を覆うだけではなく、感覚器としての役割も担っている。表皮の下の真皮には、温覚や冷覚、圧覚、痛覚、触覚の5つの感覚を感知する受容器があり、さまざまな刺激をとらえている。

もっと知る

老化はコラーゲンの結合が乱れ水分を保持できなくなる

真皮は、コラーゲン線維が密に集まった強靭な線維性結合組織。線維と線維の間には架橋という橋がかけられ、結合を強固にしている。きれいな網目状に張り巡らされたコラーゲン線維の間に水分を蓄えることで、肌に柔軟性、弾力性、保湿性を保っている。

加齢とともにコラーゲン代謝が衰えると、古いコラーゲンが分解されずに老化架橋が増える。これによりコラーゲンの結合が乱れ、水分を十分に蓄えられなくなった結果、皮膚が萎縮してシワができる。これが老化。

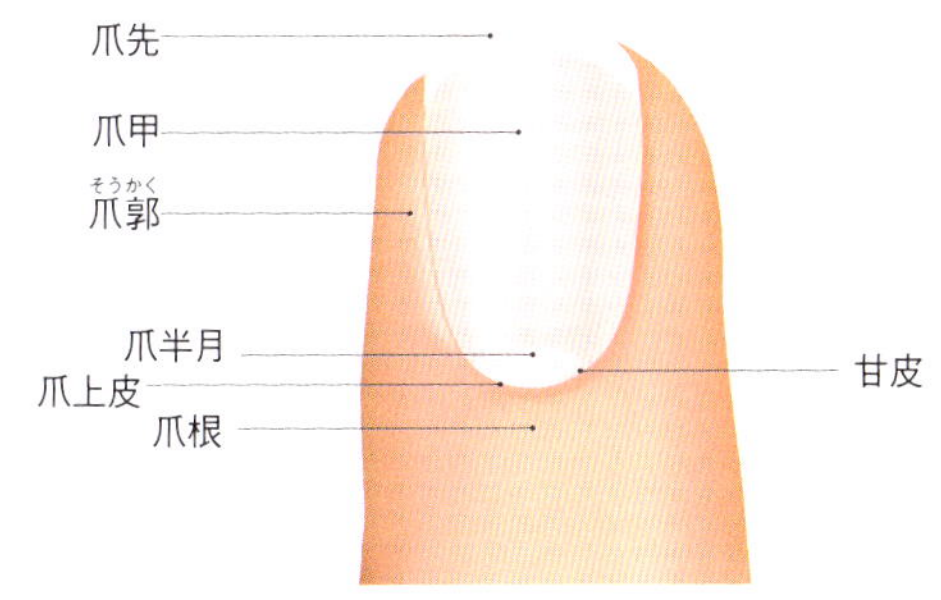

角質化した皮膚が指先を保護している

爪は、皮膚の角質層が変化したもの。爪の根元にある爪母という見えない部分で絶えずつくられ、1日約0.1mm伸びている。主な役割は、手足の指先を保護すること。また、手に爪がないと指先に力が入らず、物がうまくつかめなくなる。足の爪は、安定して体を支え、歩くときにも爪先に力を入れる働きを担っている。

断面を見る

皮膚は表皮、真皮、皮下組織の3層からなっている。表皮には血管も神経も通っていない。真皮の中に血管やリンパ管、末梢神経、毛根、脂腺、弾力性繊維のほか、汗を排泄して体温を調節する汗腺や、外部からのさまざまな刺激を感知する神経細胞（感覚受容器）などがある。

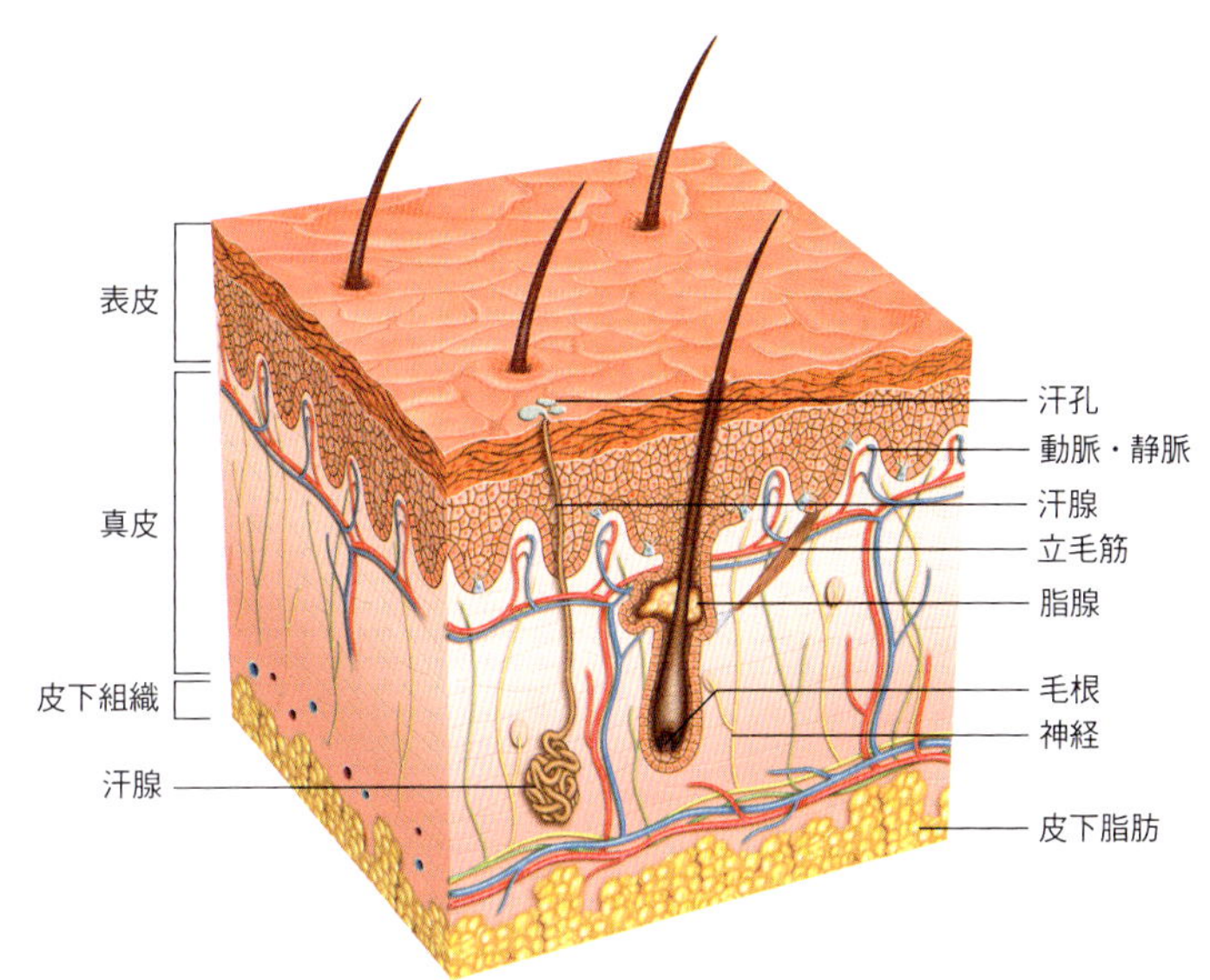

ズームアップ

表皮の構造

表皮は、いくつかの細胞層からなっている。一番下の基底層で絶えず細胞分裂が起こり、新しい表皮細胞がつくられている。その細胞が成長しながら上へと移動するにしたがい角化していき、最終的には剥がれ落ちて垢となる。表皮細胞が生まれて剥がれ落ちるまでの期間は約4週間。

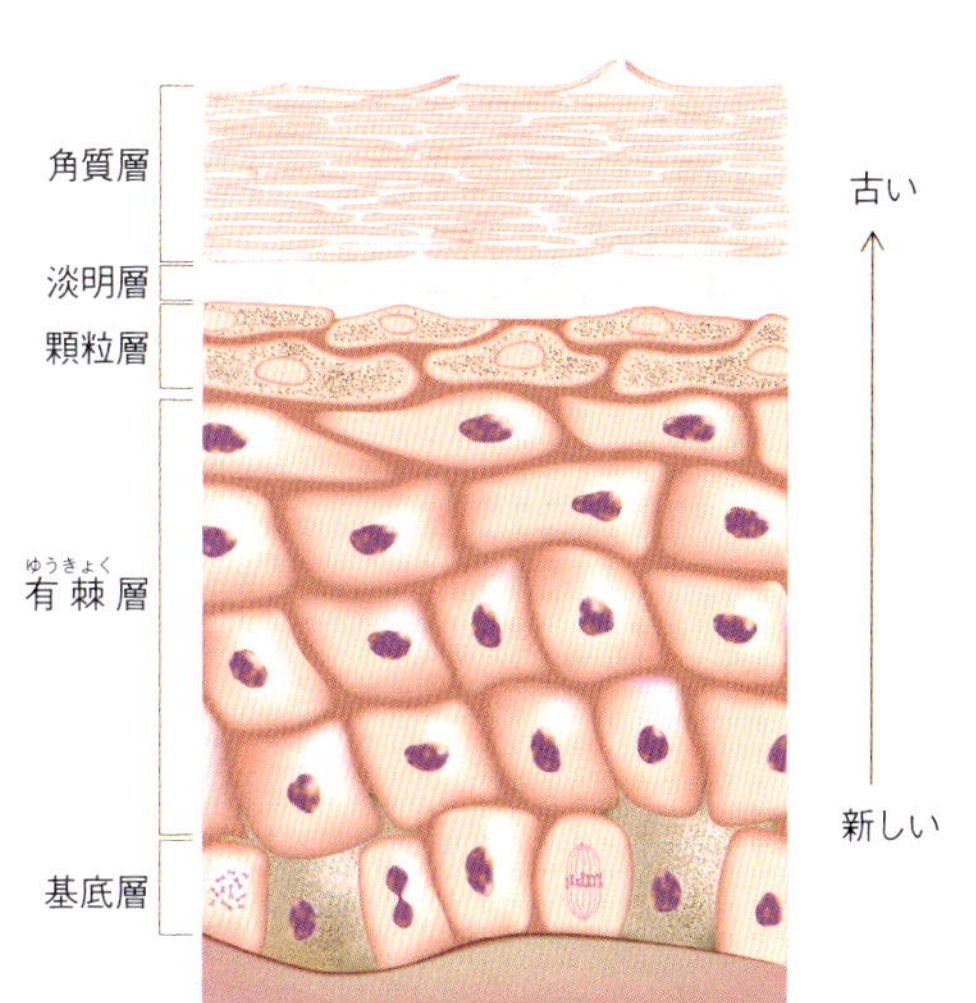

消化は咀嚼することからはじまる

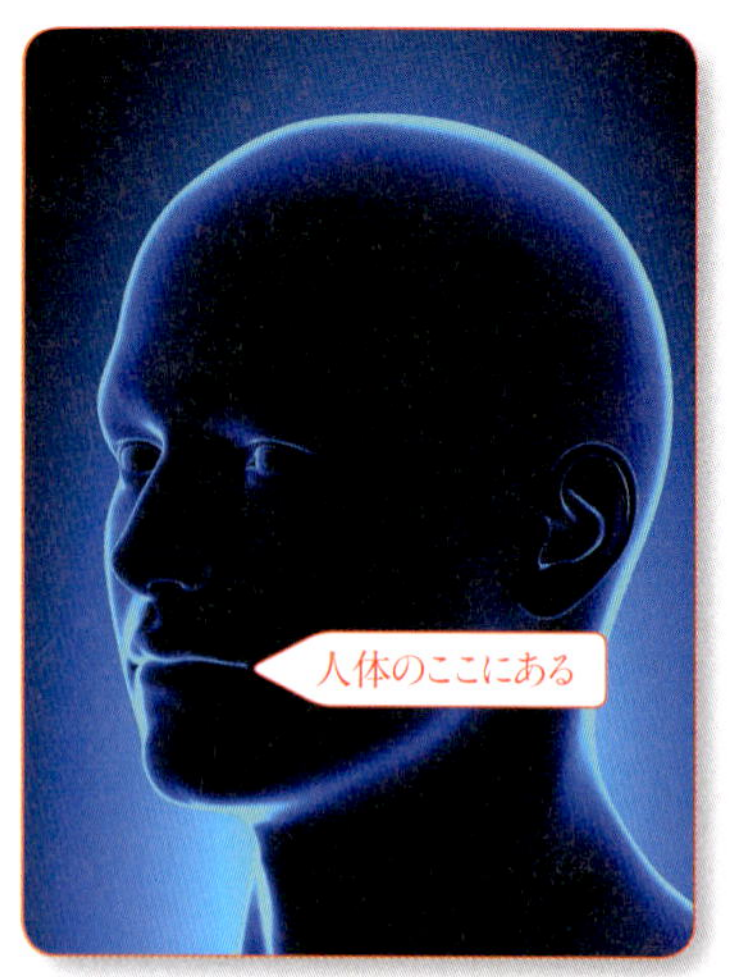

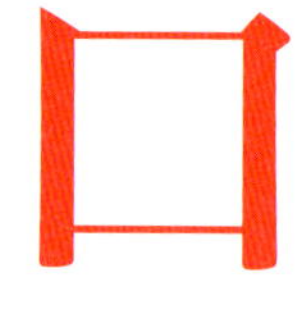

Mouth

舌	長さ約7㎝、幅約5㎝、厚さ約2㎝
味蕾の数	約1万個
味覚を感じやすい温度	約10～40℃
唾液の分泌量	1日約1～1.5L

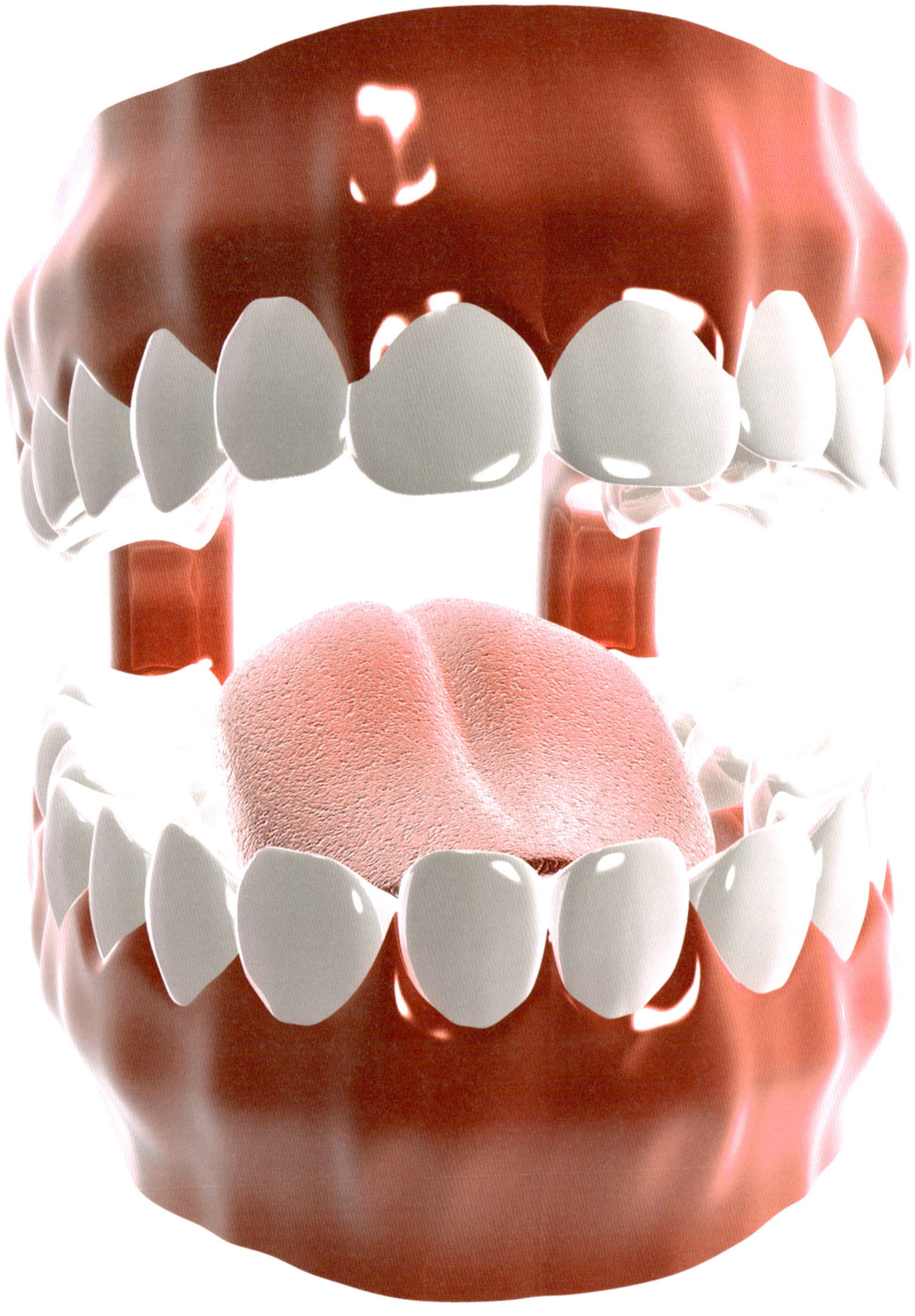

歯とともに食物を噛み砕いて消化酵素を含んだ唾液を分泌する消化器の働きだけではなく、味覚や発声、呼吸などにも関わっている多機能な器官。

消化の第一段階であり言葉を話す共鳴器でもある

消化管の入り口である口では、舌と歯と共同で食物を噛み砕き、唾液と混ぜ合わせて食道に送る役割を担っている。唇は、口に異物が入らないようにしたり、食物が外にこぼれるのを防いだりする弁のような存在。

また、外界と接していることで、細菌やウイルスが最も侵入しやすい場所でもある。そこで、口蓋(こうがい)に近接する舌根の左右には口蓋扁桃(へんとう)、舌根の表面には舌扁桃というリンパ組織の集まりがあり、ここで感染を防いでいる。細菌などに感染すると、炎症を起こして腫れることがある。

口は消化器であるとともに、気道の入り口でもあり、鼻腔とともに声帯で発する音の共鳴器としての働きもしている。言葉を話すときに口腔の形を変えたり、舌を動かしたりして、さまざまな音をつくりだしている。

機能について

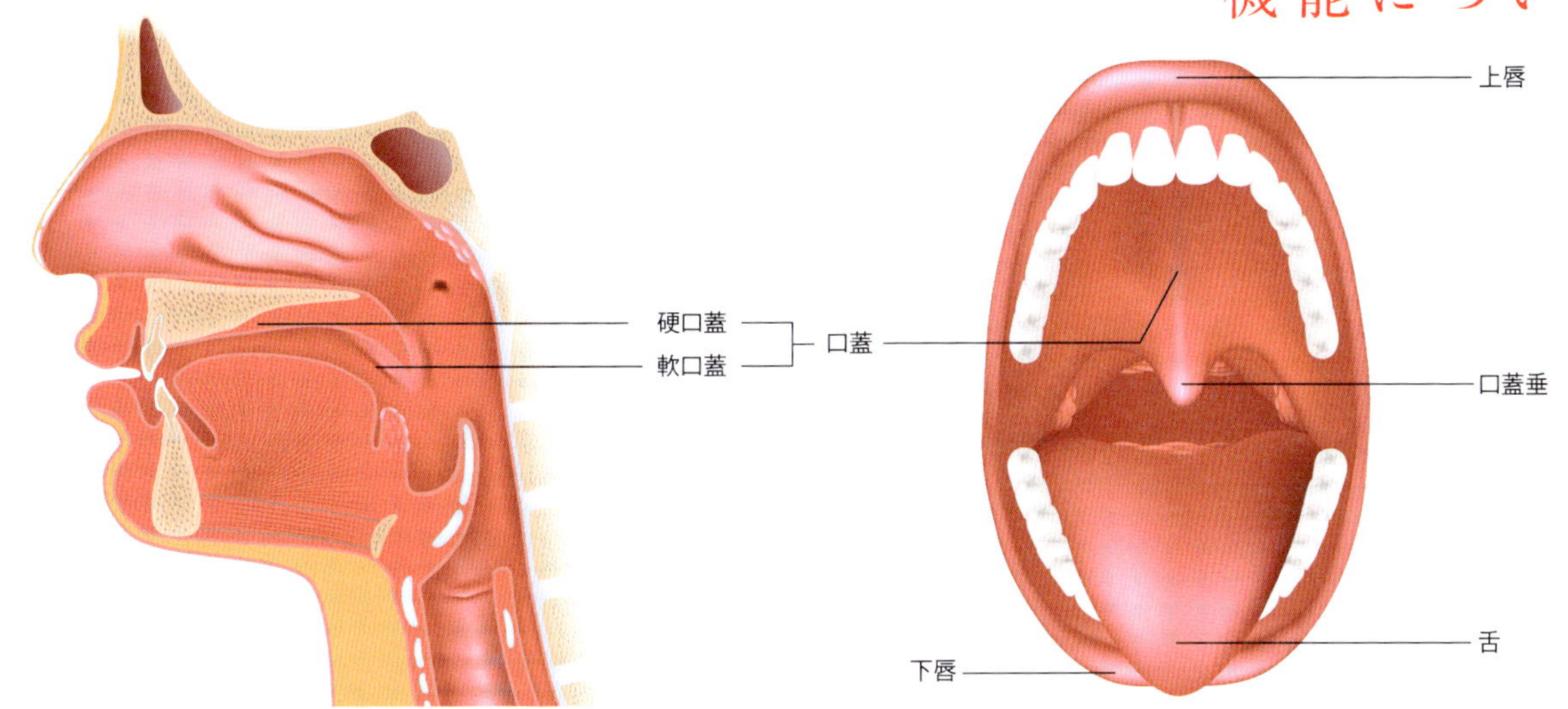

唇、頬、口蓋、口腔底（舌の下方）に囲まれた空間を口腔と呼ぶ。口の中に空間があるのは哺乳類だけで、これによって食物が外に漏れるのを防いでモグモグと咀嚼(そしゃく)することができる。空間がない動物は、食物を丸呑みしている。

もっと知る

唾液を分泌して咀嚼を助ける

口には唾液腺が3カ所ある。これらから分泌される唾液は、食物と混ぜ合わせて咀嚼をスムーズにしたり、味蕾を刺激して味を感じやすくしている。唾液にはさまざまな酵素が含まれており、消化を助けるほか、殺菌作用によって口腔内を清潔に保ち虫歯を防いだりしている。

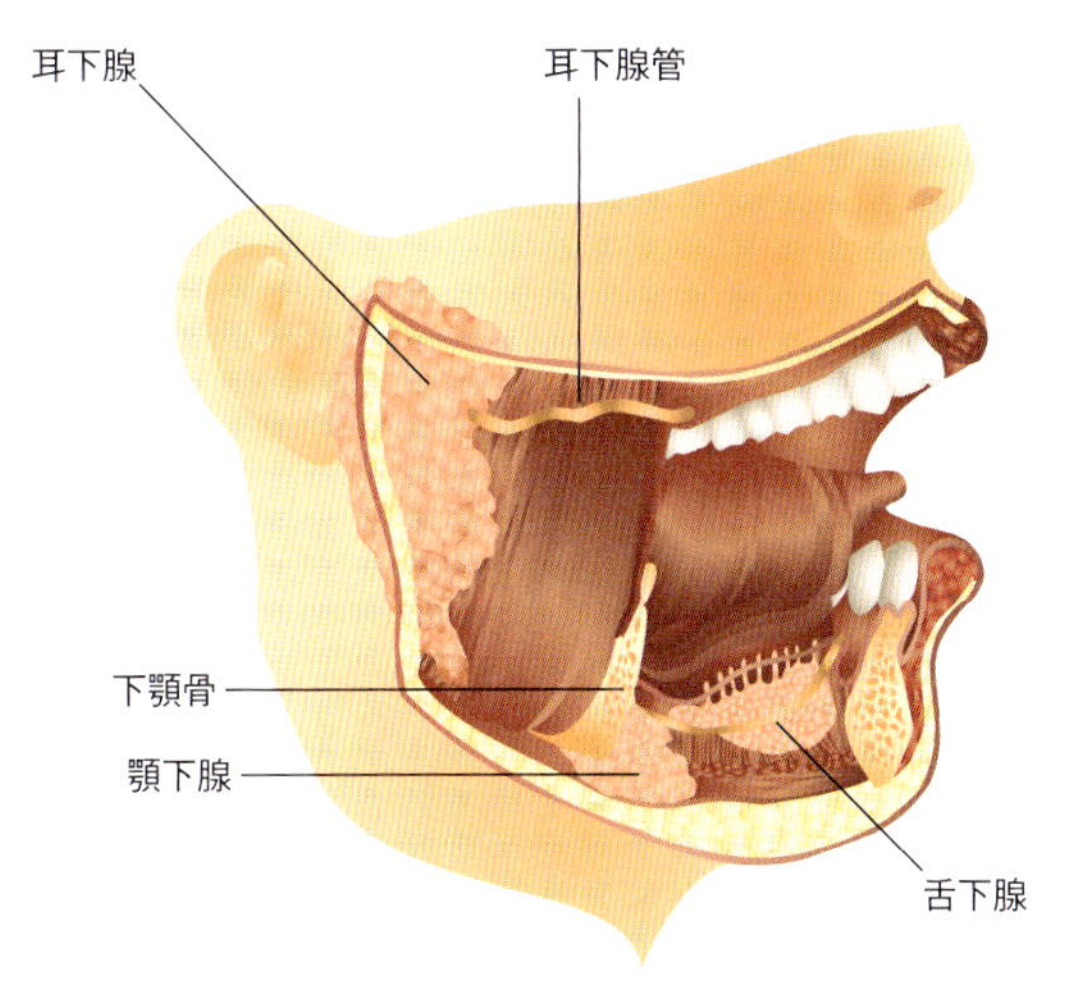

ズームアップ

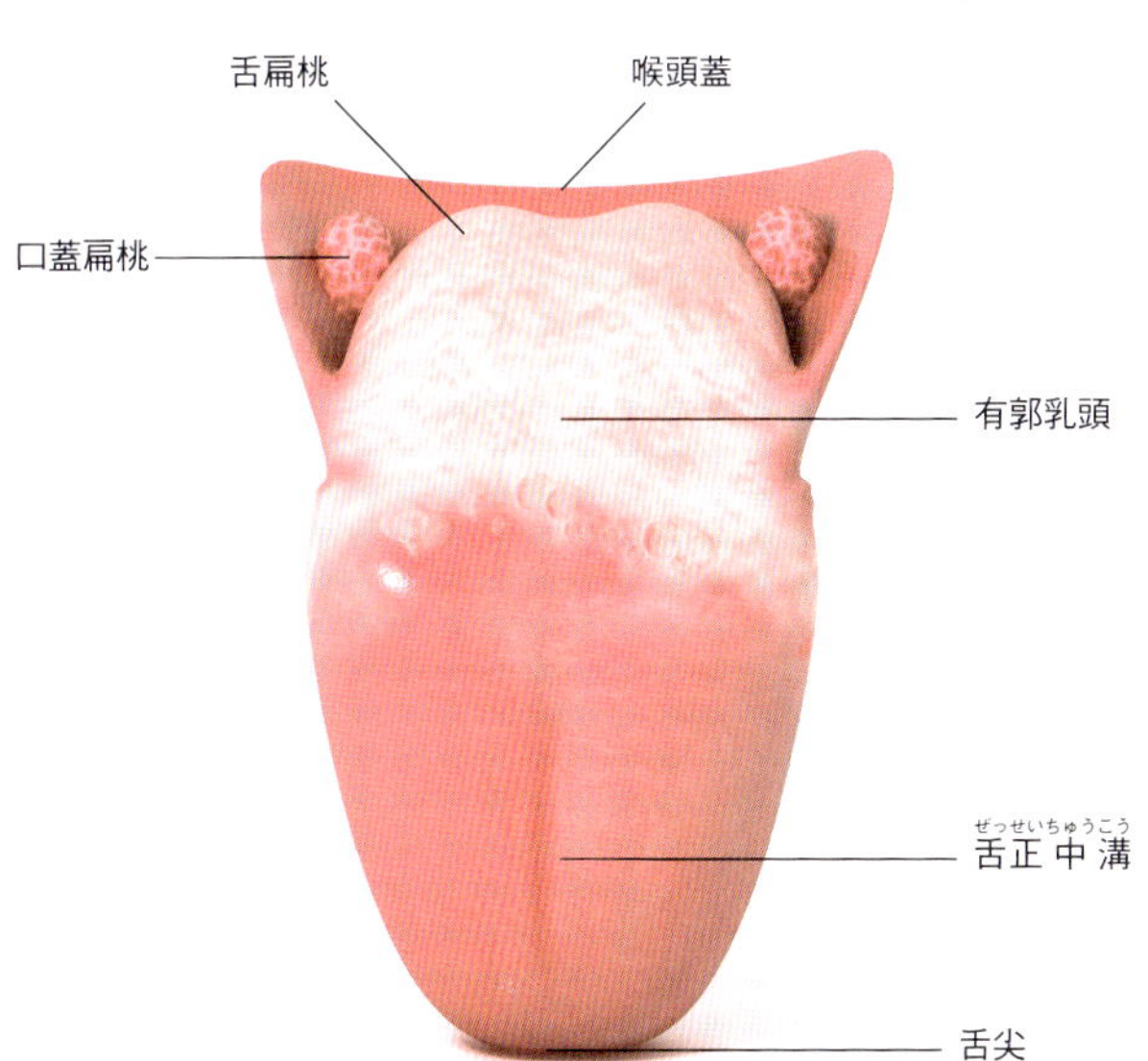

舌は、束になって縦横に走る横紋筋からなる内舌筋と、周囲の骨につながる外舌筋からできている。歯で噛み砕いた食物を唾液と混ぜ合わせ、食道に送る役目を果たしている。表面は小さな突起のある粘膜で覆われ、この突起を乳頭といって味を感じる受容体である味蕾(みらい)が存在している。

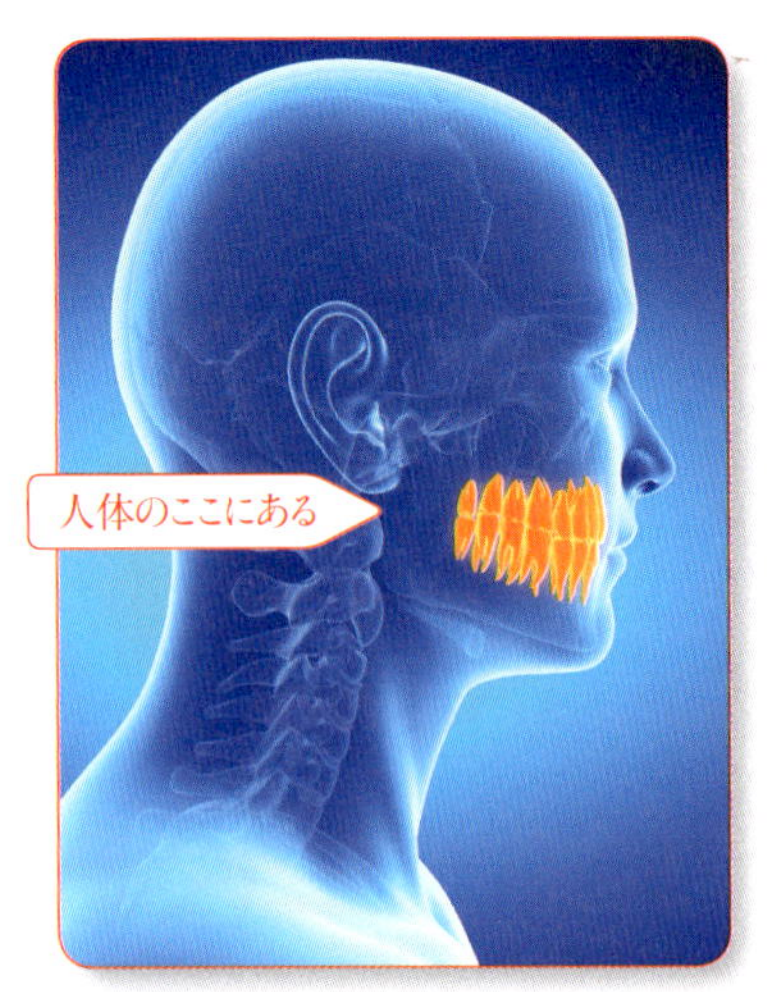

歯

Tooth

歯の数：乳歯20本、永久歯28～32本
硬さ：モース硬度7（水晶と同じ）
噛む力：男性約60kg、女性約40kg（自分の体重くらい）

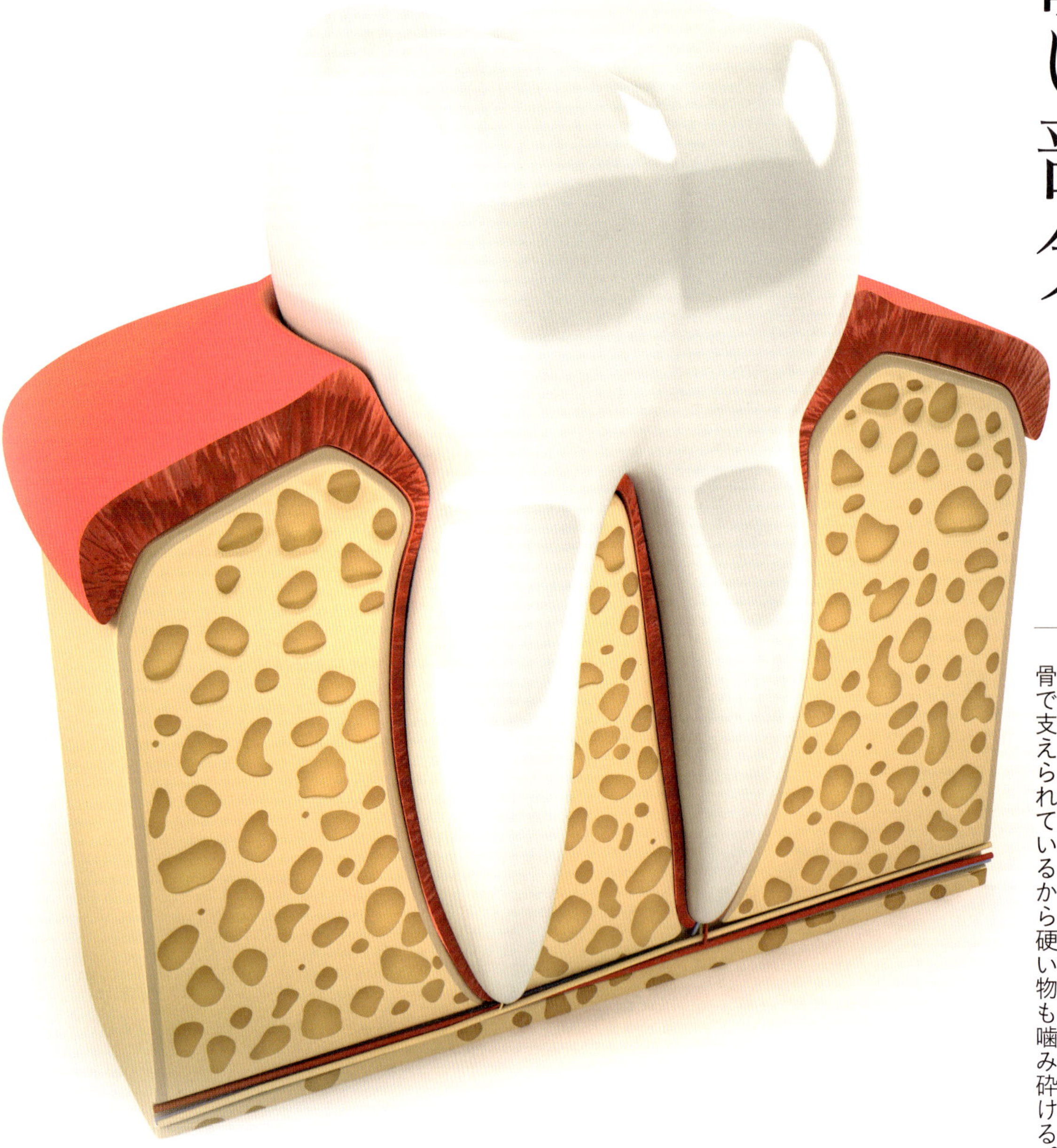

体重に匹敵する力を秘めた人体で最も硬い部分

食物が直接あたる表面は体の中で一番硬く、水晶ほどの硬度をもつエナメル質でガードされ、土台となる歯肉は強固な結合組織と骨で支えられているから硬い物も噛み砕ける。

噛み砕くときの衝撃から守る丈夫な組織で支える

歯は舌と協同して食物を咀嚼する役目を担っている。物を噛み砕くときには、体重と同じくらいの力がかかっている。そのため、非常に丈夫な組織で構成されている。

口の中に見えているのは一部分で、歯の根は杭のように顎の骨の中にしっかりと埋まっている。これによって倒れることなく、硬い物でも噛むことができる。

歯にかかる衝撃を受け止め、顎にかかる力を吸収・緩和するために、歯根部分のセメント質と歯槽骨は歯根膜という繊維性の結合組織で結びついている。歯槽骨、歯肉、歯根膜の支持組織によって歯は支えられているのだ。

また、口から出す音を調節する発音という機能もある。つまり、歯の主な機能は咀嚼と発音の2つ。これらの機能は、日常生活において重要な役割を果たしている。

ズームアップ

歯はいくつかの素材が組み合わさっている。歯肉から見えている部分を歯冠といい、表面の白い部分は約95%がカルシウムの人体で最も硬いエナメル質。内側は約70%カルシウムの象牙質でできている。歯肉に埋もれている部分を歯根といい、セメント質でできている。歯の内部は空洞で、中には血管や神経が通っており歯髄と呼ばれる。

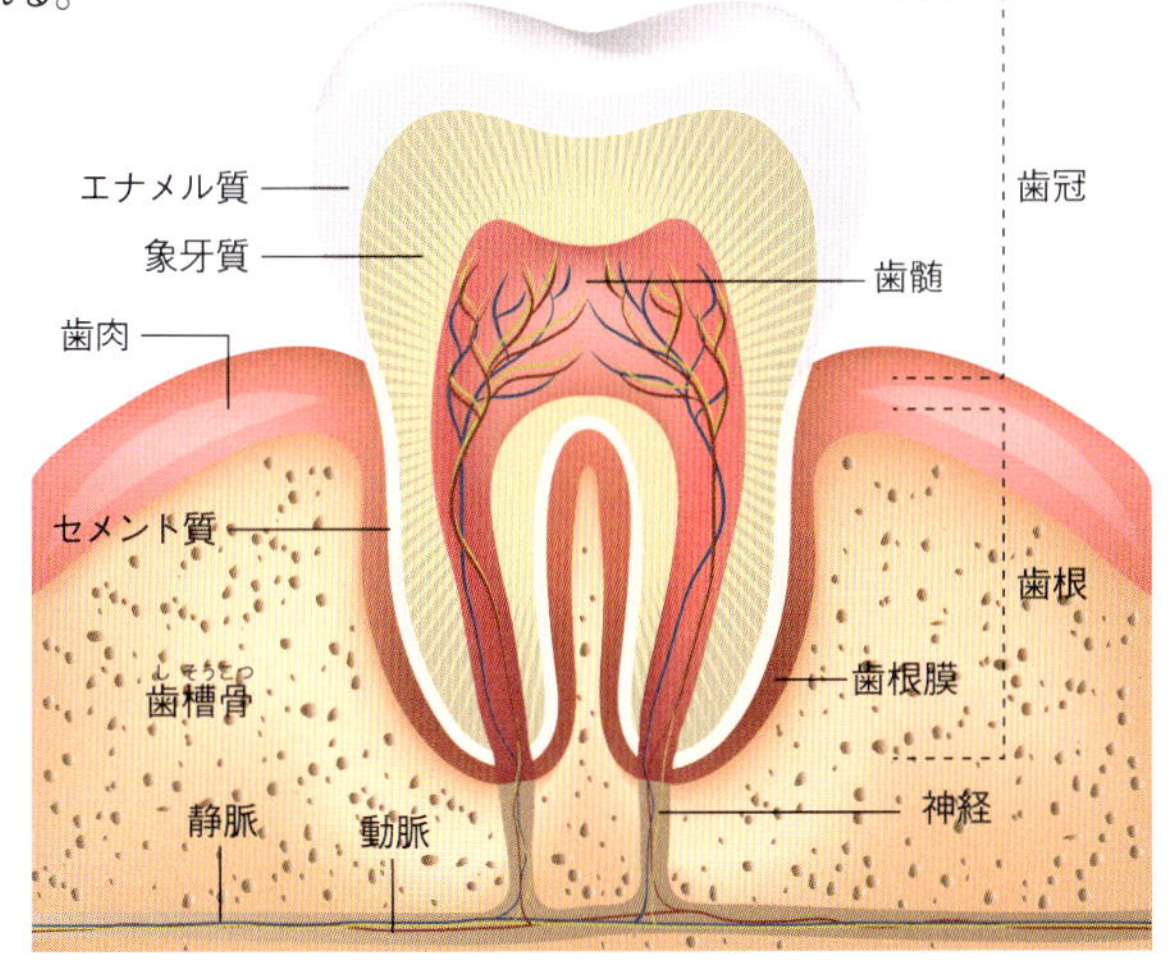

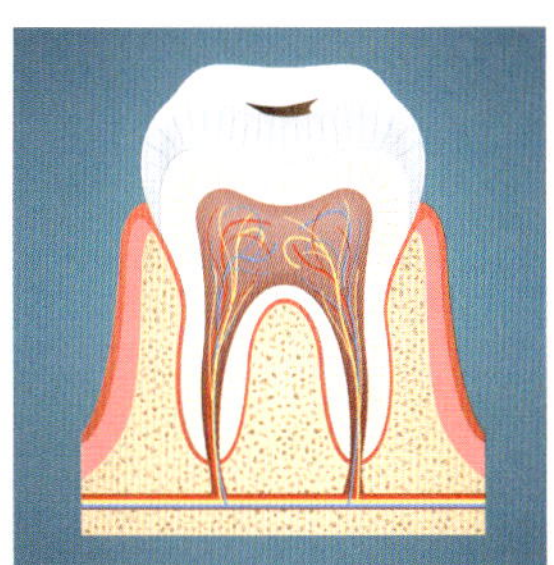
C0　ごく初期段階の虫歯
歯の表面が脱灰して、溶け始めた状態。痛みは感じない。

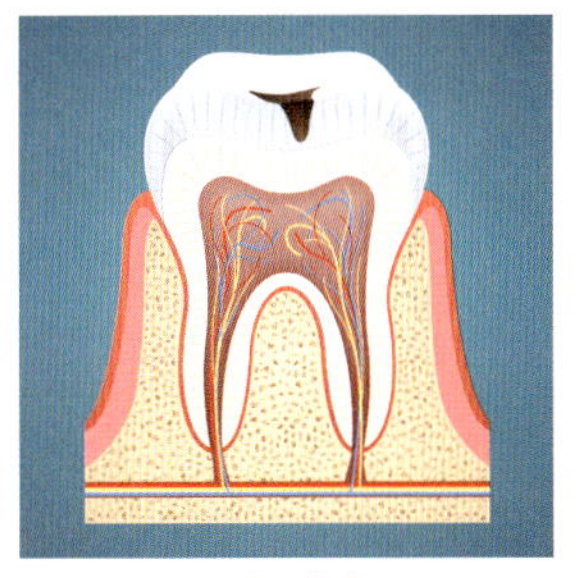
C1 エナメル質の虫歯
エナメル質に小さく穴があいた状態。痛みはほとんどないので、発見しにくい。

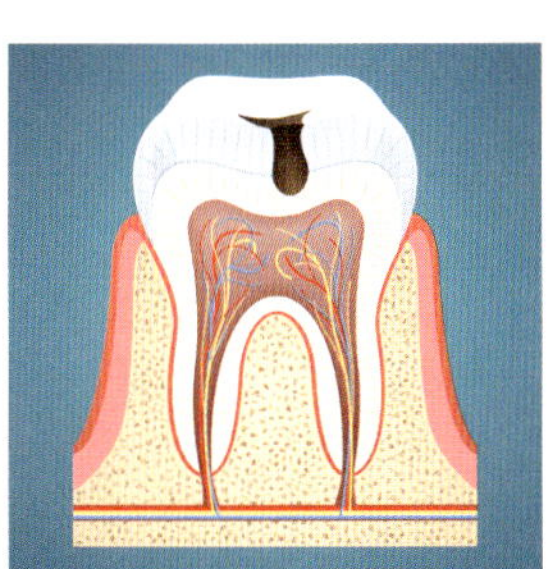
C2 象牙質まで進んだ状態
下層の象牙質にまで進行すると、冷たいもの熱いものがしみて痛みを感じる。

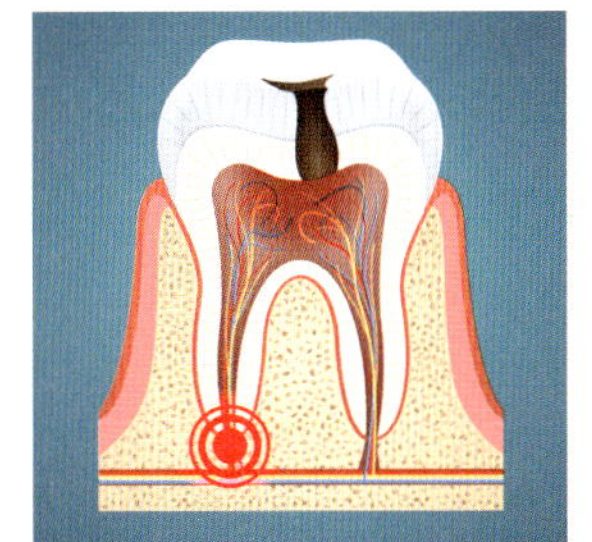
C3 歯髄(神経)まで進行
歯髄炎を起こしている状態。何もしていなくても激しい痛みを感じる。

機能について

成人の永久歯は、前歯6本（切歯4本、犬歯2本）、臼歯10本（小臼歯4本、大臼歯6本）で、上下を合わせて32本。歯の形から4種類に分けられ、役割も異なる。切歯は食物をハサミのように噛み切るのに適しており、犬歯は肉などをナイフのように切り裂き、小臼歯は臼のようにすりつぶし、大臼歯は小臼歯と同じだがさらに細かくすりつぶす役割を果たしている。

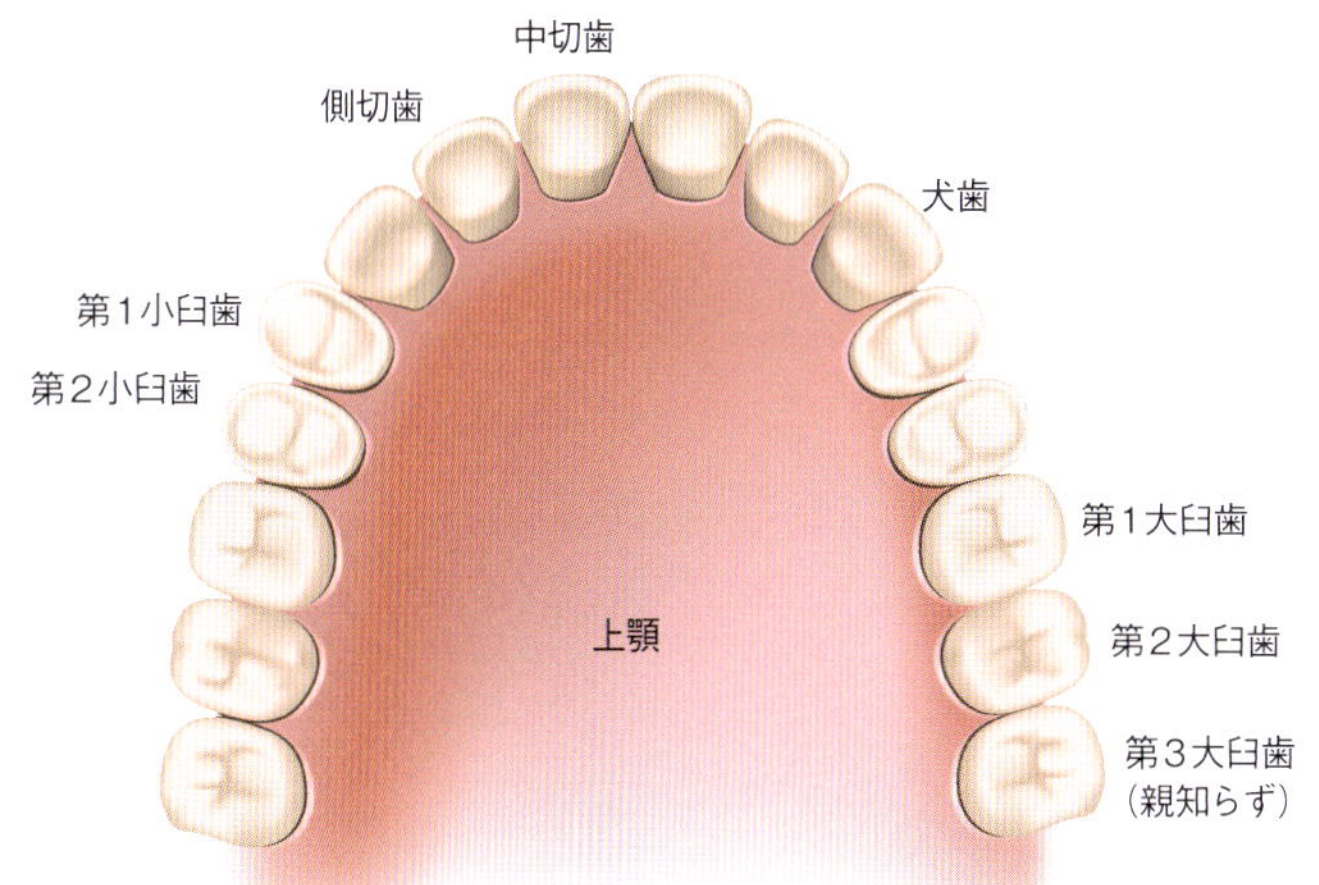

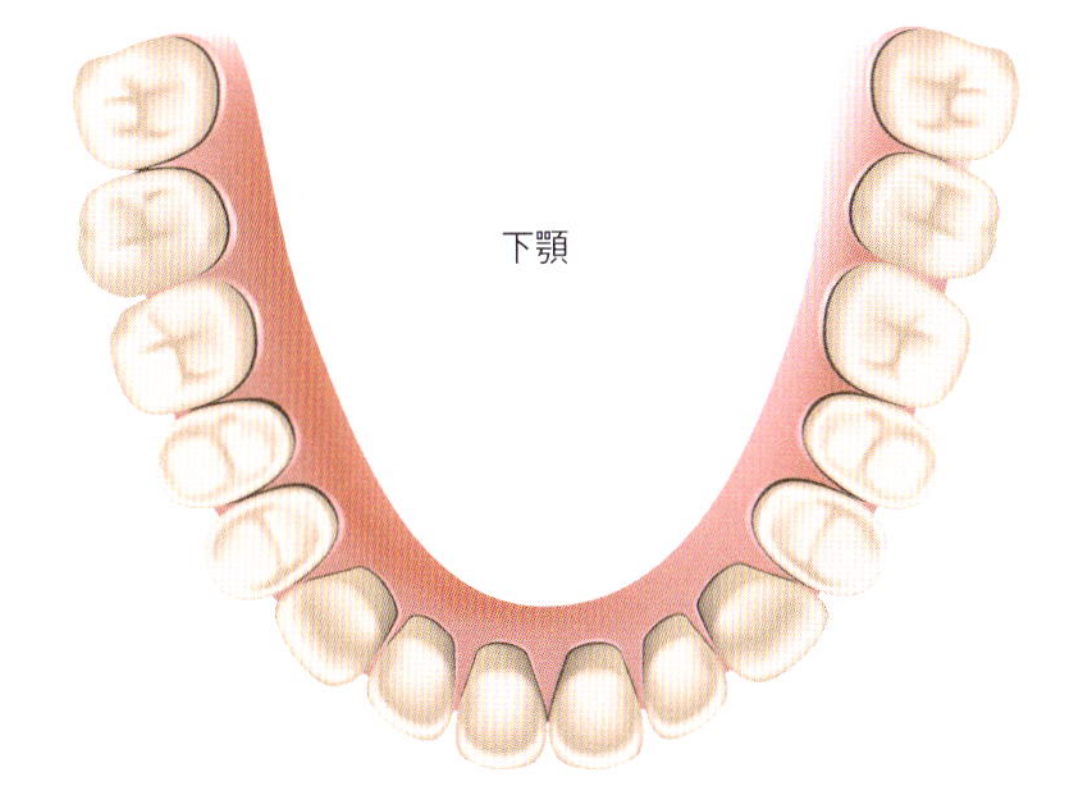

病気について

歯にミュータンス菌が繁殖して乳酸をつくりだし、歯を溶かした状態が虫歯。初期はエナメル質が侵されるが自覚症状はない。放っておくと徐々に進行し、象牙質まで侵食して冷たいものや熱いものを食べるとしみるようになる。さらに進むと歯髄にまで達して炎症を起こし、痛みを感じるようになる。

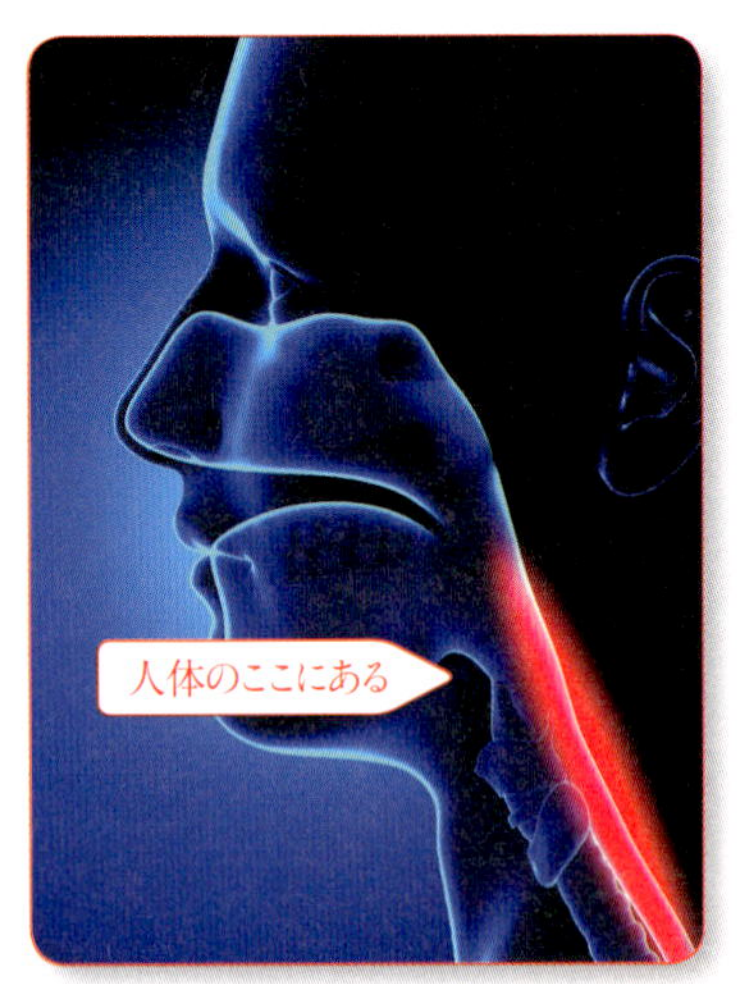

咽頭・食道

Pharynx・Esophagus

咽頭の長さ：約12～15㎝

食道の直径：約1.5～2㎝、長さ：20～30㎝

空気と食物の通り道を交通整理

空気を気管へ、食物を食道に送るため、軟口蓋(なんこうがい)と喉頭蓋(こうとうがい)という2つの蓋を開いたり閉じたりして通路を切り換えている。つまり咽頭は信号機のついた交差点にあたる。

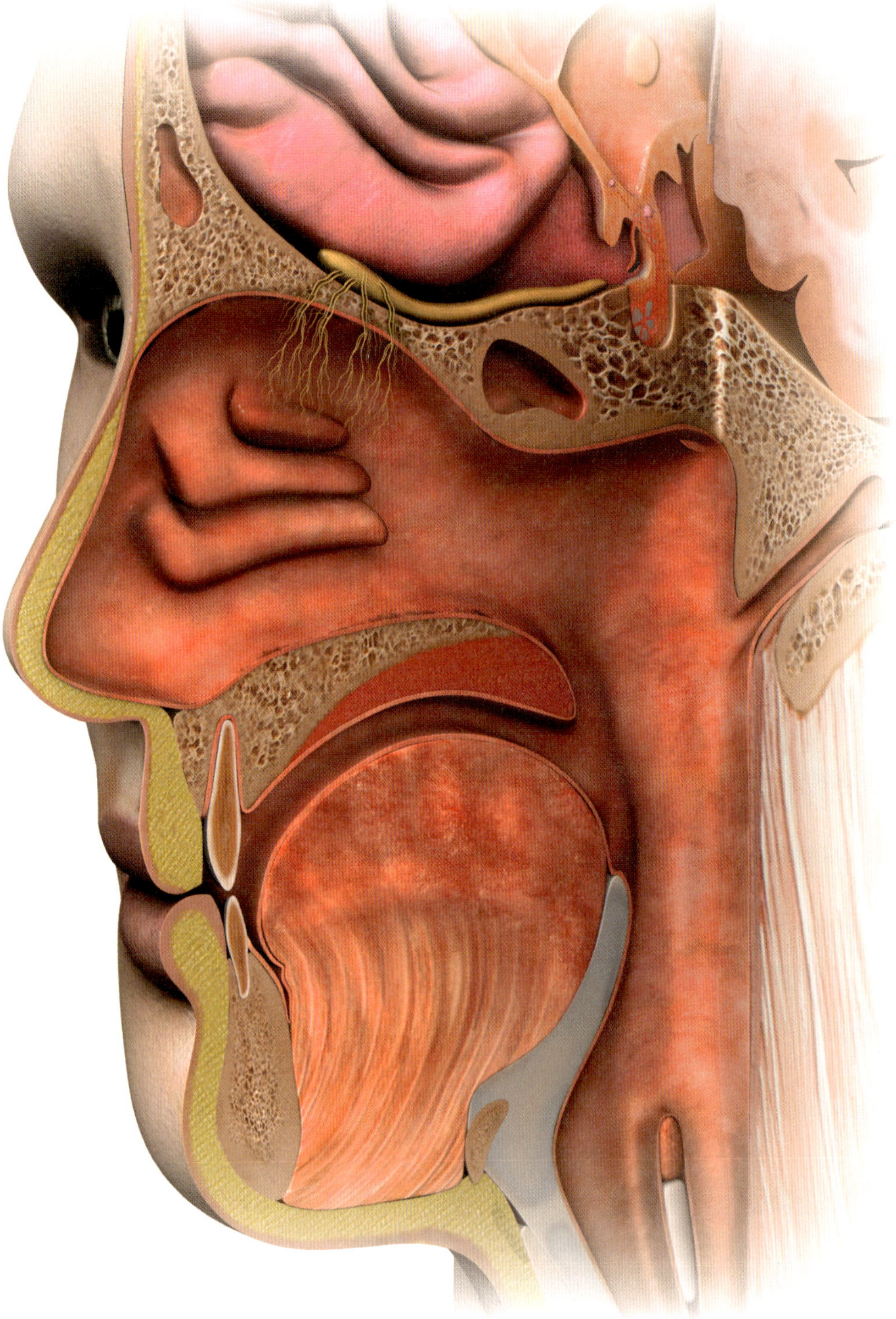

2つの蓋で気道を塞ぎ食物の通り道を確保

一般に「のど」と呼ぶ部分は、鼻の奥から気管の入り口にあたる咽頭と喉頭の2つの部分からなっている。咽頭とは空気と食物の通り道のことで、上咽頭、中咽頭、下咽頭の3つに分かれ、上咽頭は鼻の突きあたり、中咽頭は口腔の奥、下咽頭は気管、食道につながる部分に相当する。

空気と食物が入ってくる咽頭の役割は、空気を気管へ、食物を食道へと振り分けて送ること。つまり、呼吸器でもあり消化器でもある部分といえる。そこで、咽頭の中ほどにある軟口蓋と、喉頭の上方にある喉頭蓋とで通路の切り換えを行っている。飲食物を飲み込むときには上咽頭と中咽頭の境が隆起し、軟口蓋とともに食物が鼻に行くのを防いでいる。

また、直接外気と接している咽頭は、細菌やウイルスに感染しやすい。そのため、粘膜の下にはリンパ組織が集まっている。

断面を見る

咽頭は鼻腔、口腔、気管、食道につながる筋肉でできた管で、前は軟骨に囲まれた喉頭、後ろは背骨に挟まれている。そのため食道は前後が潰れた楕円形をしている。中咽頭には軟口蓋、下咽頭には喉頭蓋という蓋があり、これらによって気道が塞がれると食道が確保される。空気の通り道となる気道の部分を喉頭という。

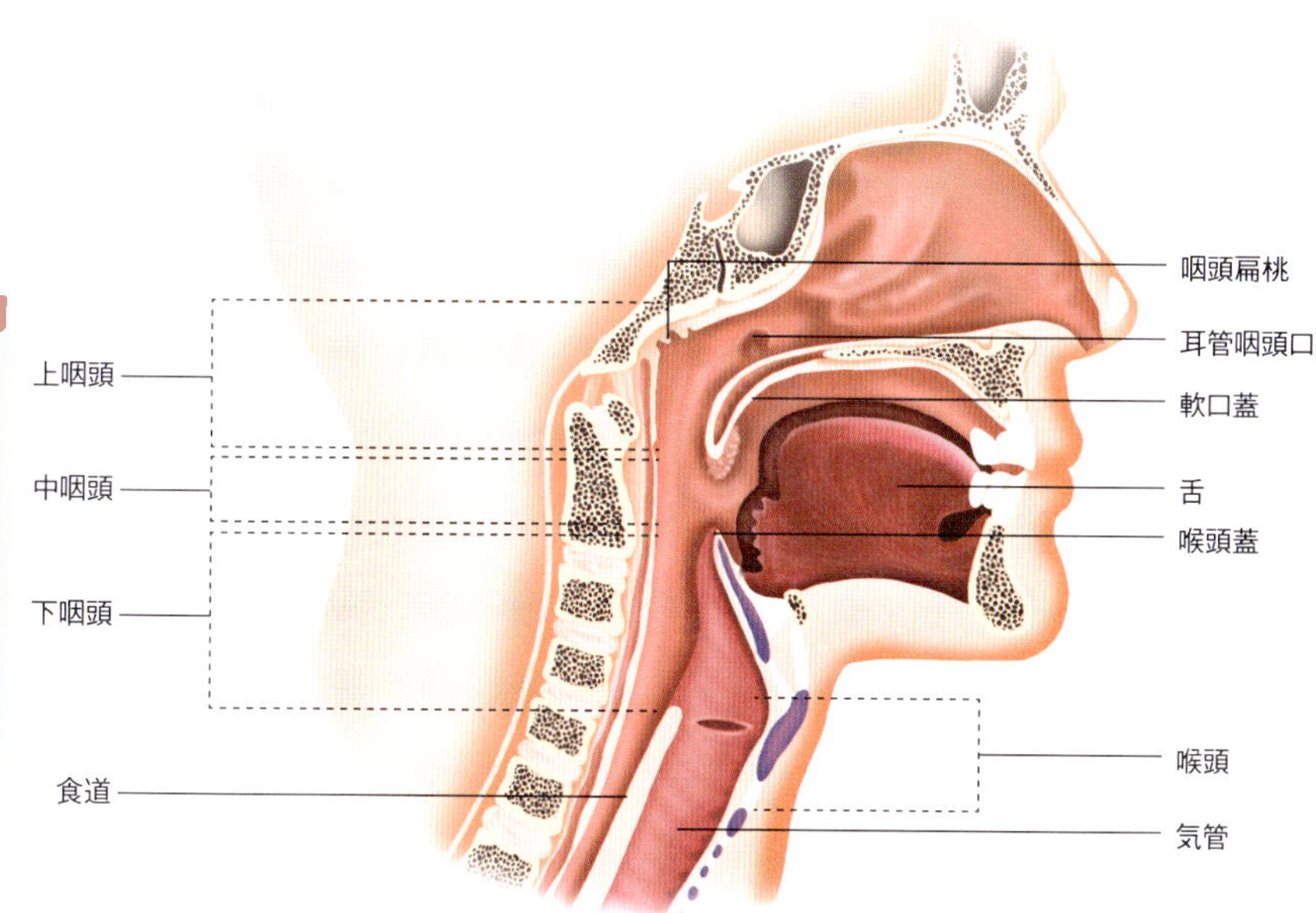

機能について

嚥下について

食物を飲み込むときは、舌が盛り上がって食物をのどの奥に押し込むことで軟口蓋が押され、鼻腔との間の空気の通り道を塞ぐとともに、食道への通路が確保される。同時に喉頭蓋が気管を塞ぎ、食物は食道へと送られる。食物が通過すると軟口蓋が下がり、喉頭蓋が舌にくっついて気管への通路が確保される。

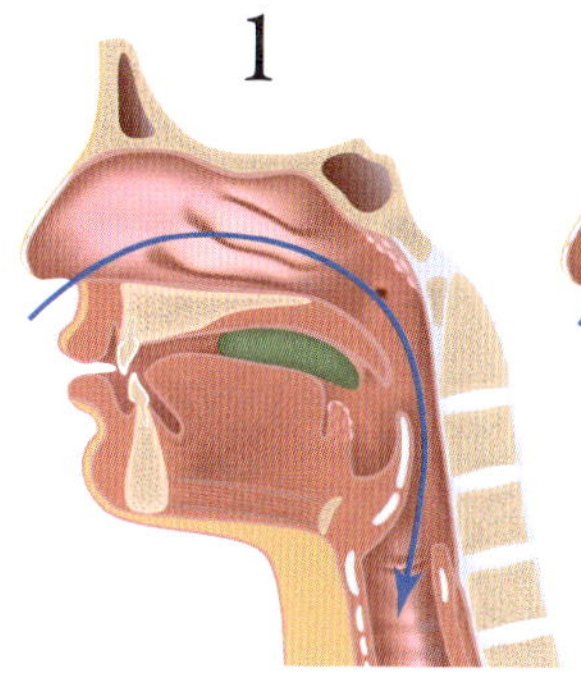

食物を飲み込むとき、舌が上がって押し込まれるように食物が咽頭に送られる。

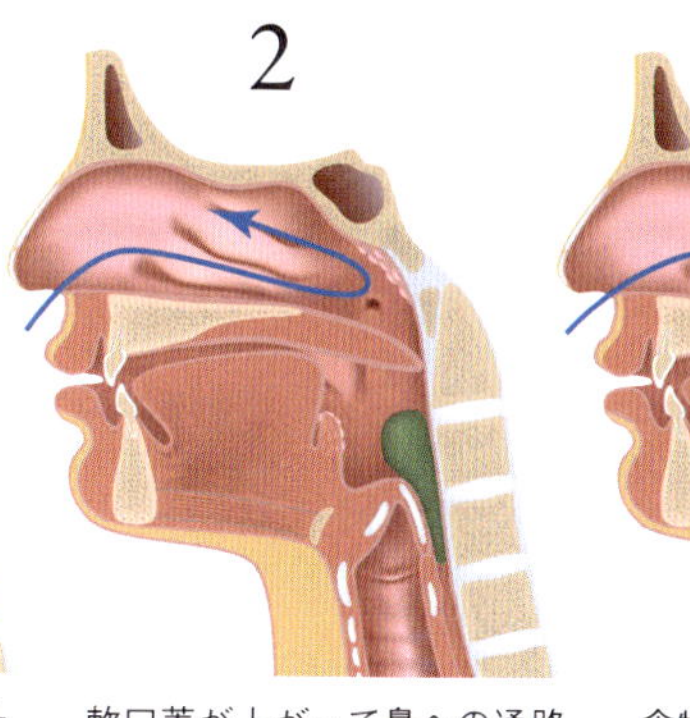

軟口蓋が上がって鼻への通路が閉じられると同時に、喉頭蓋が下がって気管を塞ぎ、食物が上に乗る形になる。

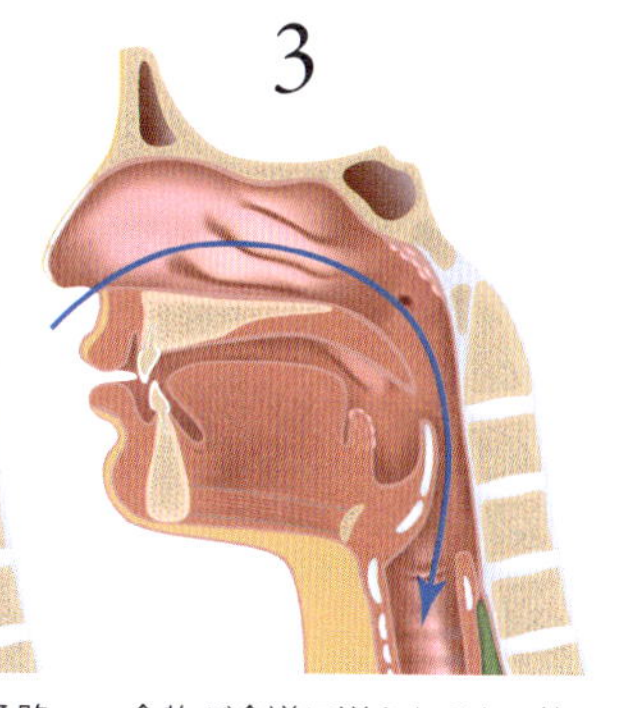

食物が食道に送られると、軟口蓋が下がり、喉頭蓋は開いて気道が確保される。

食道の蠕動運動について

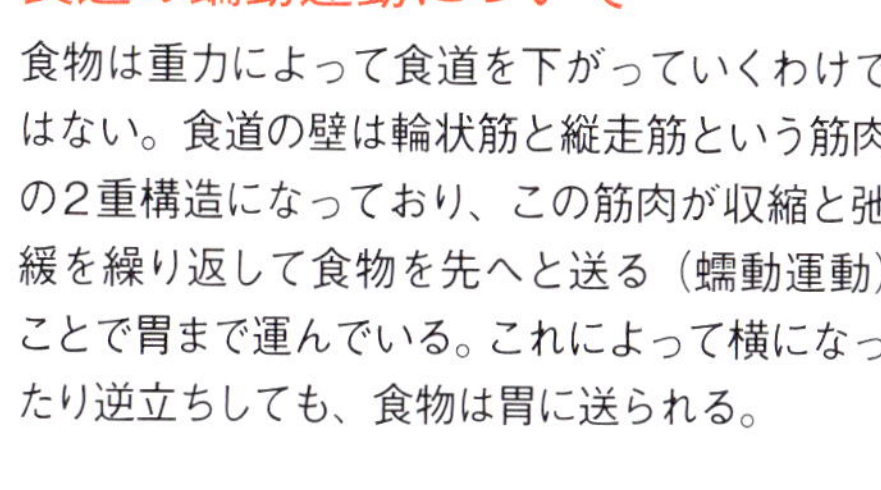
食物は重力によって食道を下がっていくわけではない。食道の壁は輪状筋と縦走筋という筋肉の2重構造になっており、この筋肉が収縮と弛緩を繰り返して食物を先へと送る（蠕動運動）ことで胃まで運んでいる。これによって横になったり逆立ちしても、食物は胃に送られる。

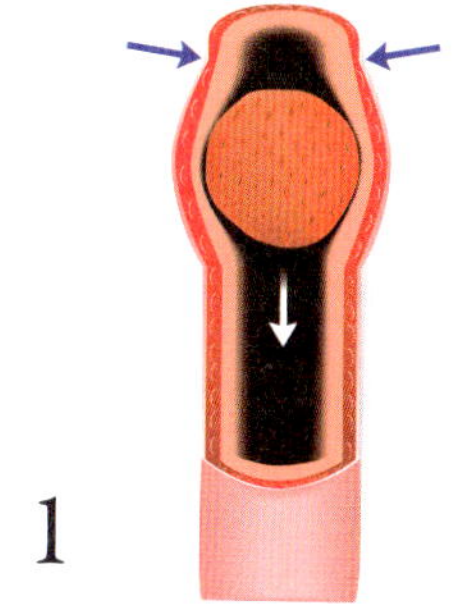
1
ふだんはつぶれたようになっている食道に、食物が入ってくるとそこだけが広がる。

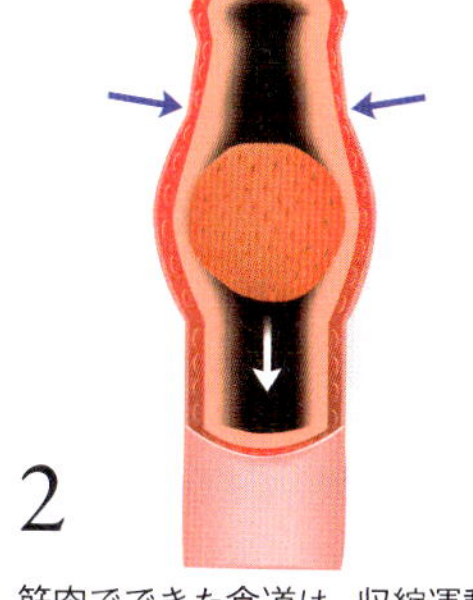
2
筋肉でできた食道は、収縮運動を起こして食物を先へ先へと送っていく。

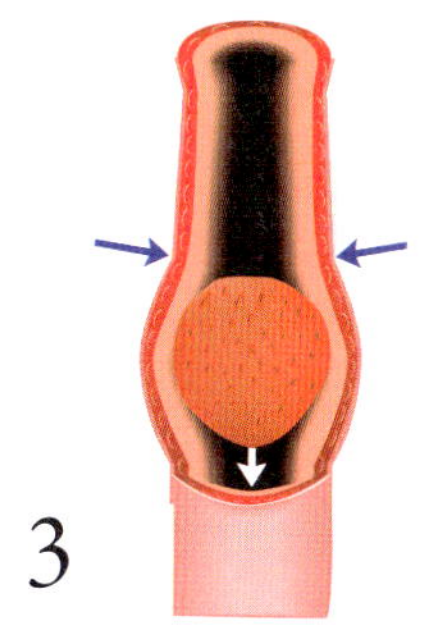
3
食物を送った後は、元の状態に戻る。こうして筋肉の収縮を繰り返しながら、食物を胃まで送っている。

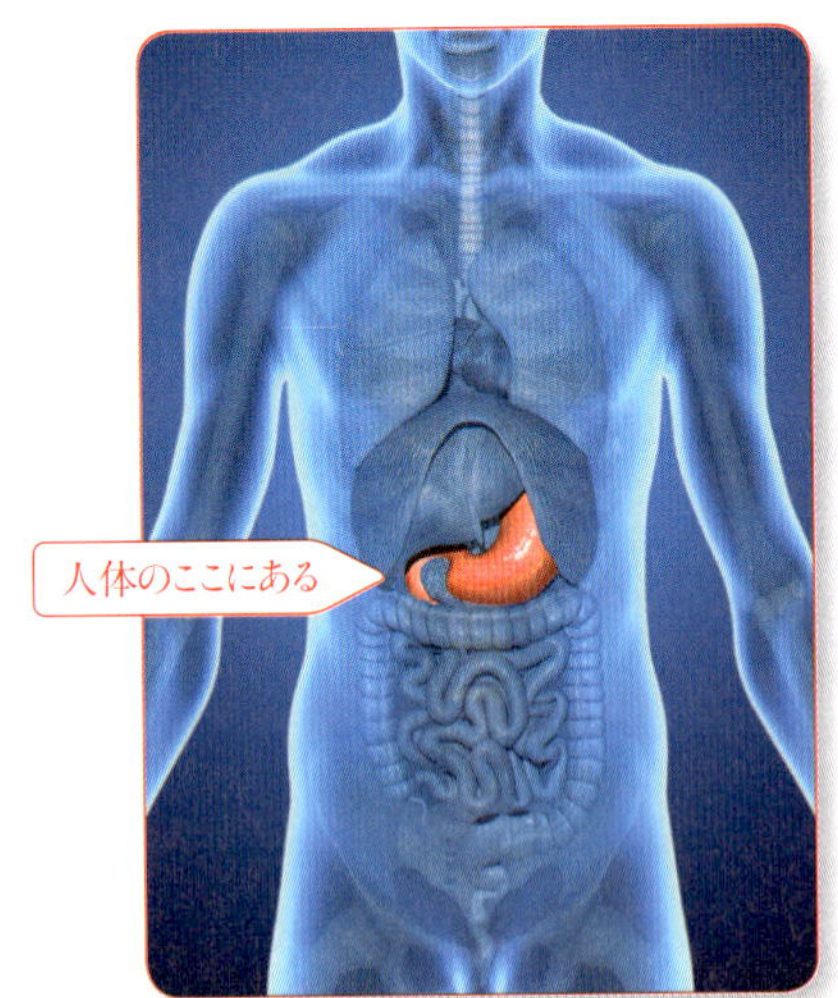

胃
Stomach

胃の長さ：	大弯が約49㎝、小弯が約13㎝
胃壁の厚さ：	約5㎜
容量：	約1200～1600ml
胃液の分泌量：	1日約2000～3000ml
胃液に含まれる塩酸：	pH1.0～2.5の強い酸性

食物を粥状にして十二指腸に送り出す

食物を攪拌する胃液は、食物を殺菌して腐敗や発酵を防ぐ塩酸、塩酸によってペプシンに変化してタンパク質を分解するペプシノーゲン、塩酸を中和して粘膜を保護する粘液の3つが主な成分。

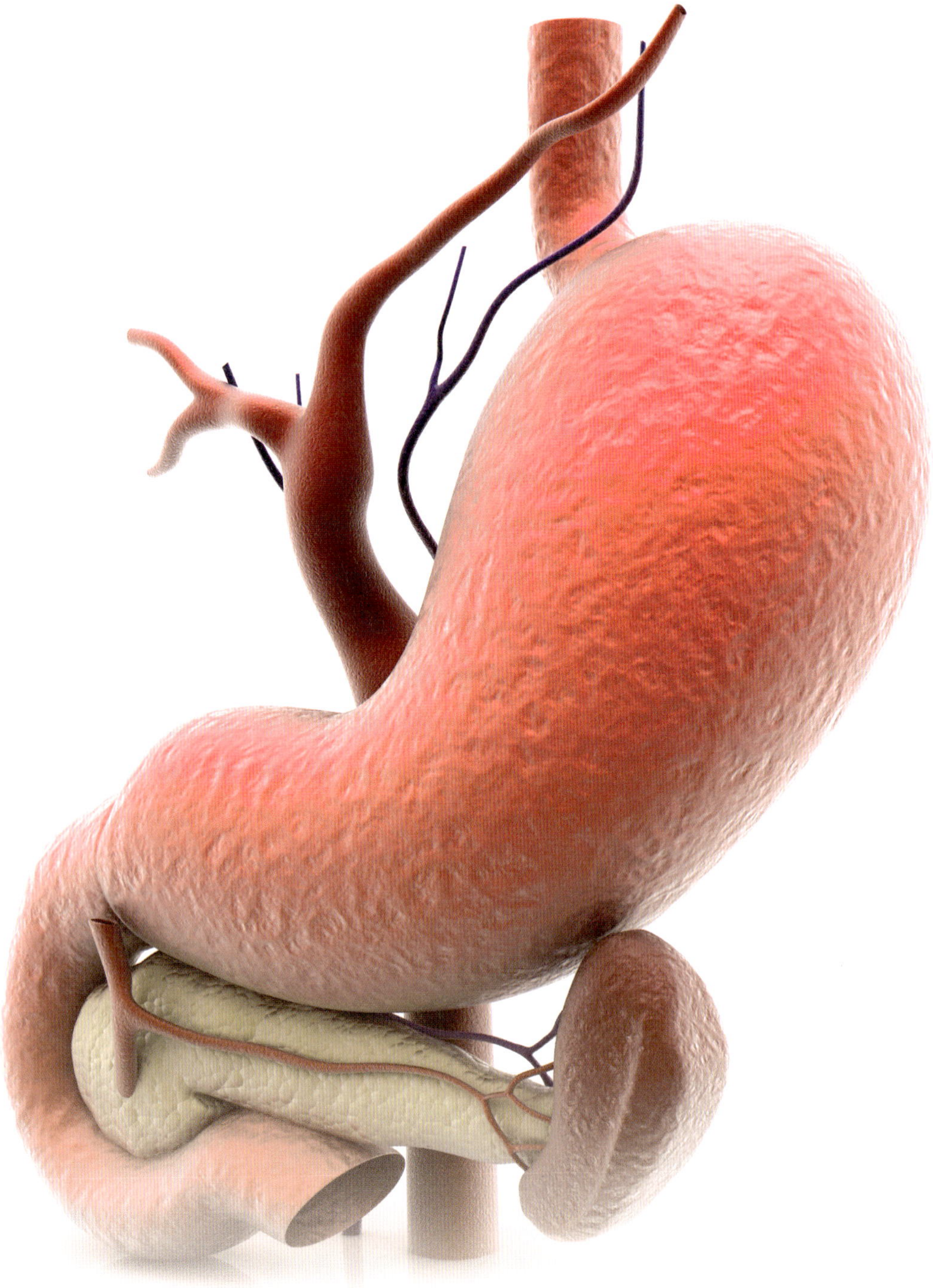

本格的な消化・吸収に備えて準備を行う

胃は筋肉でできた袋状の臓器で、内側はヒダ状になっているので内容物の量によって伸びたり縮んだりする。最大では何も入っていないときの2倍の容量になる。

胃にできた病変の場所をわかりやすく表現するために、上から胃底部、胃体部、幽門前庭部の3つに分けられている。一番上を底部というのは、横になったときに胃の一番背中に近い部分が入り口付近の胃底部になるので、そう呼ばれている。

食道から送られてくる食物を胃液の分泌と蠕動運動で攪拌(かくはん)し、十二指腸での本格的な消化・吸収に備えて一時的に貯蔵するのが胃の役目。そのため、適度な温度を保ち、体内でも内容物が腐敗しないように、強い酸性の胃液は殺菌にもなっている。しかし、胃粘膜からは特殊な粘液が分泌されて胃を保護しているので、胃自体が溶けることはない。

断面を見る

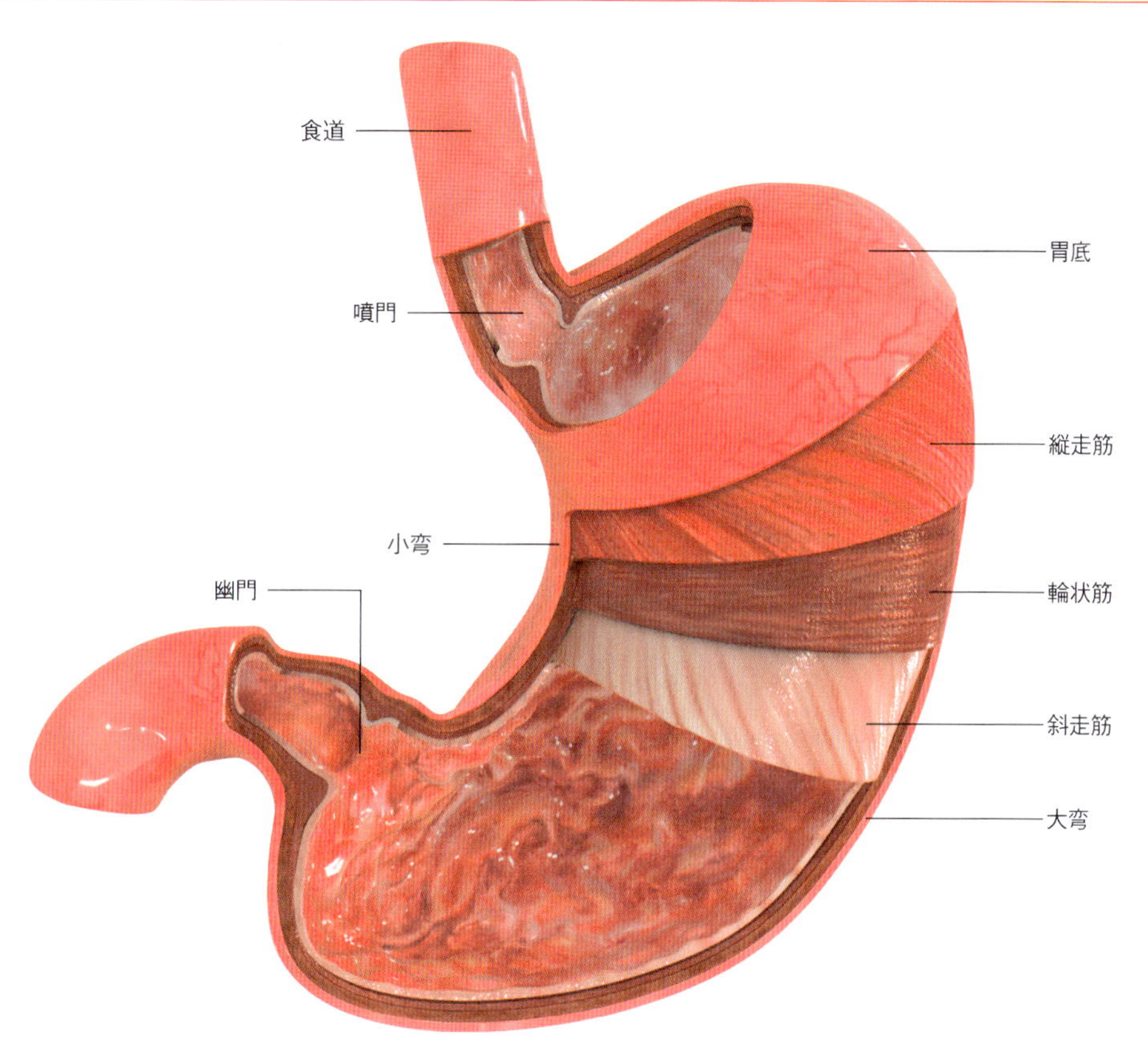

胃は、縦走筋、輪状筋、斜走筋の3層の筋肉で構成されている。これらが縦、横、斜めに収縮・弛緩を繰り返すことで内容物を押し潰したり、胃液と混ぜ合わせて粥状にまで粉砕している。胃の蠕動運動は15～20秒間隔で起こり、徐々に内容物を幽門のほうに送っている。

病気について

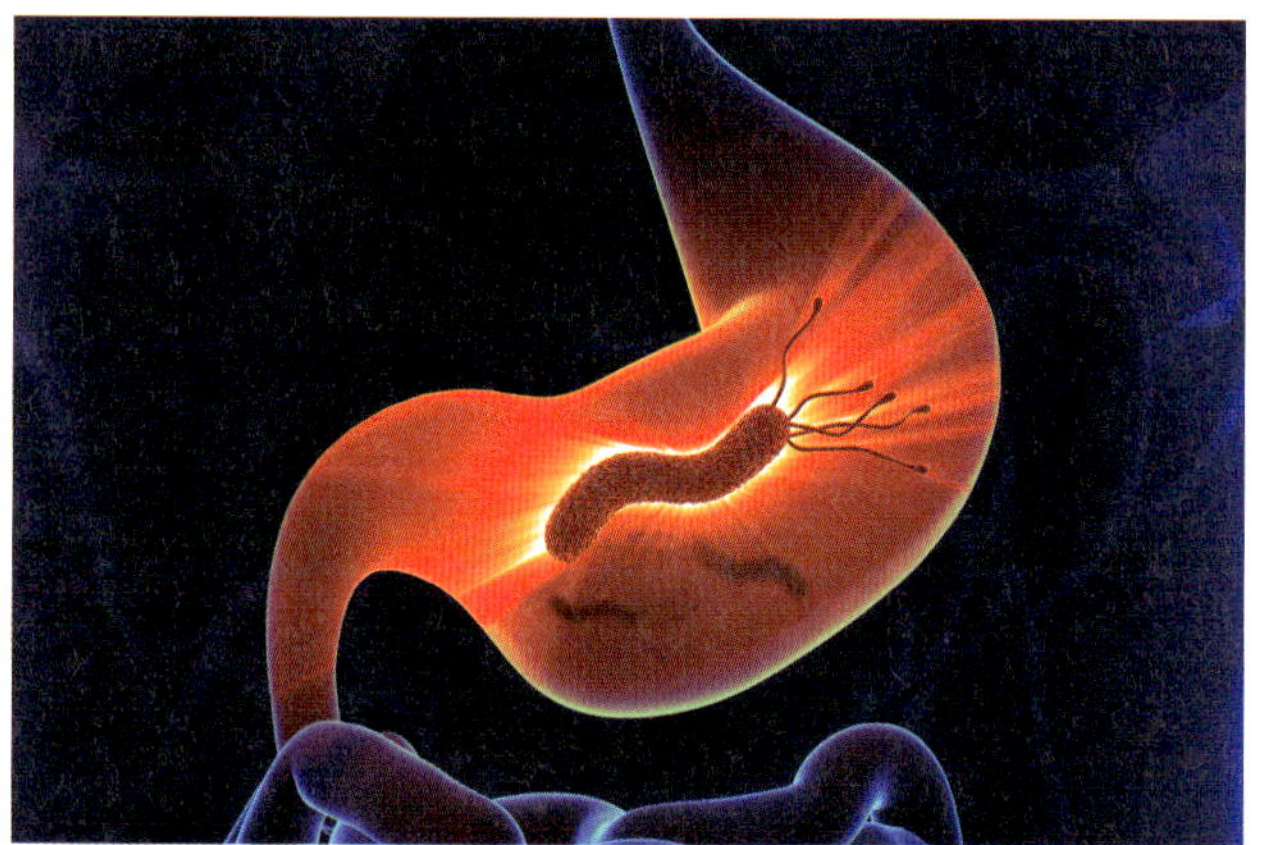

胃潰瘍(いかいよう)や胃炎の原因の多くは、胃の粘膜に生息しているヘリコバクター・ピロリ菌。通常、細菌などは強い酸性である胃の中では生きていけない。ところがピロリ菌は、ウレアーゼという酵素を出して尿素を分解し、アルカリ性のアンモニアを作り出すことで周囲を中和させて生き延びている。

ズームアップ

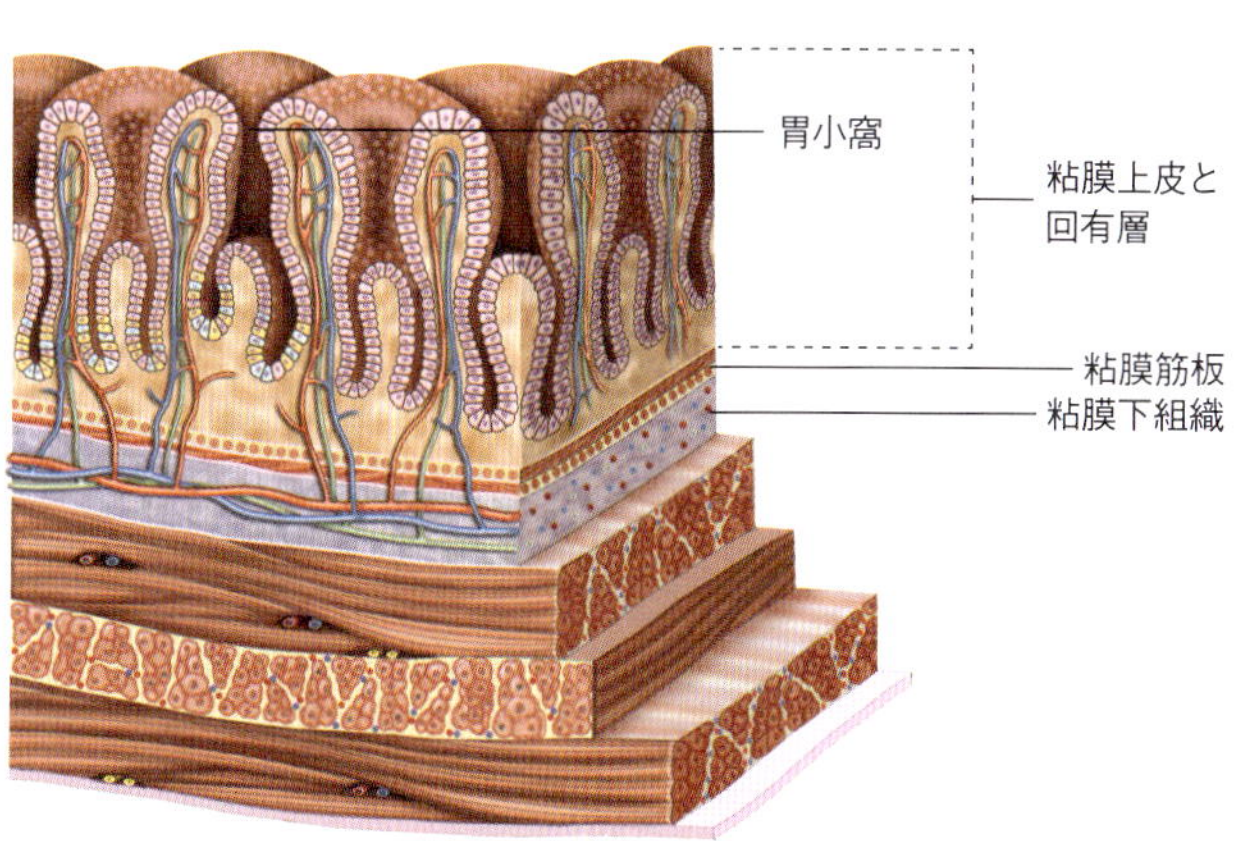

筋層の内側はヒダ状の粘膜層（粘膜上皮と固有層、粘膜筋板、粘膜下組織）で覆われ、表面には胃液を分泌する胃腺の孔（胃小窩(いしょうか)）が無数に開いている。ここから塩酸、消化酵素のペプシン、粘液などが分泌され、水分と混ぜ合わさって胃液になっている。固有層にはリンパ節、粘膜下組織には神経や血管が走っている。

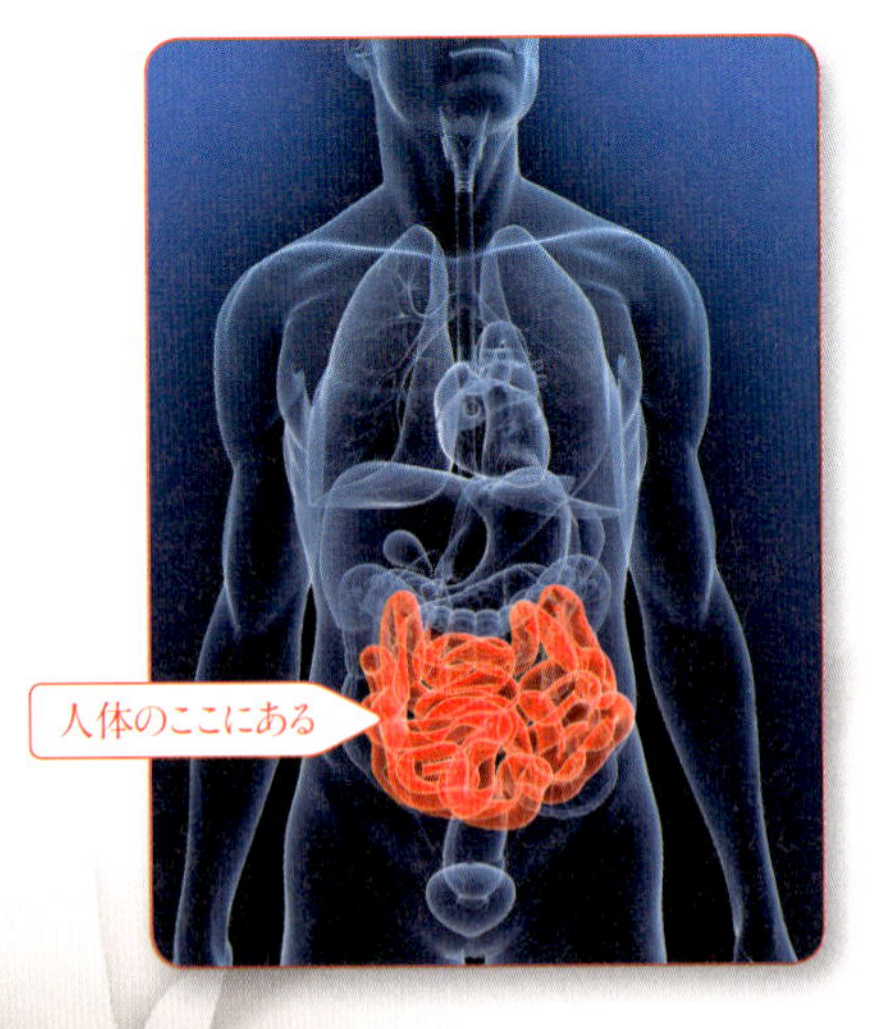

小腸

Small intestine

長さ	約3m（生体）
直径	約4㎝
表面積	約200㎡
絨毛の長さ	約1㎜
水分量	約7.7L

体の中で最も長い消化・吸収の主役

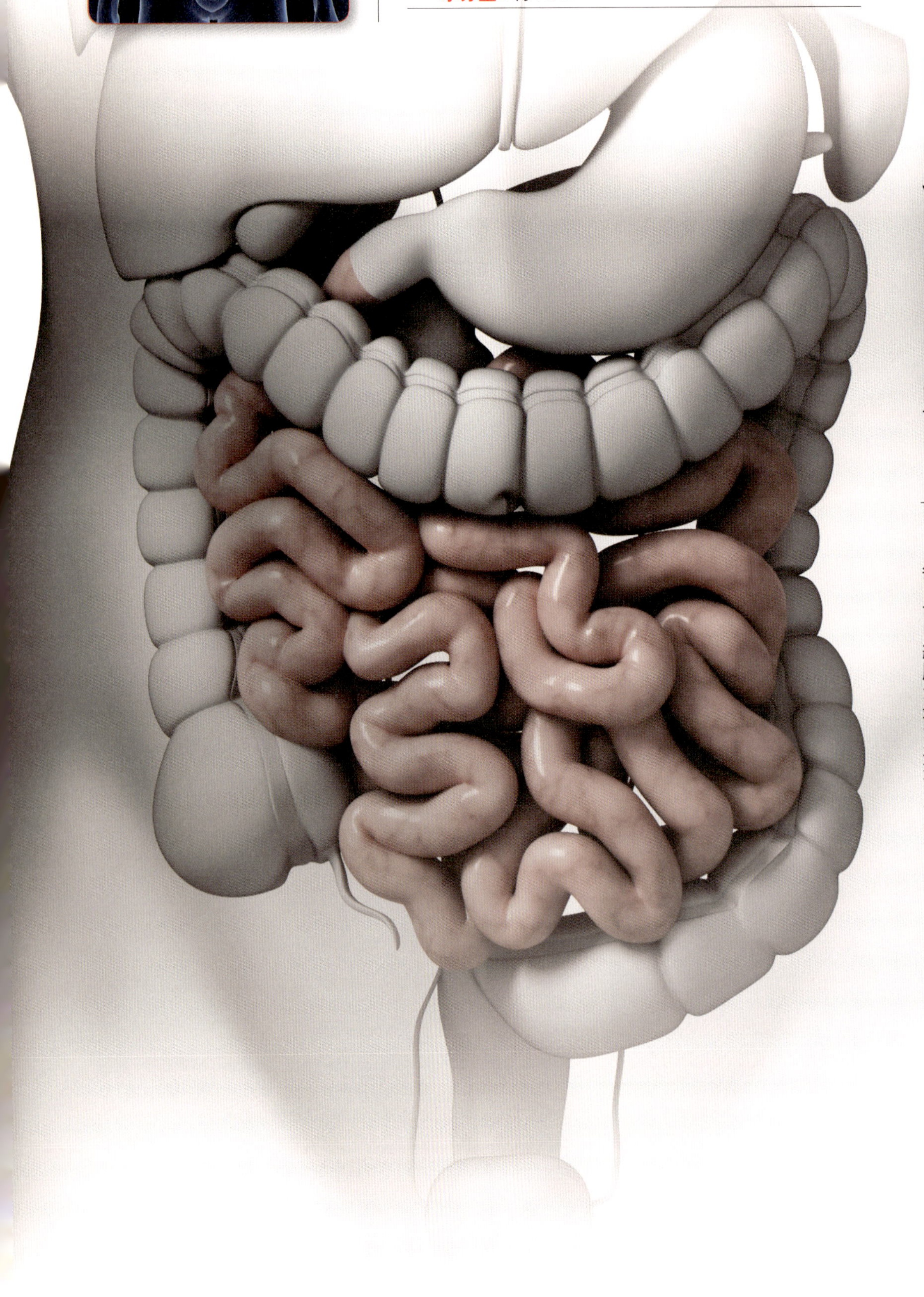

小腸は十二指腸、空腸、回腸からなる消化管。効率よく作業するために腸壁の細胞は新陳代謝が活発で、毎日古い細胞が剥がれ落ちている。

最終消化酵素の働きで最後の消化活動を素早く行う

胃から送られてきた消化物をより細かく分解し、その中に含まれる栄養素と水分の約8割を吸収して残りを大腸に送るのが小腸の役目。そのため、小腸の粘膜は、非常に大きな吸収面をもつ構造になっており、真っ直ぐに伸ばすと約6mにもなる。

小腸の粘膜面には多数のヒダがあり、その表面には絨毛、さらに絨毛の表面を微絨毛が覆っている。この部分には栄養素を最終的に分解する酵素（最終消化酵素）が並んでおり、糖質やタンパク質、脂肪といった栄養素がぶつかるとバラバラにされ、素早く腸壁内に取り込まれる。

栄養の吸収力を維持するために、微絨毛の寿命は人体で最も短命（24時間）な細胞となっており、腸壁からは毎日200〜300gの細胞が新陳代謝によって脱落している。

また、回腸にはパイエル板というリンパ小節が集まっている。

クローズアップ

粘膜の表面は絨毛という無数の小突起が密集しており、中には毛細血管と1本のリンパ管が通っている。この構造によって消化物との接触面を広くとり、水分や栄養分の消化・吸収が効率よく行える。

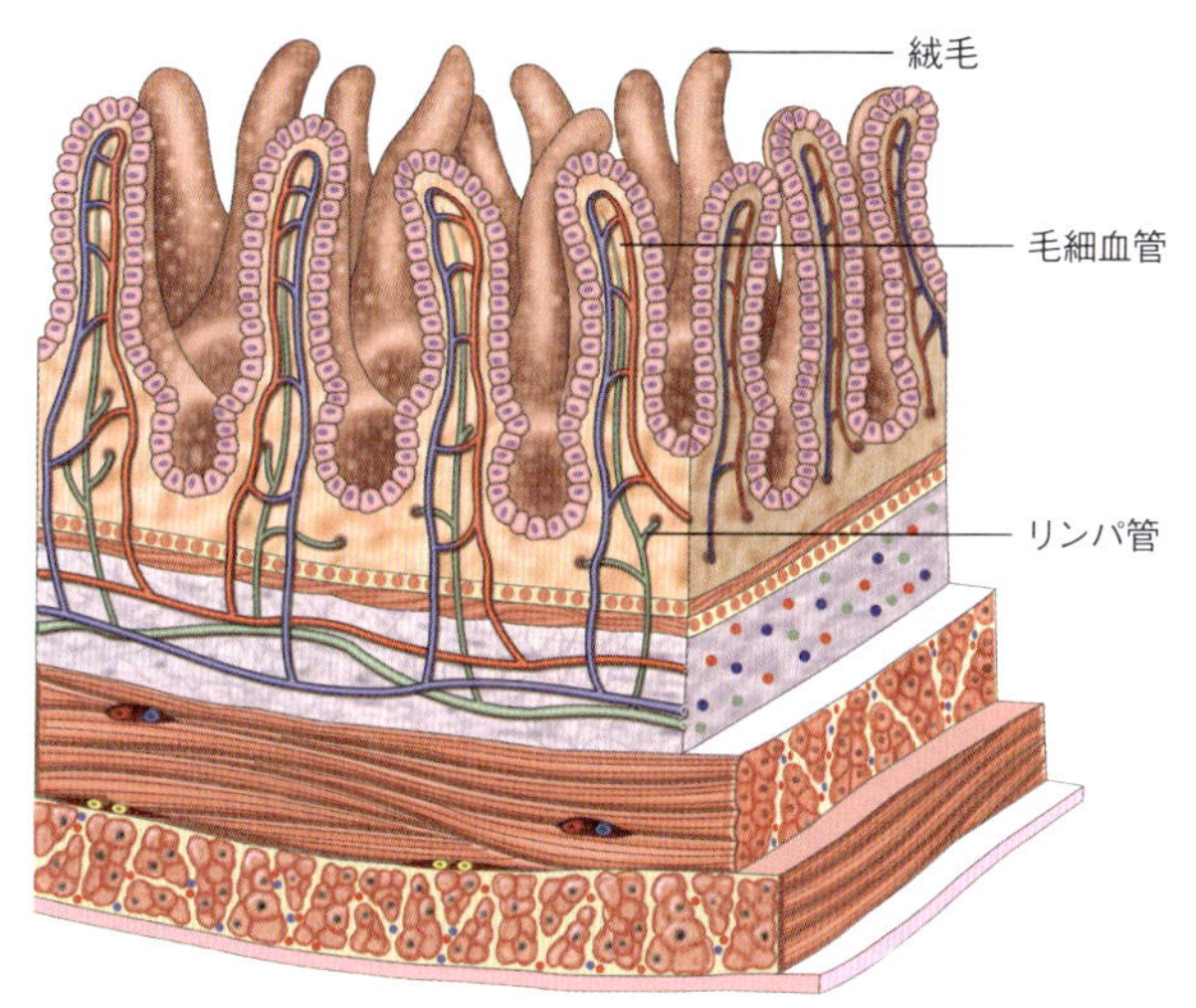

構造について

小腸の壁は、内側から粘膜、輪状筋と縦走筋からなる筋層、漿膜の3層構造をしており、一番外側を腹膜が包んでいる。重力で下がらないように腸間膜によって後腹壁から吊るされているので、腹腔内で自由に動ける。

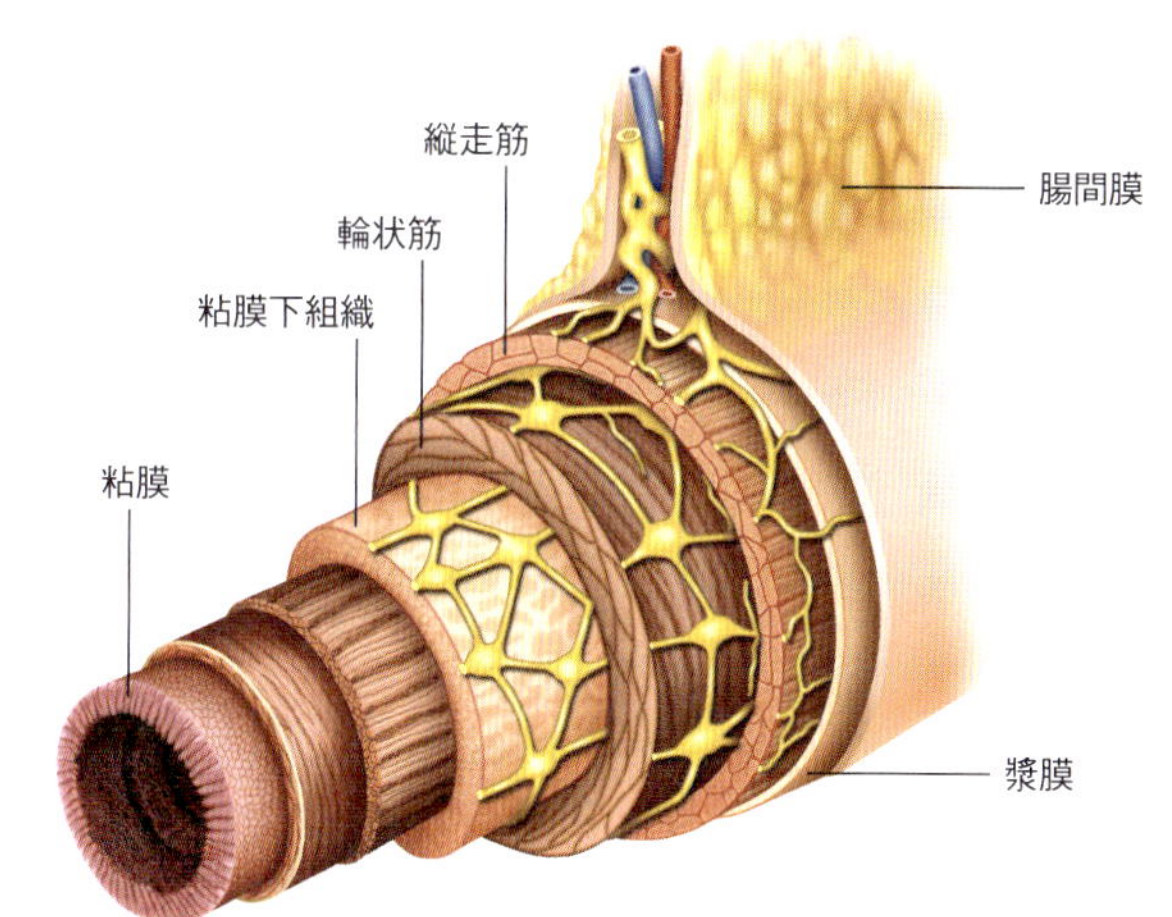

病気について

小腸や大腸などの腸管壁に炎症や潰瘍などができる慢性の炎症性疾患がクローン病。免疫異常が原因と考えられ、潰瘍ができると腸が狭くなったり（狭窄）、腸閉塞を起こしたり、炎症によって腸に穴が開いたり（瘻孔）することがある。

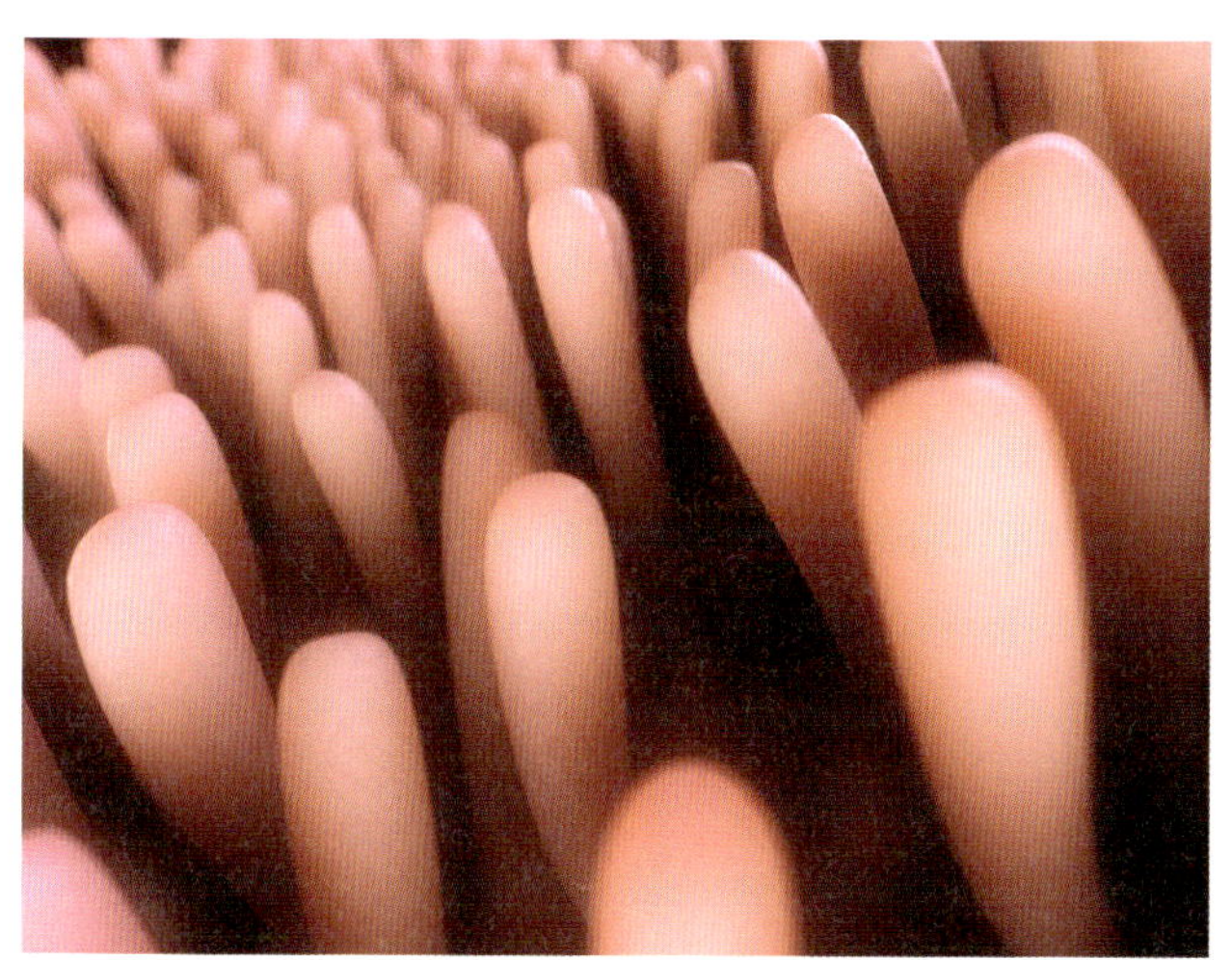

他の臓器との関係

膵臓を包んでいる十二指腸は小腸のはじまりにあたる。胆管と膵管は十二指腸でつながっており、胃から内容物が送られると膵管から膵液、胆管から胆汁が十二指腸に注がれる。十二指腸でも消化ホルモンが分泌され、これらが混ざって本格的な消化がはじまる。

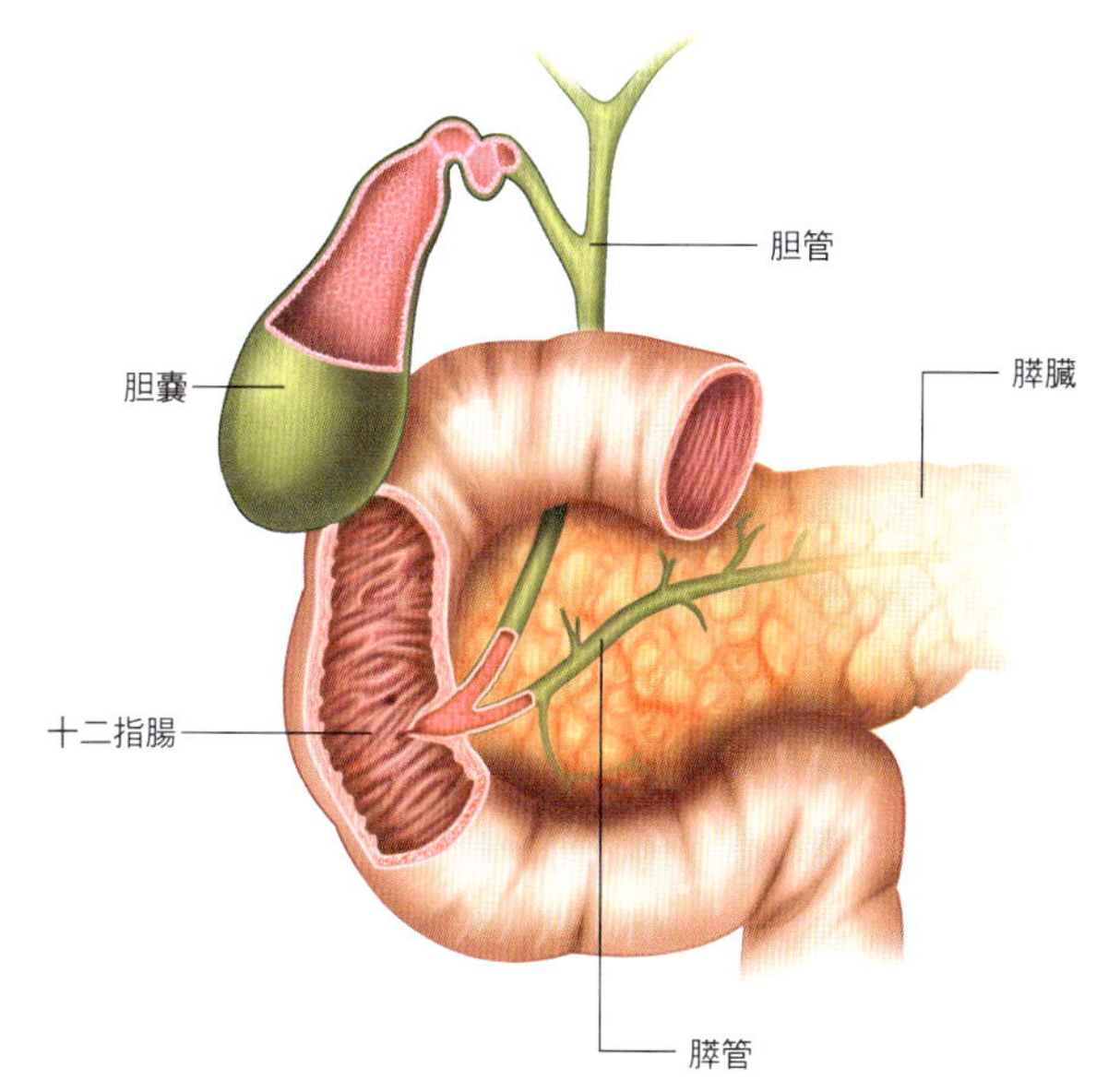

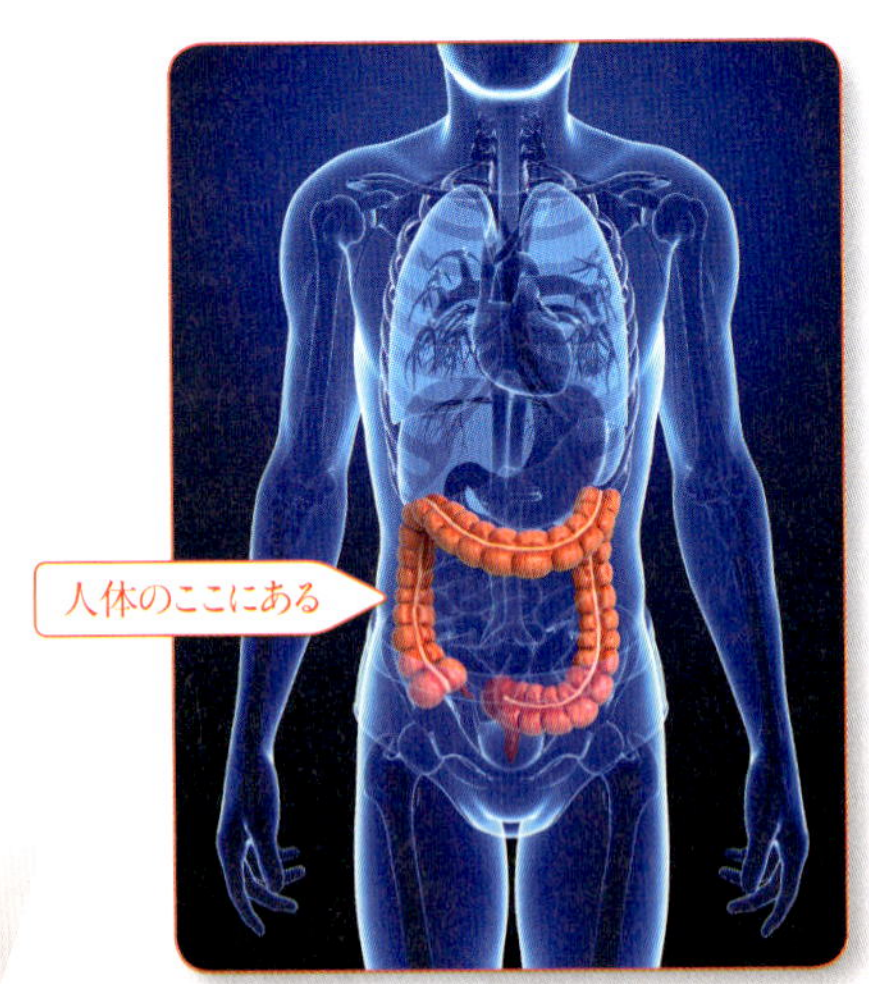

大腸・肛門

Large intestine・Anus

大腸の長さ	約1.5m
虫垂	長さ約6～9㎝
直腸	長さ約15㎝
水分量	約1.2L

水分を吸収して固形化した便をつくる

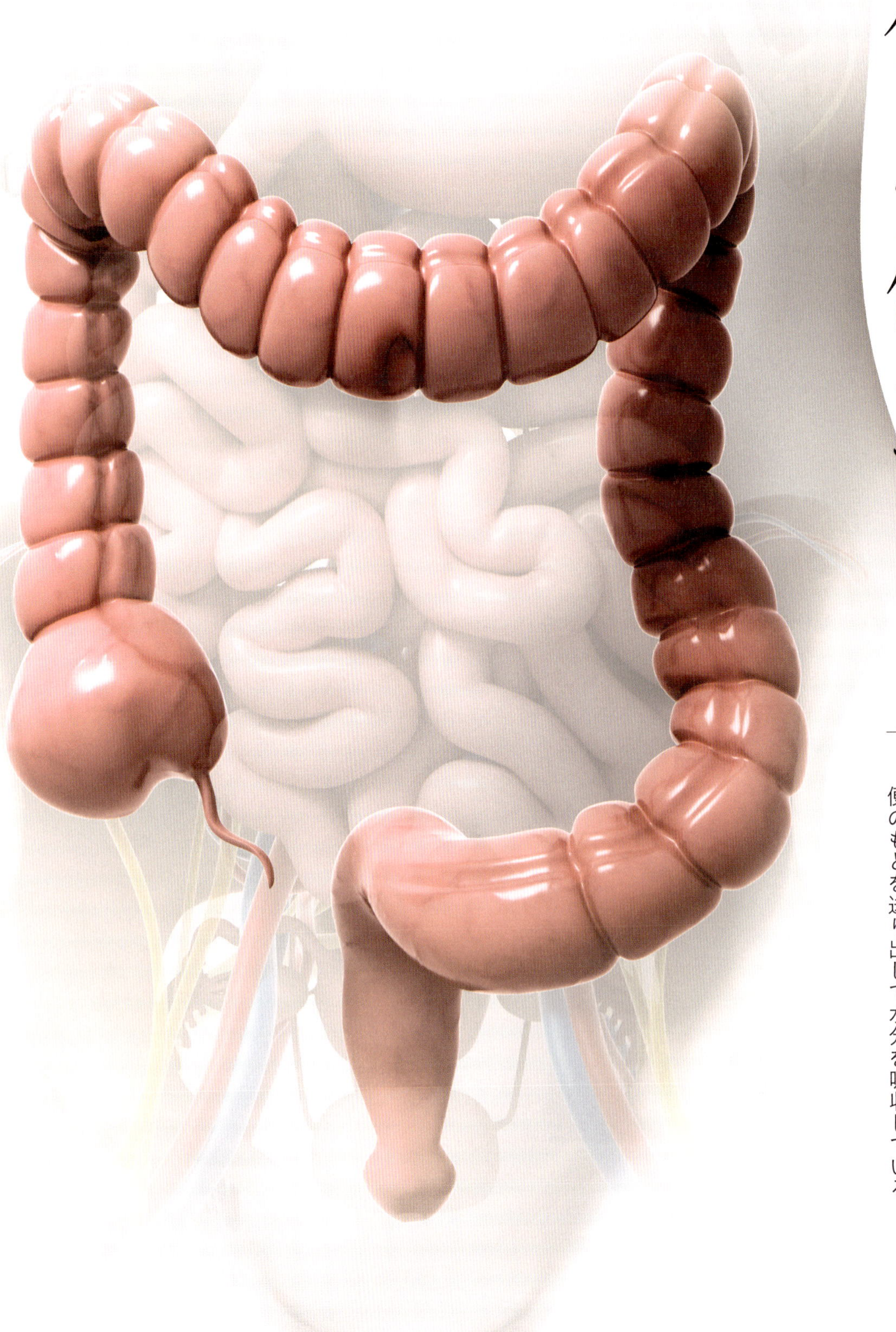

大腸の壁面には一定の間隔で膨らみとくびれがある。蠕動運動によって膨らみでは内容物を溜めておき、くびれでは絞るようにして便のもとを送り出して水分を吸収している。

直腸に達するまでに約1・1Lの水分を吸収

小腸で消化・吸収された消化物の残りと腸壁から脱落した細胞は、1・2Lほどの水分を含んで大腸に送られる。それを蠕動運動により消化管のゴールである肛門に向けて、上行結腸、横行結腸、下行結腸、S状結腸と進むうちに水分と電解質を吸収し、直腸に達するまでに約0・1Lの水分を含んだ固い便にしている。それを肛門から排泄するのが大腸の役目。

大腸では栄養素の吸収はほとんど行わないため、小腸よりも太いわりには管壁が薄く、また小腸粘膜のようなしくみも必要ないので輪状ひだや絨毛はない。

しかし、便をつくるには残りの栄養素をさらに分解する必要がある。そこで、大腸に住み着いている腸内細菌に、残りの固形物は分解してもらっている。このときに発生したガスが、オナラのもとになっている。

機能について

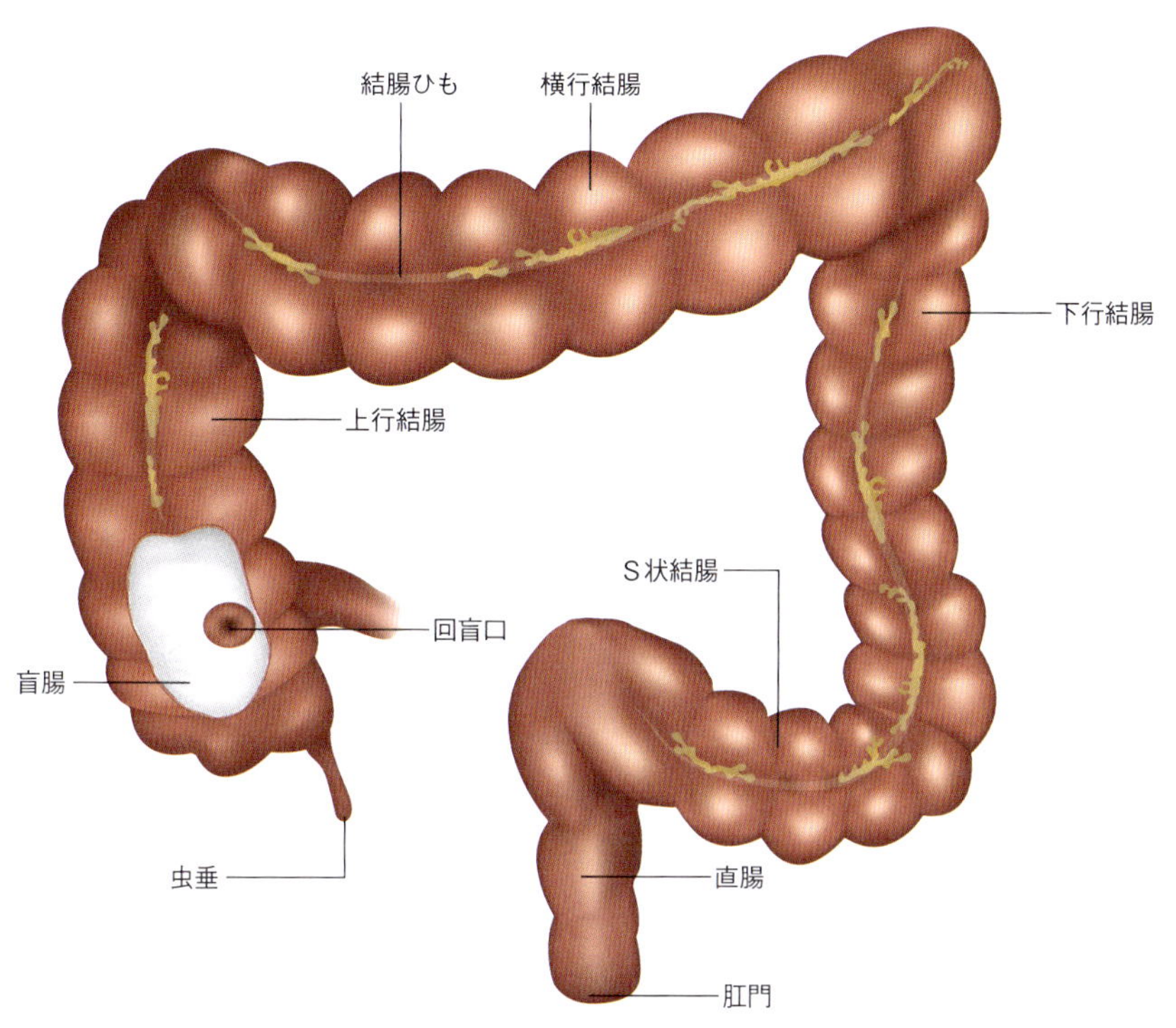

大腸は盲腸、結腸（上行結腸、横行結腸、下行結腸、S状結腸）、直腸からなり、小腸と大腸の連結部分の盲腸には、消化物の逆流を防ぐ回盲弁がついている。外側の結腸には縦に走る3本の平滑筋からなるスジ（結腸ひも）があり、これに手繰られて縦方向に蛇腹状となっている。内側の筋層には輪状平滑筋からなる半月ひだが不規則にあり、結腸ひもの平滑筋とともに収縮することで生じる。

病気について

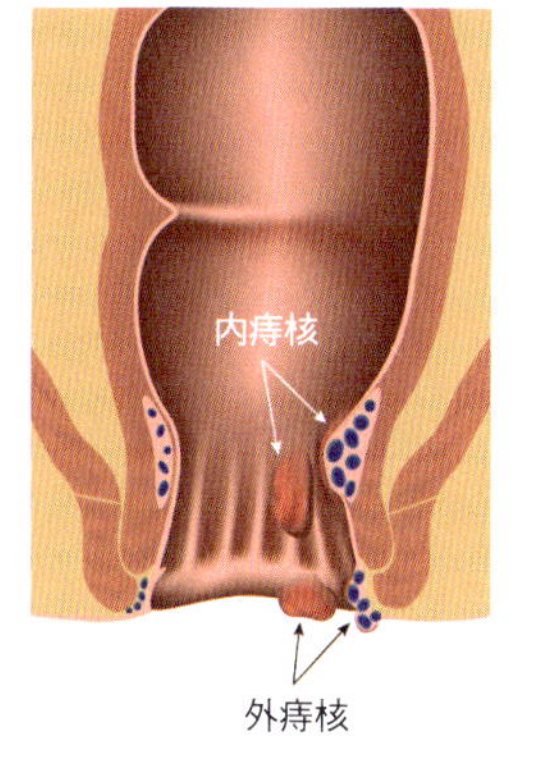

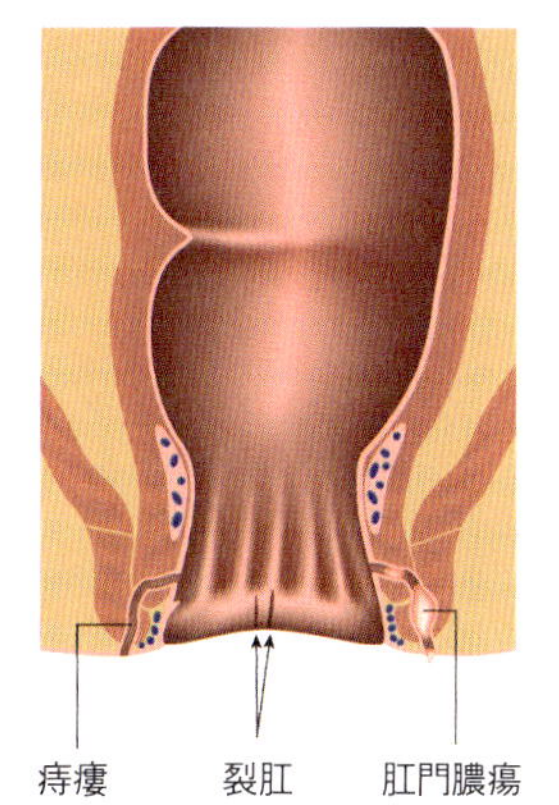

肛門周辺に起きる病気の総称を痔という。肛門の周囲にある静脈がうっ血しコブ状になったものが痔核（いぼ痔）で、肛門の内側にできるのが内痔核、外側にできるのが外痔核。便秘で硬い便が出るときに肛門が切れるのが裂肛（切れ痔）。直腸と肛門の間にある窪みに炎症が起き、潰瘍をつくって膿が溜まり、それが進行して括約筋を貫き肛門周辺の皮膚上に孔が開くのが痔瘻。

ズームアップ

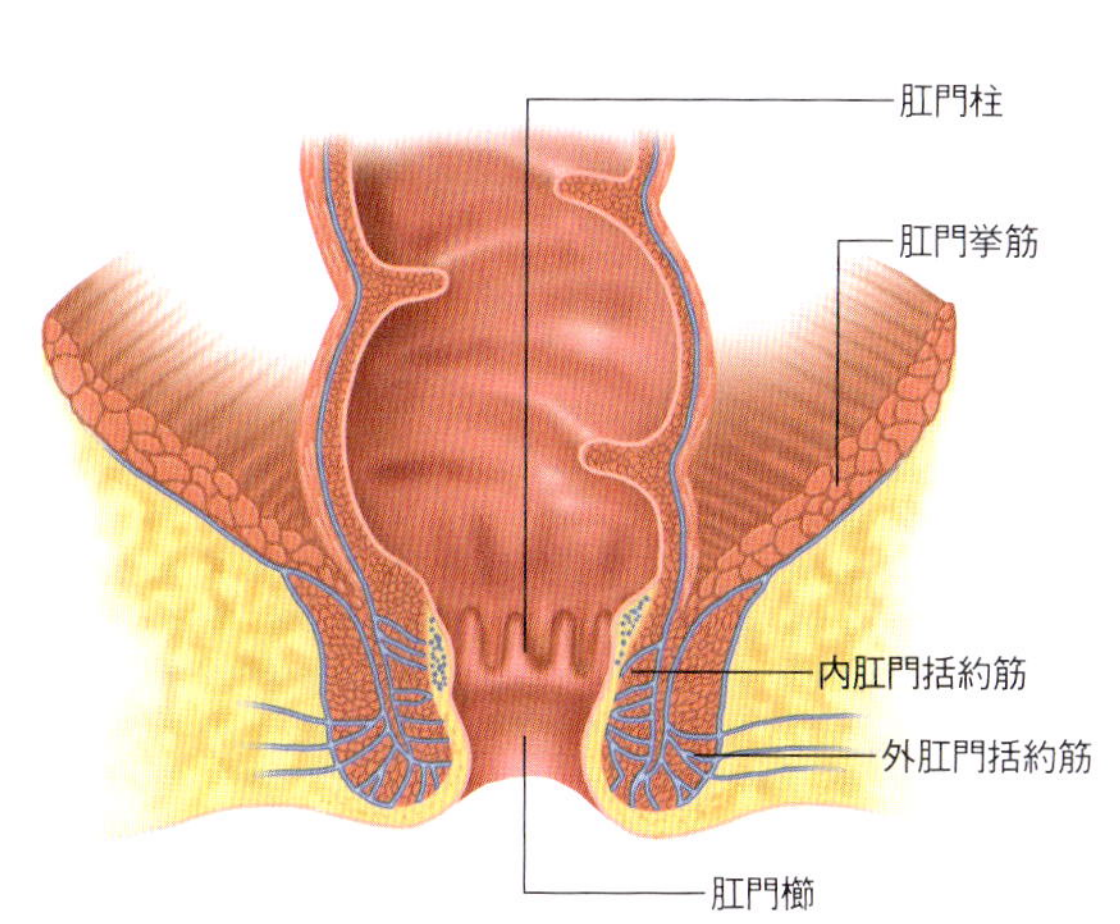

直腸とつながる肛門は、消化管の最末端にあたる。ここには、意思とは関係なく働く内肛門括約筋と、意思で開閉できる外肛門括約筋がある。直腸に便が送られると、無意識に内肛門括約筋が緩められ便意を催し、外肛門括約筋を緩めて排泄している。トイレを我慢しているときは、自分の意思で外肛門括約筋を締めている。

多種多様な仕事をこなす人体のコンビナート

肝臓

Liver

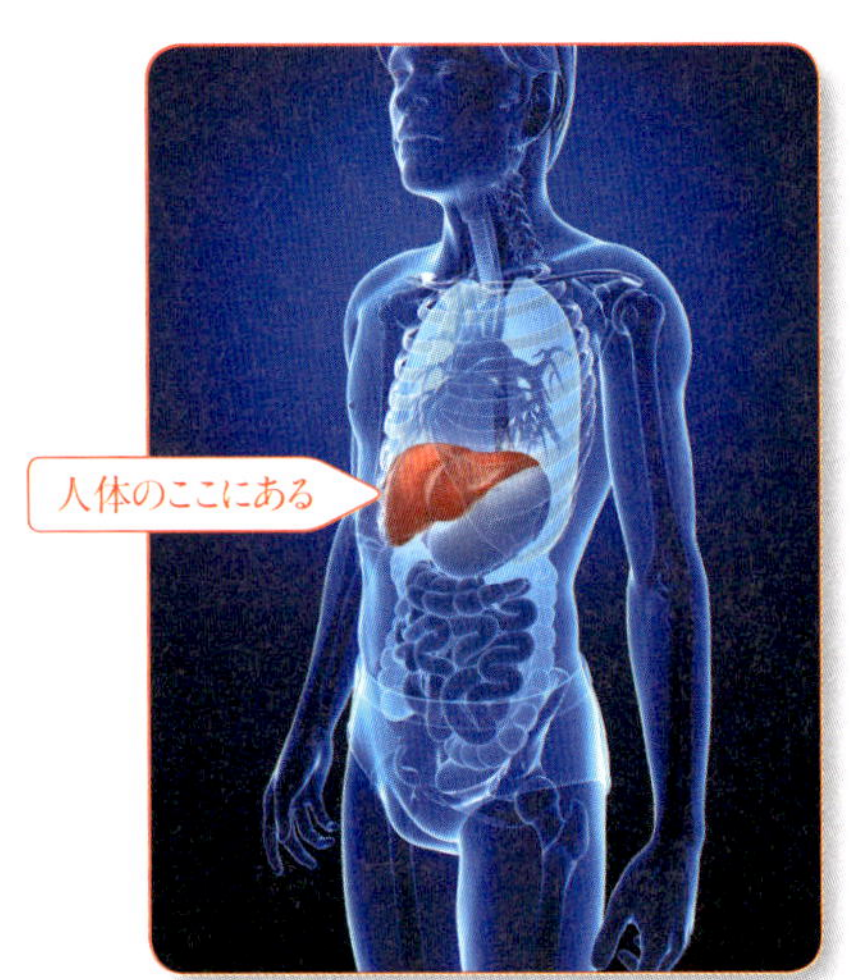

重さ：	約1000～1500g
長さ：	左右約25㎝、前後約15㎝、高さ約15㎝
肝臓に供給される血液量：	1分間に約1000～1800ml
胆汁の分泌量：	成人で1日約1000ml

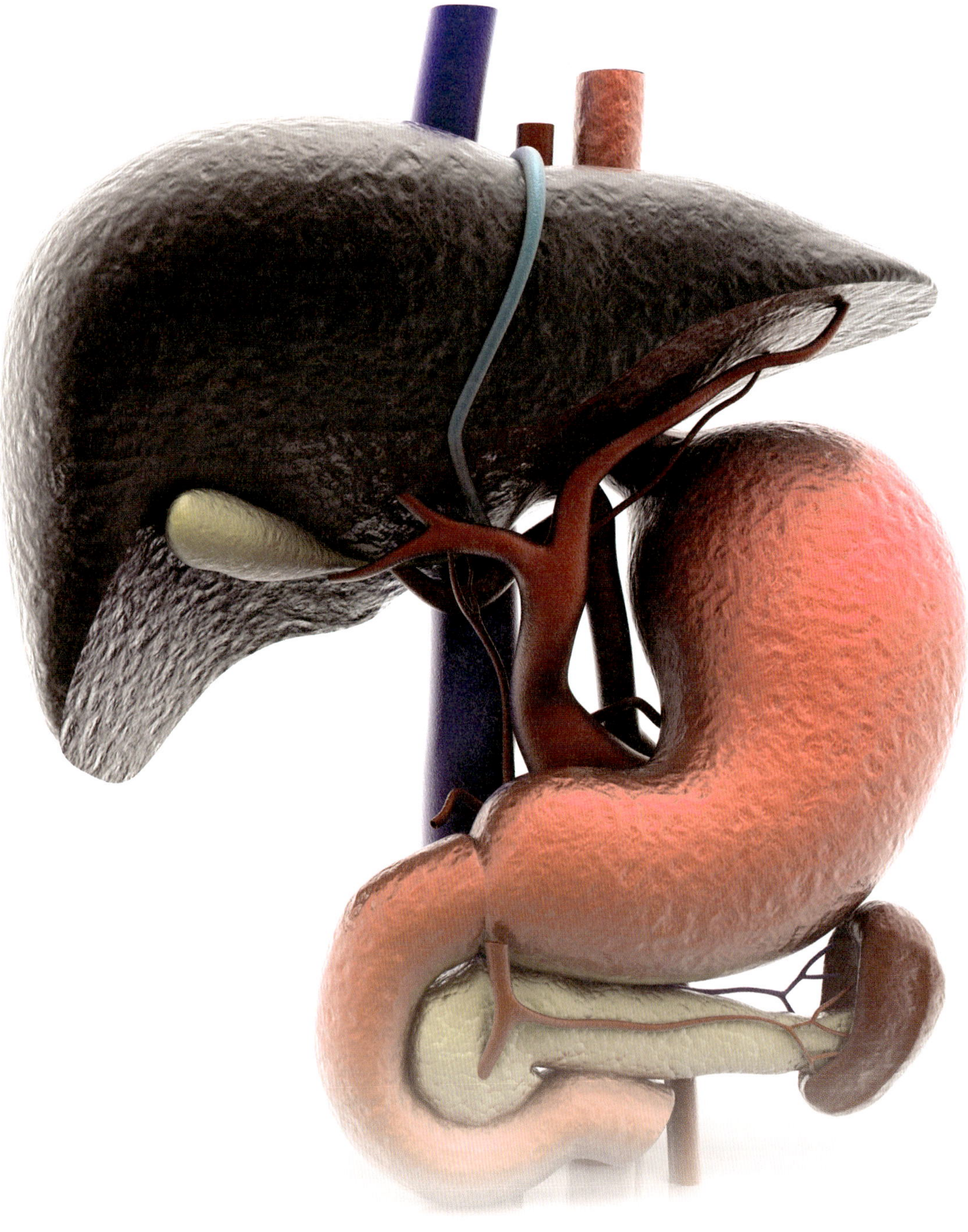

吸収した栄養素の分解と合成、貯蔵、有害物質の解毒、消化を助ける胆汁の生産など、生命維持に欠かせないさまざまな働きを担っている。中でも大きな役割が物質の代謝と排泄。

摂取した栄養素をつくり変える物質代謝の中枢

食事で摂った栄養素は、そのまま体内で使えるわけではない。例えばエネルギー源である炭水化物は、胃腸で消化吸収されて単糖類にまで分解された後、肝臓に送られる。これを化学処理してブドウ糖につくり変えて血液中に放出し、全身に供給しているのが肝臓。このとき、余分なブドウ糖はグリコーゲン（単糖類の集合体）という物質に変えて肝臓に貯蔵し、空腹時にはグリコーゲンをブドウ糖に戻して血液中に放出している。このように体内で起こる化学反応が代謝である。

また、体内で不要になったもののうち、水に溶けないものは肝臓で水に溶けるように処理した後、胆汁となっていったん胆嚢に溜めてから腸に送るという排泄作業も担っている。

このほか体に有害な物質も代謝して、無害な形にしてから胆汁に分泌する解毒も行っている。

構造について

肝臓は、他の臓器と異なる独特の血液循環系をもっている。肝臓が働くために必要な酸素や栄養を補給する固有肝動脈と、胃や腸、膵臓、脾臓からの血液を肝臓に送るために働く門脈が通っている。また、間膜で右葉と左葉に分かれており、それぞれに1本ずつ胆汁の輸送管である肝管が通っている。

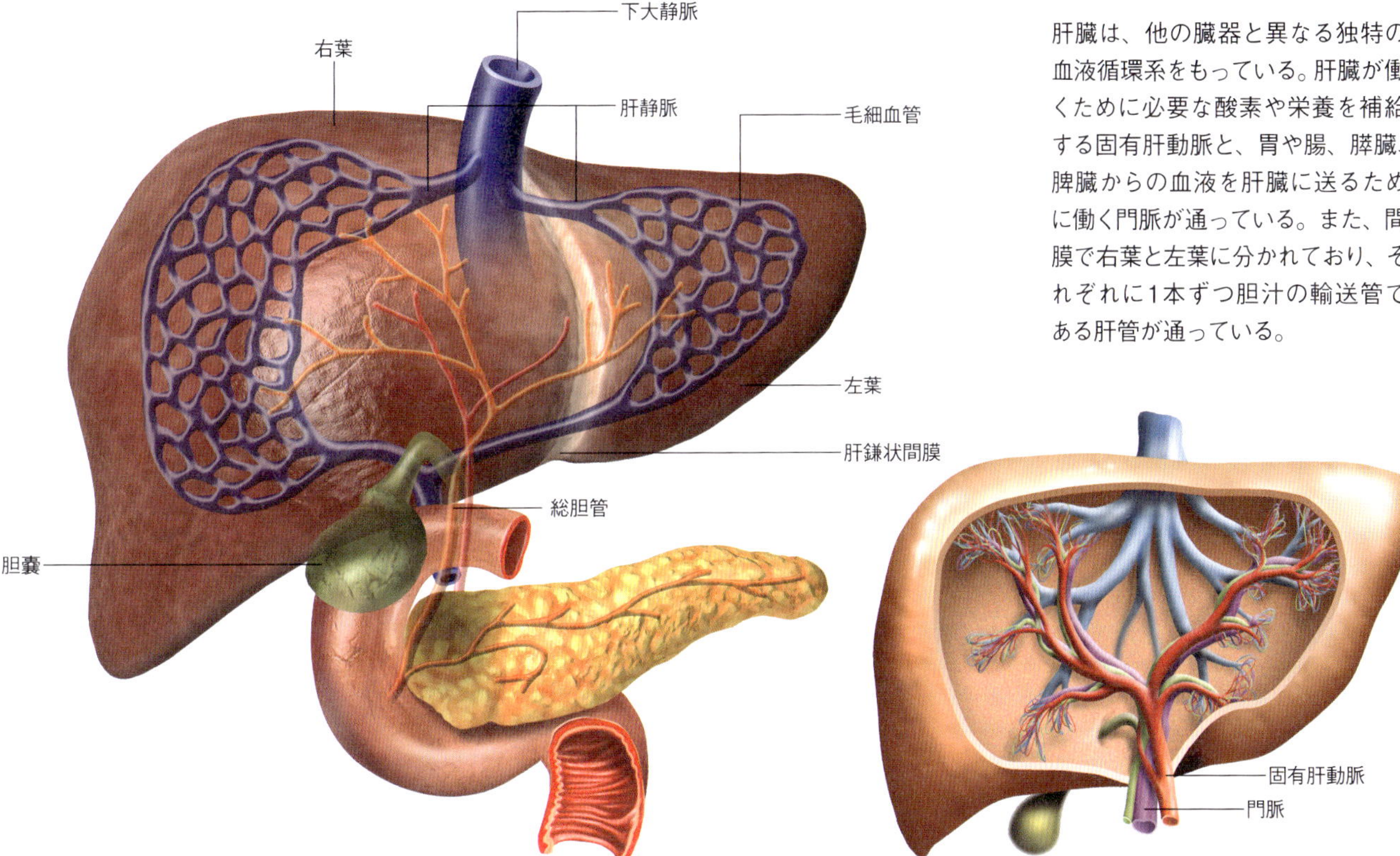

病気について

健康な肝臓は、やわらかくて筋張ったところがない。しかし、炎症などによる傷害が繰り返し起こると、結合組織の線維が肝臓の組織の中に増えて硬くなる。これが肝硬変の状態で、硬くなった肝臓は元に戻ることはないため肝機能は低下したままになる。肝硬変は、肝がんになるリスクがきわめて高い。

ズームアップ

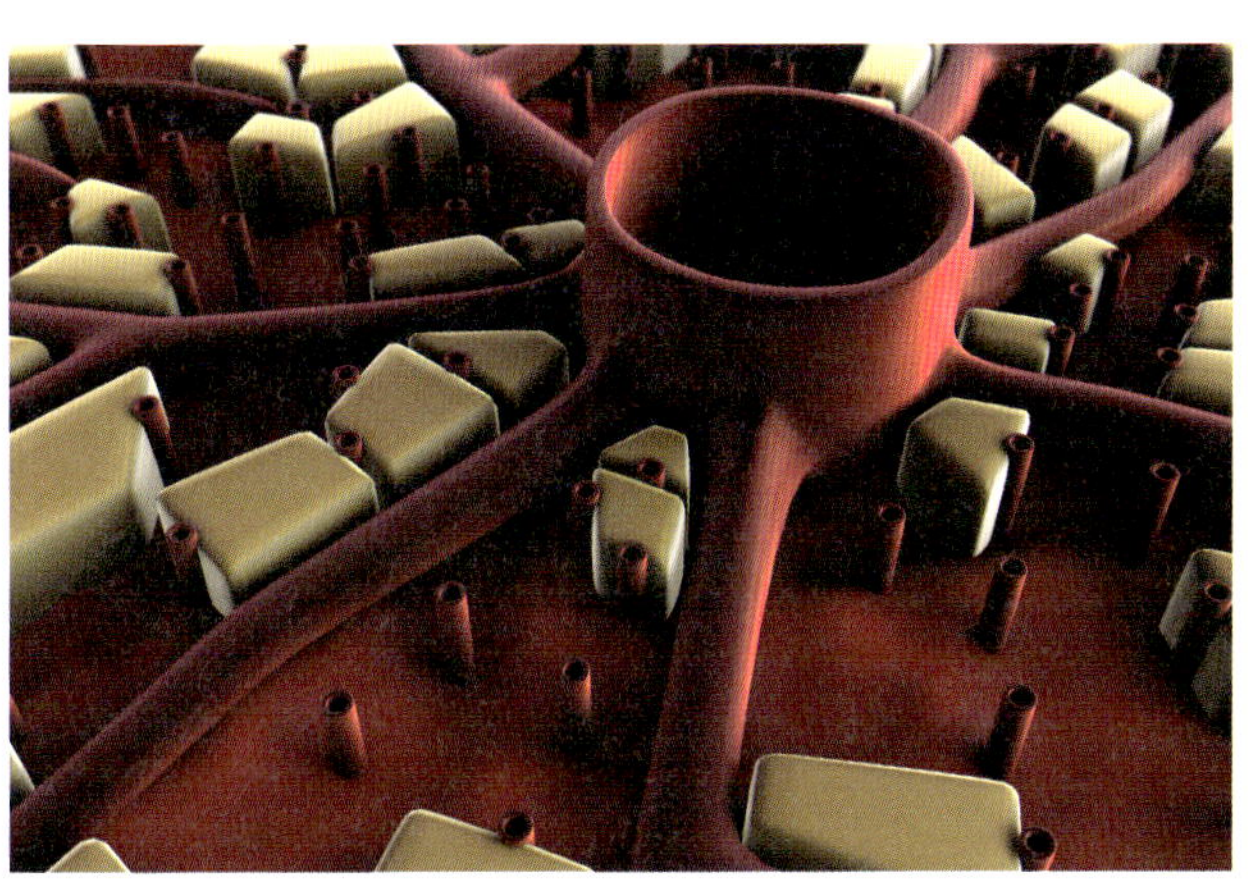

肝臓の基本単位は、数十万個の肝細胞がヒモでつながれたような形でまとまった六角形をした肝小葉。これは1〜2㎣ほどの大きさで、それらの細い隙間には毛細血管が無数に走っている。また、肝動脈血と門脈血からの栄養素も、この中を流れる間に化学処理された後、肝静脈を経て下大静脈に送られる。

消化液とホルモン分泌の2つの機能をもつ

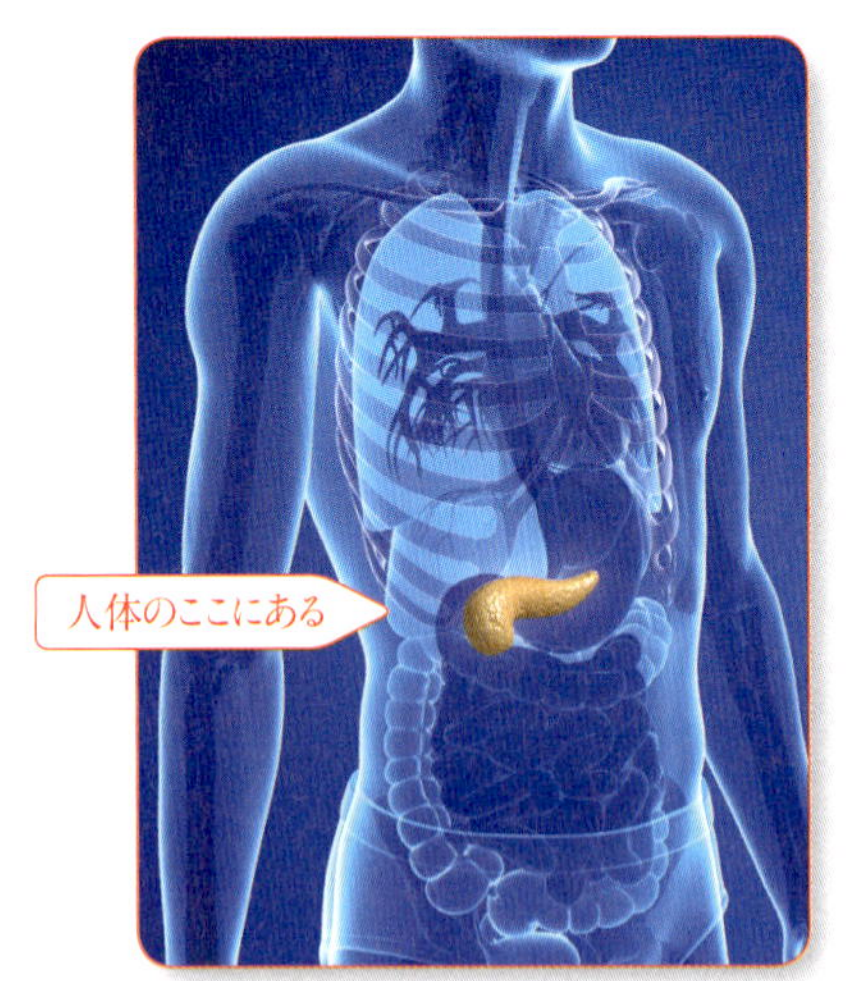

膵臓

Pancreas

長さ：約15㎝
頭部の厚さ：約3㎝
重さ：約70～100g
分泌される膵液の量：成人で1日約700～1000ml

血糖値をコントロールしているだけではない。糖質を分解するアミラーゼ、タンパク質を分解するトリプシン、脂肪を分解するリパーゼなどの消化酵素を含んだ膵液を分泌して消化を助ける。

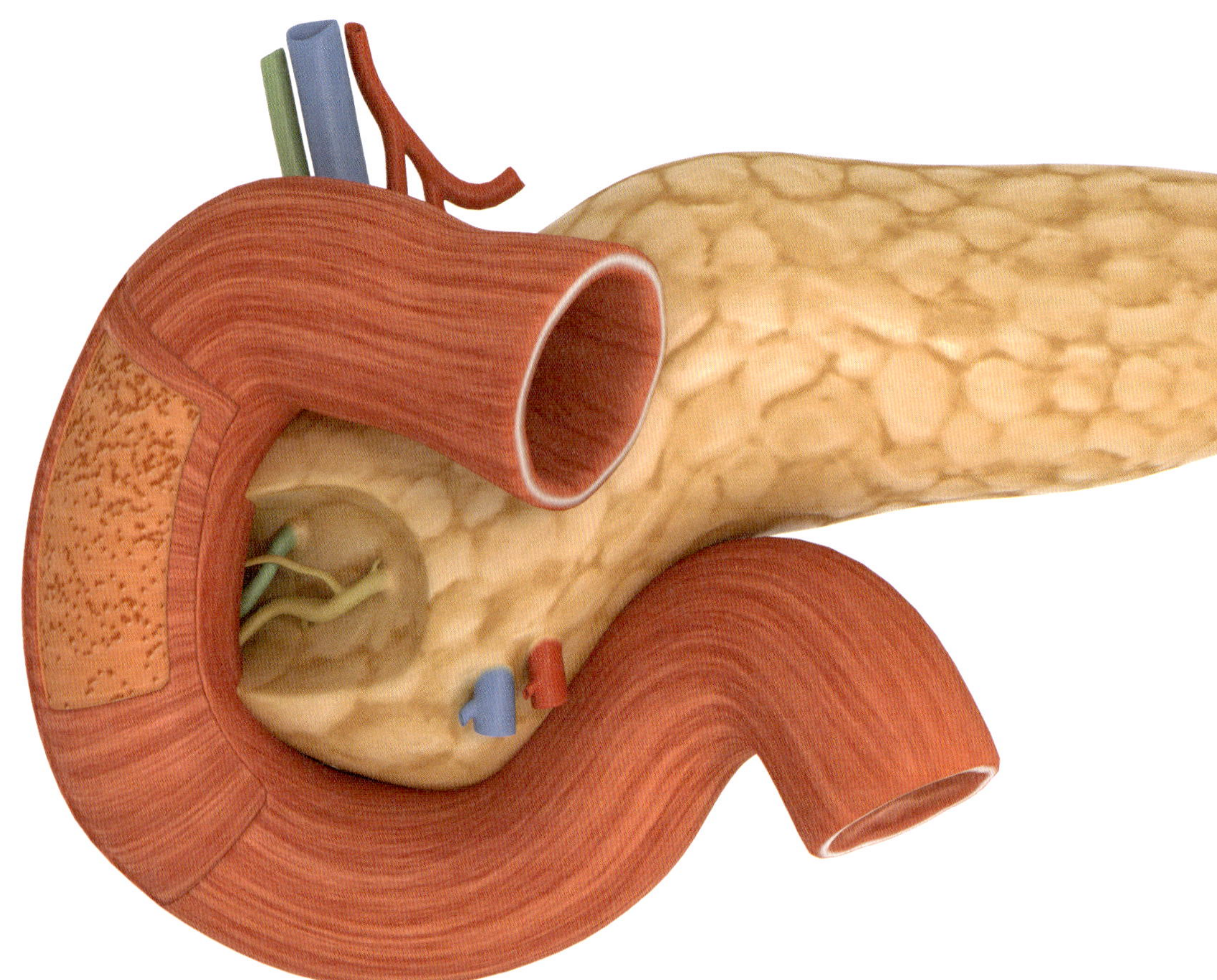

膵液を分泌して本格的な消化を助ける

膵臓は、消化を助ける膵液の外分泌と、インスリンやグルカゴンを分泌する内分泌という2つの機能をもっている。

食物が胃から十二指腸に入ると、十二指腸の粘膜では消化管ホルモンがつくられる。これが膵臓と胆嚢を刺激して、膵液と胆汁が十二指腸に注がれて本格的な消化を助けている。膵液にはタンパク質やデンプン、脂肪などを分解する消化酵素が含まれている。また、膵液は胃液の酸を中和して腸粘膜を保護している。

膵臓のランゲルハンス島からは、糖代謝に必要なインスリンやグルカゴンなどのホルモンが分泌されている。インスリンは、血液中のブドウ糖をエネルギー源として利用するように促す働きをしている。

一方、グルカゴンは、血糖値が下がったときに上げる働きをしている。

断面を見る

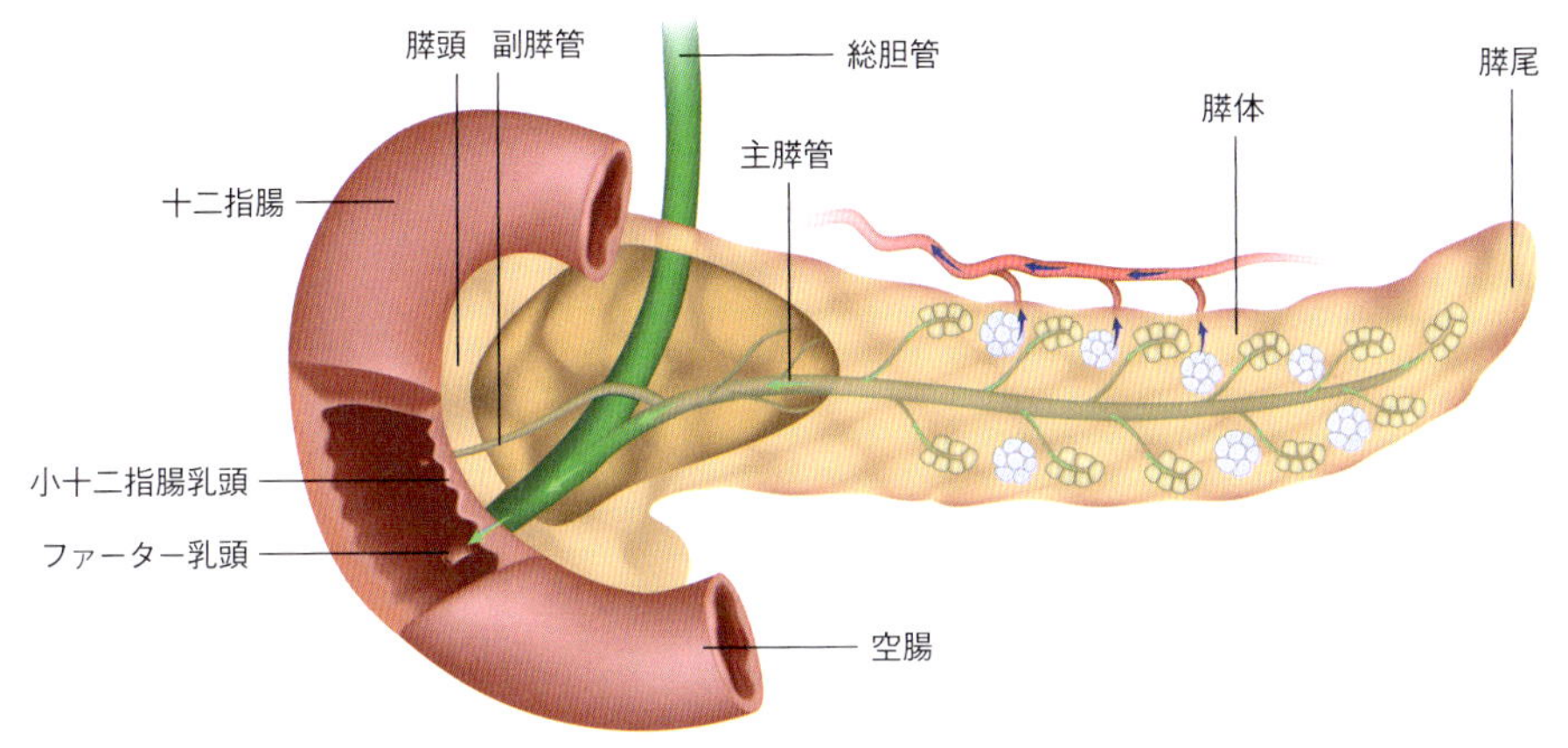

胃の裏側にあり、C字形に曲がった十二指腸に膵臓の頭部がピッタリとはまり込んでいる。十二指腸の内側には肝臓からの総胆管と膵臓からの主膵管の共通の出口を取り巻くファーター乳頭と、膵臓の副膵管の開口部である小十二指腸乳頭の開口部があり、胃から粥状になった食べ物が運ばれてくると、胆汁や膵液が十二指腸内に分泌される。

病気について

食事をして血液中のブドウ糖濃度（血糖値）が上がると、膵臓からインスリンが分泌される。組織の細胞表面にはインスリンを取り入れる受容器があり、インスリンが結合するとブドウ糖が細胞内に取り込まれる。糖尿病は、インスリンの分泌が減少したり、作用不足のためにブドウ糖が細胞に取り込まれず、血液中に溢れた状態。先天的にインスリンが欠乏しているのがⅠ型糖尿病、生活習慣によって後天的にインスリンの作用が低下したのがⅡ型糖尿病。

健康な膵臓の働き

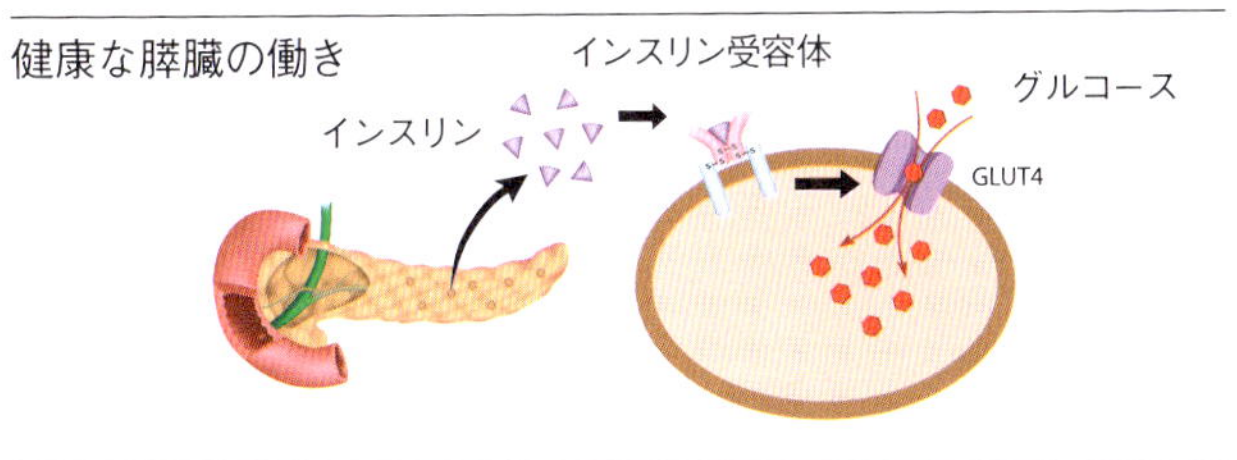

Ⅰ型糖尿病

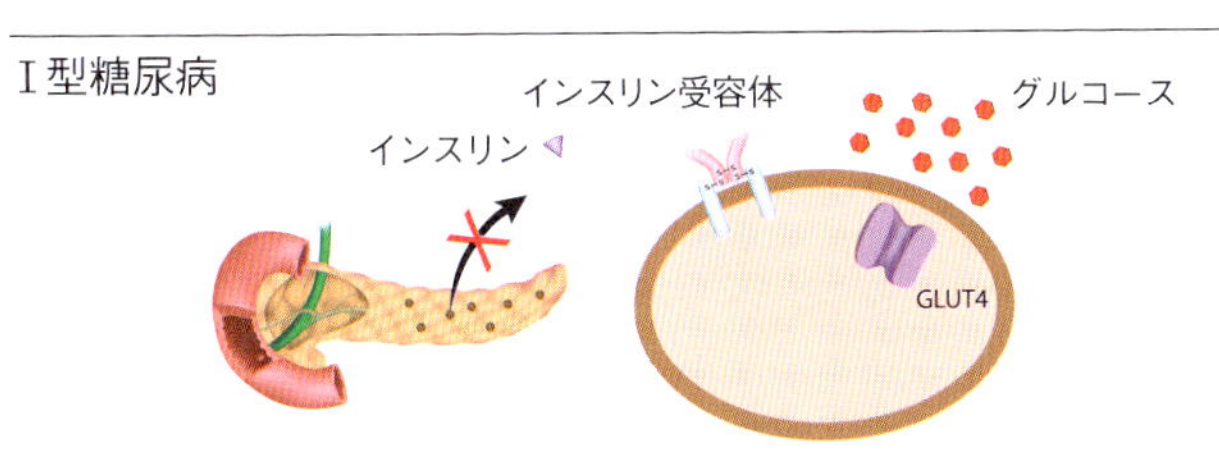

Ⅱ型糖尿病

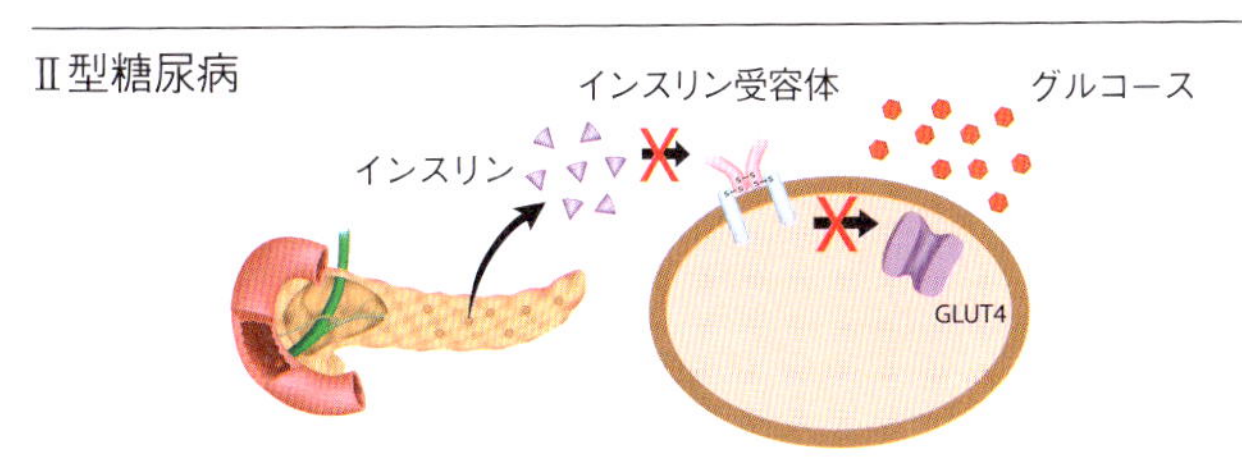

クローズアップ

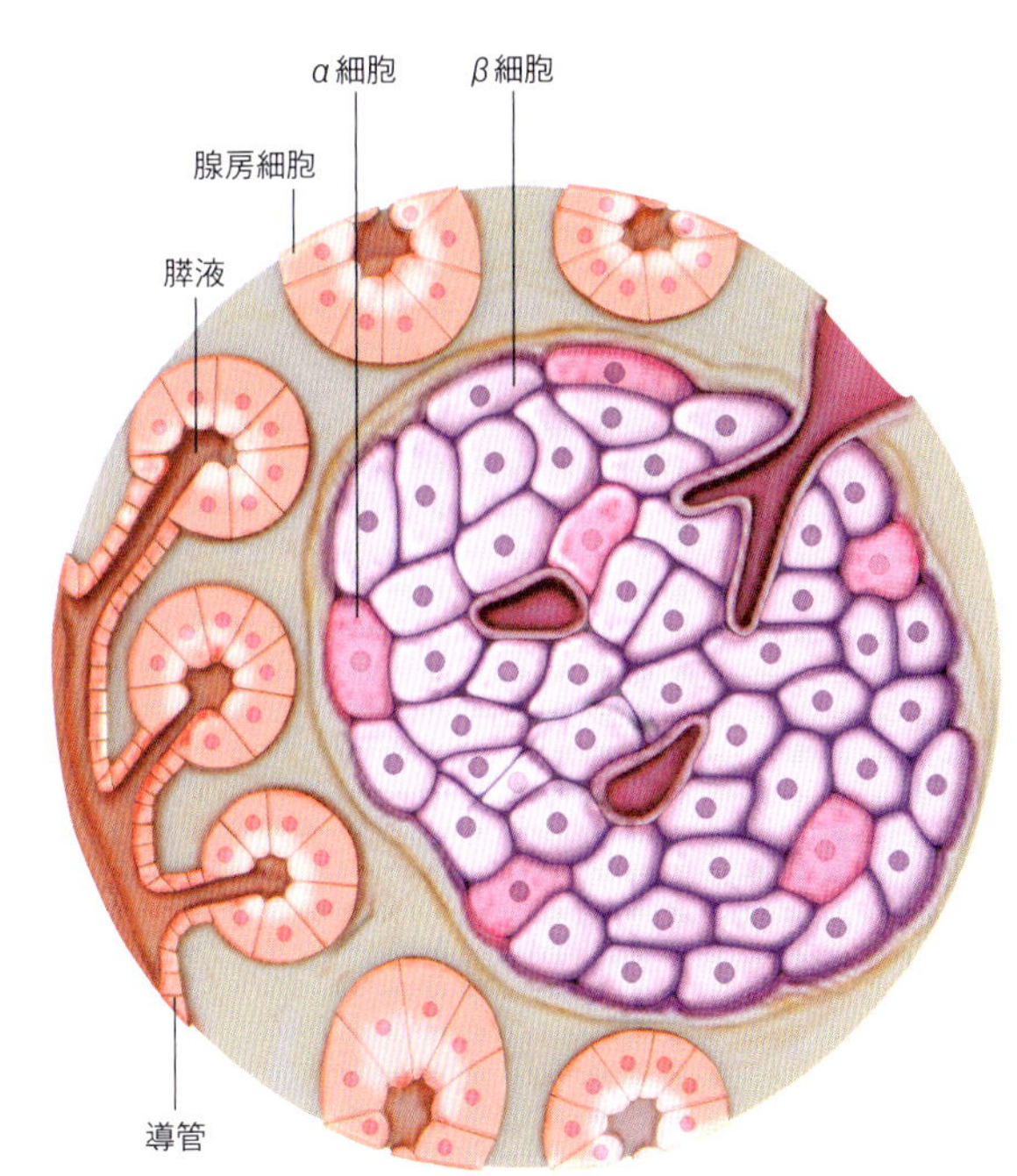

膵臓内にはランゲルハンス島と呼ばれる内分泌細胞の集まりがある。この集団のα細胞からは血糖値を上げるグルカゴン、β細胞からは血糖値を下げるインスリンという、正反対の性質をもつホルモンが分泌され血糖値を調整している。また、外分泌の組織である腺房細胞では消化酵素が分泌され、導管から送られている。

空気の通り道で、呼吸器と感覚器の仕事を分ける

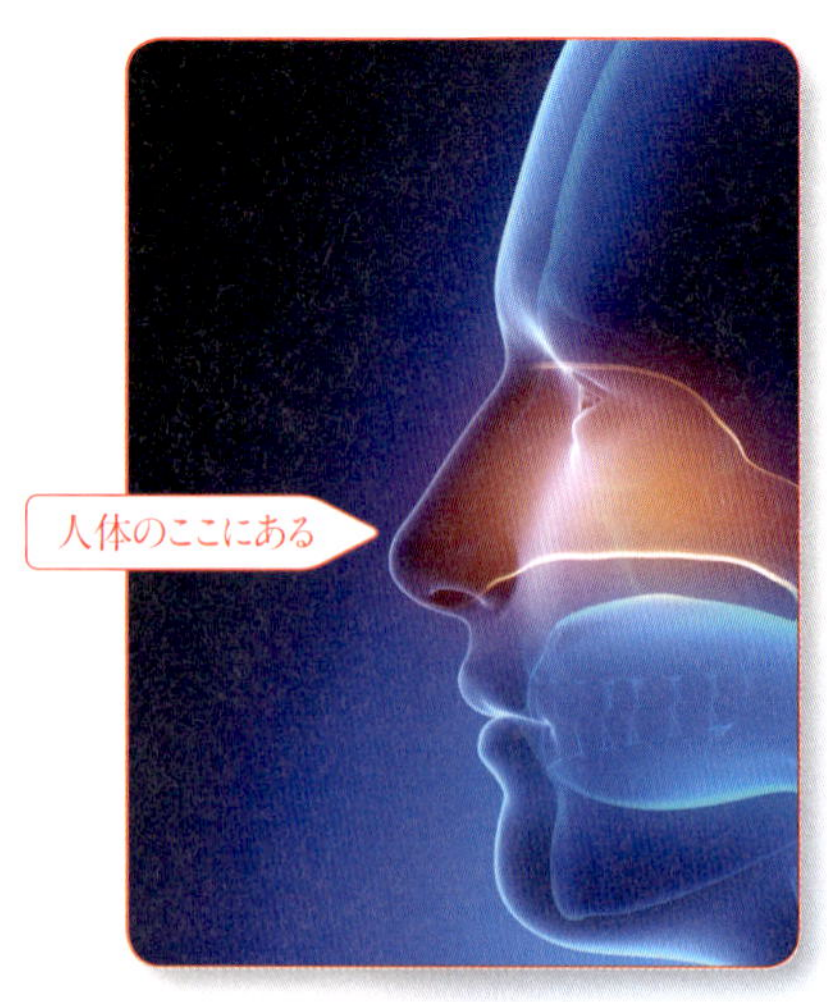

鼻
Nose

嗅細胞の数：	約500万個
ニオイの識別：	約3000～1万種類
鼻を通過した空気：	温度約25～37℃、湿度約35～80%、通過中に約60～70%のゴミが除かれる
鼻水の量：	1日約1000ml

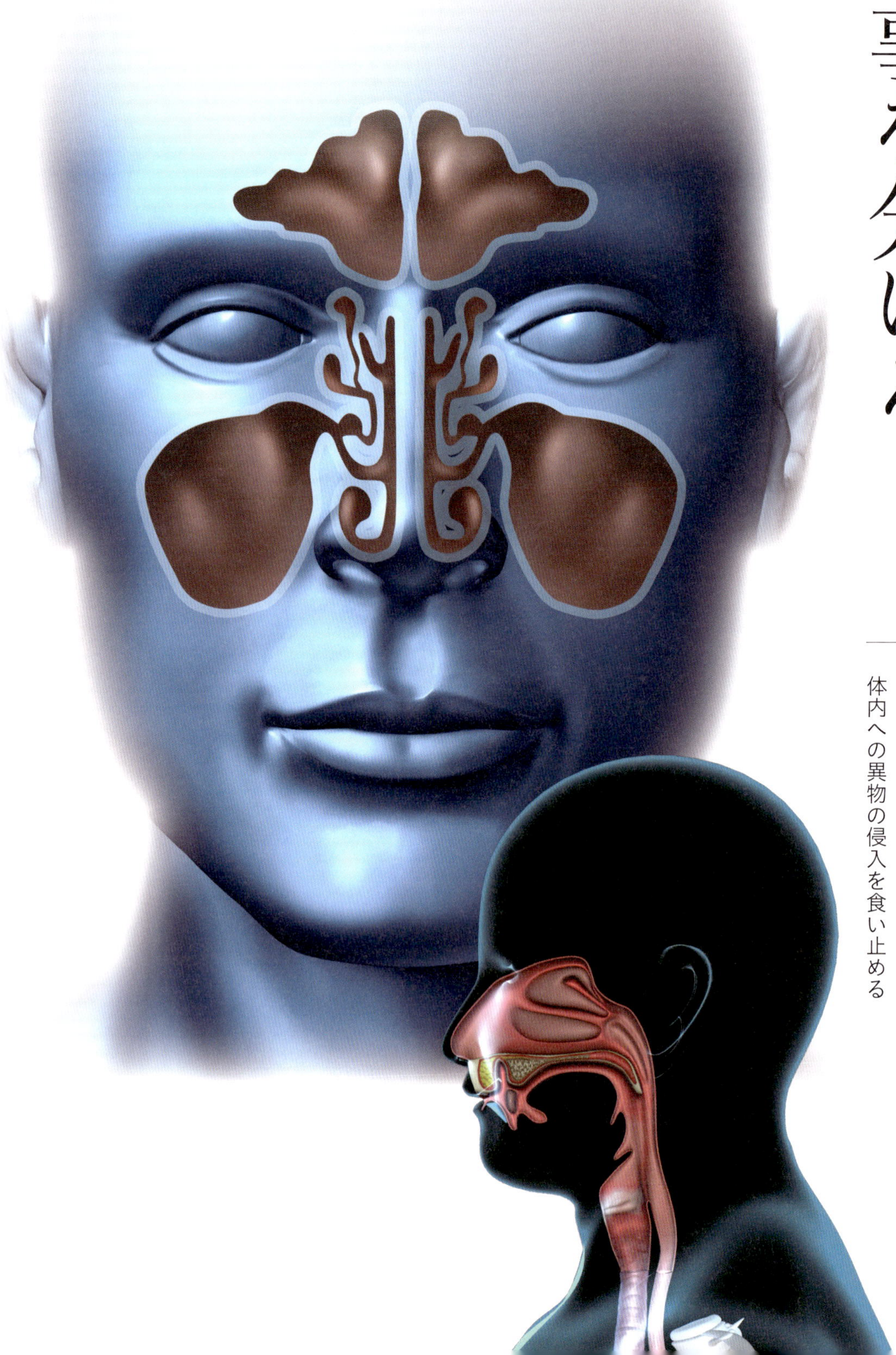

体にとって有害と無害を嗅ぎ分けて危険を回避するだけでなく、吸い込んだ空気を浄化して体内への異物の侵入を食い止める

鼻毛1本にも役割がある
エアコン機能を持った鼻

鼻は、ニオイを嗅いだりする嗅覚器官であるとともに、空気を取り入れる呼吸器官でもある。

鼻の奥には鼻腔という大きな空間が広がっている。鼻中隔という壁を境に左右に分かれ、それぞれに粘膜で覆われた3つのヒダ（上・中・下鼻甲介）がある。これにより上鼻道、中鼻道、下鼻道という3層の空気の通り道ができ、吸い込んだ空気は主に上鼻道を通って肺に向かい、吐き出した空気は主に中鼻道と下鼻道を通って排出される。

鼻腔は単に空気の通り道であるだけでなく、吸い込んだ空気のチリやほこりを吸着して除去する働きがある。鼻毛は、エアフィルターの役目を果たし、吸着物が固まったものが鼻クソ。

また、粘膜には毛細血管が密集していることで、気管支や肺に冷たい空気が入らないように加温・加湿して守っている。まさに人体のエアコンといえる。

断面を見る

鼻腔の中は中央に鼻中隔、両側に側壁があり、側壁の周りには副鼻腔と呼ばれる空洞（前頭洞、蝶形骨洞、篩骨(しこつ)洞、上顎洞）がある。これは鼻腔とつながり、空気の交換を行う連絡通路になっている。鼻腔の後ろには耳とつながる耳管という管が通っている。

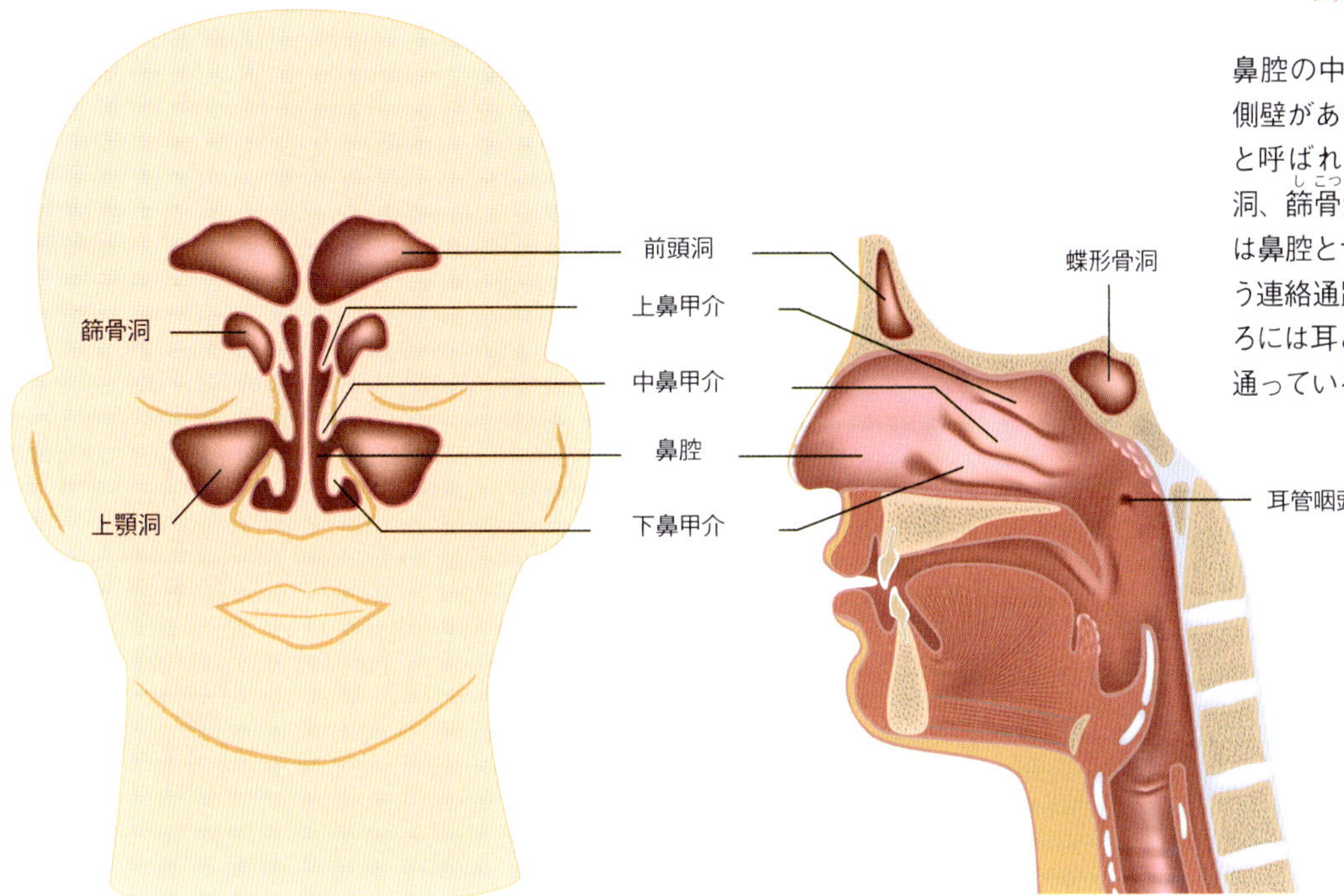

生命を支える臓器たち

呼吸器系

もっと知る

軟骨だから外力による損傷を最小限に抑えられる

触ると硬い鼻根部は鼻骨という骨だが、鼻梁の下のほうからは軟骨になっている。耳と同様に、鼻も顔から突き出している構造のため、外力によって損傷しやすい。そのために弾力性のある軟骨で、損傷しにくいようになっている。また、軟骨性で多少動くので、鼻孔を大きく開くことができるというメリットもある。

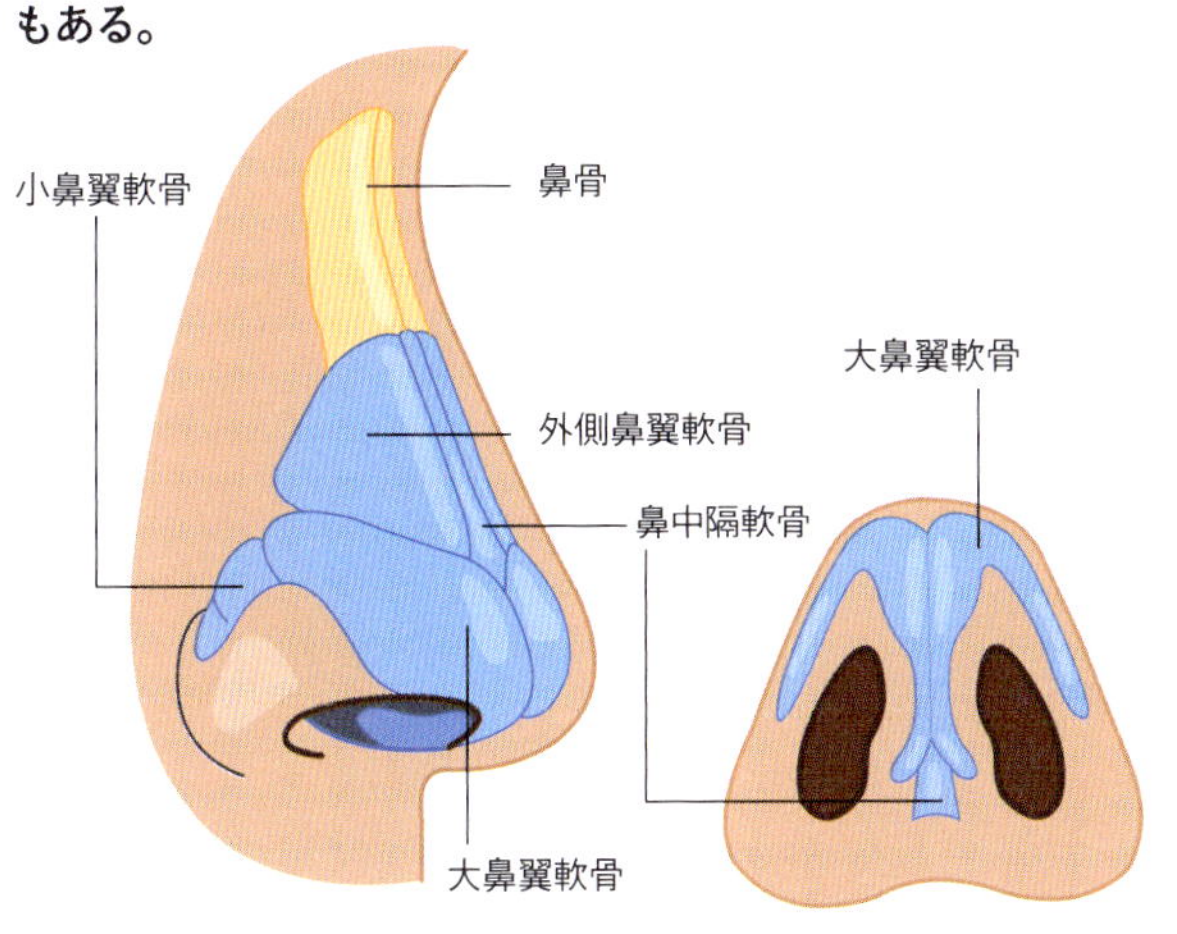

ズームアップ

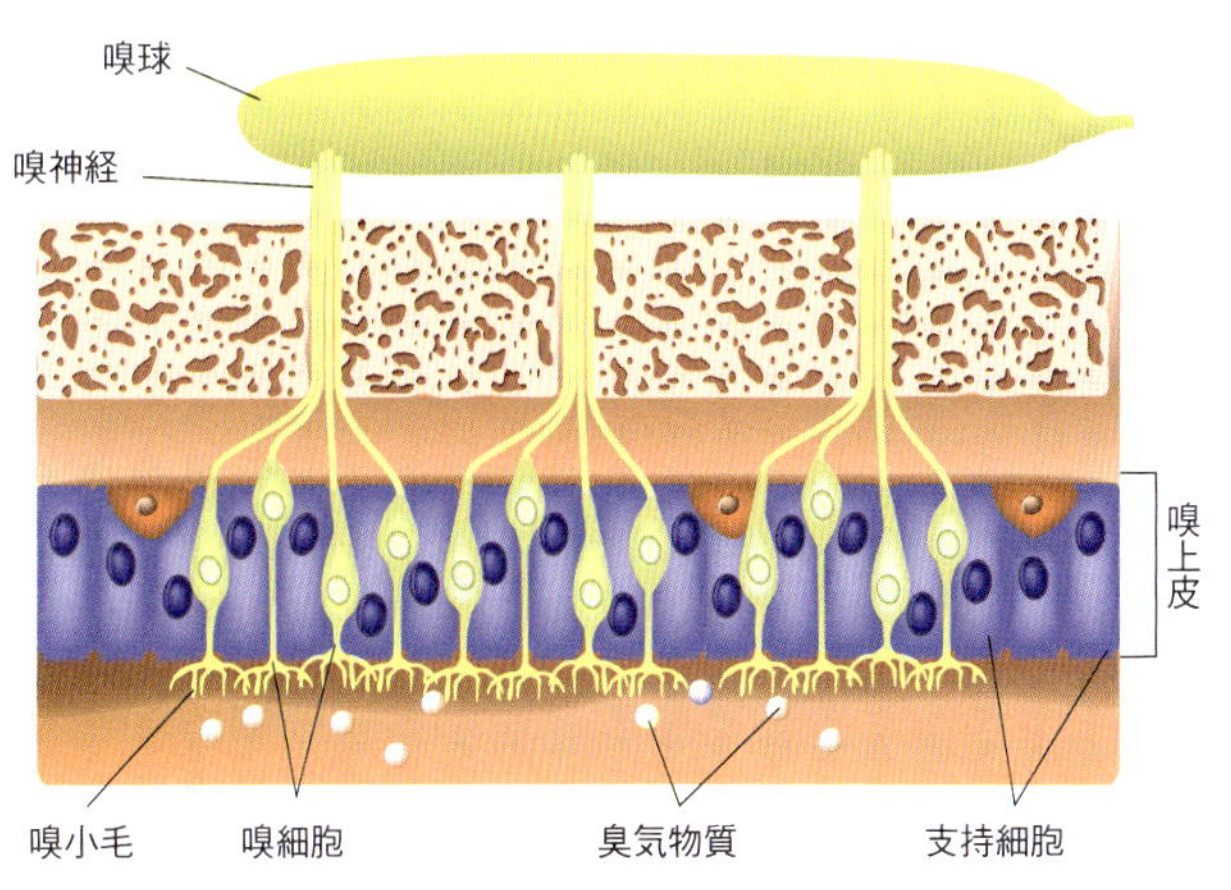

鼻腔上部には嗅粘膜という嗅覚器がある。ここには特殊な粘液を分泌する嗅腺があり、鼻に入ったニオイ分子が触れると溶けて、嗅細胞から伸びている嗅小毛に達する。すると、嗅細胞はニオイの情報を電気信号に変え、ニオイの受容器である嗅球を経て大脳の嗅覚野につながる嗅神経にニオイの情報を送る。大脳が情報の信号をキャッチし、初めてニオイを感じる。

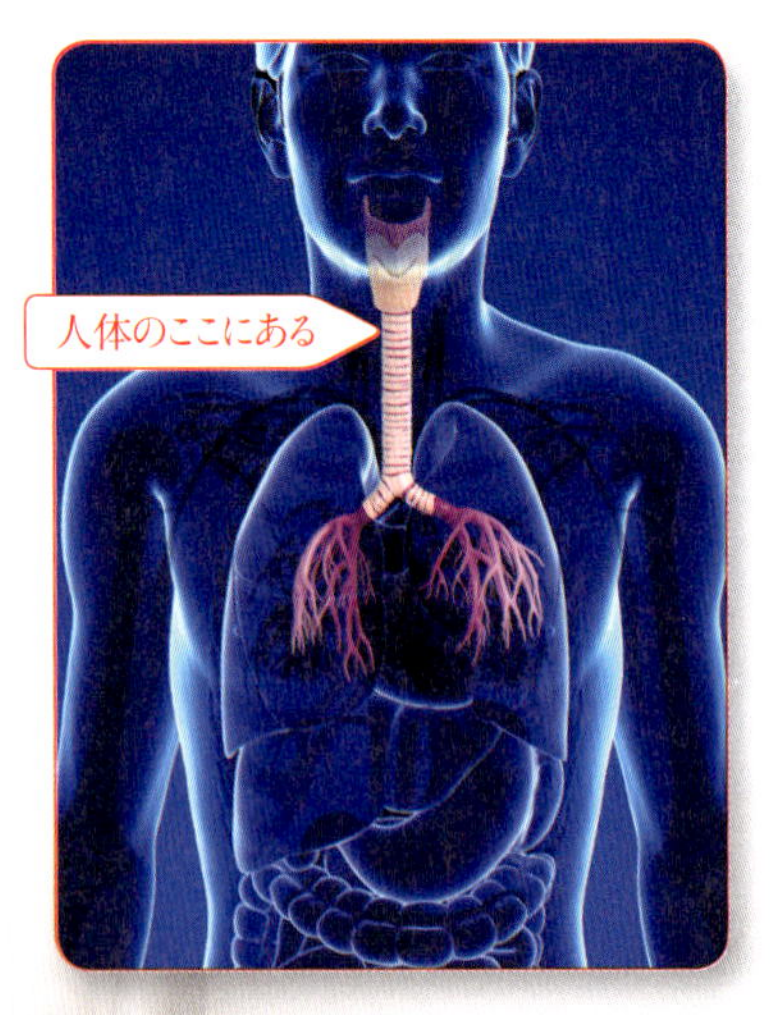

喉頭・気管

Larynx・Trachea

喉頭の長さ：約3～4㎝

声帯の長さ：男性約20㎜、女性約16㎜

空気を通す呼吸器であり声をつくる発声器

咽頭から分かれた気管の入り口。男性の場合はのど仏が発達しているので、その位置を外からでも触れることができる。空気を通すことで声帯を振動させ声をつくっている。

軟骨と筋肉で囲まれた空気の取り入れ口

　咽頭から喉頭蓋によって切り換えられた空気の通り道となる部分が喉頭で、のど仏のあたりを指す。ここには声を発するための声帯があることで、喉頭は気管から肺へと続く呼吸器であるとともに、発声器官としての役割も果たしている。

　動物は気道と食道が立体交差だが、人間は切り換え式のために誤って食物が気管に入ってしまうというリスクを負っている。しかし、空気を取り入れて声帯を震わせることで、人間は声を獲得した。

　喉頭は、甲状軟骨、輪状軟骨、喉頭蓋軟骨、披裂軟骨という4種類の小さな軟骨に囲まれ、これらの軟骨を動かすための喉頭筋がある。この筋肉が伸縮することで声帯が開閉し、呼吸と発声の働きを分けている。

　また、食物が気管に入らないように調節し、入ったときにはセキとして排出している。

断面を見る

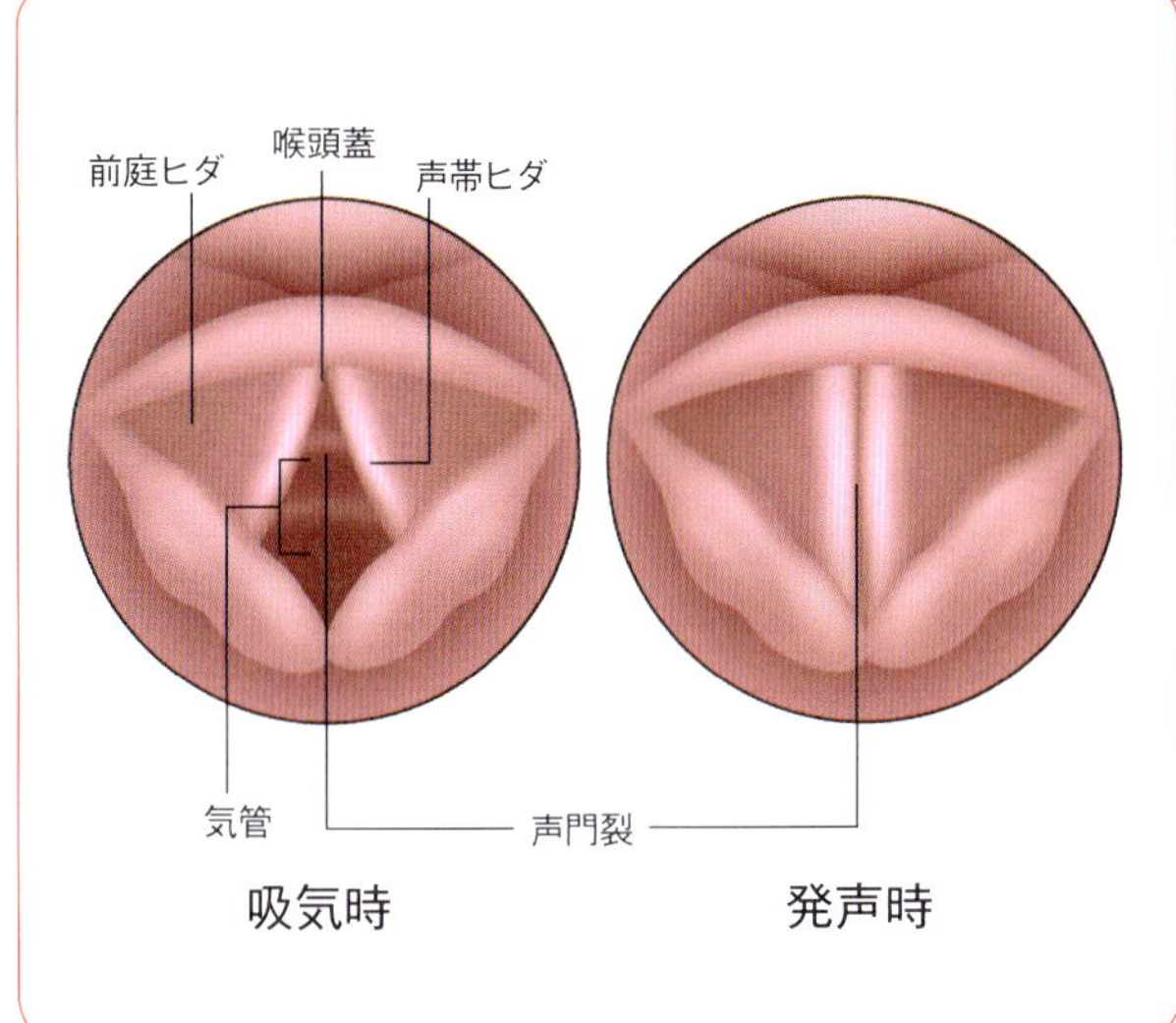

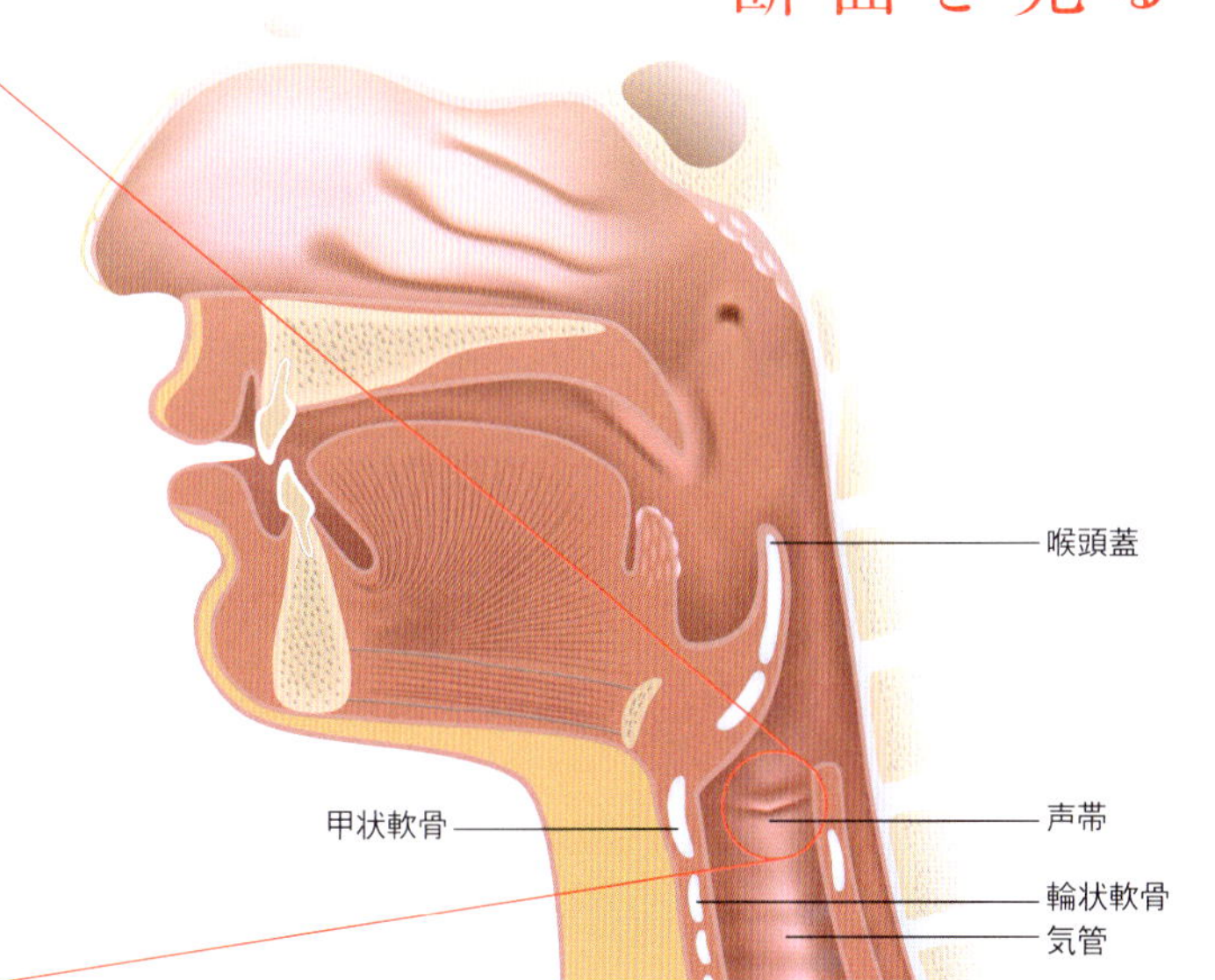

声帯は喉頭の左右の壁から張り出した2枚のヒダでできており、呼吸をするときはヒダの間（声門）が開き、声を出すときには閉じる。そして、閉じた声門に空気がぶつかり、声帯が震えてその振動が声になる。振動数が多いほど高い声になる。

喉頭は軟骨と筋肉、それを覆う粘膜でできているが、後ろは食道と接しているため筋層になっている。気道と食道を切り換えている喉頭蓋が下がると気道が確保され、咽頭から空気を取り入れて気管、肺へと送っている。そのため、食物を飲み込む瞬間は食道に切り換わり、気道が塞がれているので空気は入らず声も出すことはできない。

ズームアップ

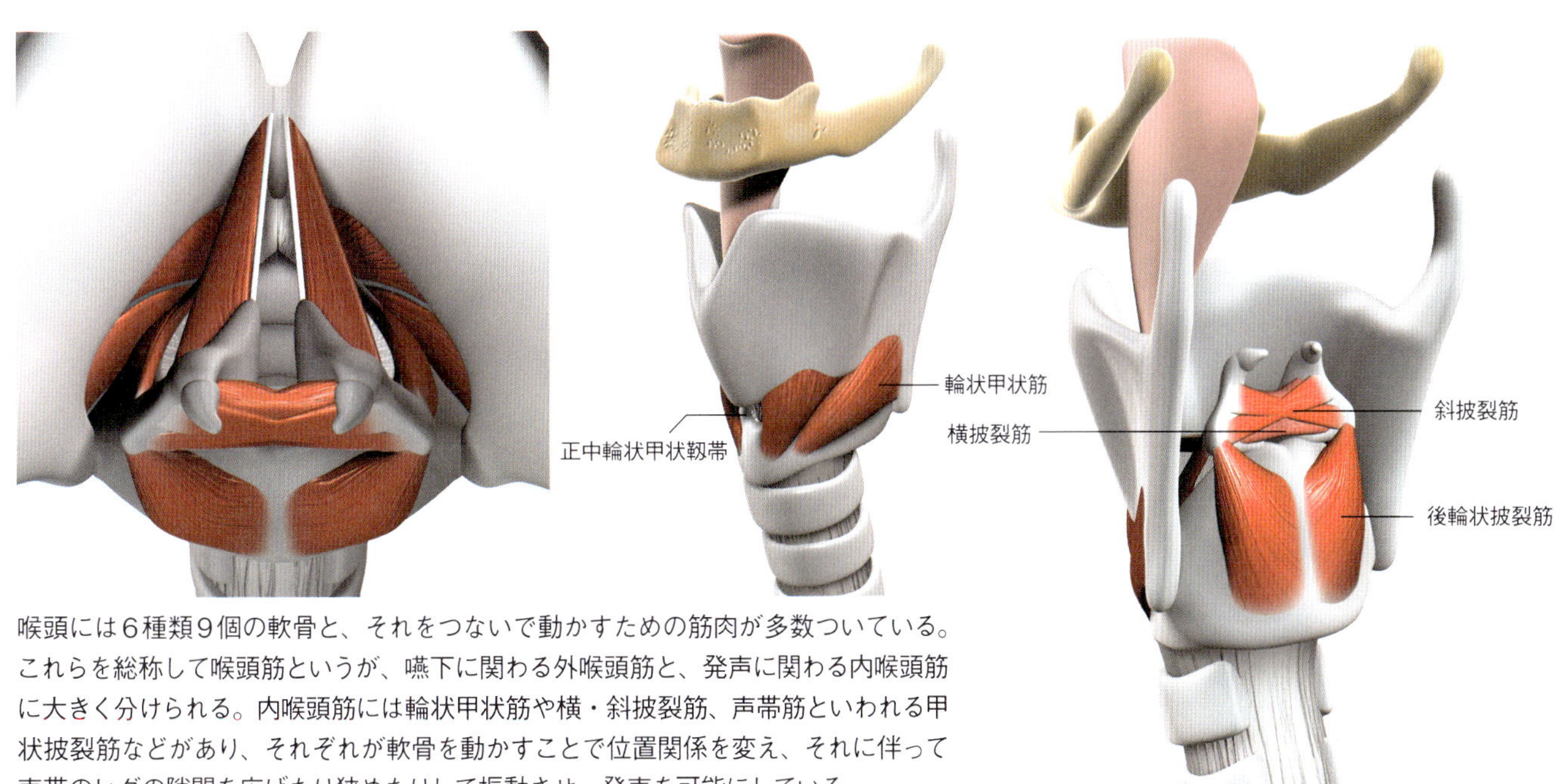

喉頭には6種類9個の軟骨と、それをつないで動かすための筋肉が多数ついている。これらを総称して喉頭筋というが、嚥下に関わる外喉頭筋と、発声に関わる内喉頭筋に大きく分けられる。内喉頭筋には輪状甲状筋や横・斜披裂筋、声帯筋といわれる甲状披裂筋などがあり、それぞれが軟骨を動かすことで位置関係を変え、それに伴って声帯のヒダの隙間を広げたり狭めたりして振動させ、発声を可能にしている。

血液中に酸素を供給し不要な二酸化炭素を放出

畳にして約40畳にもなる肺胞が効率よくガス交換しているから、酸素を豊富に含んだ血液が全身の組織に届けられ新陳代謝が行われている。

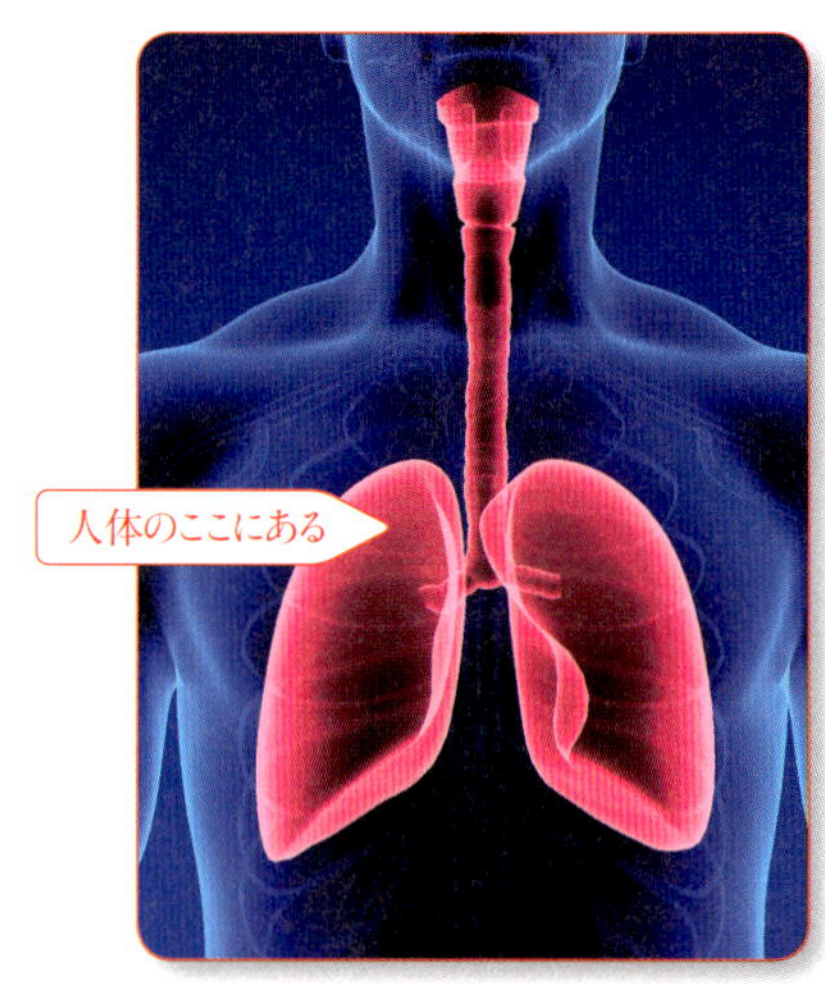

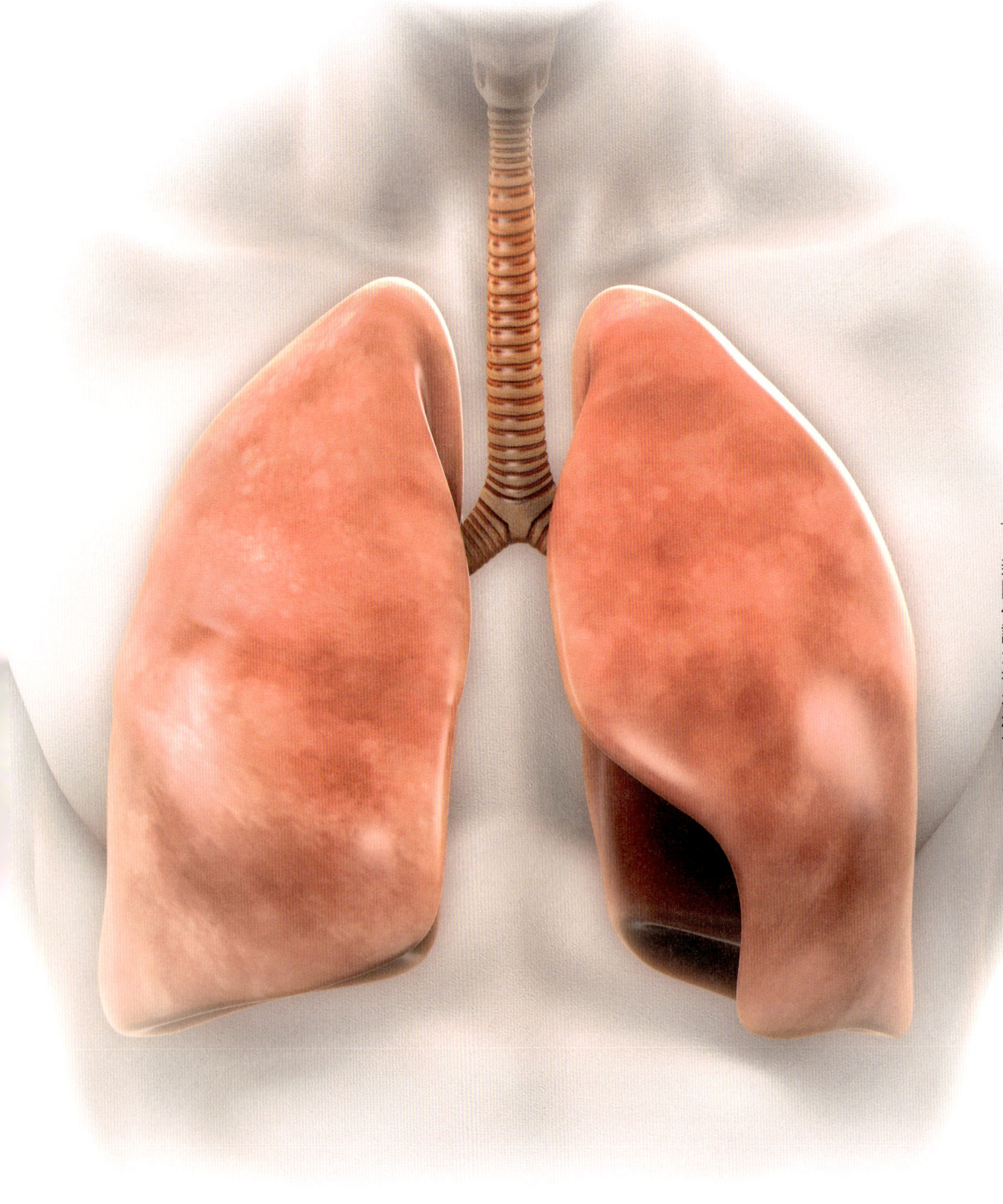

肺

Lung

重さ	右肺約600g、左肺約500g
体積	右肺約1200ml、左肺約1000ml
肺胞の数	約3億個
肺胞の表面積	50～60㎡
気管支の長さ	右主気管支約3㎝ 左主気管支約4～6㎝
1回の呼吸で取り入れる空気量	約500ml

肺では逆になっている動脈血と静脈血

胸郭（胸椎、肋骨、胸骨）に守られている肺は、自ら膨らんでいるわけではない。外肋間筋という胸の筋肉や、横隔膜という胸腔と腹腔を隔てる筋肉などの働きによって呼吸の際、拡張・収縮している。

肺は、吸い込んだ空気中の酸素と、体内を回ってきた血液中の二酸化炭素を交換して新鮮な血液をつくる役割をしている。

心臓からは肺動脈を介して、全身を巡って二酸化炭素を回収してきた静脈血が入ってくる。この血液に、呼吸で取り入れた酸素を与え、二酸化炭素を受け取るというガス交換を肺が行っている。

ガス交換された血液は、肺静脈を通って心臓の左心房に戻され、左心室から大動脈によって全身へと送り出される。そのため、二酸化炭素を含んだ静脈血は赤黒く、酸素を豊富に含んだ動脈血は鮮紅色をしている。

構造について

右肺
左肺
気管
上葉
主気管支
葉気管支
水平裂
中葉
斜裂
下葉
上葉
下葉

心臓がやや左に寄っているため、左肺は右肺より小さく形も異なる。葉間裂を境にして右肺は３葉、左肺は２葉に分かれている。内部は気管支が枝分かれを繰り返しながら細くなり、それに沿うように動脈と静脈が分布している。酸素は気管支を通って肺の隅々にまで送り込まれる。

もっと知る

呼吸は肋間筋と横隔膜の働きで拡張・収縮している

息を吸うときは肋間筋が縮んで肋骨を上方に押し上げ、横隔膜が下方に下がるので胸郭が広がる。その結果、肋骨内の空間が膨らみ肺に空気が吸い込まれる。息を吐くときは肋間筋がゆるんで肋骨が下がると、横隔膜が上がるために胸郭が縮み、肺の中の空気が押し出される。これが呼吸のしくみだ。

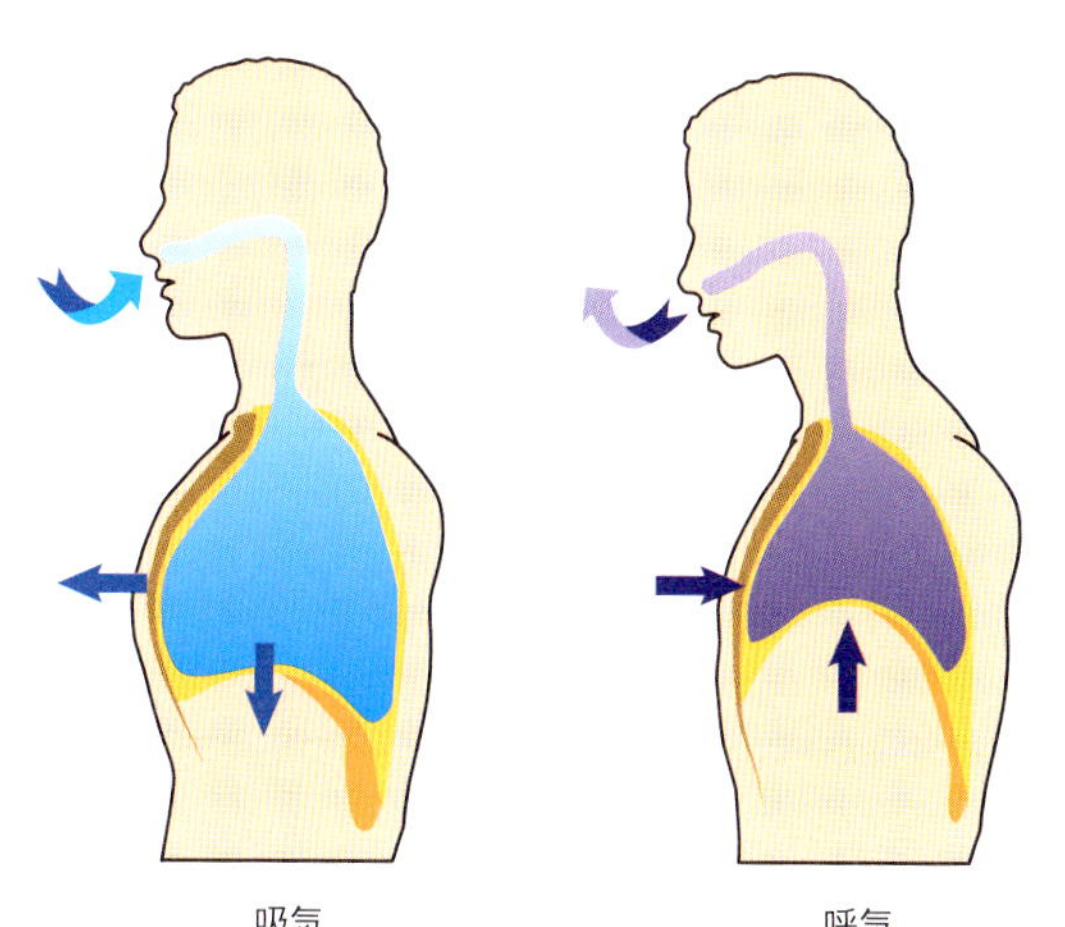

ズームアップ

ガス交換は気管支の先端にある肺胞で行われている。ブドウの房に似た形をした肺胞の外側は毛細血管で覆われ、中には空気だけが入っている。赤血球に含まれるヘモグロビンには、酸素の濃いところでは酸素と結合し、薄いところでは酸素を放出する性質がある。二酸化炭素に対しても同様である。そこで、毛細血管を流れる二酸化炭素を多く含んだ血液は、肺胞の中の豊富な酸素と結合し、代わりに二酸化炭素を放出する。

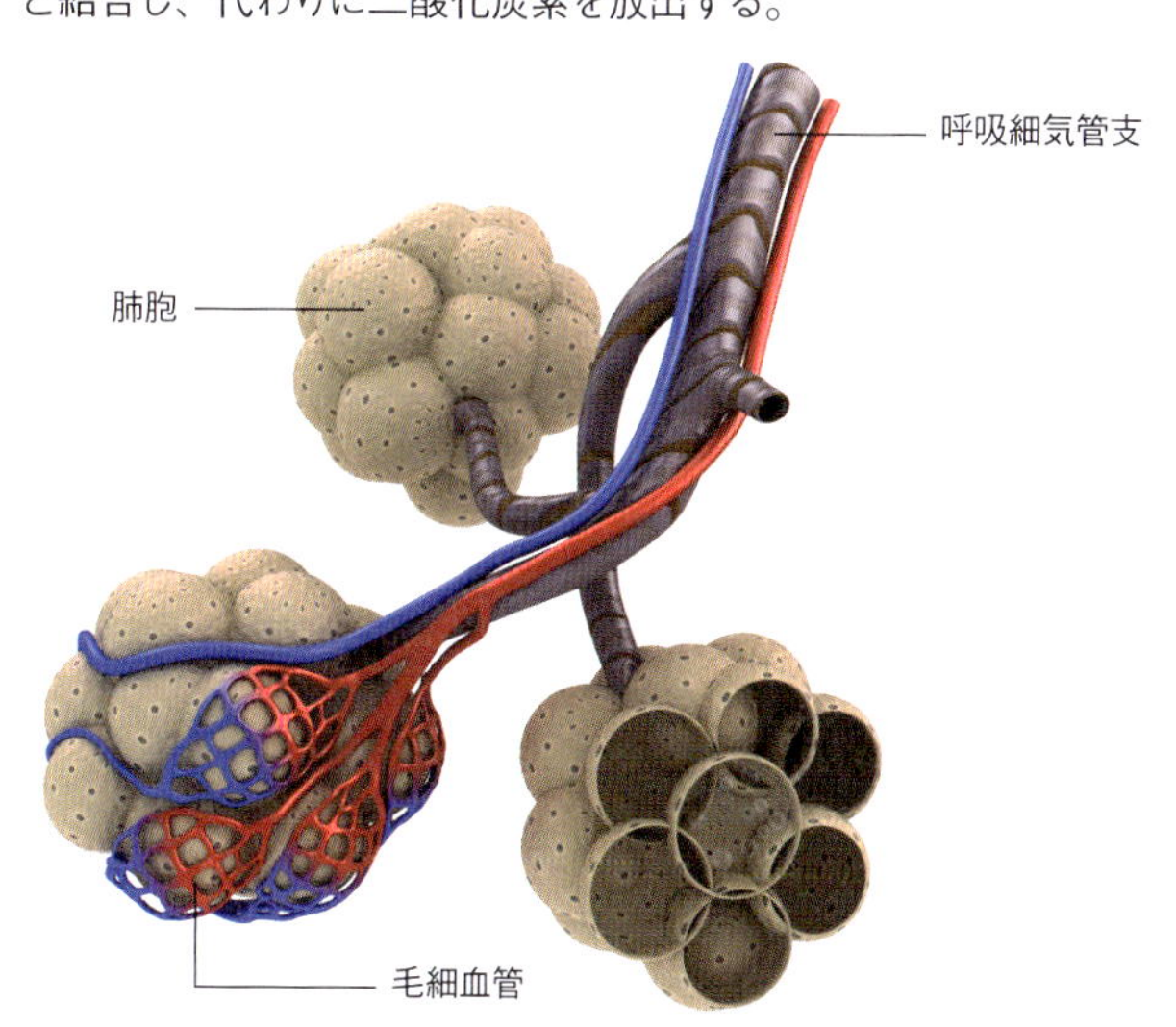

腎臓

Kidney

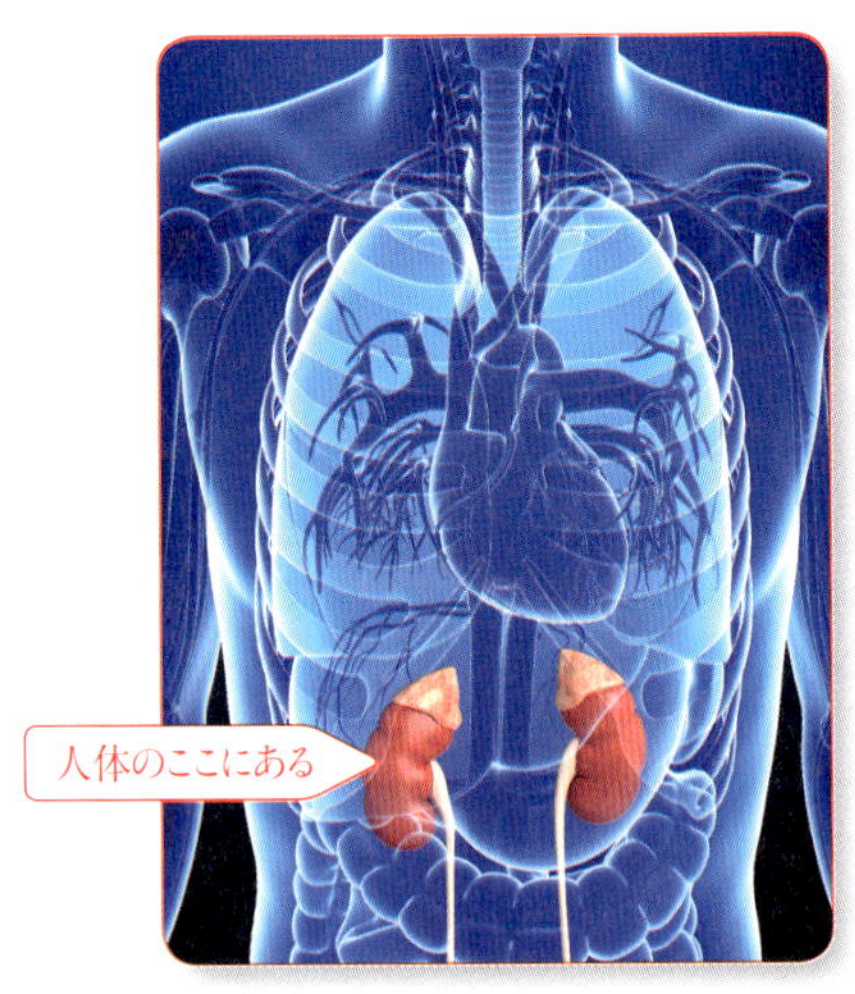

1つの腎臓の長さ	約11㎝
幅	約5.5㎝
重さ	約130g
尿管の長さ	約30㎝
ネフロンの数	片方で約100万個
腎臓に送られる血液量	1分間に約1L
1日につくられる尿量	約1.5L

全血液の約4分の1が送り込まれる血液浄化装置

体内環境の恒常性を保つために、血液中の余分な成分を濾過して尿として排泄している。その大事な役目を果たすために腎臓には余力があり、1つになっても十分に機能する。

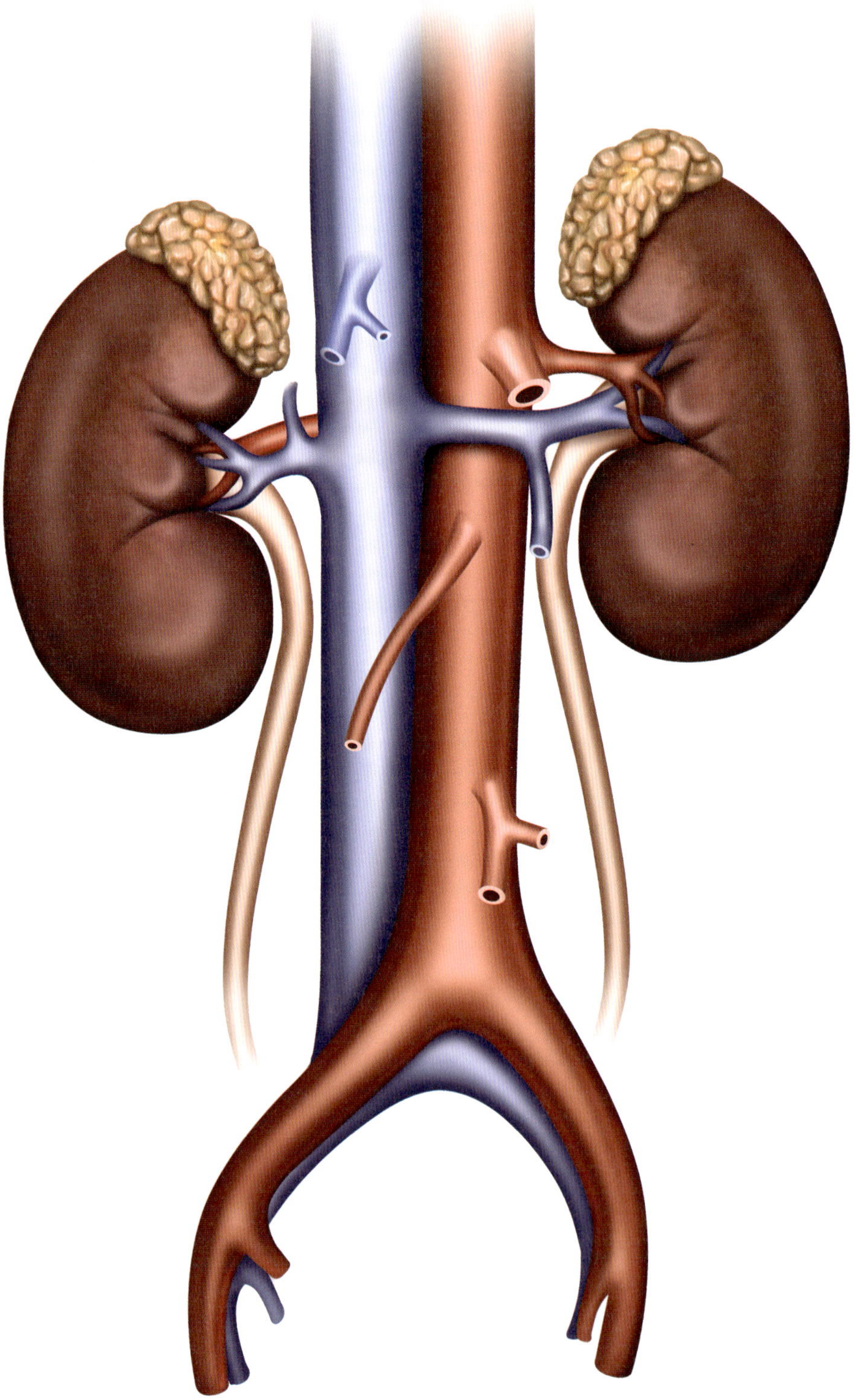

体内の恒常性を保つ働きを一手に引き受けてこなす

血液中には塩分や栄養素のほかに、新陳代謝でつくりだされた老廃物なども溶けている。生命を維持するには水分と塩分の割合を一定に保ち、老廃物が増えすぎないようにしなければならない。

腎臓には、常に全血液の約4分の1が心臓から送られてくる。その血液から余分なものを取り除いて尿として排出し、体内の水分や電解質のバランスの状態に応じて必要な成分は再吸収している。そして、きれいになった血液を腎静脈から大動脈を経て心臓に戻すのが腎臓の役目。これによって血液成分は一定に保たれ、体内環境の恒常性も維持されている。

また、腎臓では体内を弱アルカリ性に保つために、血液中の酸性物質やアルカリ性物質を尿中に捨てたり、血圧を調節する酵素や造血を促すホルモンも分泌している。

断面を見る

腎小体
腎皮質
腎髄質
集合管
ヘンレループ
腎門
被膜
腎杯
腎皮質
腎髄質
腎盂
腎動脈
腎静脈
尿管

腎臓の入り口を腎門といい、血液や尿はここから腎臓に出入りしている。さらに尿管に続く腎盂を内側に囲み、腎盂でつくられた尿を集めて尿管に送る合流点にあたる。腎組織の一番外側は被膜に包まれ、その表面近くに腎皮質、内部に腎髄質があり、尿はこれらでつくられている。

機能について

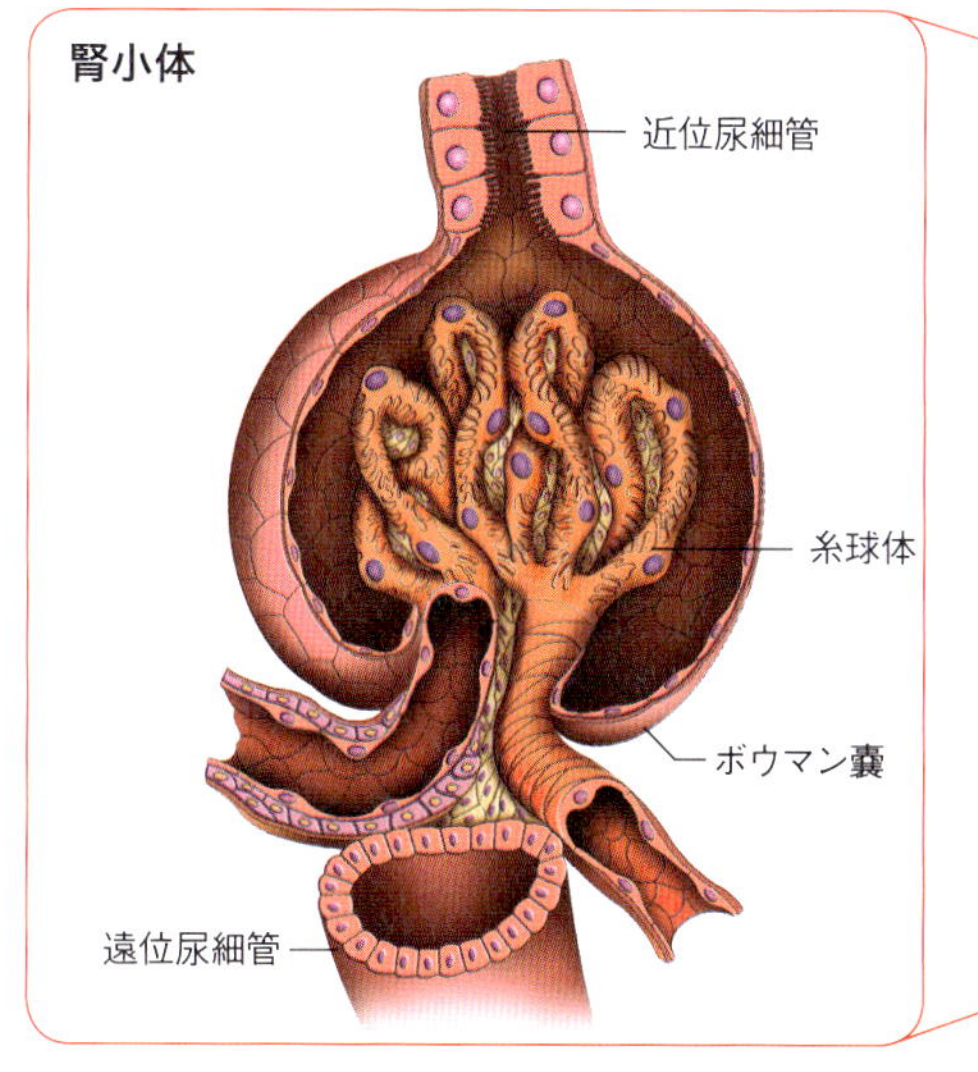

皮質の中は、毛細血管が糸の毬のようになっている糸球体と、それを尿細管が包むように袋状になったボウマン嚢からなる腎小体がある。心臓から送られた血液は、まず腎小体で水分と分子の小さい成分がこしとられ、尿のもとである原尿がつくられる。その量は1日約200Lにもなる。

糸球体
腎小体
輸出細動脈
輸入細動脈
集合管
尿細管

腎臓をつくる単位はネフロンといって腎小体と尿細管を指している。原尿には、まだ利用できる栄養素が含まれている。皮質と髄質の中を複雑な曲線を描く近位尿細管と遠位尿細管を通る間に、必要な成分は再吸収されて周りの血管に戻される。残りの尿が集合管に排出され、最終的には1%の尿が腎杯、腎盂に集められて尿管へと流れる。つまり、99%は再吸収されている。

膀胱

Bladder

膀胱の容量	約300～450ml
壁の厚さ	約1㎝
尿道の長さ	男性約20～23㎝、女性約4～5㎝
尿管の口径	約4～7㎜

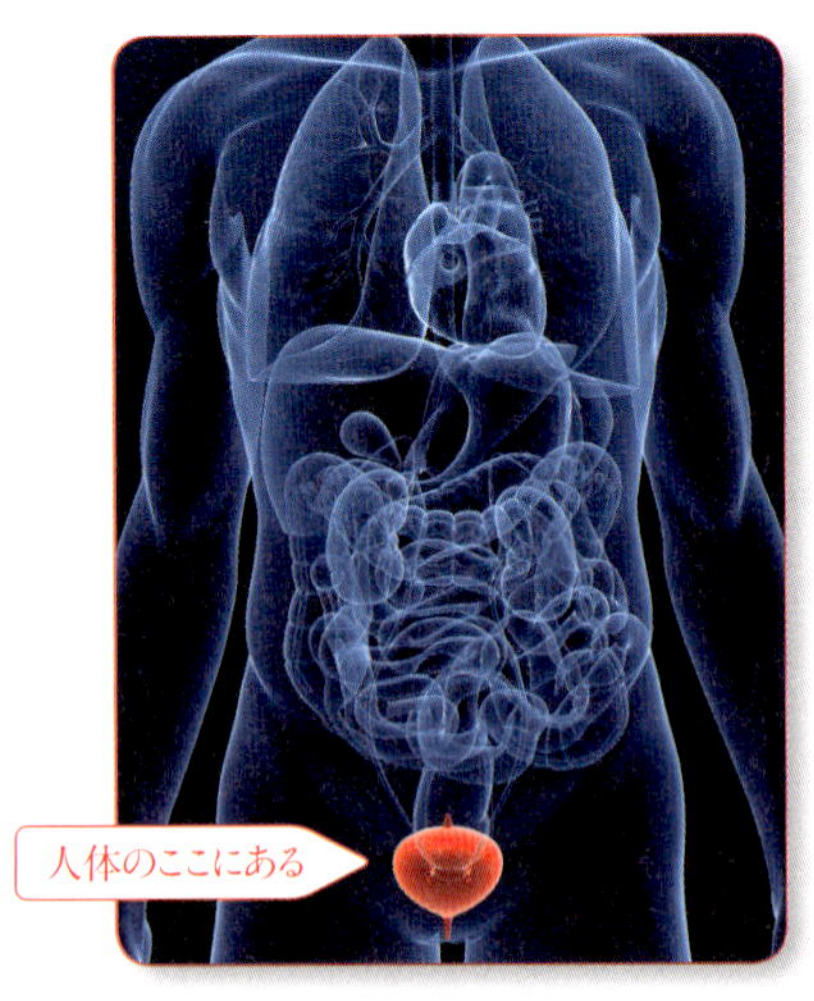

尿を一時的に溜めておく貯水タンク

通常は膀胱の半分ぐらいまで尿が溜まると尿意を感じるが、許容量は500～600ml。それほど伸縮する筋肉の袋に尿を溜め、自分の意思で排泄するか我慢するかをコントロール。

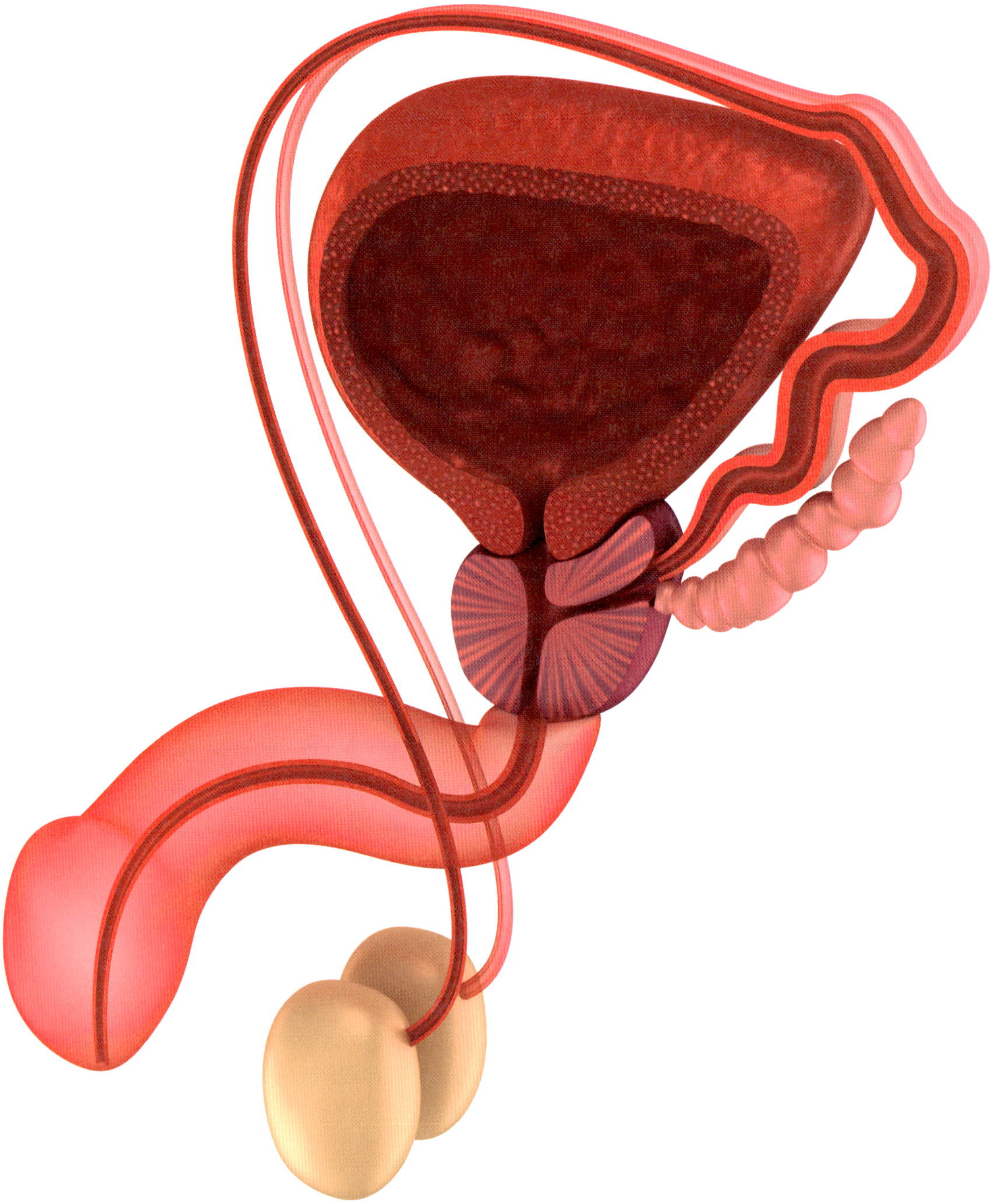

2つの括約筋によって排尿をコントロール

腎臓でつくられた尿は、尿管を通って膀胱に入り、ある程度溜まったところで尿道から排泄される。つまり膀胱は、尿を溜めておくことと、体外に排泄することが役目である。そのため、伸び縮みする筋肉排尿筋でできた袋状をしている。

膀胱から尿道に続く出口には、意思とは無関係に働く内尿道括約筋と、意思で働かせる外尿道括約筋という筋肉があり、水門の役割をしている。この2つの括約筋をゆるめたときに、尿は尿道に流れ込んで排泄される。したがって、意思でコントロールできる外尿道括約筋によって排尿を我慢できるのだ。

男性の尿道は前立腺をもち、射精時に精液の通路も兼ねているのに対し、女性の尿道は排尿だけの通路。しかも、約4cmと短いために尿道口から細菌が入り膀胱炎になりやすい。

機能について

排尿反射について

膀胱に一定以上の尿が溜まると、膀胱壁の内圧が上昇して末梢神経が刺激される。この刺激が知覚神経や脊髄の排尿中枢から大脳に伝えられて尿意を感じるが、まず排尿を抑える指令が脳から出される。意識的に排尿を進める場合は、大脳からの抑制がなくなり、副交感神経から膀胱壁には収縮、内尿道括約筋には弛緩の指令が送られ、外尿道括約筋の弛緩、尿道の拡張を引き起こして排尿される。この一連の反射を排尿反射という。

排尿のしくみ

1 膀胱に尿が少量のときは排尿筋がゆるんでおり、外尿道括約筋は収縮している。

内尿道括約筋

外尿道括約筋

2 膀胱に200～300mlほど尿が溜まると尿意を感じるが我慢する。このとき、排尿筋が収縮すると同時に内尿道括約筋はゆるむが、外尿道括約筋は収縮している。

3 膀胱がいっぱいになると、排尿を我慢できなくなる。

4 排尿しようとすると、排尿筋が収縮して膀胱の内圧が上がり、外尿道括約筋はゆるんで尿道が開いて排尿となる。

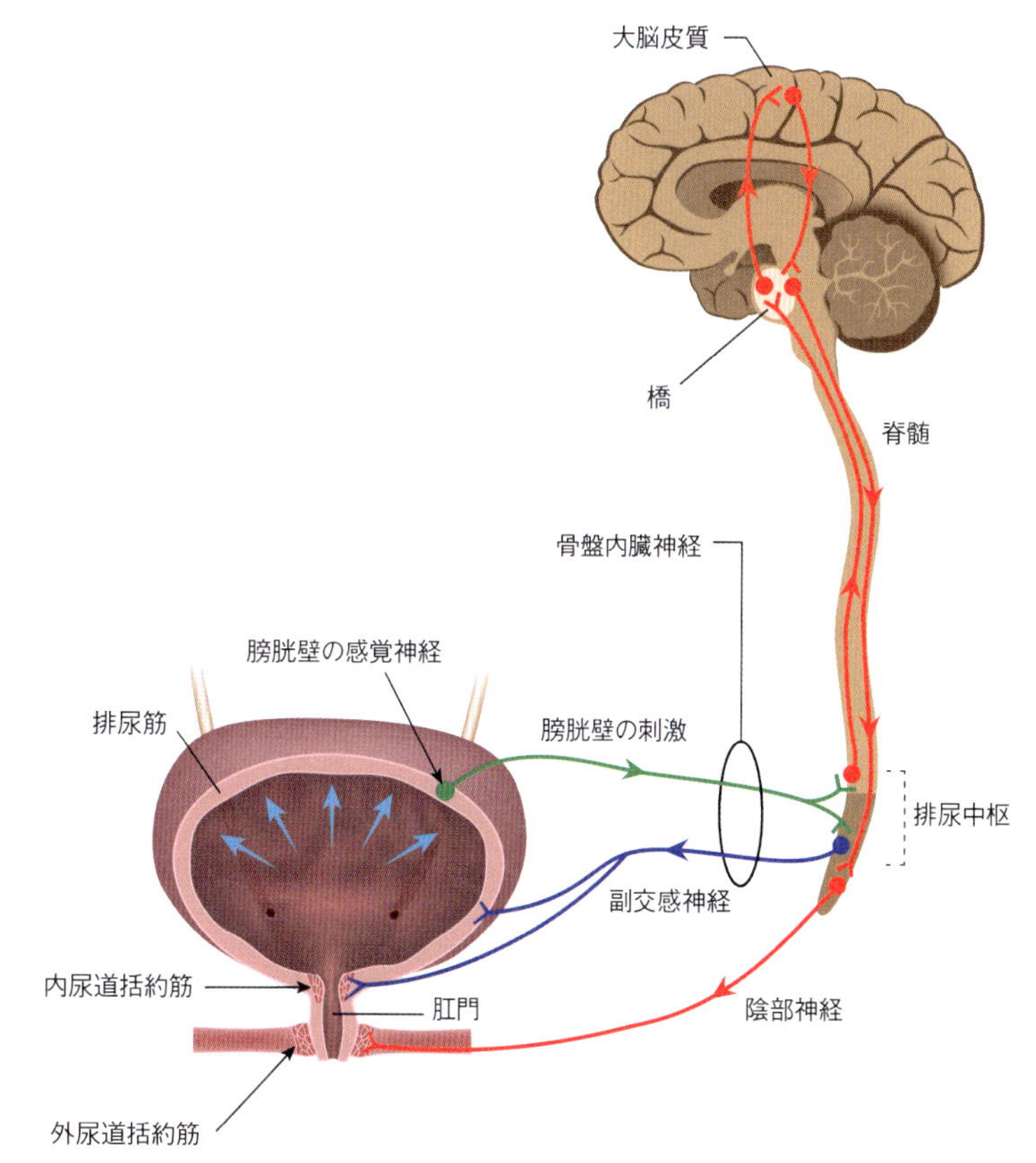

構造について

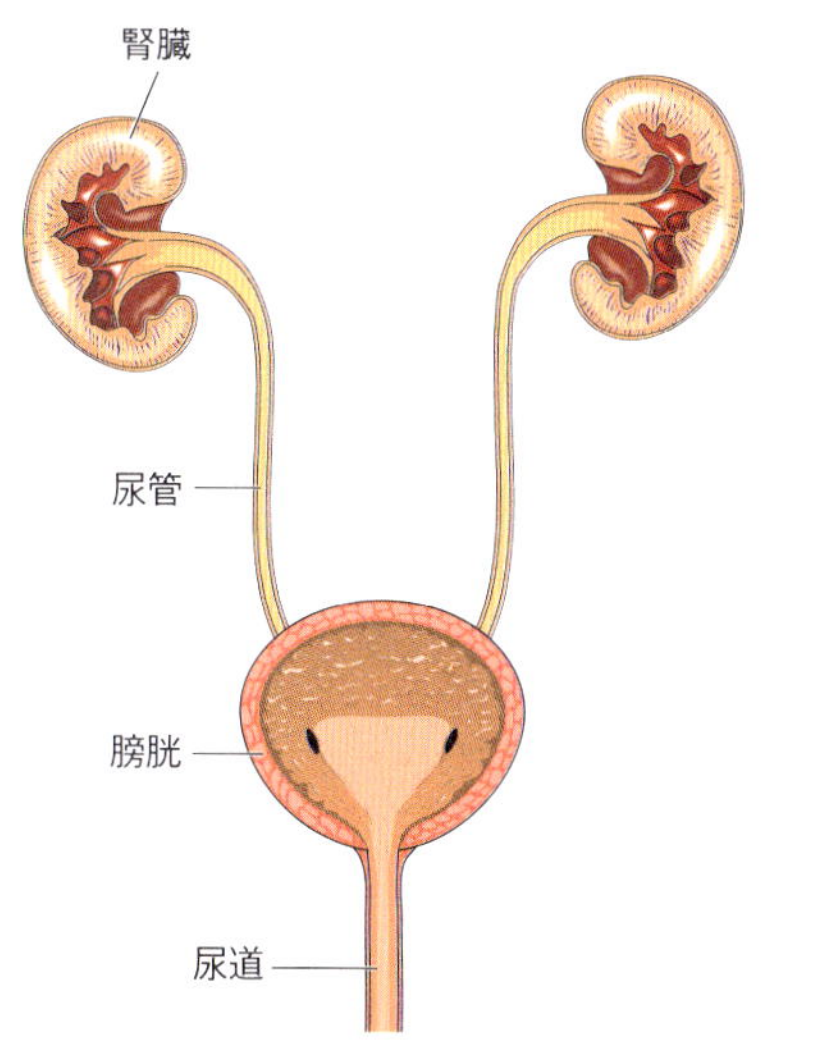

膀胱壁は3層構造の平滑筋からなっており、外側は外膜に包まれ、内側は粘膜層と血管、リンパ管、神経の通る粘膜下組織がある。尿道とつながる部分は、左右の尿管口と内尿道口を頂点とする膀胱三角と呼ばれる領域があり、ここの壁は伸展性が乏しい。

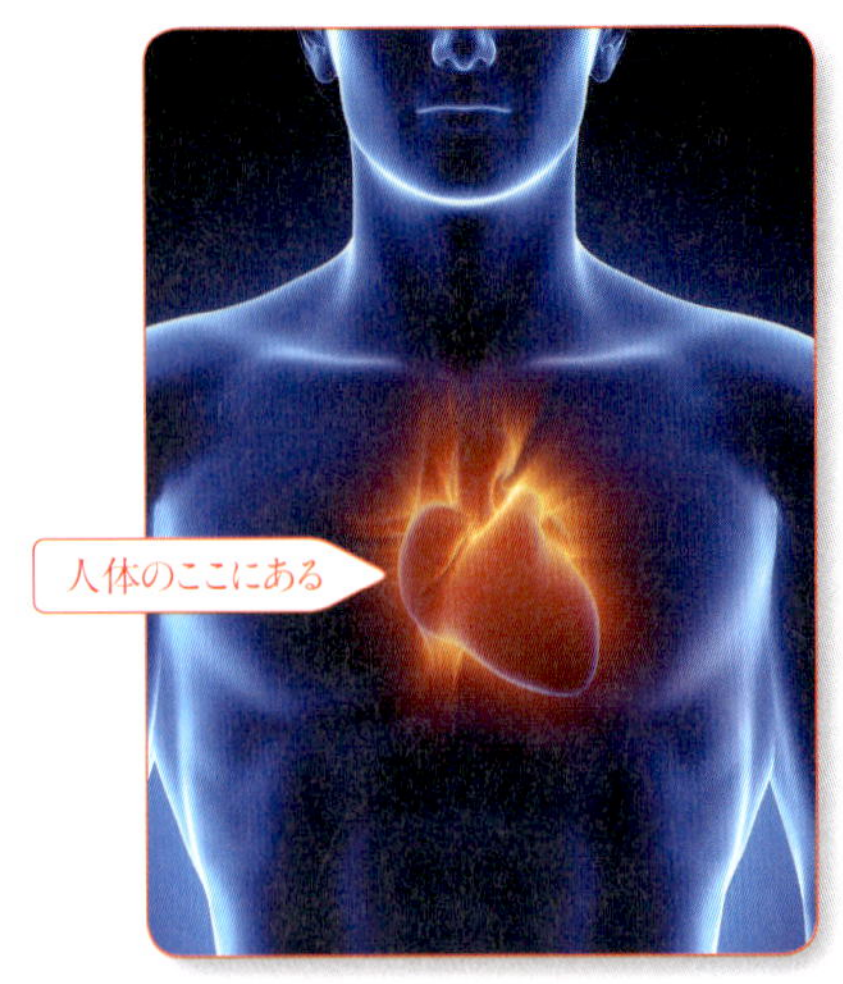

心臓

Heart

長さ	約14㎝
厚さ	約8㎝
重さ	約250～350g
血液を送り出す量	1分間に約5L、1日で約7200L

血液を全身に循環させる不眠不休のポンプ

心臓のドックンドックンという鼓動は、心筋が規則正しく収縮と弛緩を繰り返している音。これによって酸素を含んだ血液が勢いよく押し出され、全身の組織に届けられている。

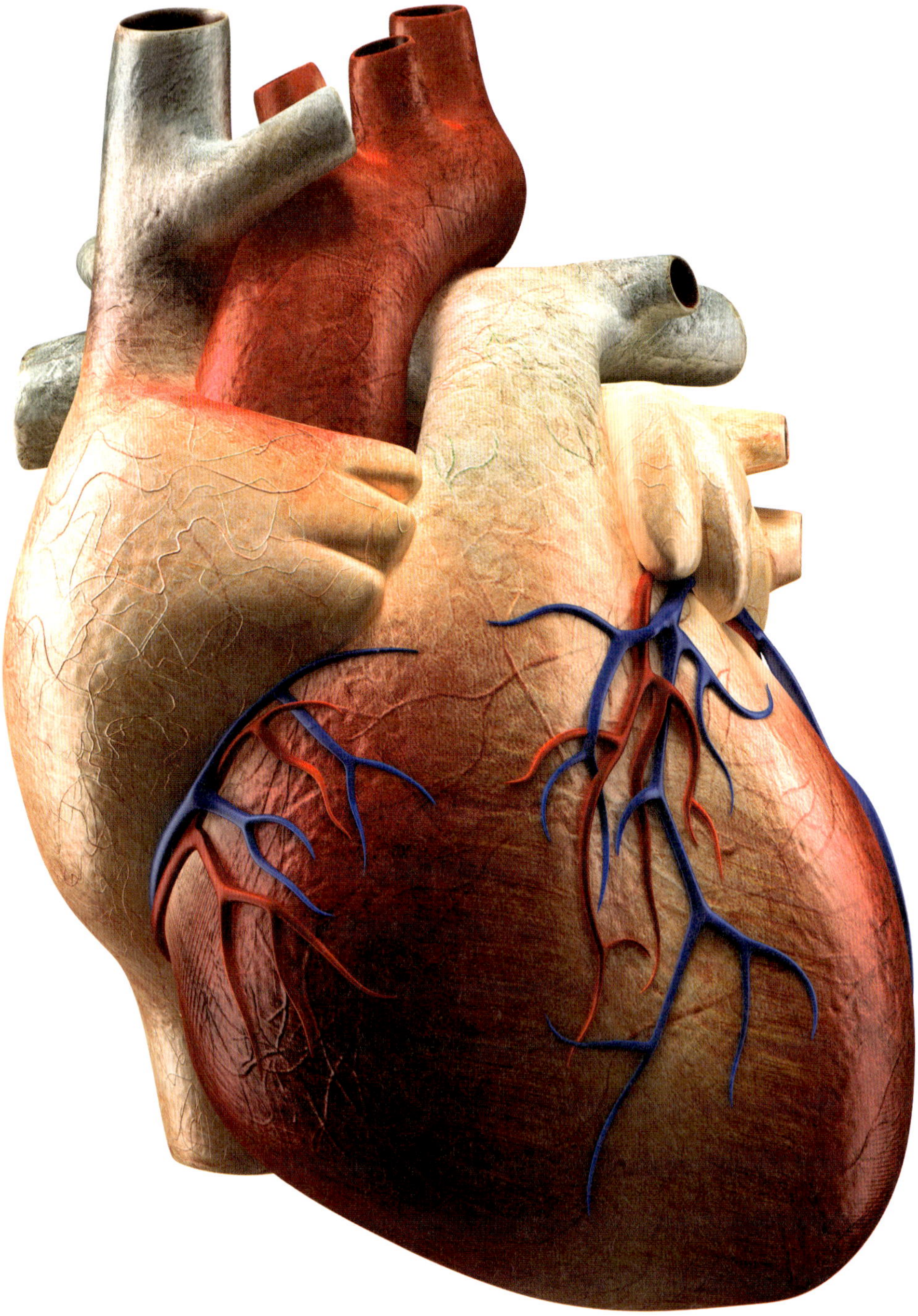

全身に血液を送りながら専用の血管で自身も養う

心臓は、血液を全身に押し出す配送ポンプの役目を果たしている。この原動力となっているのは右心房の上にある洞房結節。ここの筋細胞がペースメーカーの働きをして電気信号を生み出し、その信号が心筋全体に伝わって心臓を拍動させている。

こうして送り出された動脈血は、帰り道に各組織から二酸化炭素と老廃物を回収し、静脈血となって心臓に戻ってくる。そして、肺に送ってガス交換を受け、新鮮な酸素を含んだ動脈血となって心臓に戻り、再び大動脈から送り出される。大動脈とつながっている左心室には大きな圧力が必要となるため、右心室より厚い壁でできている。

また、心臓自体は、冠状動脈という専用の血管から体全体の約20分の1もの血液量が流れ込んでいる。拍動を続けるには、それだけ多くの酸素と栄養が必要となるのだ。

断面を見る

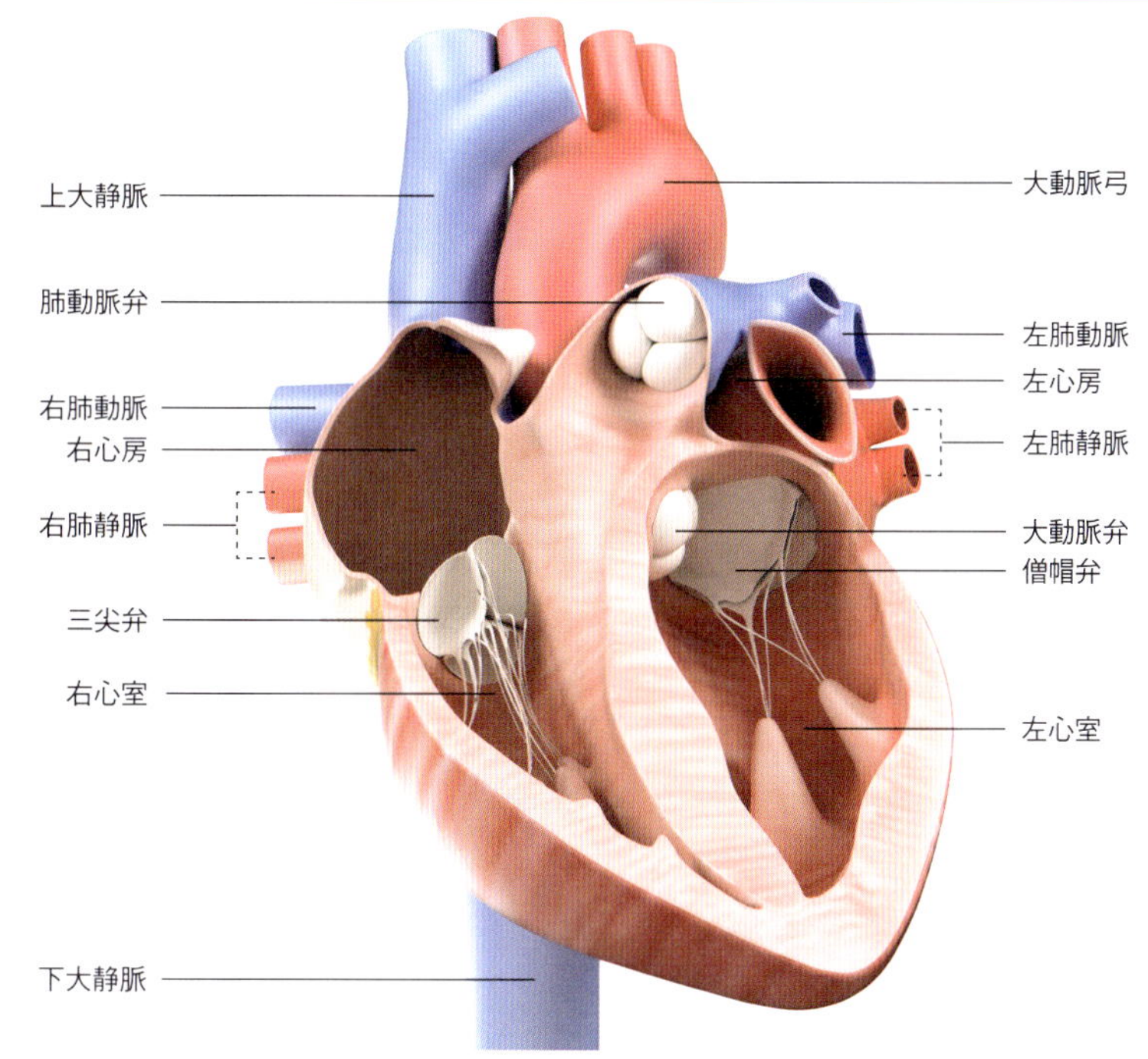

心臓は心筋という筋肉でできており、内部は右心房と右心室、左心房と左心室の４つの部屋に分かれている。左右の心室の血液の出入り口には、それぞれ弁がついている。三尖弁と僧帽弁は血液が心室から心房へ逆流するのを防ぎ、肺動脈弁と大動脈弁は心臓から押し出した血液が心室に逆流するのを防いでいる。

病気について

心臓そのものを養うには、毎分約250mlもの血液が必要となる。そのため、冠状動脈に血栓ができると心筋梗塞による発作が起きる。ひどい場合は致死的な不整脈である心室細動を誘発して心臓のポンプ機能が停止し、全身に血液が送られなくなり死に至るケースもある。

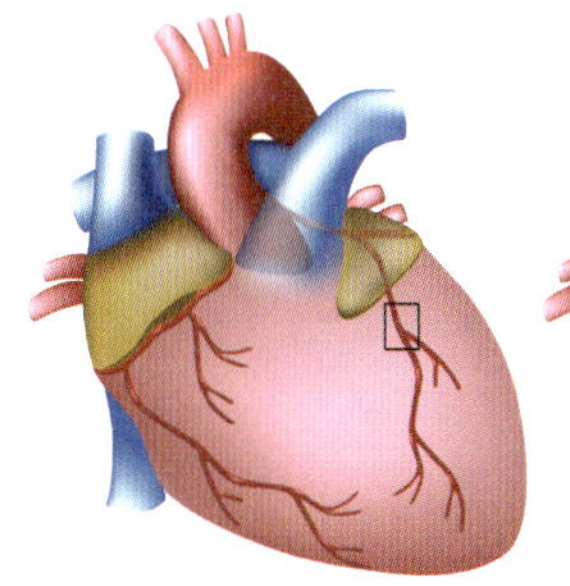

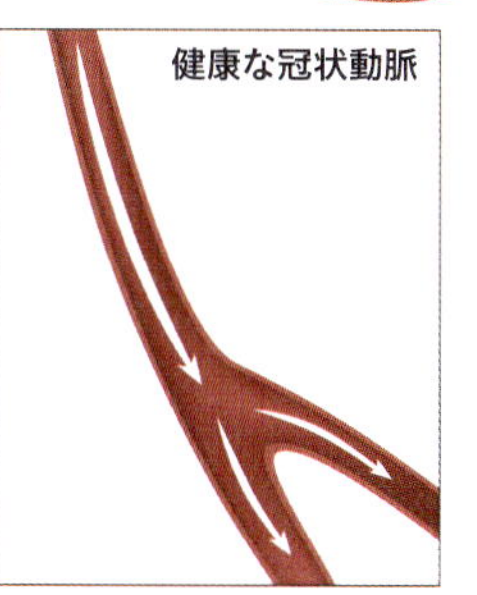

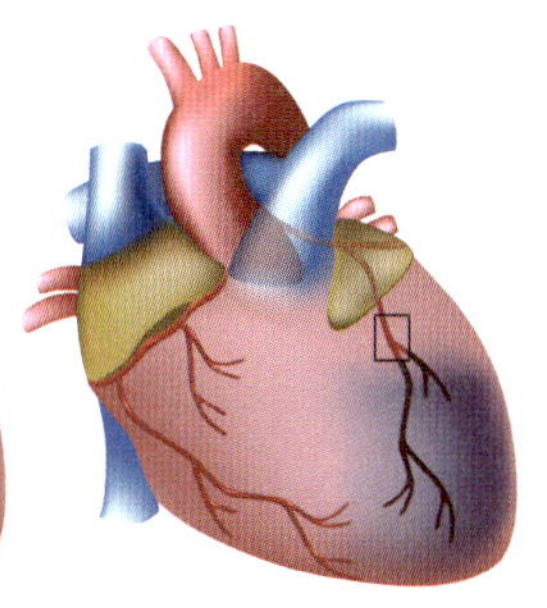

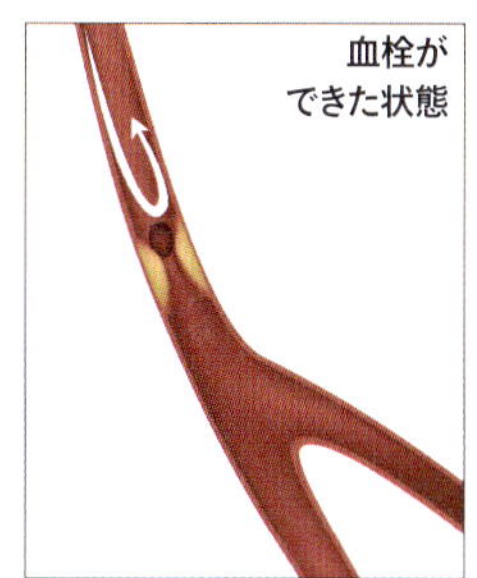

機能について

血液を送り出す拍動は、心筋の収縮と拡張によって生み出される。まず心筋が収縮すると左右の房室弁は閉じ、大動脈弁と肺動脈弁が開いて右心室にある血液は肺へ、左心室の血液は大動脈へと押し出される。次に心筋が弛緩して大動脈弁と肺動脈弁を閉じると、右房室弁と左房室弁が開いて大静脈からの血液は右心房から右心室へ、肺静脈からの血液は左心房から左心室へと流れ込む。このポンプ作用の繰り返しで血液を循環させている。

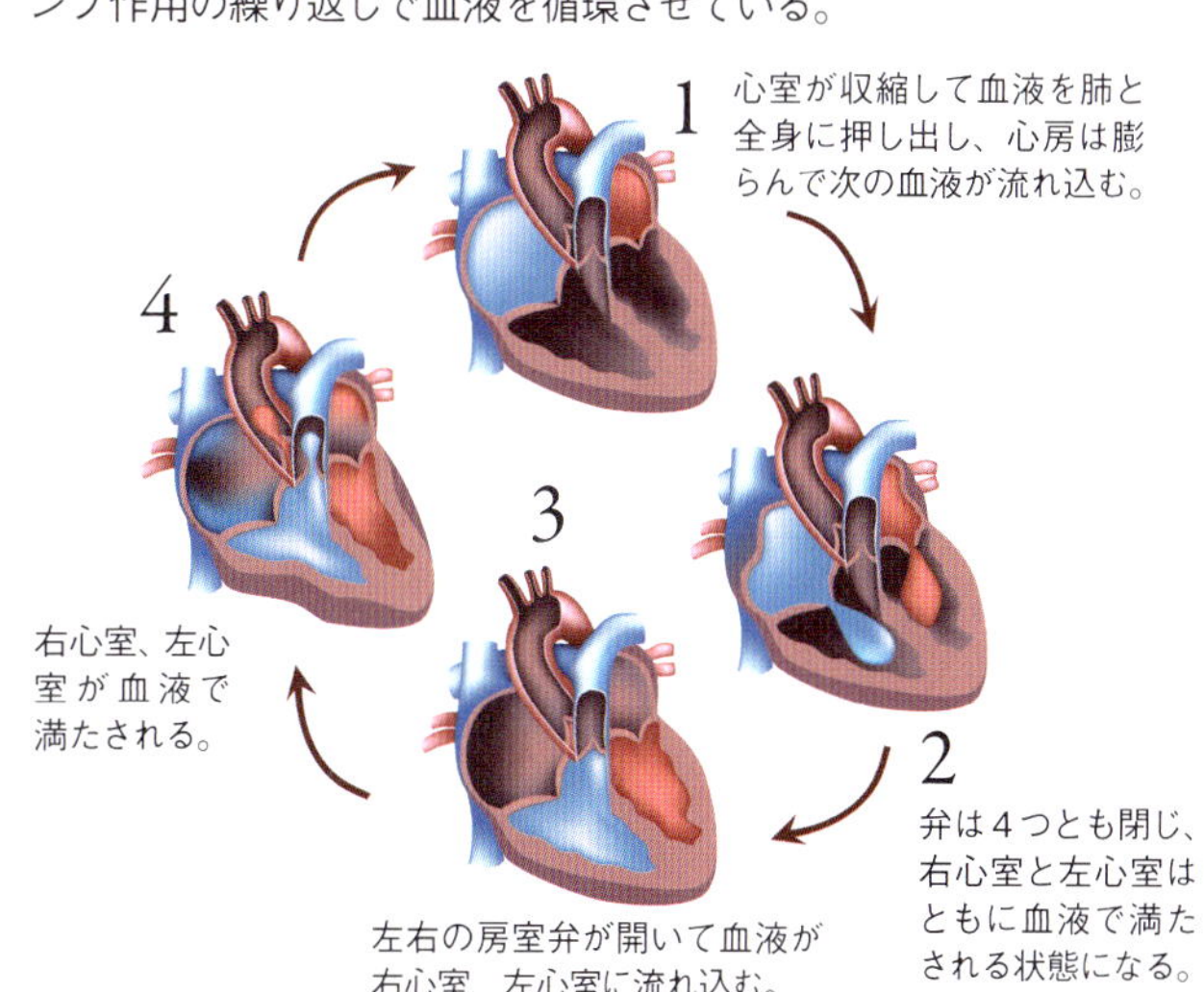

1 心室が収縮して血液を肺と全身に押し出し、心房は膨らんで次の血液が流れ込む。

2 弁は４つとも閉じ、右心室と左心室はともに血液で満たされる状態になる。

3 左右の房室弁が開いて血液が右心室、左心室に流れ込む。

4 右心室、左心室が血液で満たされる。

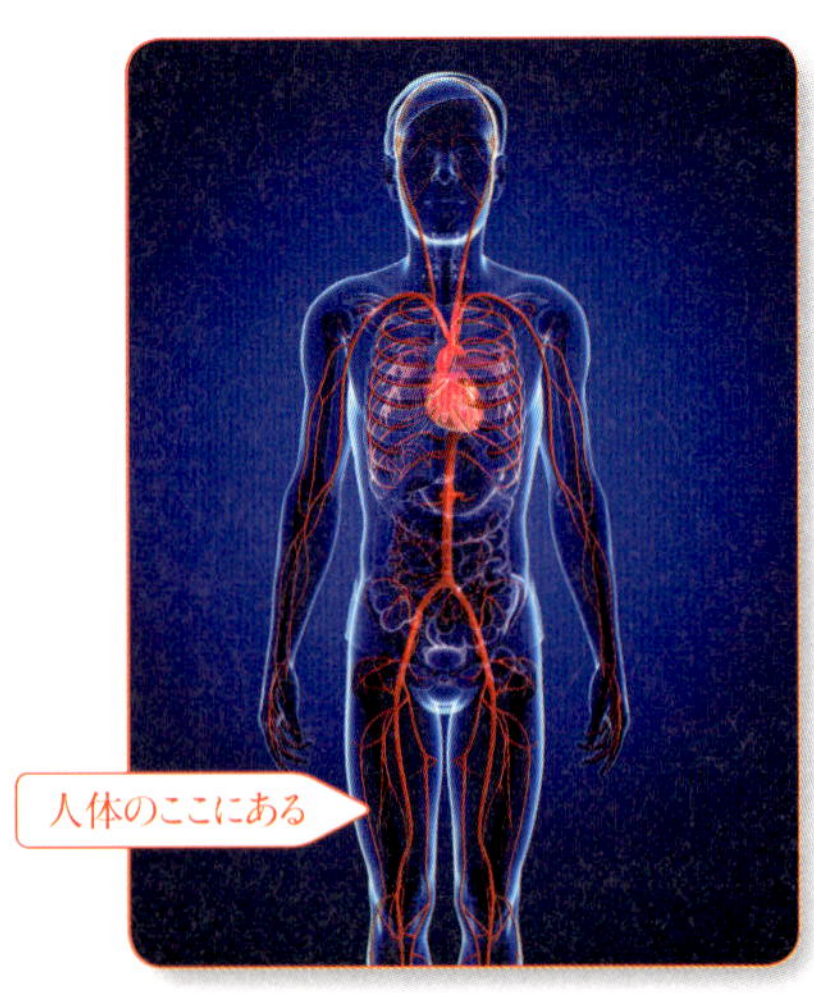

動脈・静脈

Artery・Vein

血管の全長	約105km
動脈の直径	上行大動脈約2.0～3.2cm 下行大動脈約1.6～2.0cm
静脈の直径	大静脈約2.0cm
毛細血管の直径	約5～10μm

全身を隈なく走って血液を輸送するパイプ

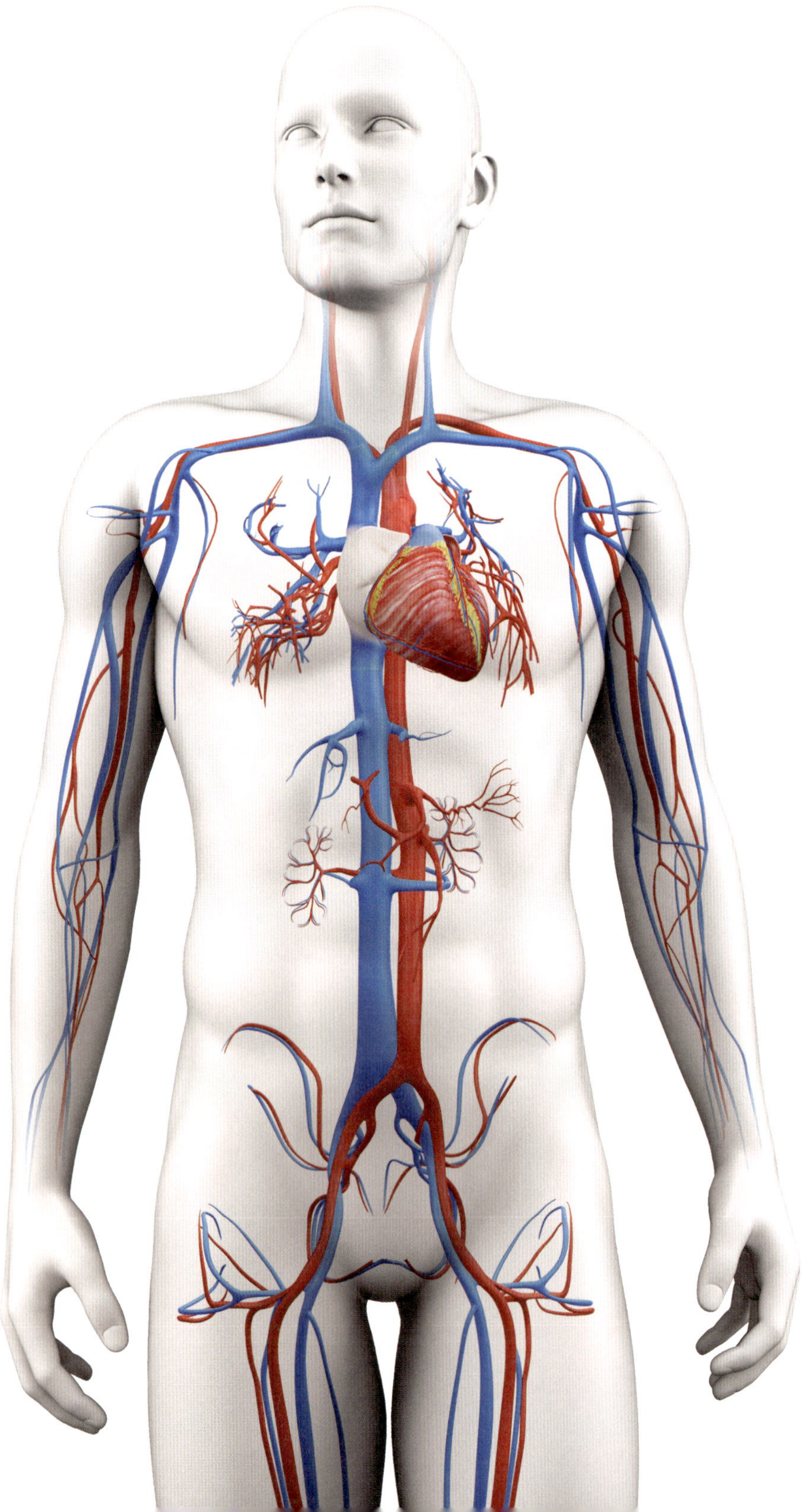

動脈と静脈は血液を通すパイプのような存在で、実際に血液中の酸素と栄養素を組織に届け、二酸化炭素と老廃物を回収しているのは毛細血管。

役割に適した構造で全身の組織に血液を送る

血管は、動脈、毛細血管、静脈で構成され、皮膚から透けて見えるのはすべて静脈で、動脈は体の深部を通っているので見ることができない。

動脈と静脈は、内膜、中膜、外膜の3層構造をしているが、血液を心臓から押し出すのに圧力がかかる動脈の壁は厚く、層と層の間は平滑筋と弾性板で覆われているので弾力性がある。静脈は、ほとんど圧力を受けないため動脈より壁が薄くて弾力性も少ない。毛細血管は1層の薄い膜で、動脈と静脈を末端でつないでいる。

動脈が心臓のポンプ作用で血液を送り出すのに対し、静脈は筋肉のポンプ作用で心臓まで血液を戻している。重力に逆行して戻るため、静脈には血液の逆流を防ぐための弁がついている。また、腕や足の深部にある静脈は、動脈にくっついて走り血液を温めている。

機能について

心臓から伸びている太い大動脈は、中動脈、小動脈、細動脈と枝分かれして細くなり、各組織内を網目状に走る毛細血管まで新鮮な血液を送り届けている。毛細血管で物質交換した血液は、小静脈、中静脈、大静脈としだいに太い静脈に合流して心臓に戻ってくる。

管腔
内膜
中膜
外膜
内皮
基底膜
平滑筋
外膜
大静脈
内皮
基底膜
内弾性板
平滑筋
外弾性板
外膜
栄養血管
大動脈
中静脈
中動脈
小静脈
小動脈
細静脈
毛細血管
細動脈

もっと知る

心臓は全身に血液を循環させているが、心臓自身も血液によって養われている。大動脈から枝分かれして心臓の表面を取り巻いている冠状動脈から酸素と栄養素が供給され、静脈血は冠状静脈洞に集まって右心房に注がれる。

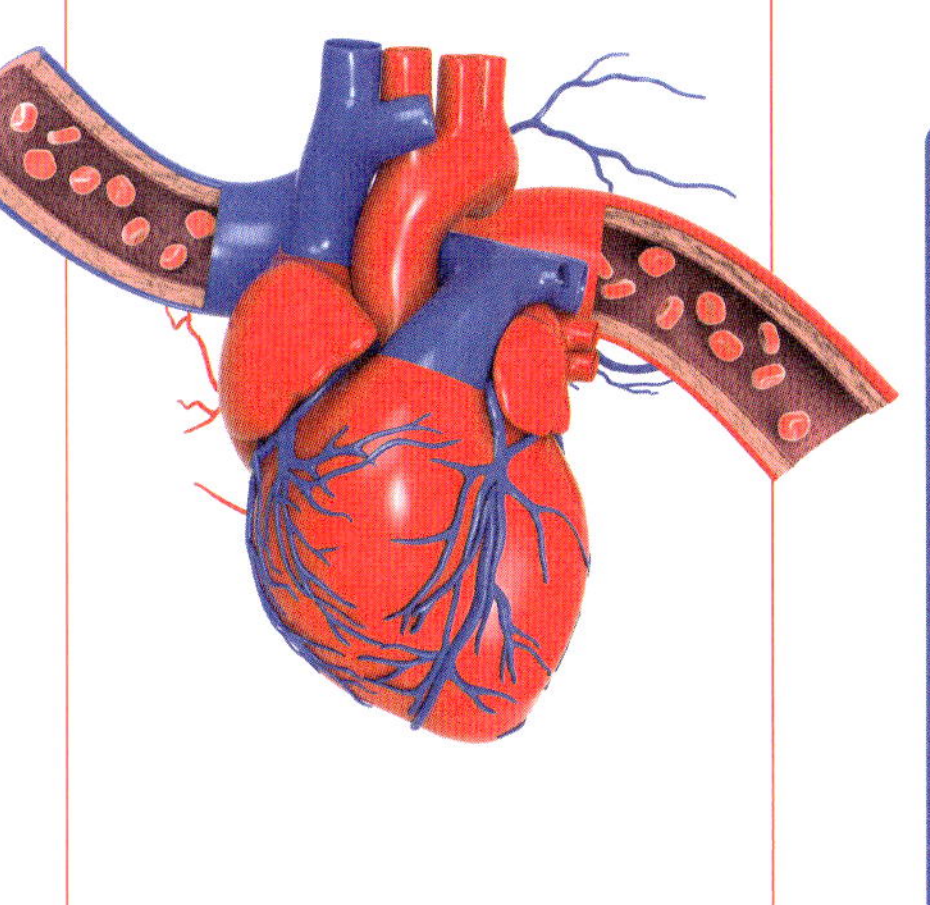

静脈の断面

体を動かしたときに生じる小さな圧力差で血液を流しているので壁は薄く、膨らみやすい。また、重力に逆らって心臓まで血液を戻すが、内壁には弁はついているので逆流しない。

動脈の断面

心臓のポンプ作用によって圧力の高い血液が流れているため、それに耐えられるように厚い壁を持ち、また弾力のある筋肉でできている。血流に勢いがあるので、動脈には弁がついていない。

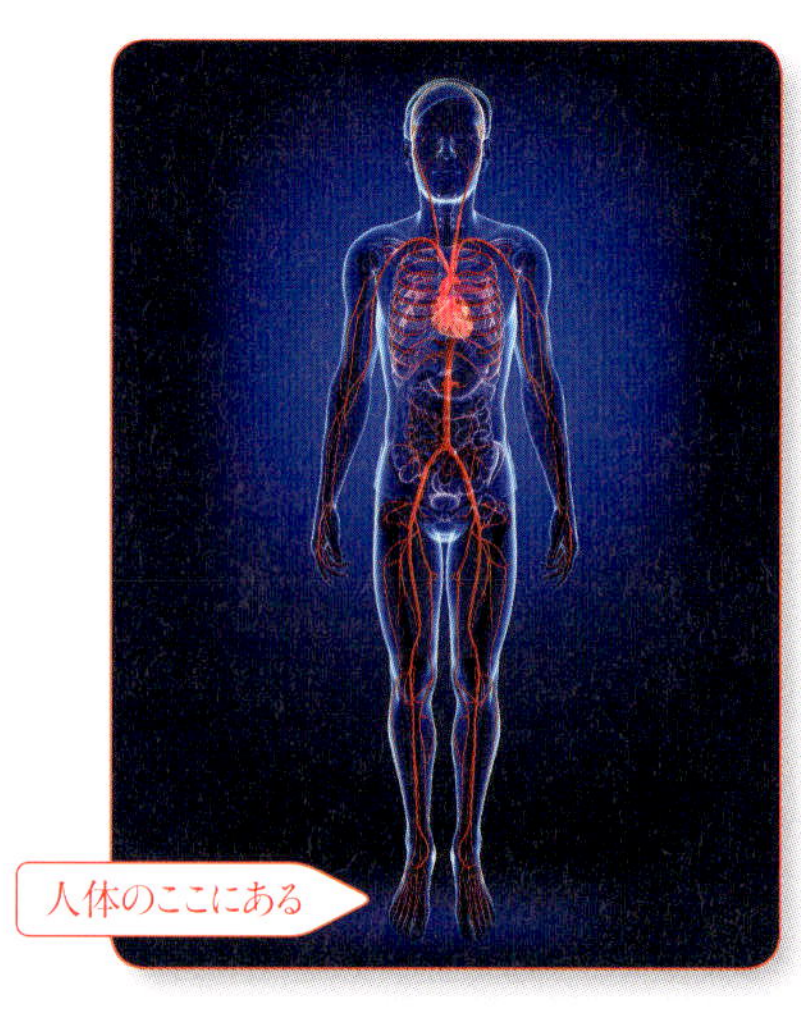

血液

Blood

血液量	体重の約8%
血液成分	赤血球約40～45% 白血球・血小板約1%、血漿約55～60%
赤血球	直径約7～8μm（1mmの約1000分の1）
血小板	直径約2～5μm
リンパ球	直径約6～10μm
好中球	直径約10～16μm
単球	約15～20μm

大量の細胞を浮遊させた生命ある液体

生命維持に必要な物質を運搬するほか、病原体が侵入したときには排除したり、血管が傷ついたときには修復も行う。

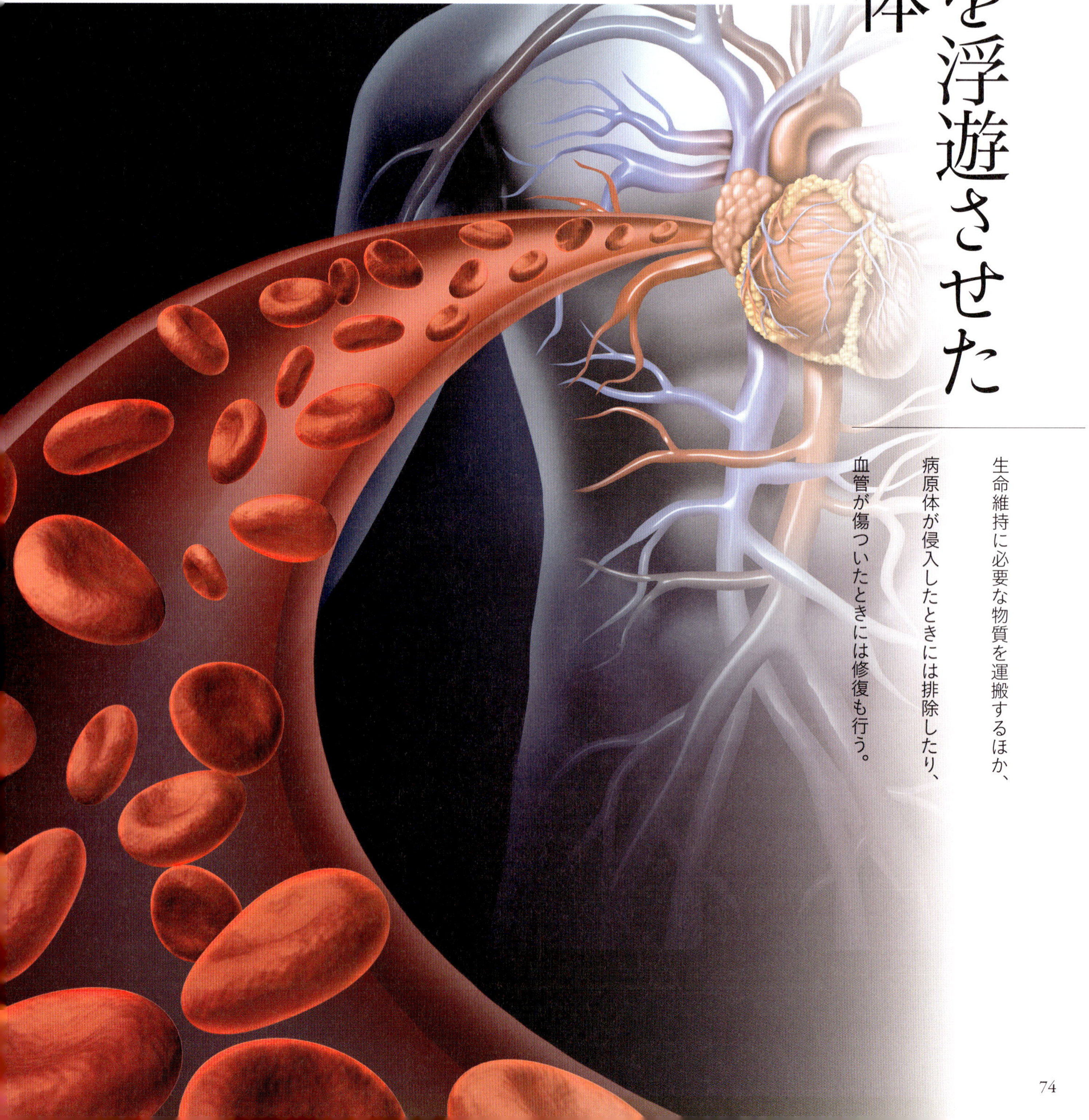

細胞成分と液体成分で構成される血液

体内には体重の約8％に相当する量の血液が血管の中を流れており、心臓を起点にして常に全身を循環し続けている。

血液は骨の内部にある骨髄でつくられ、骨の中の毛細血管を通って外の血管へと送られる。

血液を沈殿させると、上下の2層に分かれる。上層は血漿といわれる淡黄色をした透明な液体成分で、さまざまなタンパク質やブドウ糖、コレステロールなどの脂質、ビタミンやミネラル、ホルモンなどが溶け込んでいる。下層は血球といわれる赤い塊の細胞成分で、赤血球や白血球、血小板の3種類からなっている。

つまり、血液は大量の細胞を浮遊させた、生命ある液体である。これらの成分を血漿が全身の組織に運び、組織を養うとともに新陳代謝によって生じた老廃物を取り去ったりしている。

成分について

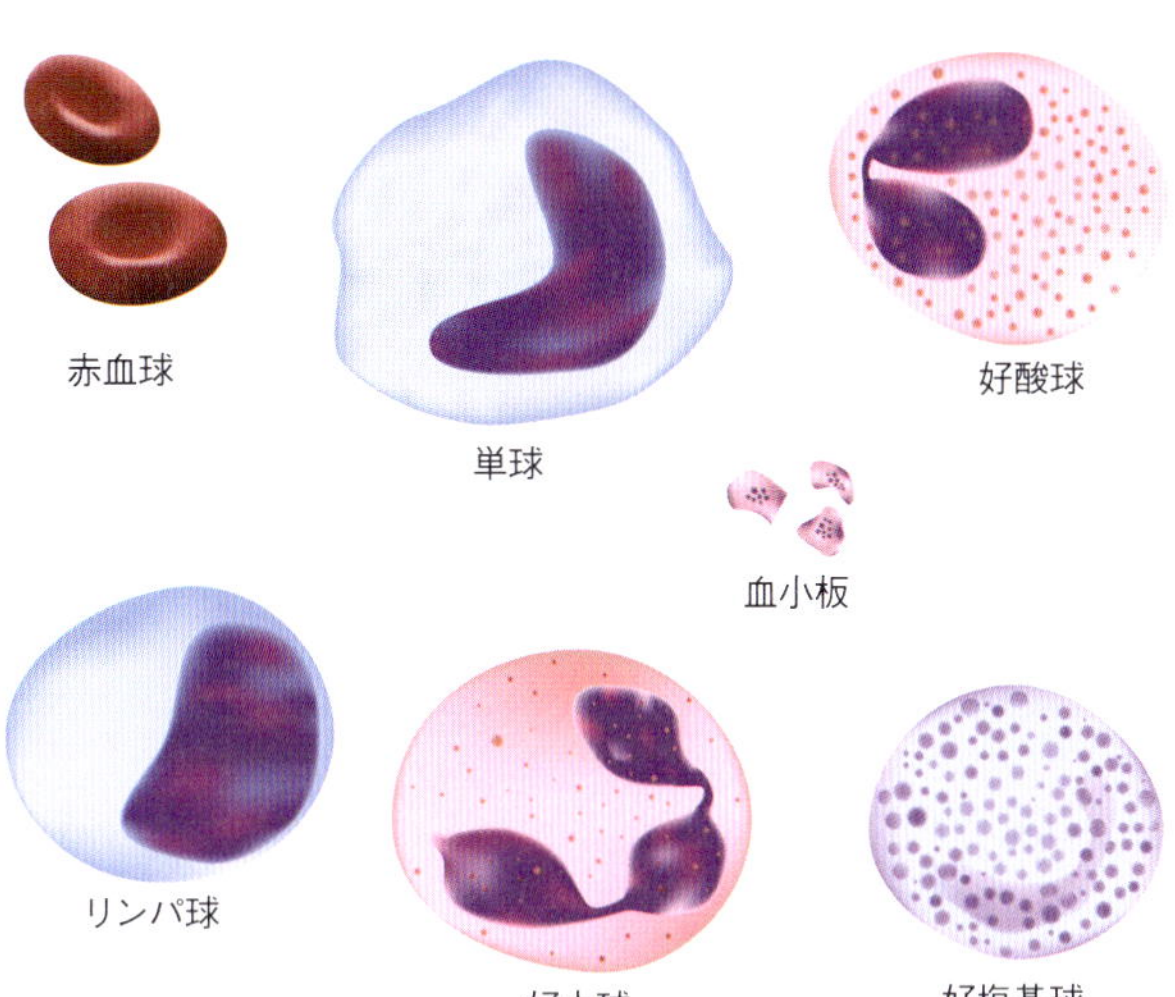

細胞成分は赤血球、白血球、血小板で構成されているが、白血球には好酸球、好塩基球、好中球、単球、リンパ球の5種類がある。

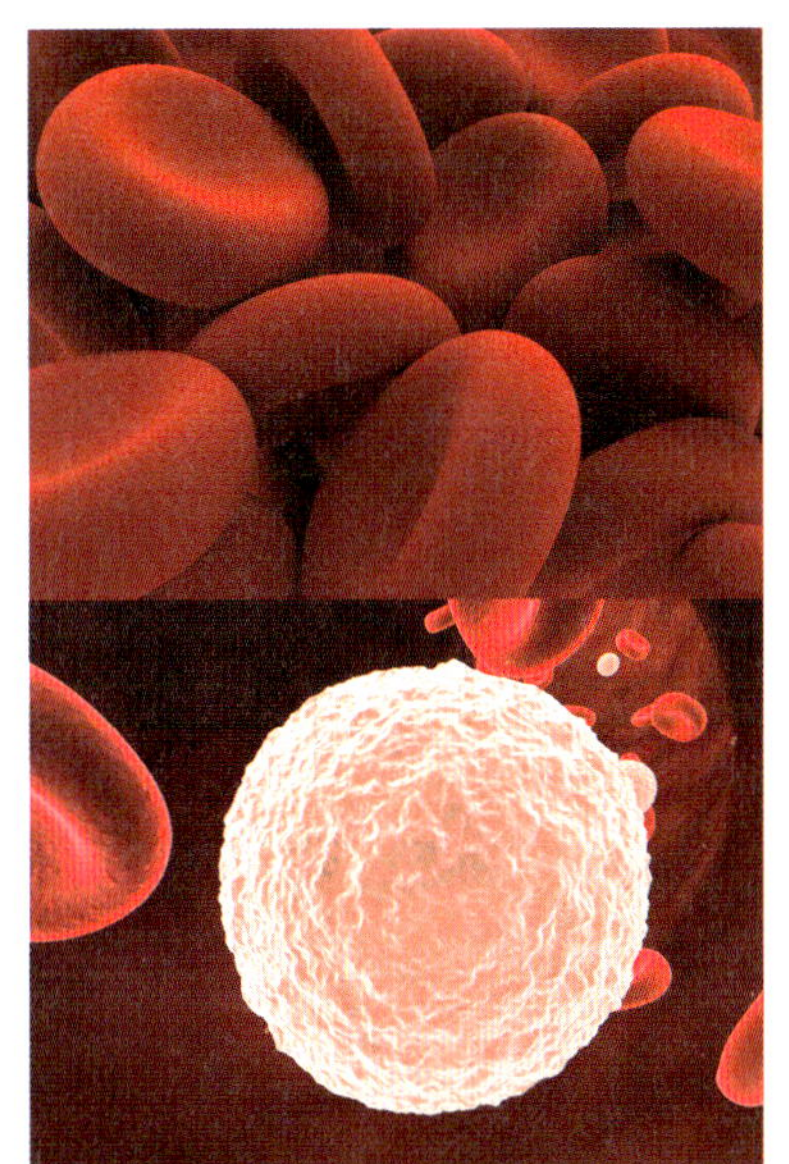

赤血球は、鉄を主成分にしたヘモグロビンという赤い色素を含んでいる。このヘモグロビンが酸素と二酸化炭素の交換を行っている。白血球は、侵入してきた病原菌などの異物を取り込んで殺す役割を担っている。血小板は、血液を固めて出血を止める働きをしている。

病気について

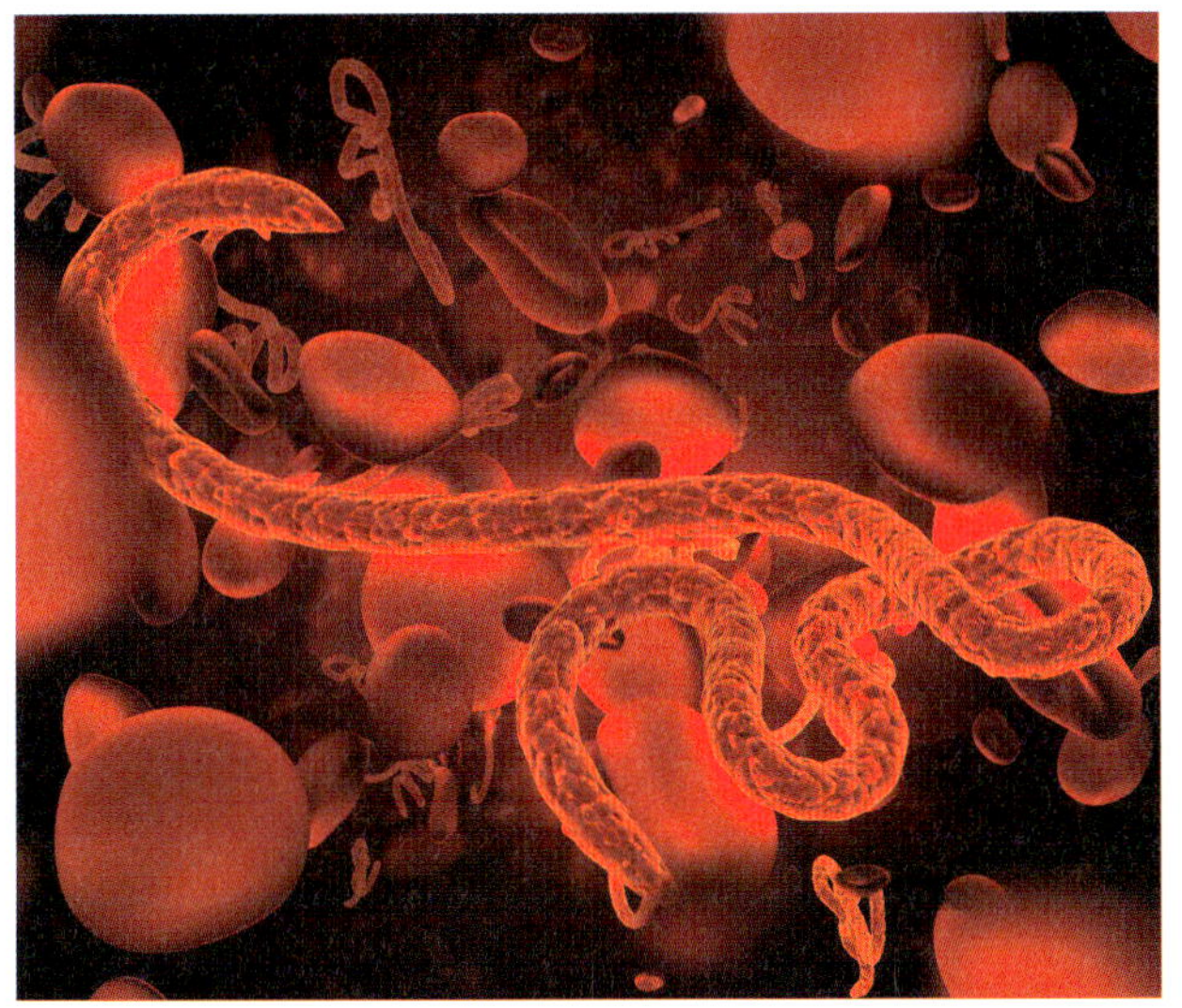

エボラ出血熱とは

エボラウイルスに感染すると、細胞を破壊する特殊なタンパク質をつくり出すようになる。これにより血小板の数が減少し、体内の血液を凝固する能力に異常を引き起こす。そのため血管から血液が流れだし、出血性ショックから次第に死に至る。

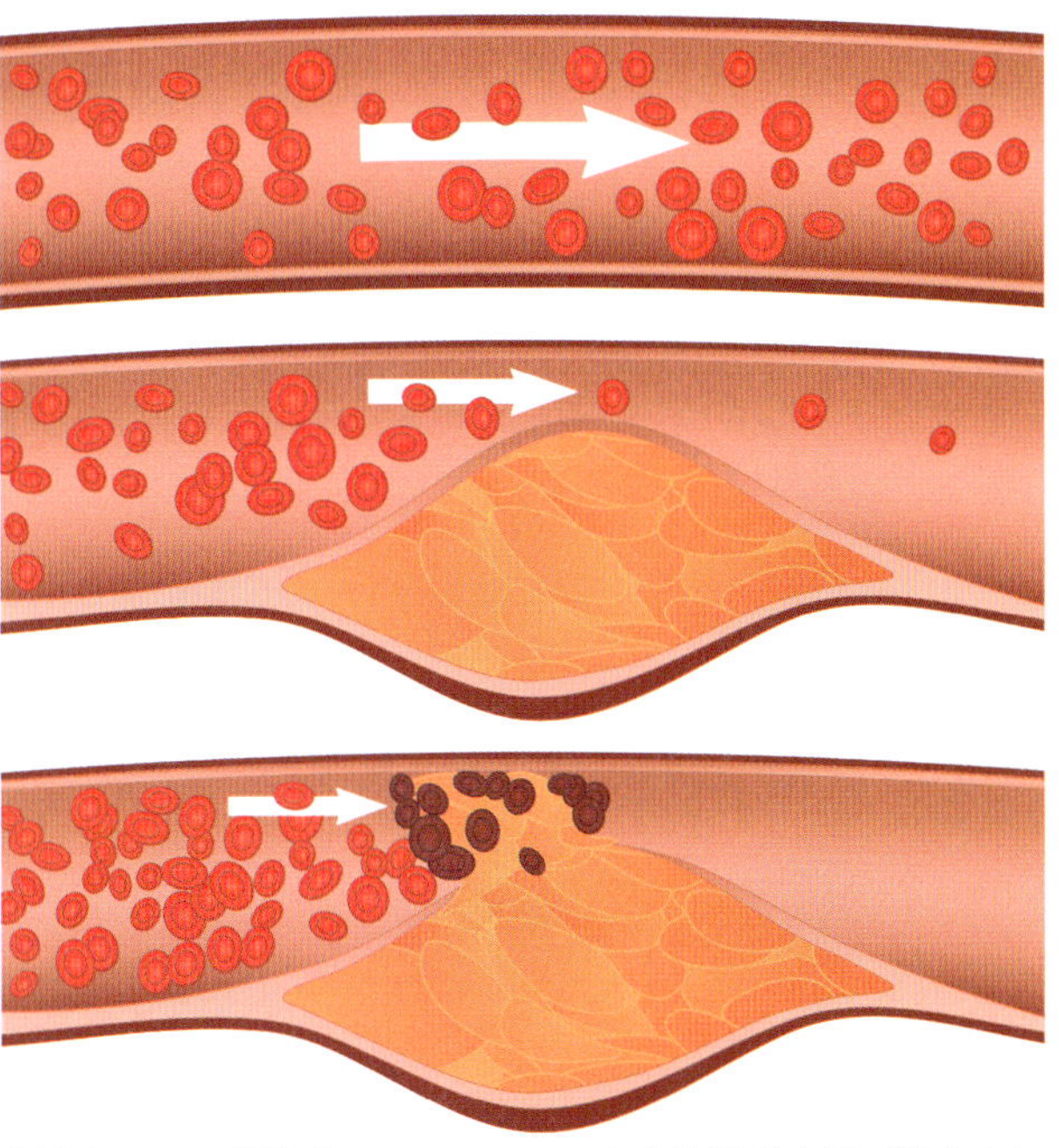

血液中にLDL（悪玉）コレステロールや中性脂肪などが増えると、血管の内壁に付着して血管の内側が狭くなる。これによって血液の流れが悪くなり、必要な酸素や栄養分が行きわたらず臓器や組織の機能が低下する。さらに血管が詰まると、血液が滞り、その先にある臓器や組織が壊死してしまう。

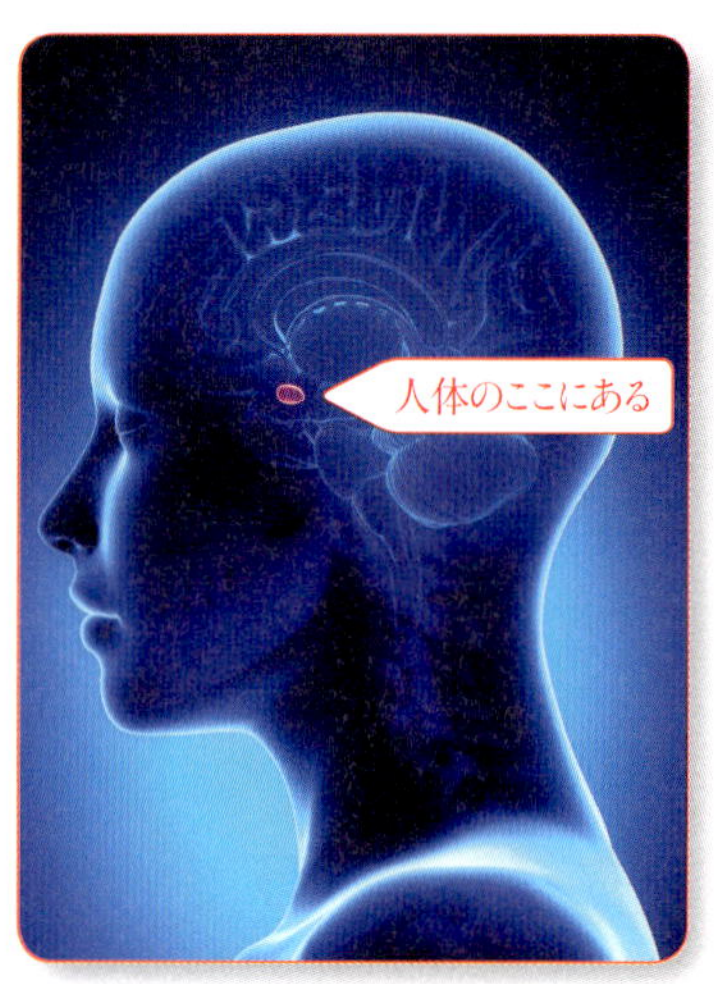

下垂体

Pituitary gland

下垂体の大きさ：大豆くらいの大きさ

重さ：0.5～0.7g

体内の内分泌器官の総司令官

体を安定した状態に保つために、体のあちこちに存在する下位の各内分泌器官に対し、必要に応じて分泌するホルモン量や分泌時期をコントロールして生命活動を調節する。

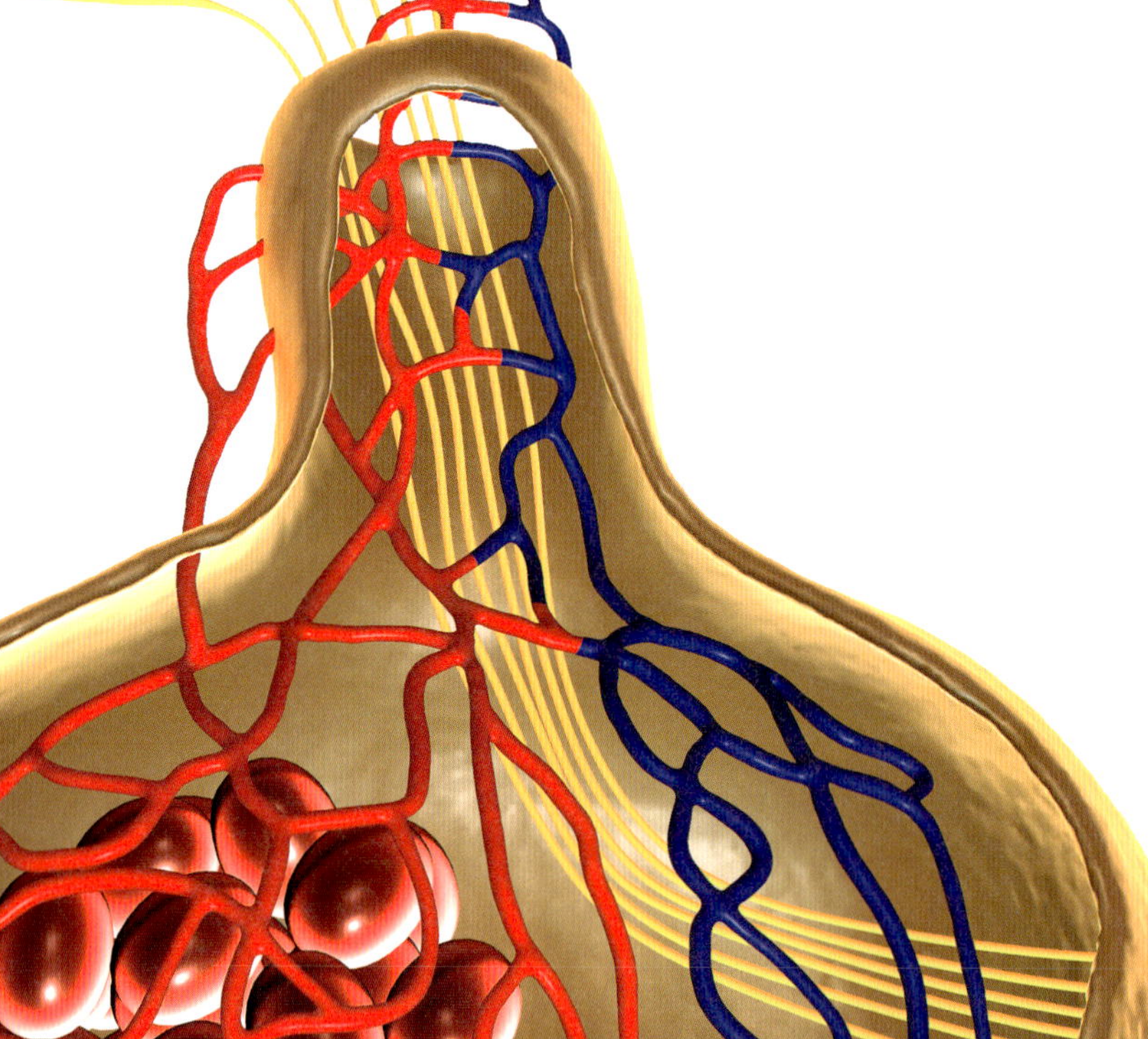

ホルモンの分泌を促したり抑制して恒常性を維持

少量で絶大な作用を発揮するホルモンは、体内の内分泌器官から分泌される。中でも下垂体は、体内の内分泌器官の活動を調節する総司令官のような役目を果たしている。他の器官に直接作用するホルモンを分泌しているほか、視床下部から送られてくるホルモンの働きを受け、さらにほかの内分泌器官にホルモンの分泌を促したり、その量や分泌時期を調節したりしている。

下垂体は前葉と後葉、中葉に分けられ、前葉はホルモンの産生機能を、後葉は前葉で産生されたホルモンの放出機能を担っている。視床下部と下垂体がつながる漏斗の部分では、下垂体のホルモン分泌を促進させる放出ホルモン、あるいは分泌を抑制する放出抑制ホルモンを分泌している。

このようにホルモンの分泌をコントロールすることで、体内の恒常性は維持されている。

ズームアップ

下垂体の血管系は発達しており、分泌されたホルモンが効率よく血流に乗って全身に運ばれる。下垂体を通る血管の一部は、視床下部を経由してから入ってくるため、視床下部の分泌調節ホルモンの刺激が効率よく前葉に伝わる。一方、後葉ホルモンは視床下部の神経細胞で産生され、神経細胞の軸索を通して運ばれる。この軸索は視床下部から後葉にまで達しており、ここで血管に放出される。

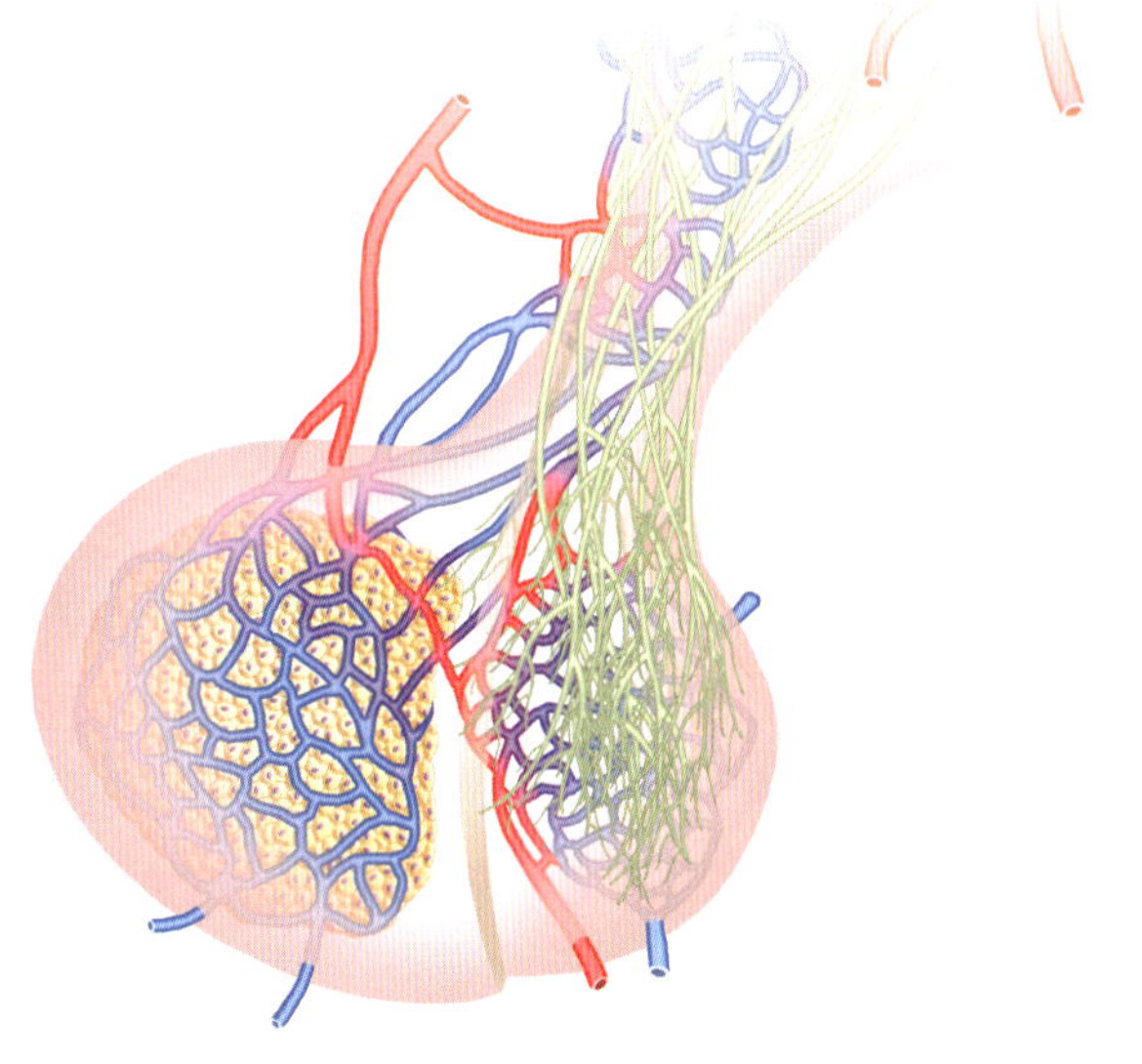

構造について

視床下部から漏斗状に狭くなり、細い茎でつながっている房状の内分泌器官が下垂体で、多くのホルモンを分泌している。前部にある前葉（腺下垂体）と、後部にある後葉（神経下垂体）、その中間にある中葉に分けられ、起源も異なる。前葉は口の中の上皮の一部が脳に向かってできたポケットで、後葉は間脳の延長。

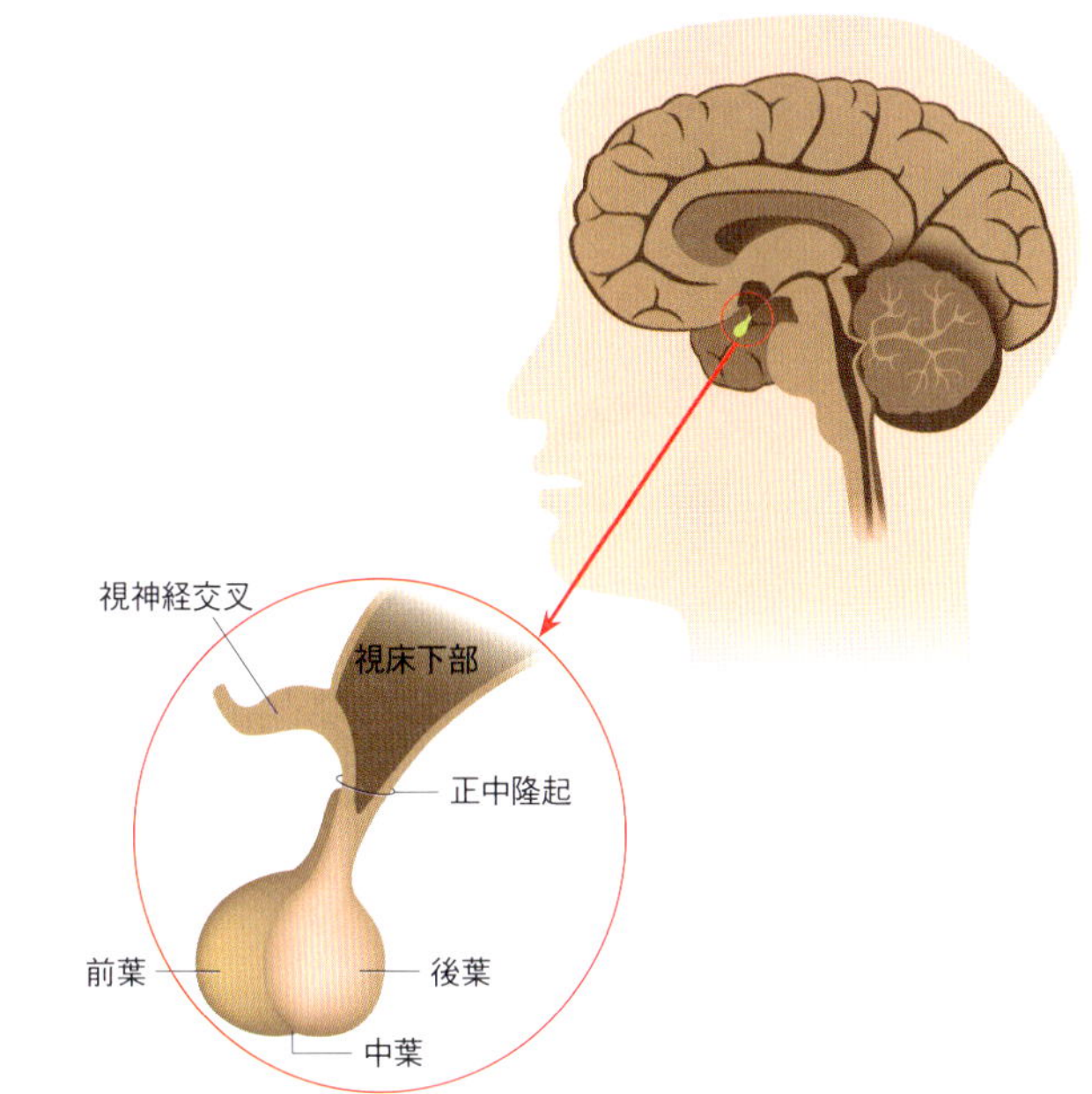

機能について

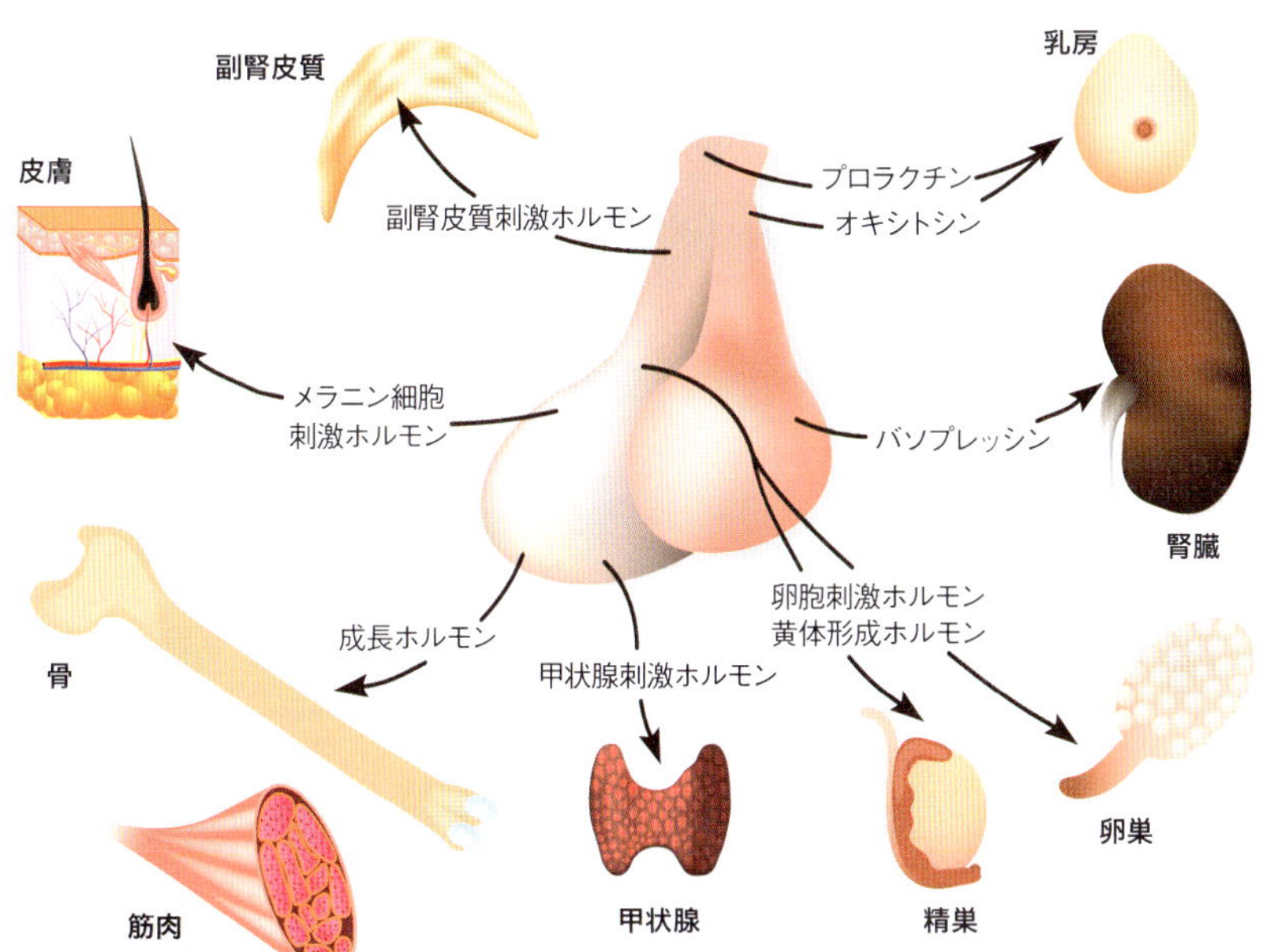

ホルモンの中枢である下垂体からは、さまざまなホルモンが分泌されている。前葉からは主要な6種類のホルモンが合成・分泌され、中葉からは1種類、後葉では視床下部で合成された2種類のホルモンを分泌している。これらが標的となる内分泌器官に働きかけて、ホルモンの分泌をコントロールしている。

ホルモン	
副腎皮質刺激ホルモン（ACTH）	前葉
プロラクチン（PRL）	前葉
甲状腺刺激ホルモン（TSH）	前葉
黄体形成ホルモン（LH）	前葉
卵胞刺激ホルモン（FSH）	前葉
メラニン細胞刺激ホルモン（MSH）	前葉
成長ホルモン（GH）	前葉
オキシトシン（OXT）	後葉
バソプレッシンまたは抗利尿ホルモン（VP or ADH）	後葉

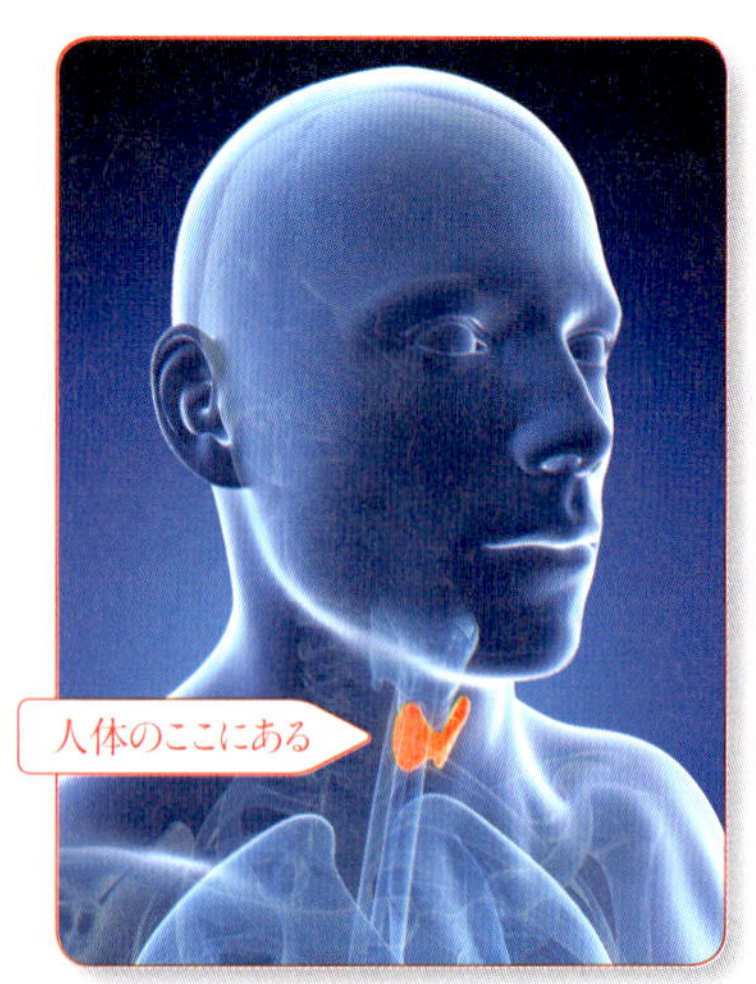

甲状腺

Thyroid gland

長さ：約3～5㎝
幅：約3～5㎝
重さ：成人約15～20g

代謝をコントロールするホルモンを分泌

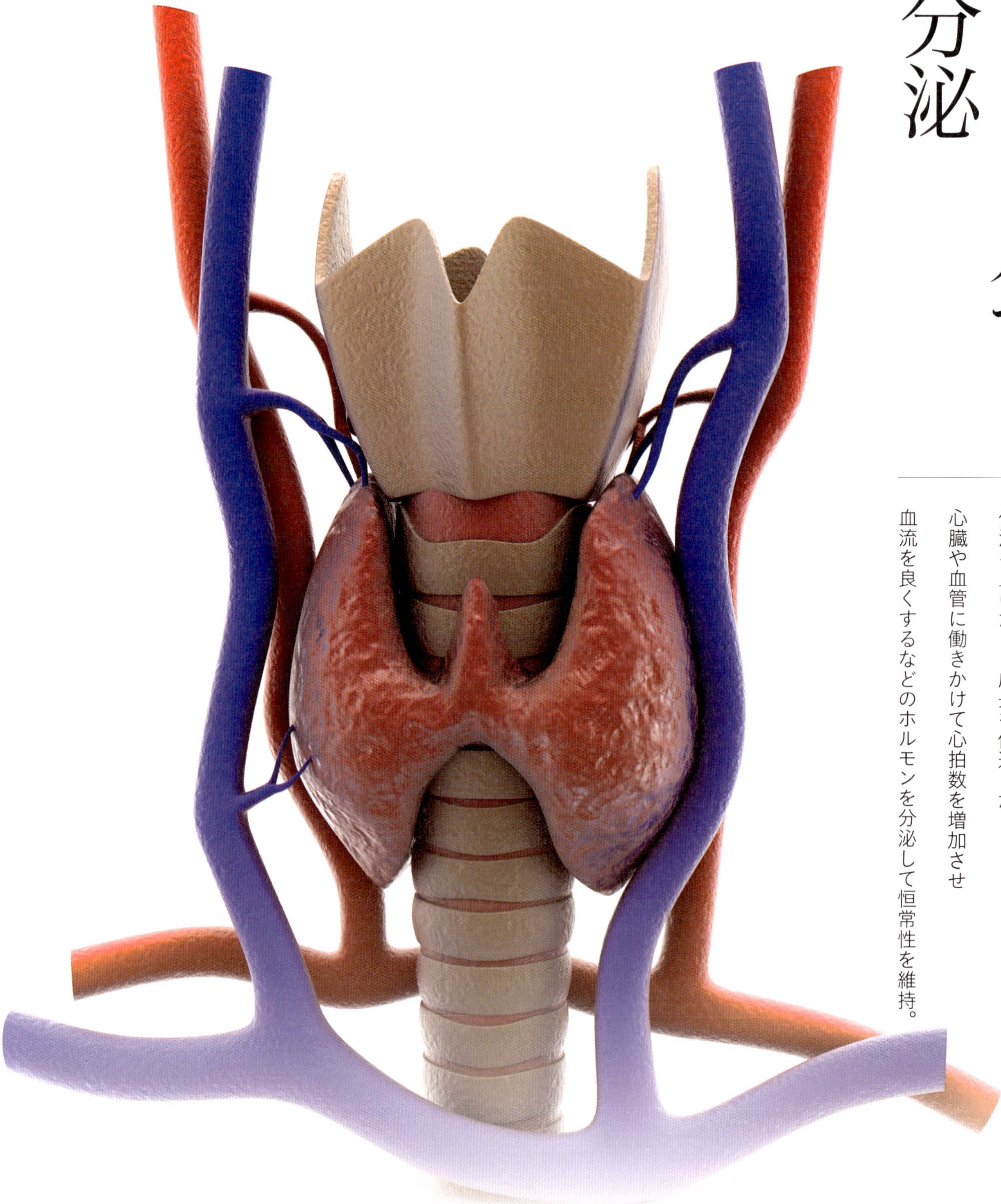

体の新陳代謝を促して熱産生を高めることで体温を上げたり、成長を促進したり、心臓や血管に働きかけて心拍数を増加させ血流を良くするなどのホルモンを分泌して恒常性を維持。

全身の器官の代謝を促す2種類のホルモンを合成

食物として摂取した炭水化物やタンパク質、脂肪は、代謝されて体の組織をつくるために利用されたり、エネルギーになっている。こうした新陳代謝の過程を刺激したり促進したりする役割を担っているのが、のどのあたりにある甲状腺という内分泌器官。

甲状腺は、食物中のヨウ素（ヨード）を材料にして、サイロキシンとトリヨードサイロニンという2種類の甲状腺ホルモンを合成し、分泌している。サイロキシンは体全体の細胞の新陳代謝を高め、トリヨードサイロニンは肝臓・腎臓・筋肉などに働きかけて熱産生を高めたりしている。

そのため、甲状腺の働きが強すぎると新陳代謝が促進されすぎて体が疲れやすくなり、逆に甲状腺の働きが弱まると新陳代謝が低下して身体機能が低下する。

構造について

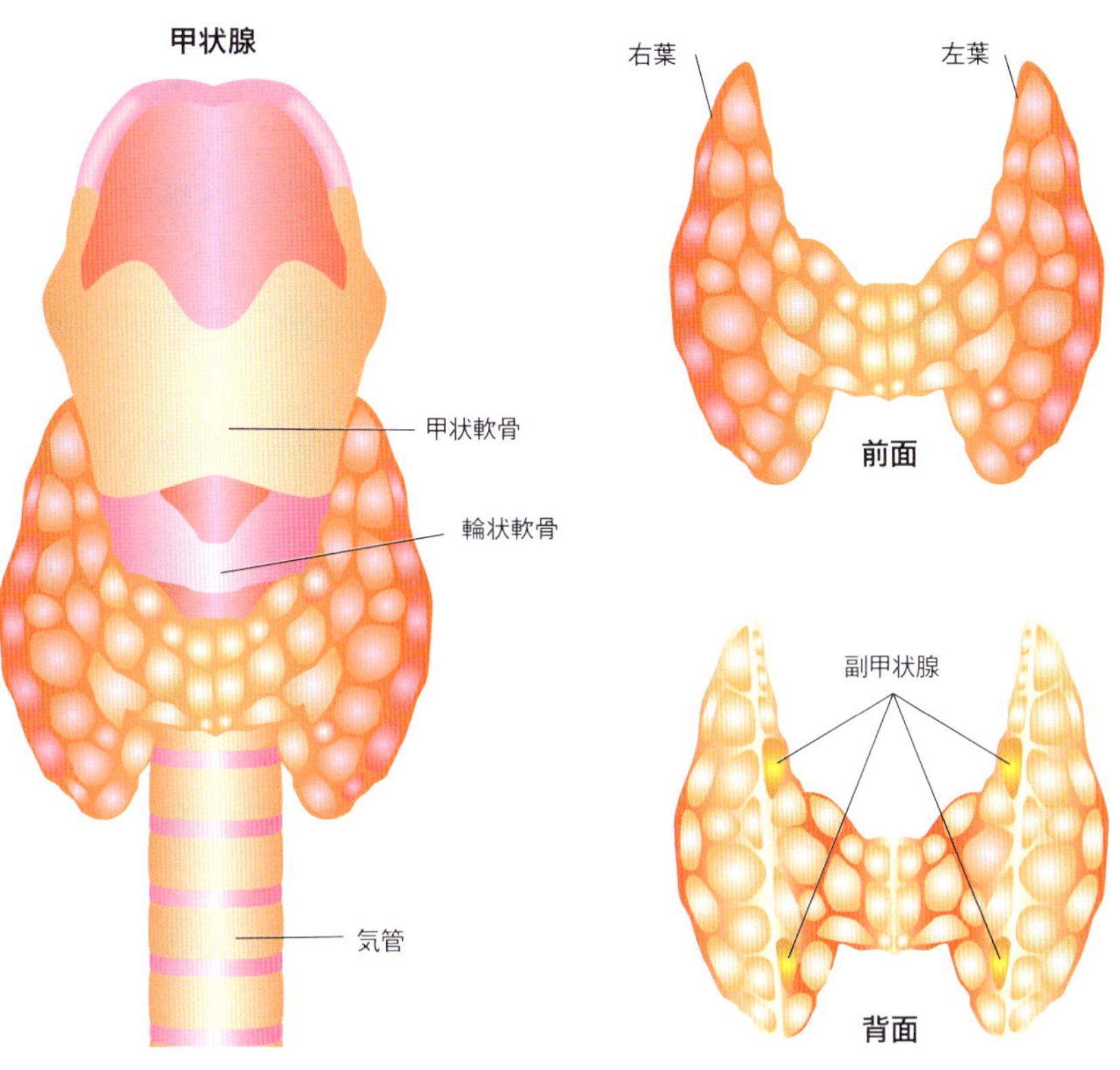

甲状腺は、のど仏の下の部分に蝶が羽を広げたような形で気管の腹側にくっついている。全体を線維性被膜で包まれ、輪状軟骨や気管軟骨に固着しているため、嚥下に伴って上下に移動する。前面はさらに頚筋膜で覆われ、背面には麦粒大の上皮小体（副甲状腺）という小器官が上下2対存在する。

甲状腺ホルモンの量は、脳の視床下部から分泌される甲状腺刺激ホルモン放出ホルモン（TRH）が下垂体を刺激し、それにより分泌される甲状腺刺激ホルモン（TSH）によって調整されている。

ズームアップ

甲状腺を拡大してみると、小さなボールがたくさん集まったようになっている。このボールを濾胞といい、1層の濾胞細胞とそれに囲まれた濾胞腔からなっている。濾胞腔はコロイドという液体で満たされている。コロイドの主成分はサイログロブリンというタンパク質で、ここは甲状腺ホルモンの貯蔵庫にあたる。

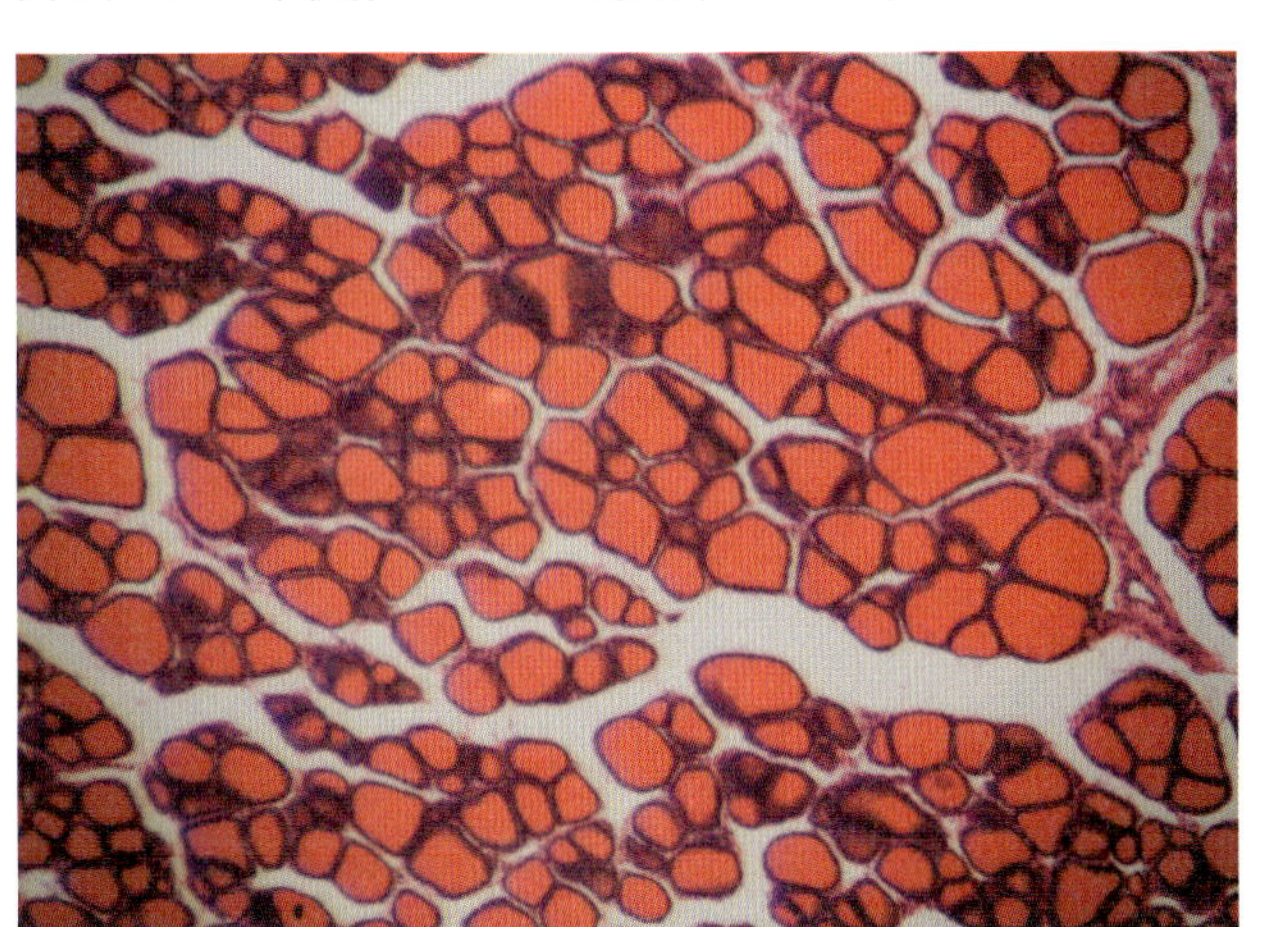

病気について

甲状腺に発生するがんが甲状腺がんで、内分泌系がんの約9割を占める。原因は遺伝的要因と、子供の頃に強い放射線を浴びると高い確率で発症するとされている。バセドウ病（甲状腺機能亢進）や橋本病（甲状腺機能低下）では甲状腺全体が左右対称に腫れるのに対し、甲状腺がんの場合には局所的、もしくは左右非対称に腫れるのが特徴。のどのあたりを触って、しこりに気づくことも多い。

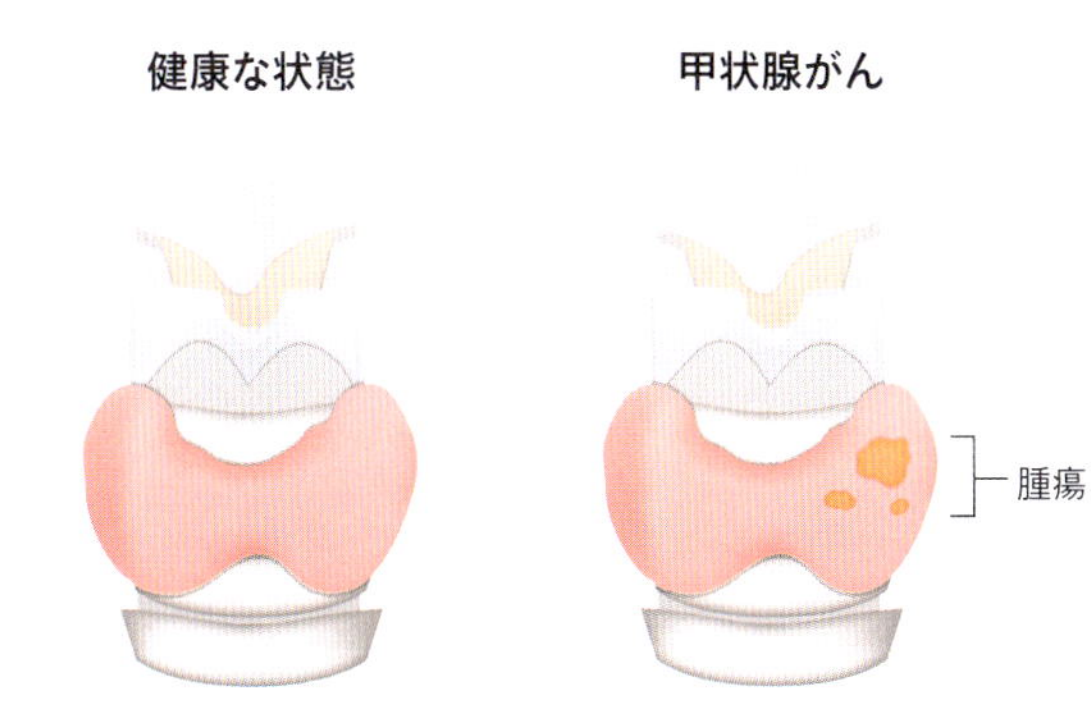

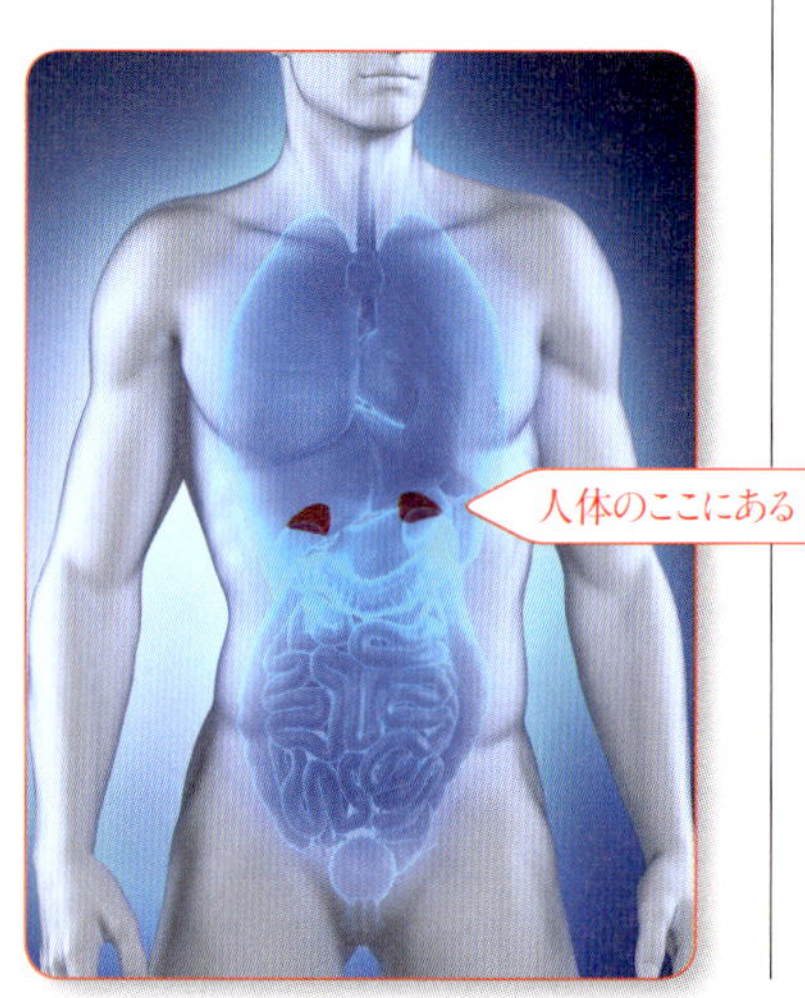

副腎

Adrenal gland

長さ：約2.5cm
幅：約2cm
重さ：約5～7g

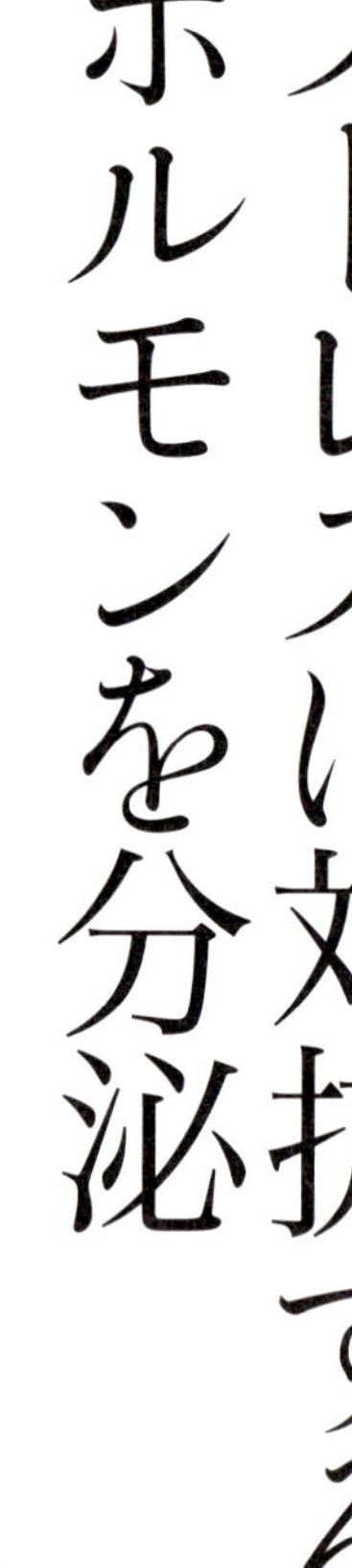

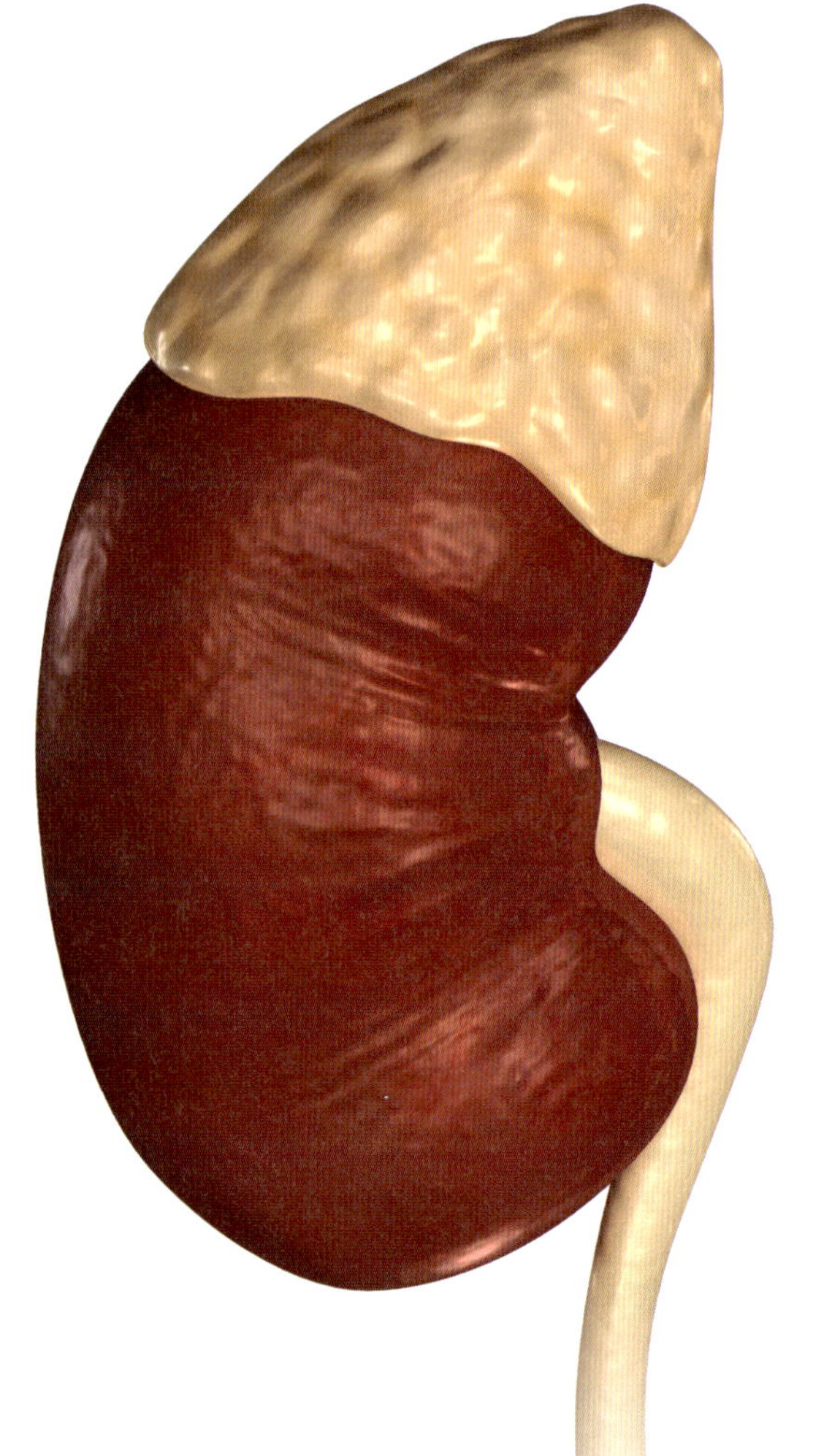

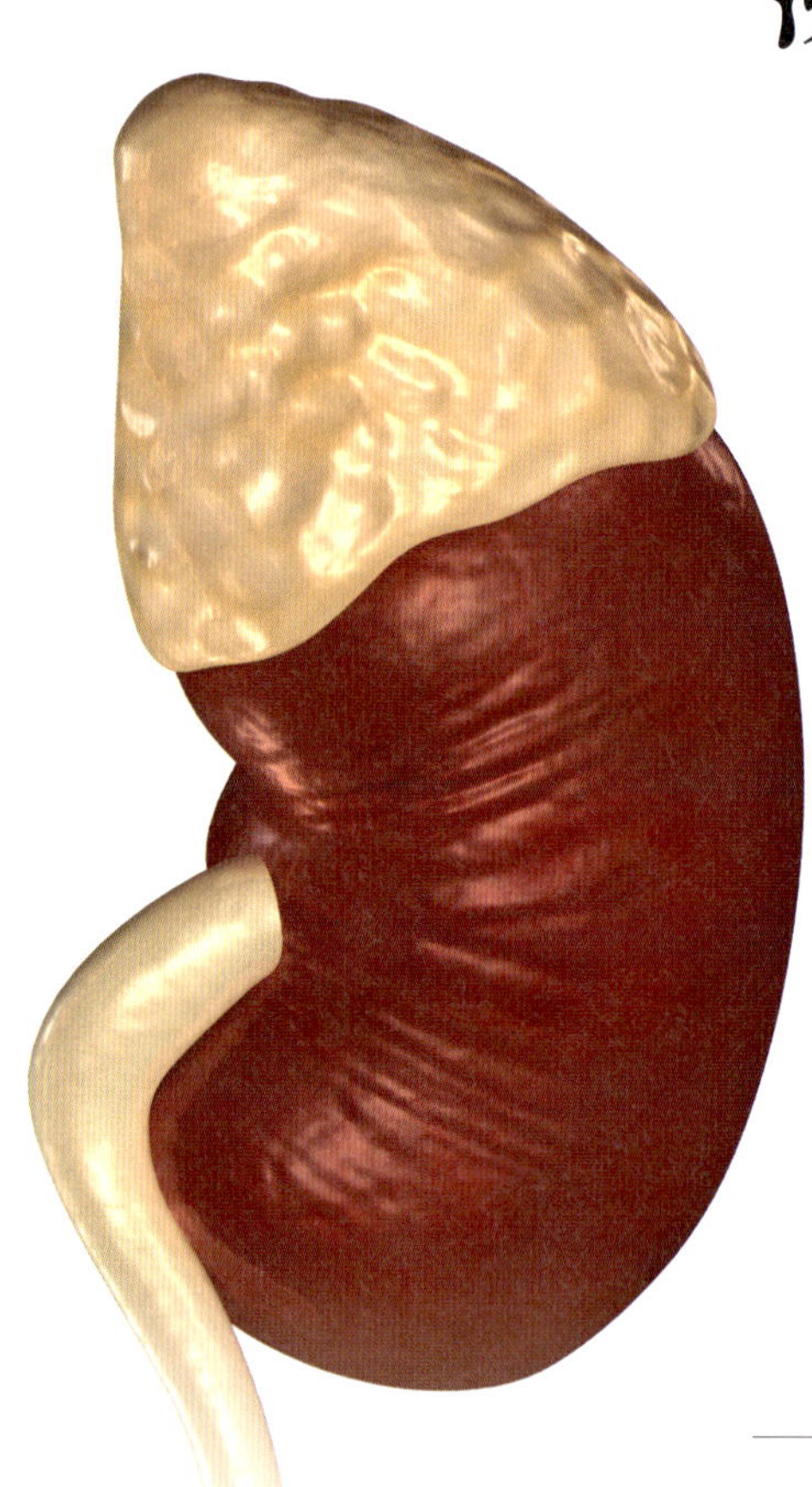

心身にストレスがかかると、それに対抗するために血管を収縮させて血圧を上げ、心拍数も上げるなど体を緊張状態にするホルモンを分泌して身を守る。

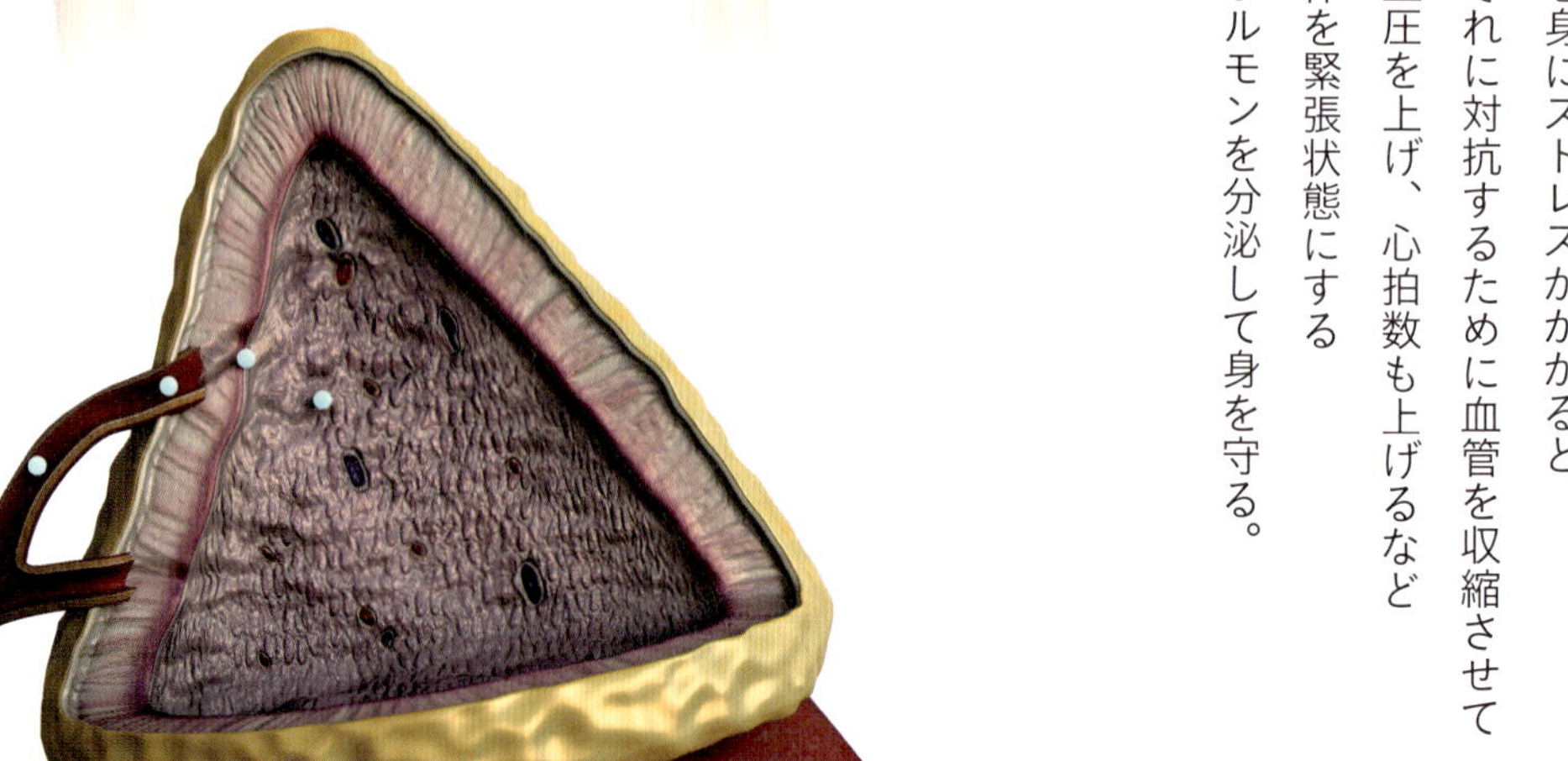

性質の違う皮質と髄質が互いに影響し合って作用

副腎は腎臓とくっついているが、泌尿器官ではなく内分泌器官である。体が外部からさまざまなストレスを受けたとき、生理作用を調整するホルモンを合成・分泌して体の恒常性を保つのが副腎の役割。

副腎は、皮質と髄質に分けられ、皮質からは副腎皮質ホルモン（ステロイド）、髄質からは副腎髄質ホルモンと、分泌するホルモンの種類が異なる。

副腎皮質ホルモンは、炎症の抑制（制御）や糖代謝、血液の電解質レベルの調整などに関わり、物理的・心理的ストレスや侵襲的な刺激によって分泌が促進される。

一方、副腎髄質ホルモンは、自律神経系（交感神経）を興奮させて活動性・攻撃性を促進させるが、アドレナリンとノルアドレナリンという2つのホルモンが状況に応じて選択的に分泌される。

断面を見る

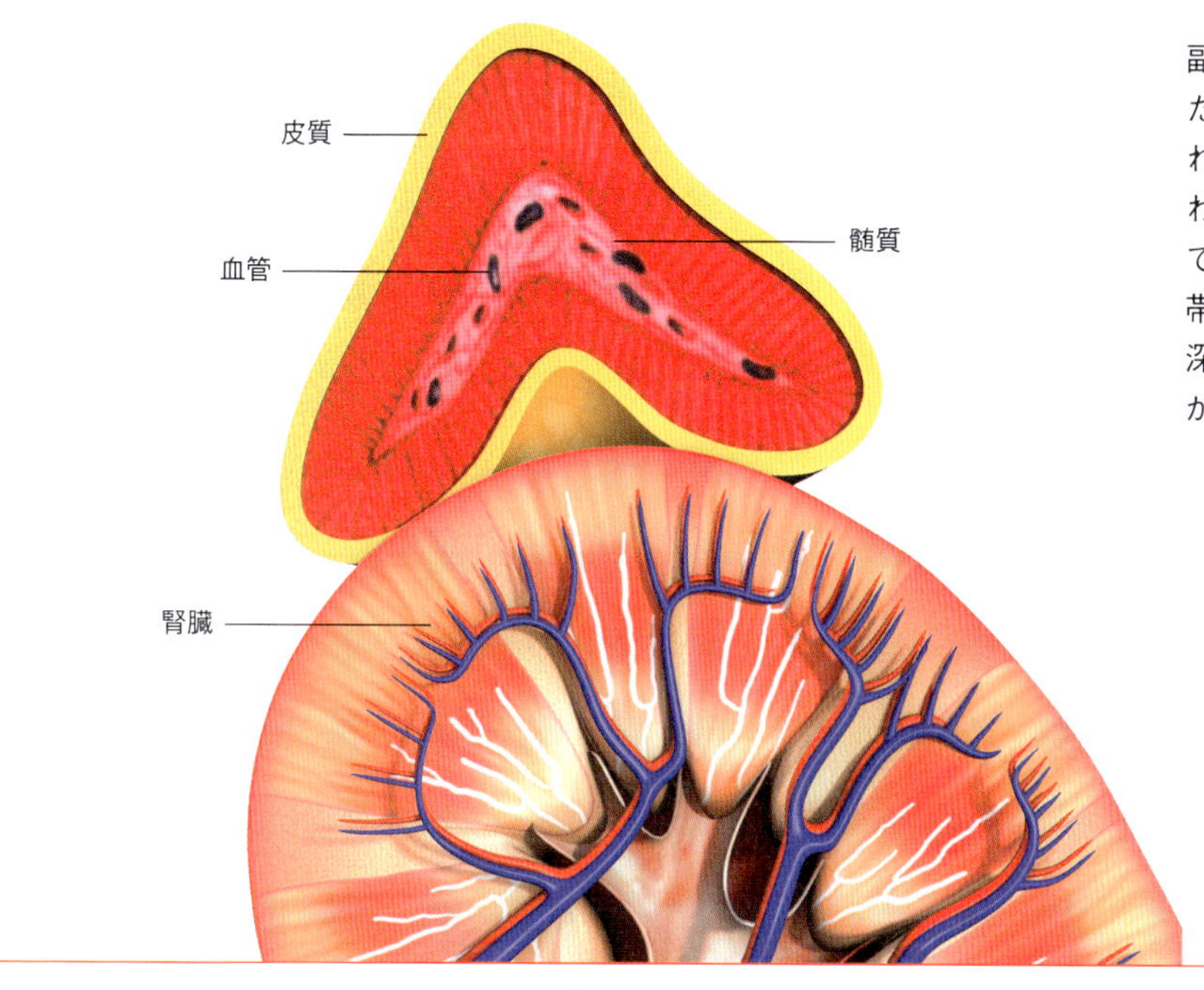

副腎は、腎臓のすぐ上にある三角形をした内分泌器官。結合組織の被膜に包まれ、その上から腎臓とともに腎筋膜で覆われているが、腎臓との間には脂肪組織で隔てられている。内部は球状帯、束状帯、網状帯の3層からなる淡黄色の皮質、深部は赤褐色の髄質があり、中には血管が通っている。

機能について

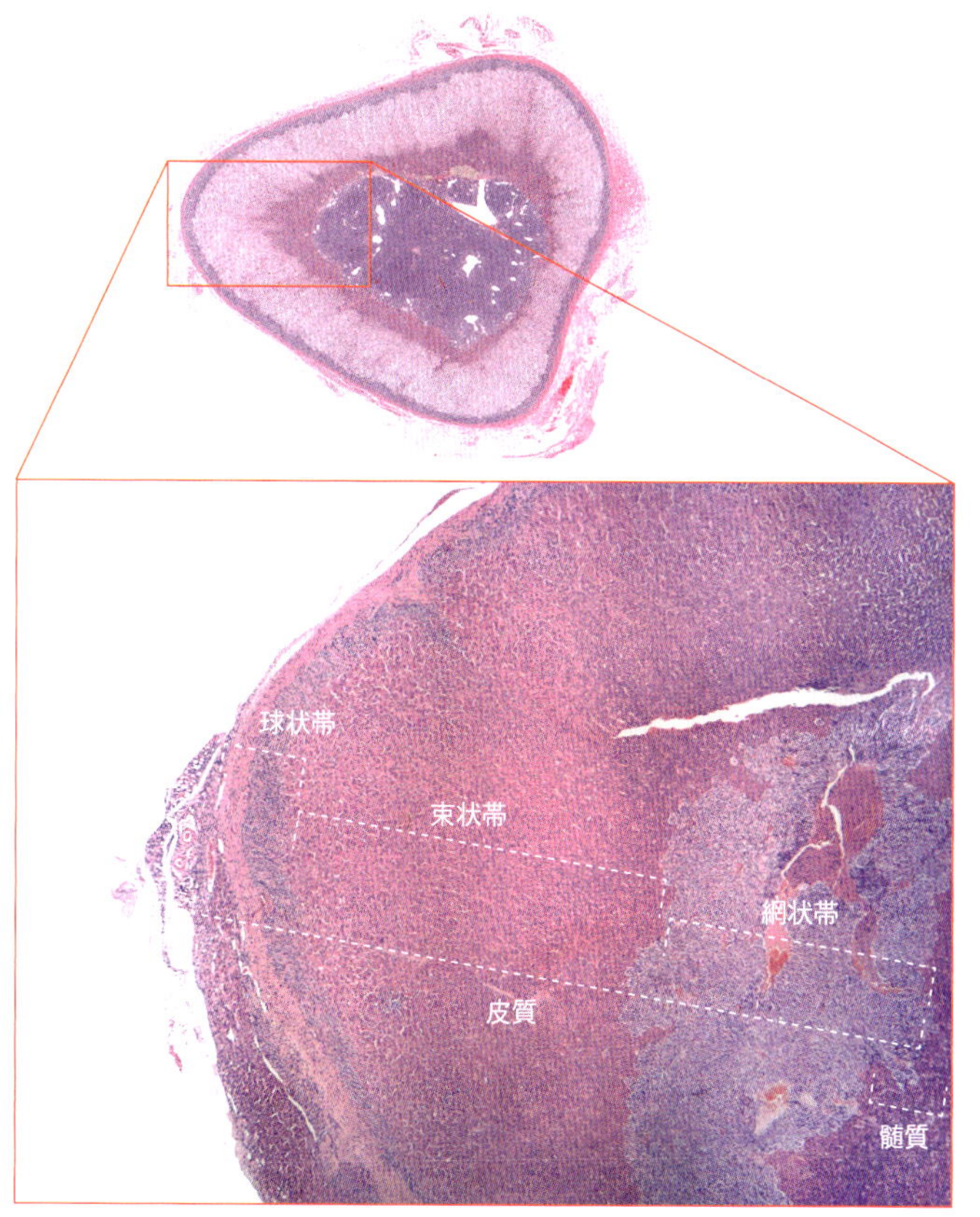

皮質細胞にはコレステロールが含まれ、これを材料にして3種類のステロイドホルモン（アルドステロン、コルチゾール、アンドロゲン）が合成され、3層からそれぞれが分泌される。髄質はカテコールアミン分泌細胞からなり、アドレナリンとノルアドレナリンが合成、分泌される。

副腎から分泌されるホルモン

皮質（副腎皮質ホルモン）

アルドステロン：塩分の再吸収とカリウムの排泄を促し体液のバランスを調節。

コルチゾール：ストレスから体を守り、糖利用の調節、炎症の抑制、血圧を正常に保つ。

アンドロゲン（男性ホルモン）：生殖機能に関わる性ホルモン。

髄質（副腎髄質ホルモン）

アドレナリン：恐怖や張りつめた受け身の緊張状態にする。

ノルアドレナリン：怒りや攻撃的状態にする。

リンパ管の途中で異物の侵入を防ぐ関所

リンパ節

Lymph node

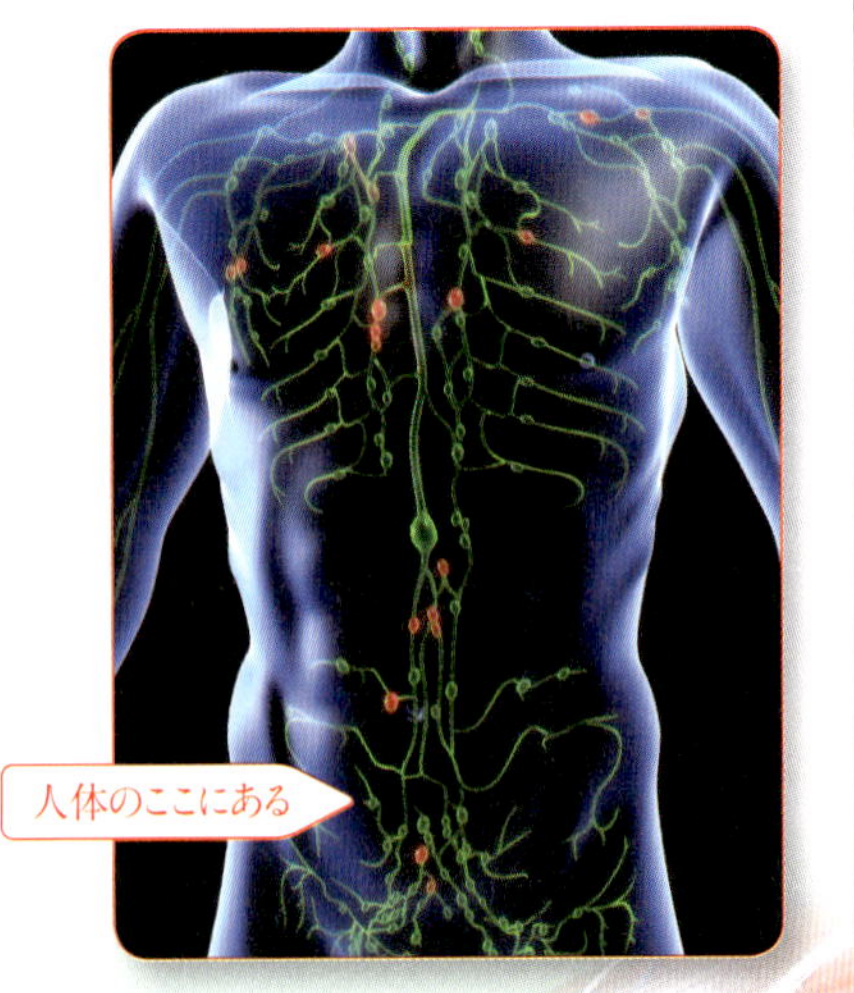

リンパ節の大きさ：約1～25㎜

リンパ節の数：全身で約800個

リンパ管から静脈に戻るリンパ液の量：1日約3～4L

何でも取り込んでしまうリンパ管は細菌などにとって絶好の標的。そこで、リンパ節を配置することでリンパ液を濾過し、異物を見つけたときには攻撃して体を守っている。

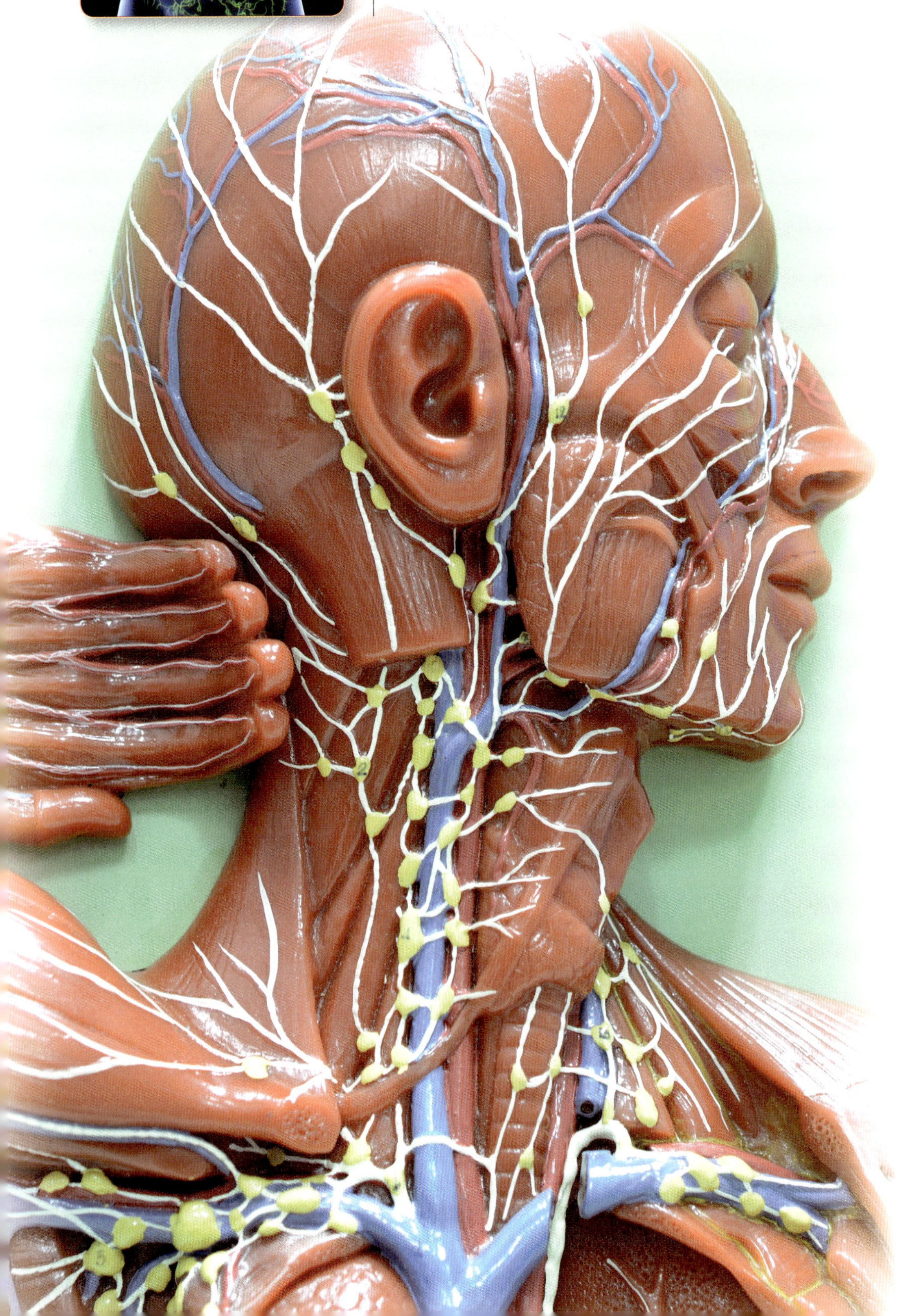

回収した老廃物を濾過し、外敵の侵入を阻止する

動脈と静脈は毛細血管でつながり物質交換を行っているが、このとき毛細血管にかかる圧力で血漿(けっしょう)などが細胞組織に漏れてしまう。この細胞間に漏れた老廃物などの液を回収し、静脈に戻しているのがリンパ管で、中を流れる液をリンパ液という。

リンパ管は血管に沿って分布し、最も細い部分を毛細リンパ管網といい、これが網の目のようにつながって全身に張り巡らされている。毛細リンパ管網は、しだいに太いリンパ管に集められ、やがて1本の管となって頸の下にある鎖骨下静脈の根元に流れ込む。その途中でリンパ管が合流している部分がリンパ節。

リンパ管の末端はオープンになっているため、回収した液に混じって細菌などの異物が混入している可能性がある。そこで、リンパ節がフィルターの役目を果たすとともに、リンパ球が常駐して外敵を排除している。

生命を支える臓器たち

免疫系

断面を見る

リンパ節とリンパ管

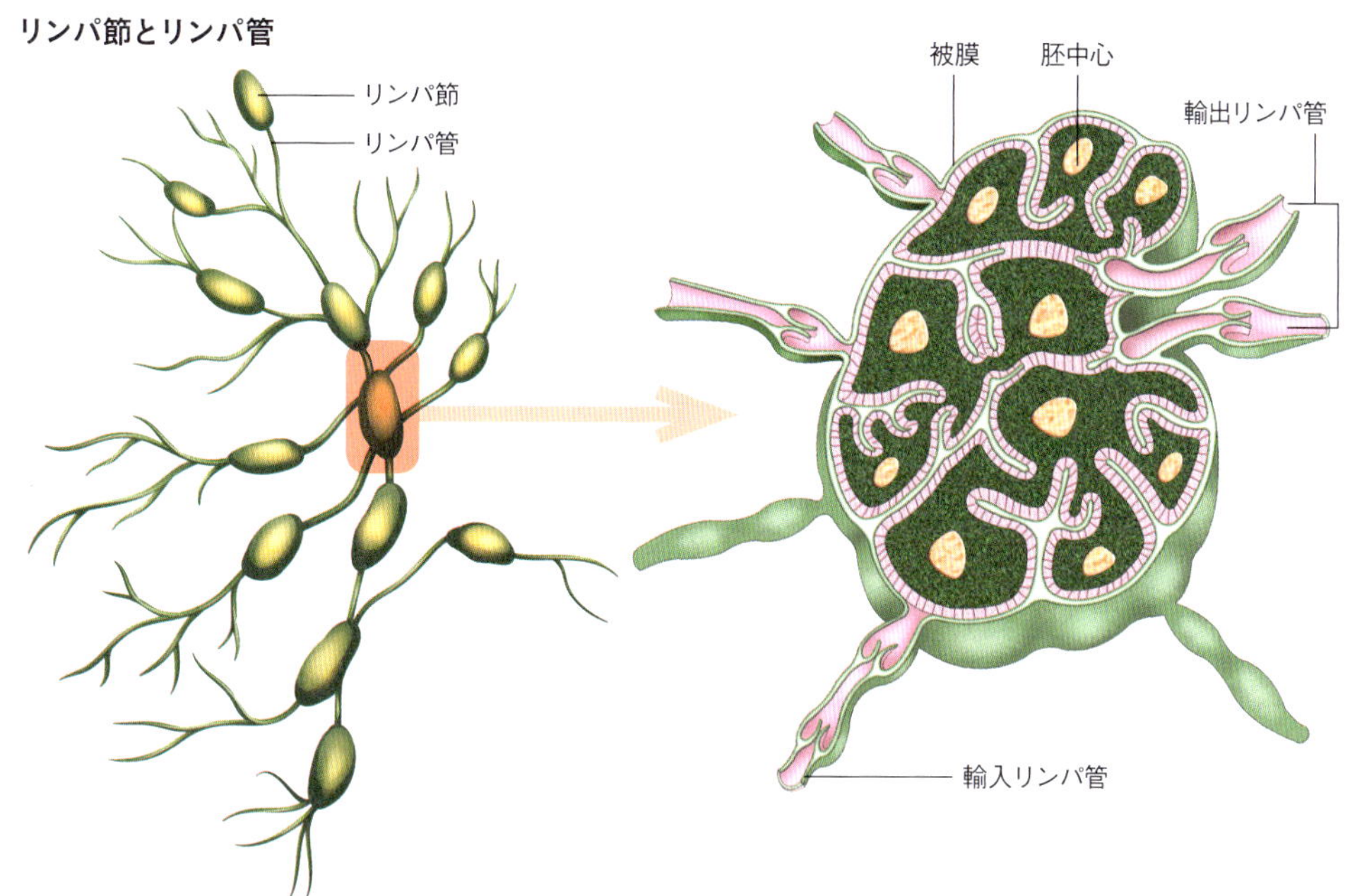

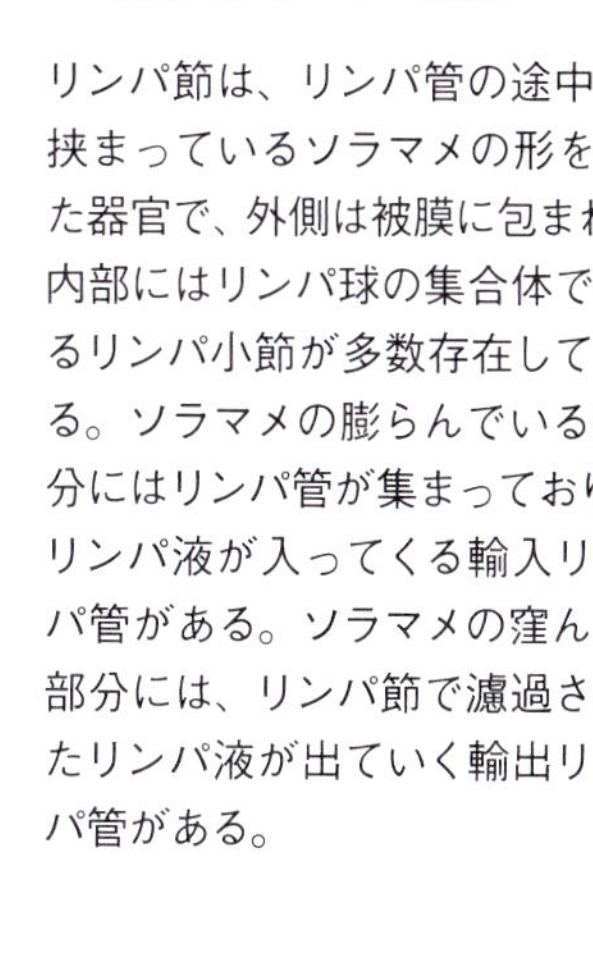
リンパ節は、リンパ管の途中に挟まっているソラマメの形をした器官で、外側は被膜に包まれ、内部にはリンパ球の集合体であるリンパ小節が多数存在している。ソラマメの膨らんでいる部分にはリンパ管が集まっており、リンパ液が入ってくる輸入リンパ管がある。ソラマメの窪んだ部分には、リンパ節で濾過されたリンパ液が出ていく輸出リンパ管がある。

もっと知る

野菜に塩を振ると水分が出るように、濃度の低いほうから高いほうに物質が移動することを浸透圧という。血液中にはタンパク質が存在するが、血管の外には分子の大きいタンパク質は存在しない。そこで、毛細血管の壁を隔てて濃度の高い血管内へと細胞間の液を引き寄せる力が働く。これを膠質(こうしつ)浸透圧といい、毛細血管から漏れた液を回収しているが、回収しきれなかった液は毛細リンパ管の末端から回収されている。

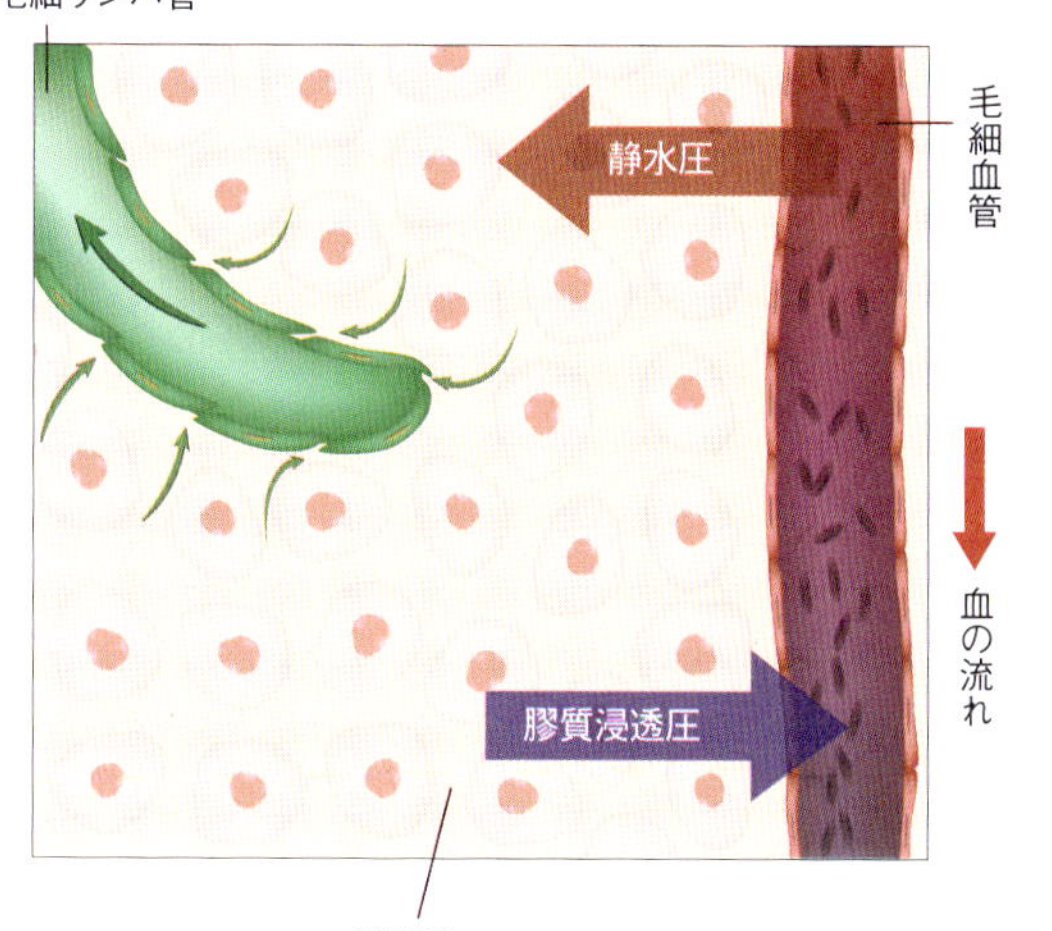

構造について

リンパ管の断面

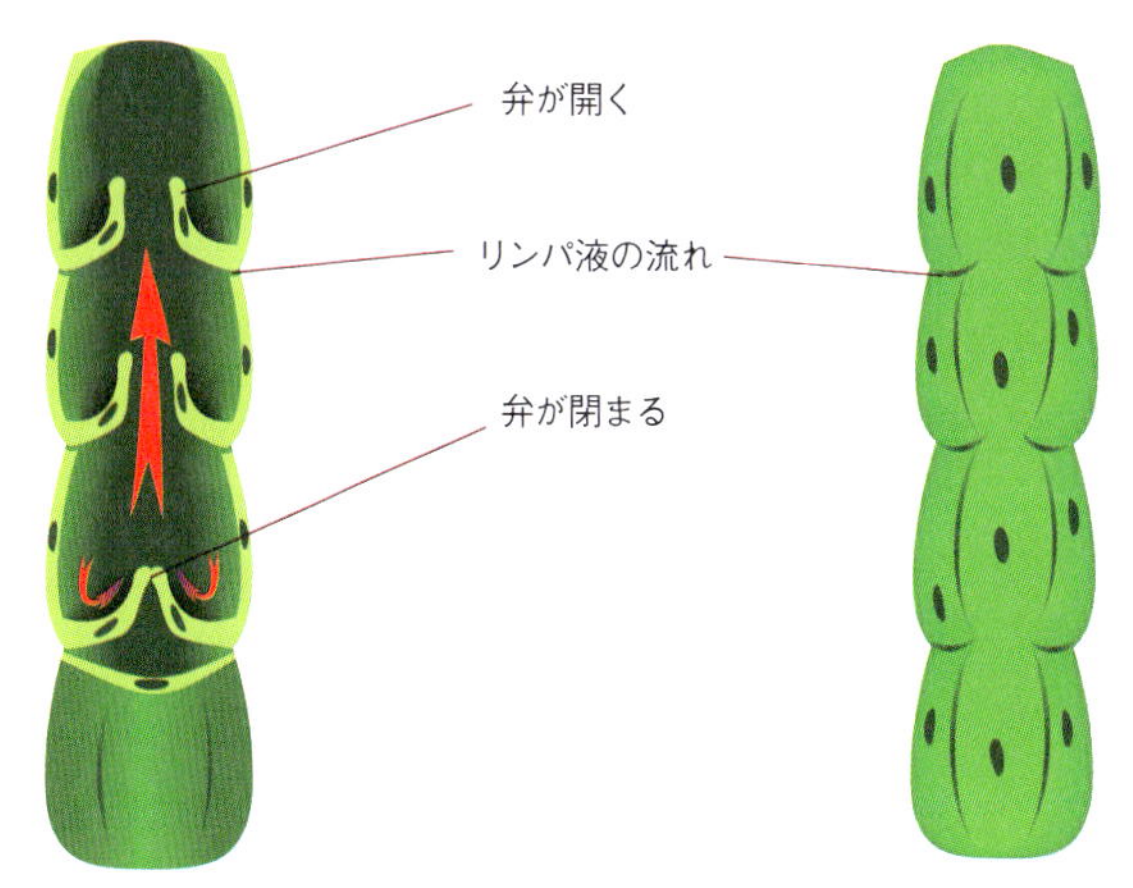

リンパ管は静脈と同様に平べったい形をしており、ところどころに弁がついている。体を動かすことで収縮する筋肉に押されて、リンパ管の弁はリンパ液が流れる方向に開いてリンパ液を先へと送る。筋肉が弛緩すると弁が閉じて逆流を防いでいる。これを繰り返すことでリンパ液を還流させている。

免疫細胞が常駐する人体最大のリンパ器官

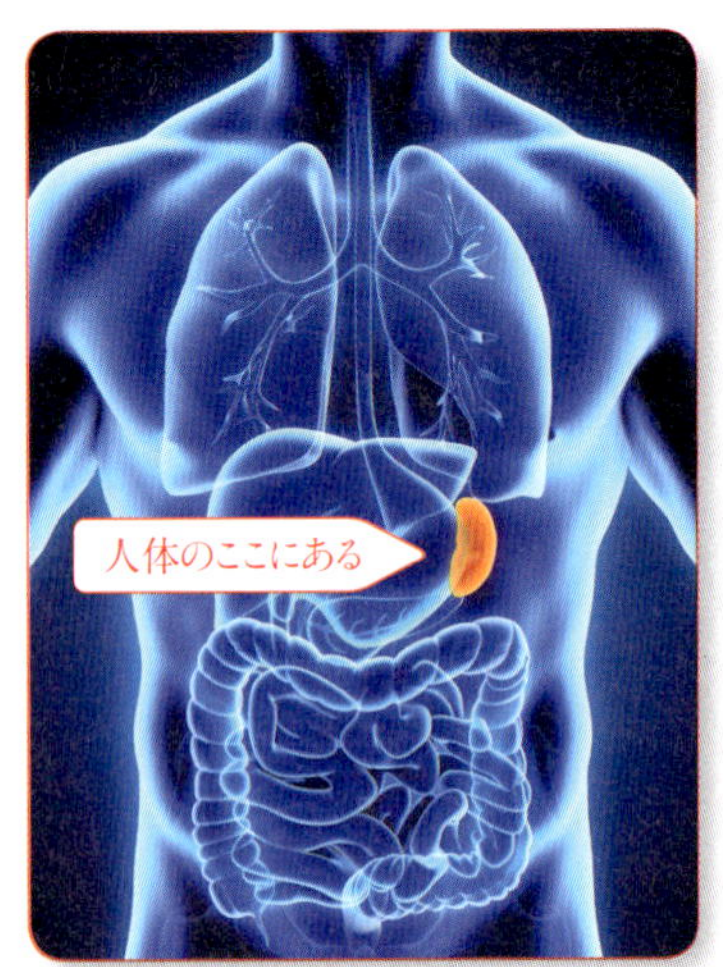

脾臓
Spleen

長さ：約10㎝
幅：約7㎝
重さ：約100～150g

古くなった赤血球を壊すだけではなく、常駐する免疫細胞が血液中の抗原を貪食して抗体をつくり免疫反応も起こして体を外敵から守っている。

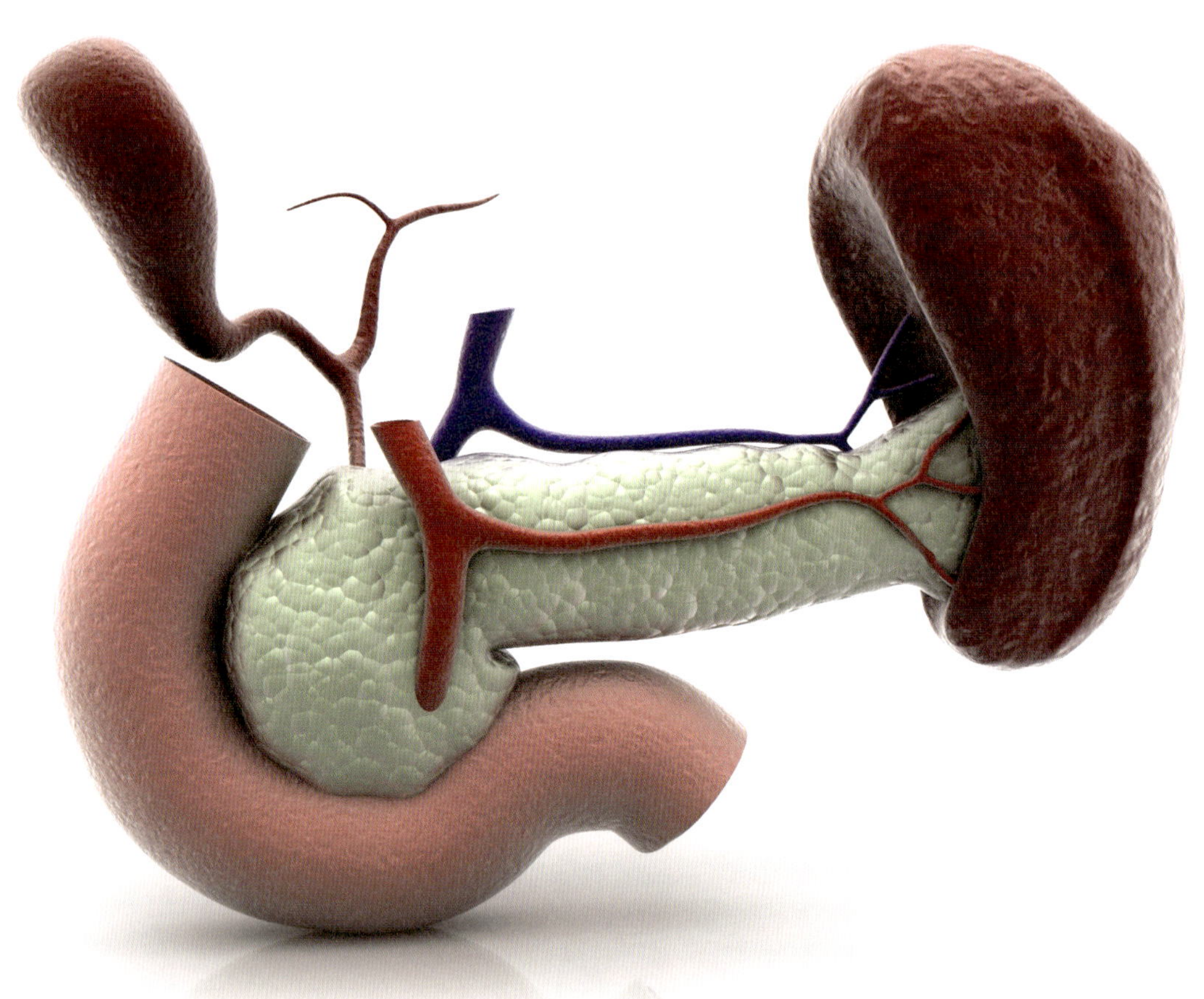

リンパ球が抗体をつくり免疫反応を起こす

体内には名前は知られているが、働きは知られていない臓器がいくつかある。その一つが脾臓。脾臓には赤脾髄と白脾髄という2つの組織があり、前者は古い赤血球を破壊する仕事をこなし、後者は抗体を産生して免疫系を担う役割がある。

赤血球が古くなって細胞膜が硬くなったり変形したりすると、脾臓内の細い動脈を通る間に壊される。そして、再利用できる鉄分は回収されて新たに赤血球をつくる材料として骨髄に提供され、残ったヘモグロビンは代謝されてビリルビンとなり肝臓に運ばれ、胆汁として排出される。

脾臓のもう一つの役割は免疫反応。白脾髄には貪食細胞といわれるマクロファージやリンパ球がたくさん常駐しており、血液中の抗原はマクロファージが貪食し、その抗原を認識したリンパ球が抗体をつくっている。

断面を見る

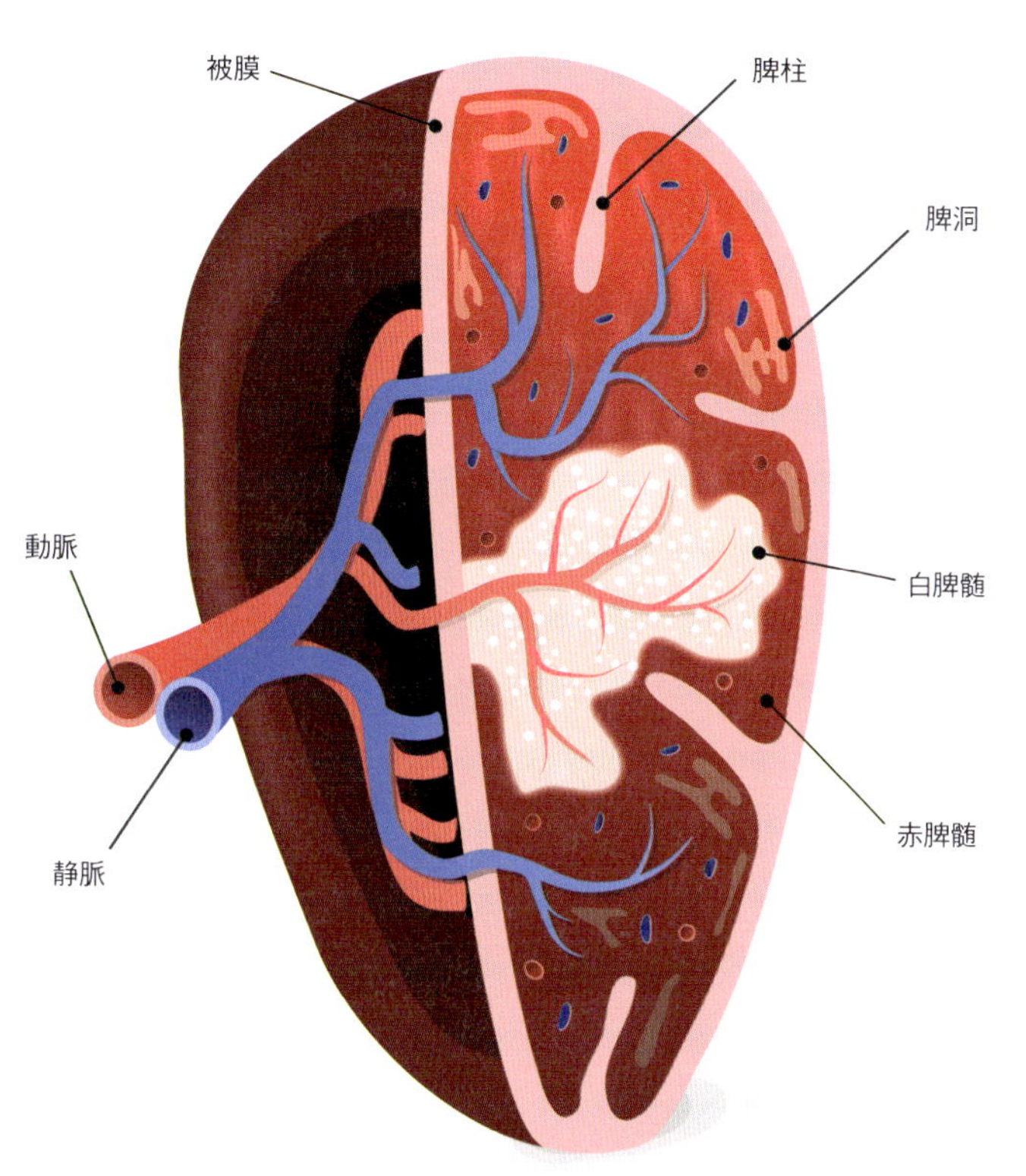

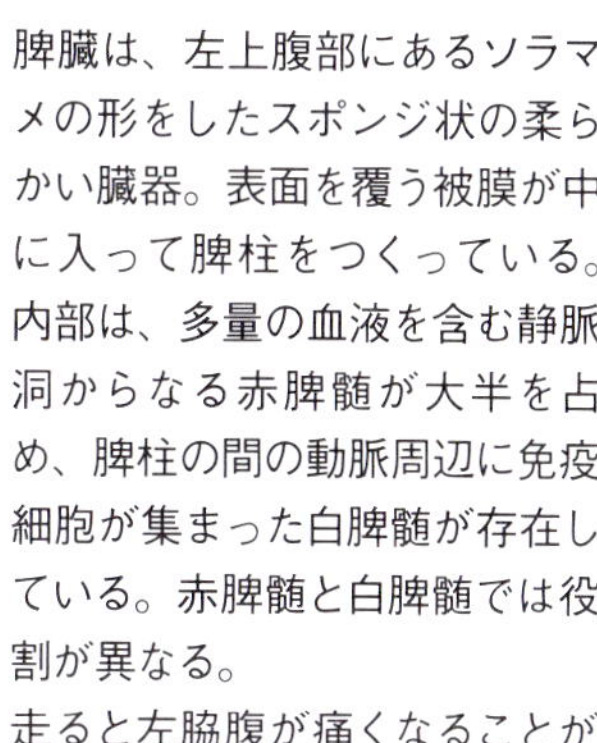

脾臓は、左上腹部にあるソラマメの形をしたスポンジ状の柔らかい臓器。表面を覆う被膜が中に入って脾柱をつくっている。内部は、多量の血液を含む静脈洞からなる赤脾髄が大半を占め、脾柱の間の動脈周辺に免疫細胞が集まった白脾髄が存在している。赤脾髄と白脾髄では役割が異なる。

走ると左脇腹が痛くなることがあるが、その原因は脾臓が溜め込んだ血液を放出して縮むからだという説がある。

病気について

リンパ腫

健康な状態

リンパ節や扁桃などリンパ球の組織から発生する腫瘍(しゅよう)が悪性リンパ腫で、リンパ球系細胞が集まっている脾臓でも発症する。大きく分けるとホジキンリンパ腫と非ホジキンリンパ腫の2つだが、悪性化した細胞の種類によってさらに細かく分類される。脾臓では抗体をつくらせるB細胞ががん化する、B細胞型のリンパ腫が多いのが特徴。

他臓器との関係

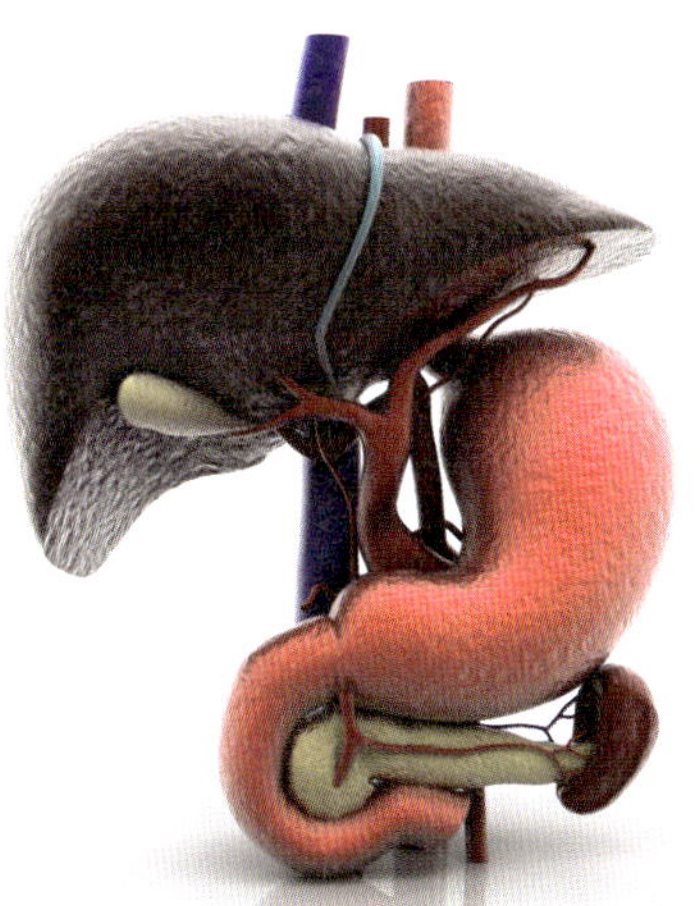

脾臓には腹腔動脈から分かれた脾動脈が入り、脾臓から出る脾静脈は肝臓につながる門脈と連結している。この門脈に脾臓で処理された古い赤血球や有害物質などの残骸が肝臓に運ばれた後、胆汁として排出され、総胆管と主膵管が1つになって十二指腸から注がれる。

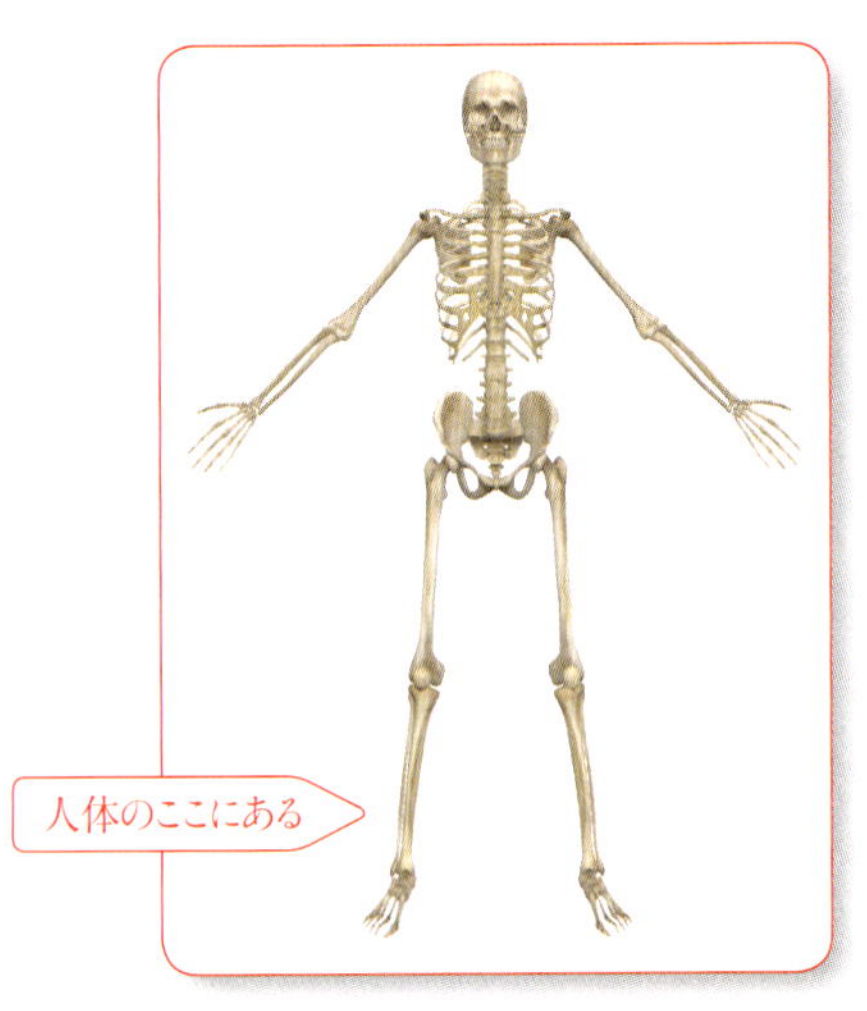

骨髄

Bone marrow

重さ：	成人で約2600g（このうち約1200gが赤色骨髄）
細胞の数：	約1兆個
1日につくられる細胞の数：	赤血球約2000億個 白血球約1000億個 血小板約1億個

さまざまな血液をつくり出す血液製造工場

骨の中はスポンジ状になっており、中は造血機能をもった骨髄で満たされている。1つの造血幹細胞が分化して機能の異なる赤血球、白血球、血小板がつくられる。

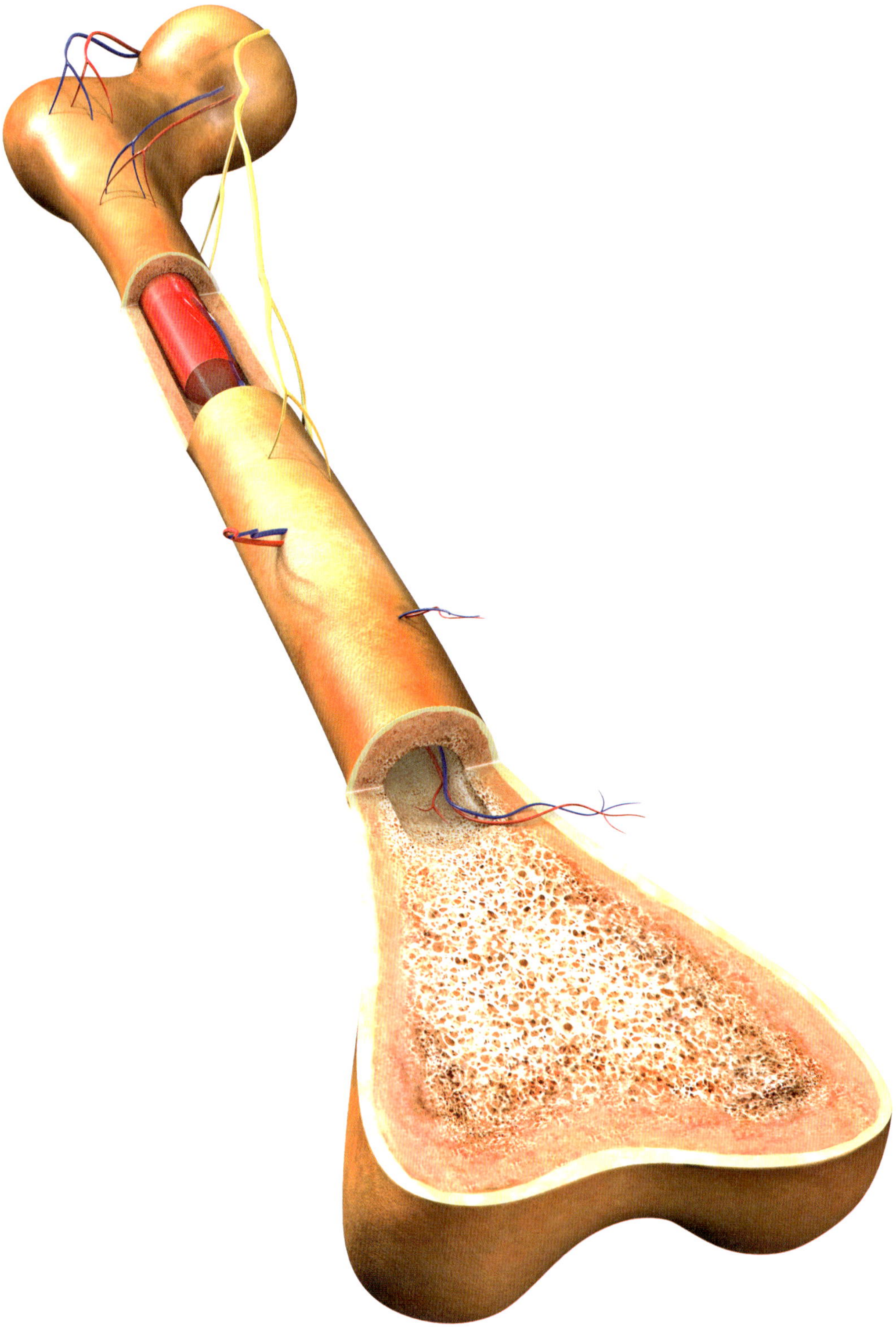

1種類の細胞から役割の異なる血球がつくられる

骨は体を支える働きのほかに、血液をつくるという重要な役割がある。骨の中心部は空洞（骨髄腔）で、中にはゼリー状の骨髄という血液細胞のもとで満たされ、血液はここでつくられている。骨髄腔の両端は海綿のような多孔質の組織に覆われ、赤い色をした赤色骨髄が詰まっている。さらにその中の空洞は黄色の骨髄（黄色骨髄）が詰まっているが、これには造血機能がない。

新生児のときは全身の骨髄で血液細胞がつくられるが、成人になると胸骨や肋骨、脊椎、骨盤などの骨に限られる。また、加齢とともに造血機能は低下していき、代わりに脂肪組織に置き換えられていく。これが黄色骨髄。

赤色骨髄では、造血幹細胞というすべての血球のもととなる1種類の細胞から、赤血球や白血球、血小板がつくられる。骨髄には約1兆個の細胞が存在するといわれている。

断面を見る

大腿骨のような大きな骨は、外側から骨膜、緻密質、海綿質で構成され、中心部は骨髄腔と呼ばれる空洞になっており、中は骨髄で満たされている。骨髄には造血を行う赤色骨髄と、造血の役目を終えて脂肪組織化した黄色骨髄がある。

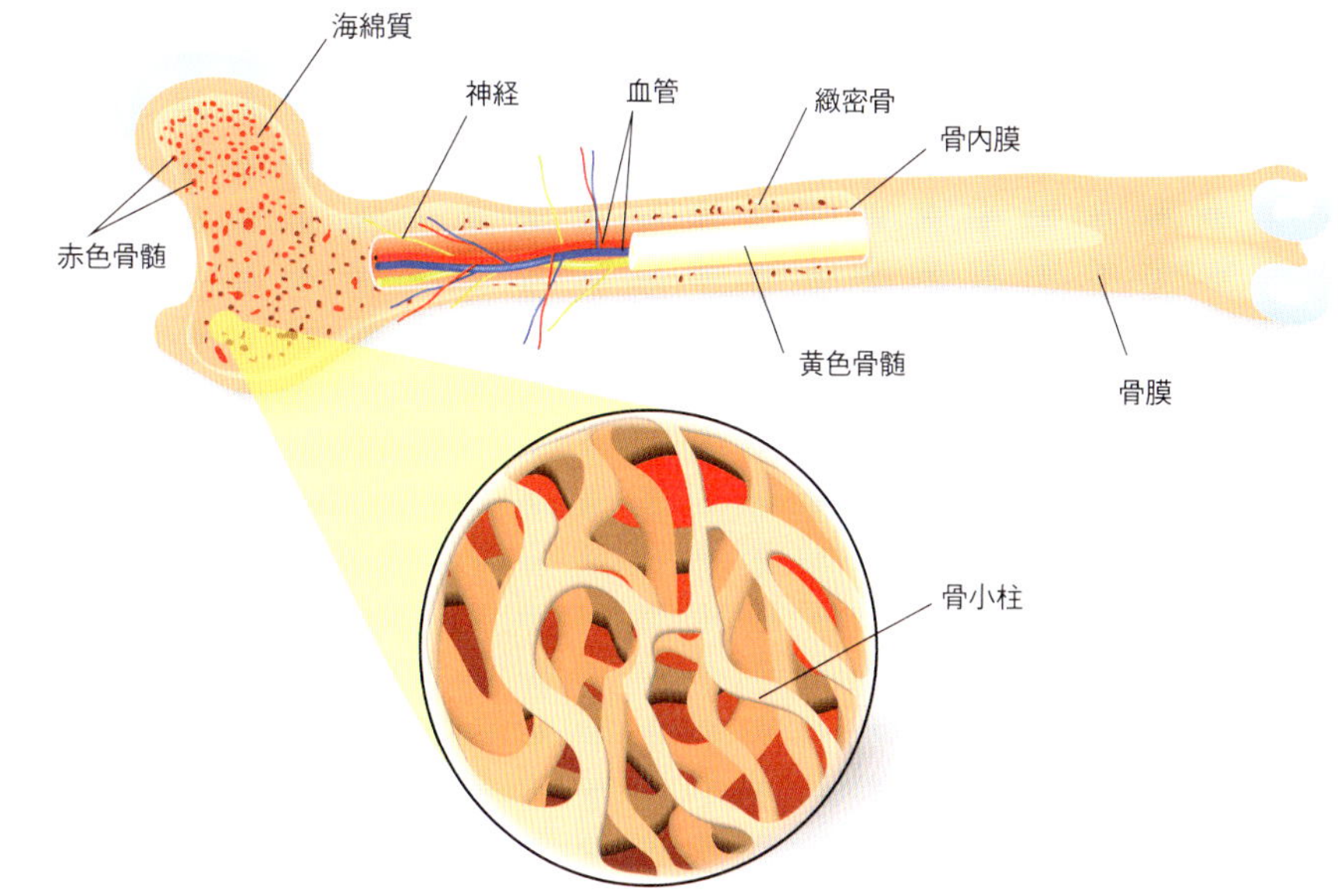

ズームアップ

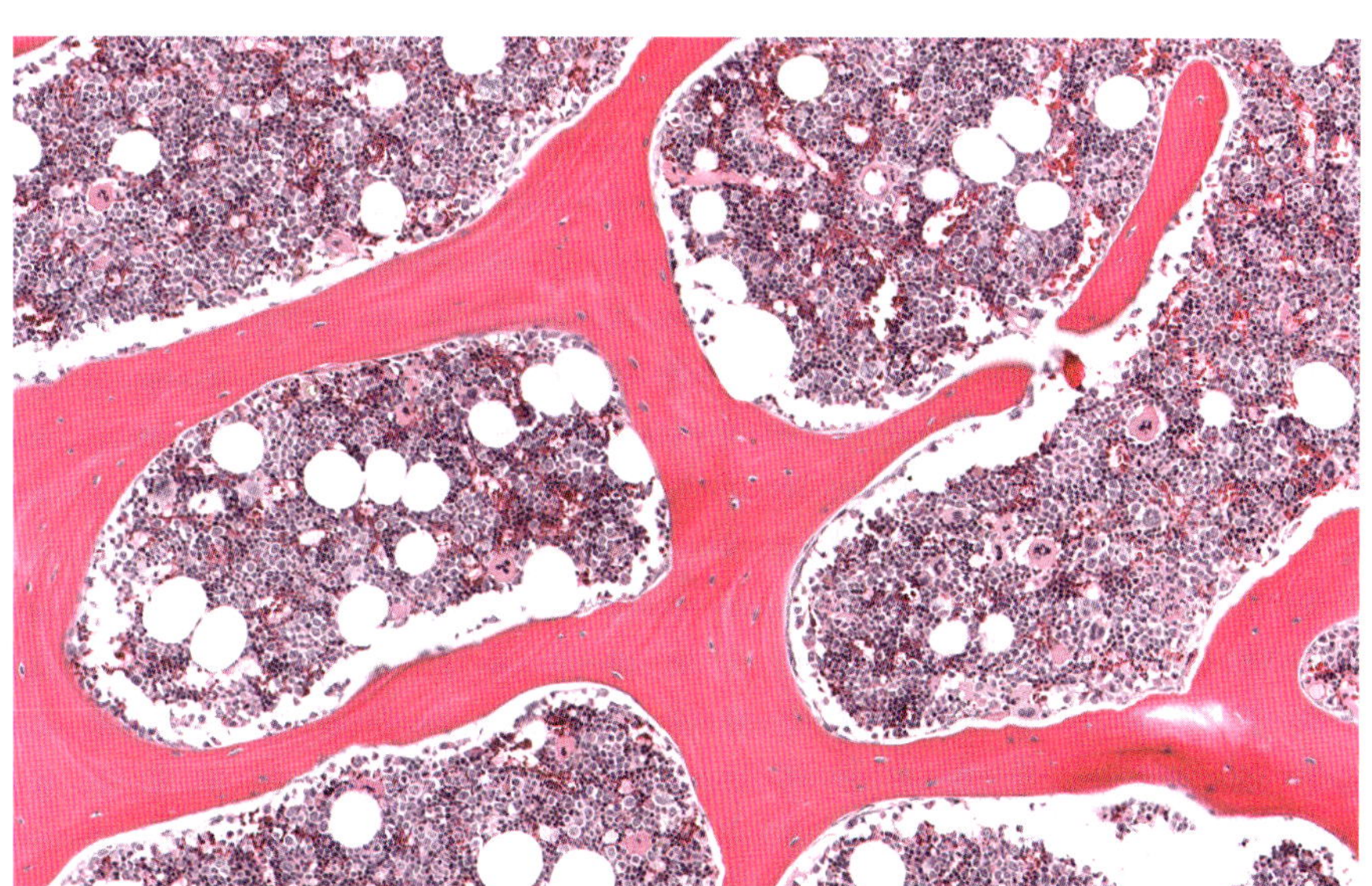
血液をつくっている赤色骨髄では、まず赤血球、白血球、血小板、リンパ球など、どんな血球にも分化しうる能力をもつ造血幹細胞ができる。この細胞がそれぞれの役目を担う血液細胞に分化・成熟すると、骨髄内を通っている毛細血管から骨髄外へ出ていき全身を巡る。

もっと知る

骨の内部はスポンジ状で血管が通っている

骨も新陳代謝を行っているので酸素や栄養が必要である。骨の内部はスポンジ状になっており、外側の栄養孔といわれる孔を通って血管が内部に入り、枝分かれした毛細血管が張り巡らされている。これにより骨髄内の造血細胞も栄養が供給され、成熟すると栄養孔から全身に向かって出ていける。

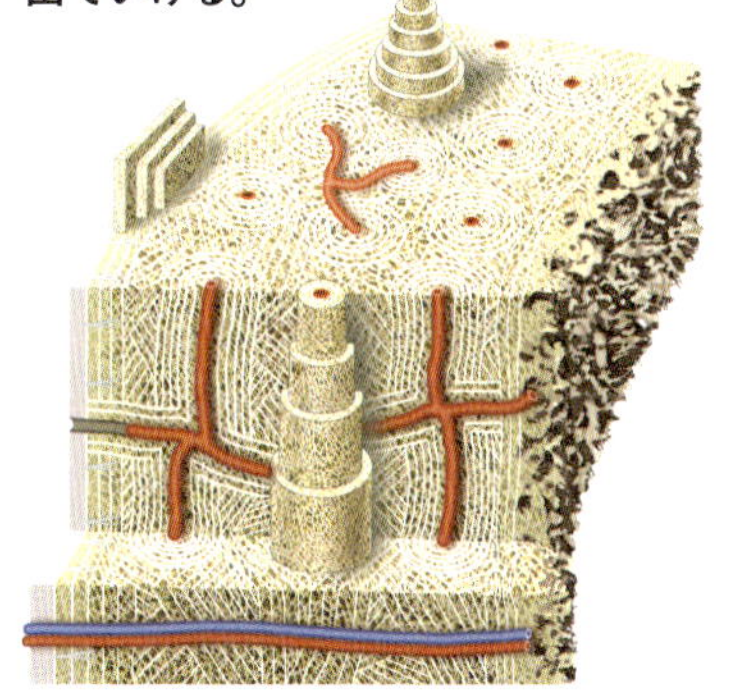

骨髄単球性白血病とは

造血幹細胞から本来は単球へと分化するはずが、分化せずにそのまま増加してしまう（画像中の大きな青い細胞）病気が骨髄単球白血病。単球は血管内から組織に出てマクロファージ（貪食細胞）に分化し、細菌や異物、ウイルス感染細胞、がん細胞などを貪食し、抗原提示する働きがあるため、正常な単球ができなくなると免疫系に異常をきたすようになる。

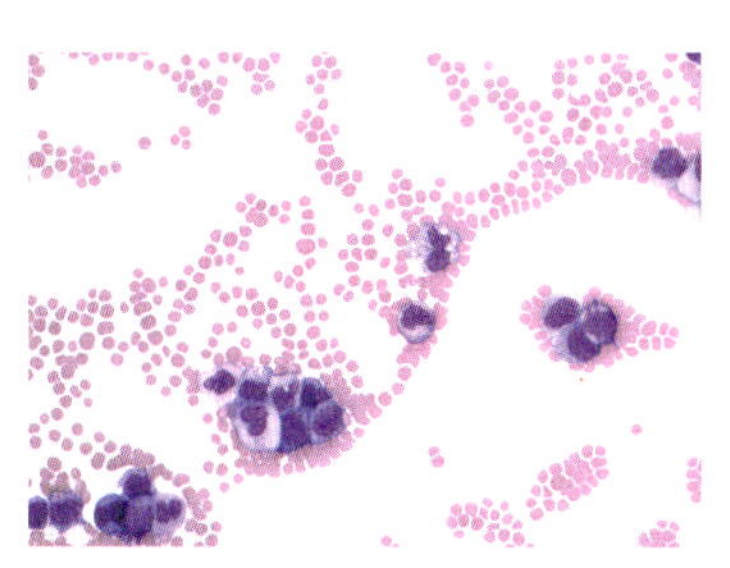

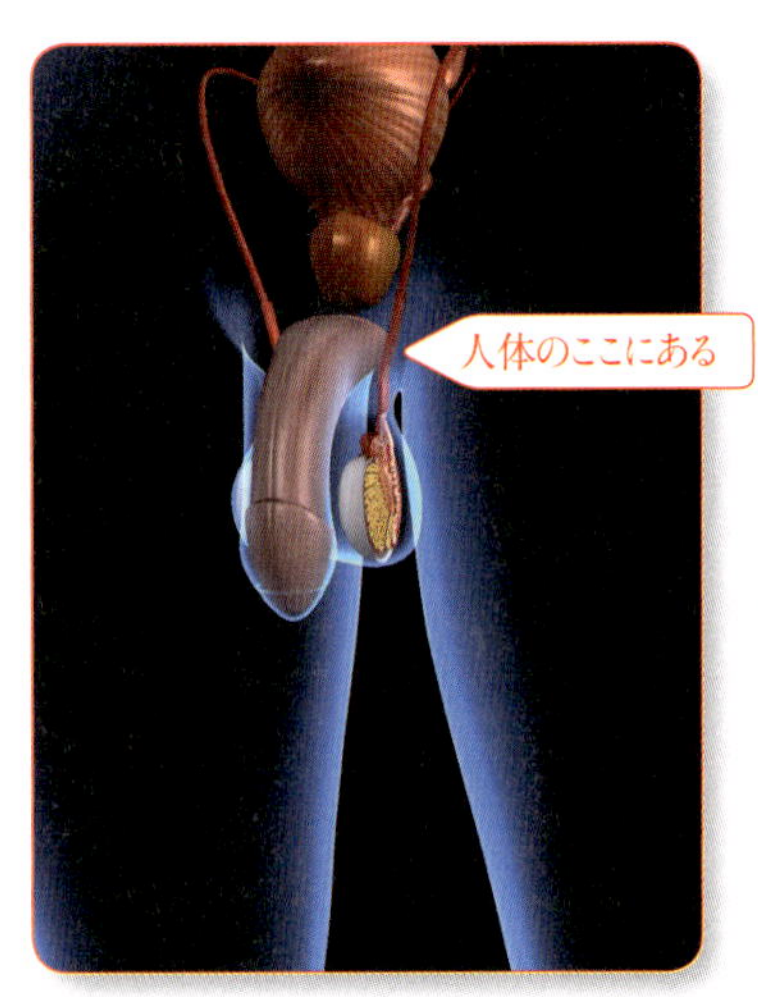

男性生殖器

Male genital organ

陰茎の長さ	約8㎝（弛緩時）
精嚢	長さ約5㎝、幅約2㎝、厚さ約1㎝
前立腺	長さ約2.5㎝、幅約4㎝ 厚さ約1.5㎝、重さ約20g

精子をつくり生殖を行うための器官

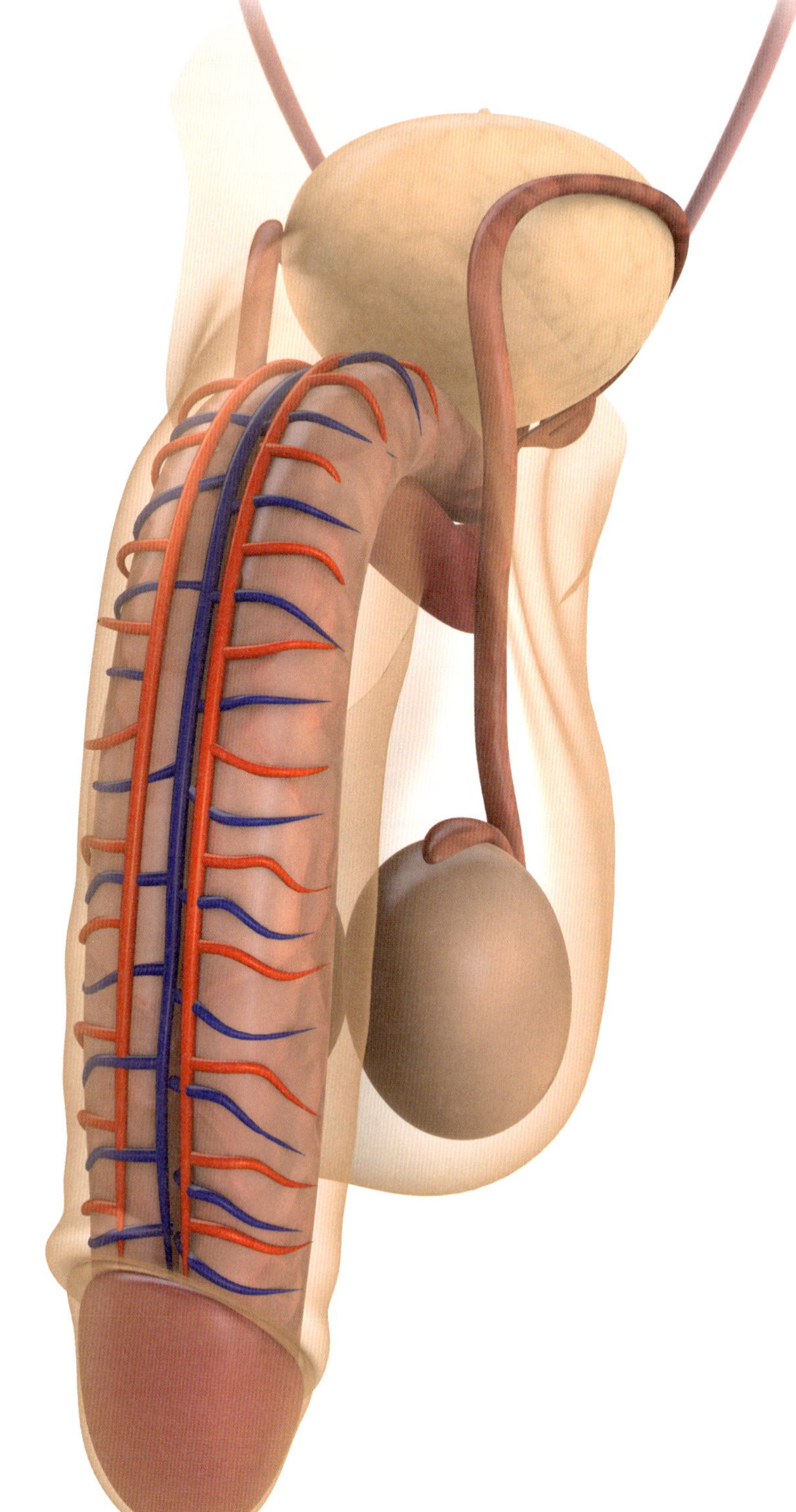

男性の場合、尿道は陰茎を貫通しているため精液と尿は尿道を通って出ていく。必要に応じて固さを増して太くなるが、これは内部に海綿体があるからで骨や筋肉が備わっているからではない。

生殖を担う陰茎には多量の血液が流れ込む

新しい生命を生み出すための器官である生殖器は、男性と女性では構造も機能も異なる。男性の生殖器は精子をつくり、生殖を行うのが最大の役割。これには陰茎と陰嚢が特に大切な働きをしている。

生殖の中心となっている交接器である陰茎は、1本の尿道海綿体と2本の陰茎海綿体で構成され、海綿体には無数の小さな穴が開いている。性交のときはこの穴に海綿体の内部にある動脈から多量の血液が送られて膨張する。これが勃起である。

さらに性的興奮が高まると、尿道括約筋や周辺の筋肉が収縮し、その圧力で精液を前立腺部から尿道口へと急激に押し出し、射精が成立する。

尿道は精液と尿の通り道のため、射精するときには膀胱の出口の括約筋が締まっているので尿は出ない。

断面を見る

男性生殖器は精巣（睾丸）、精巣上体（副睾丸）、精管、精嚢、射精管、前立腺などの内性器と、陰茎、陰嚢などの外性器からなっている。陰嚢は左右1対の器官で、中には精子をつくっている睾丸と副睾丸が入っている。

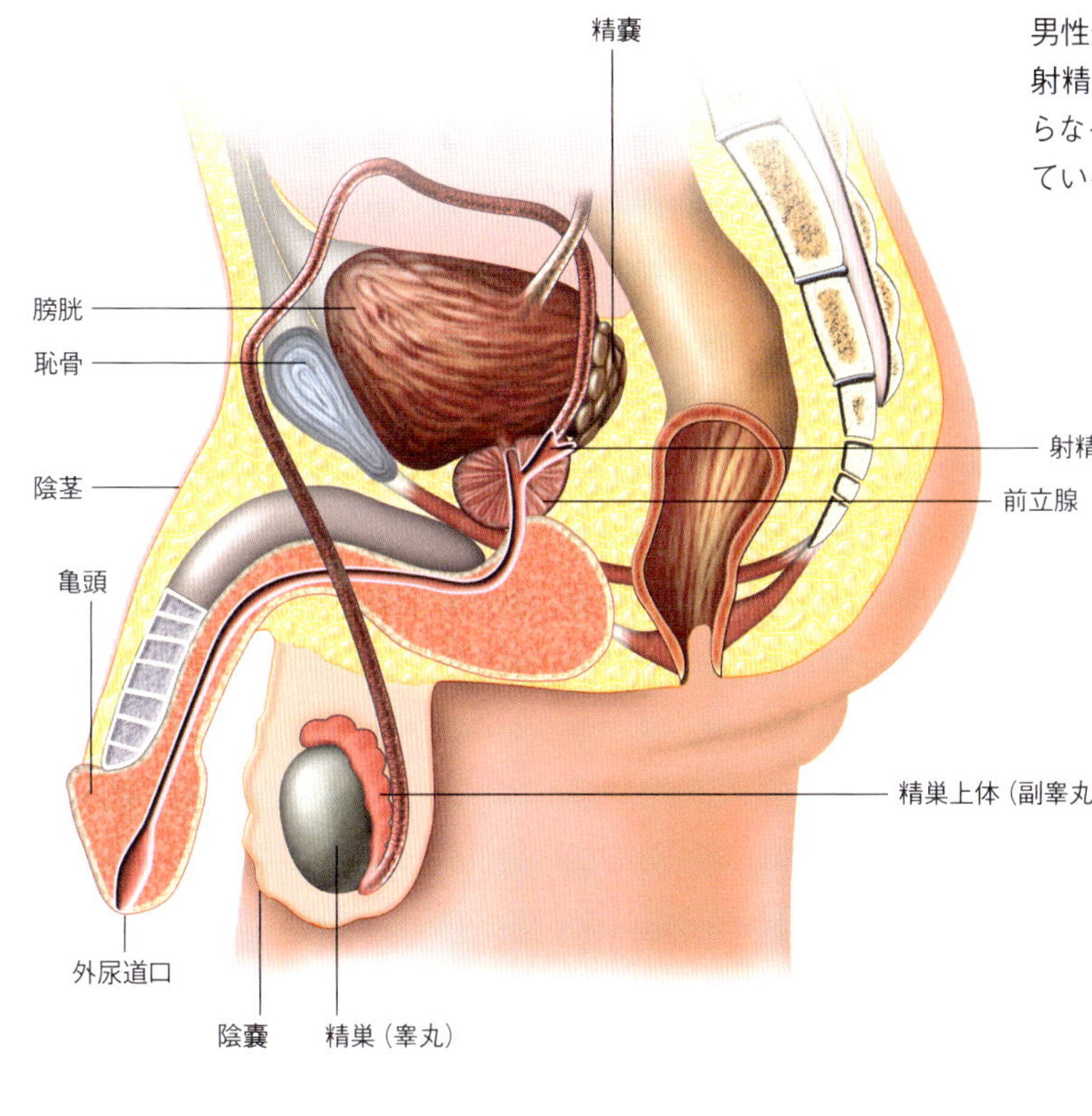

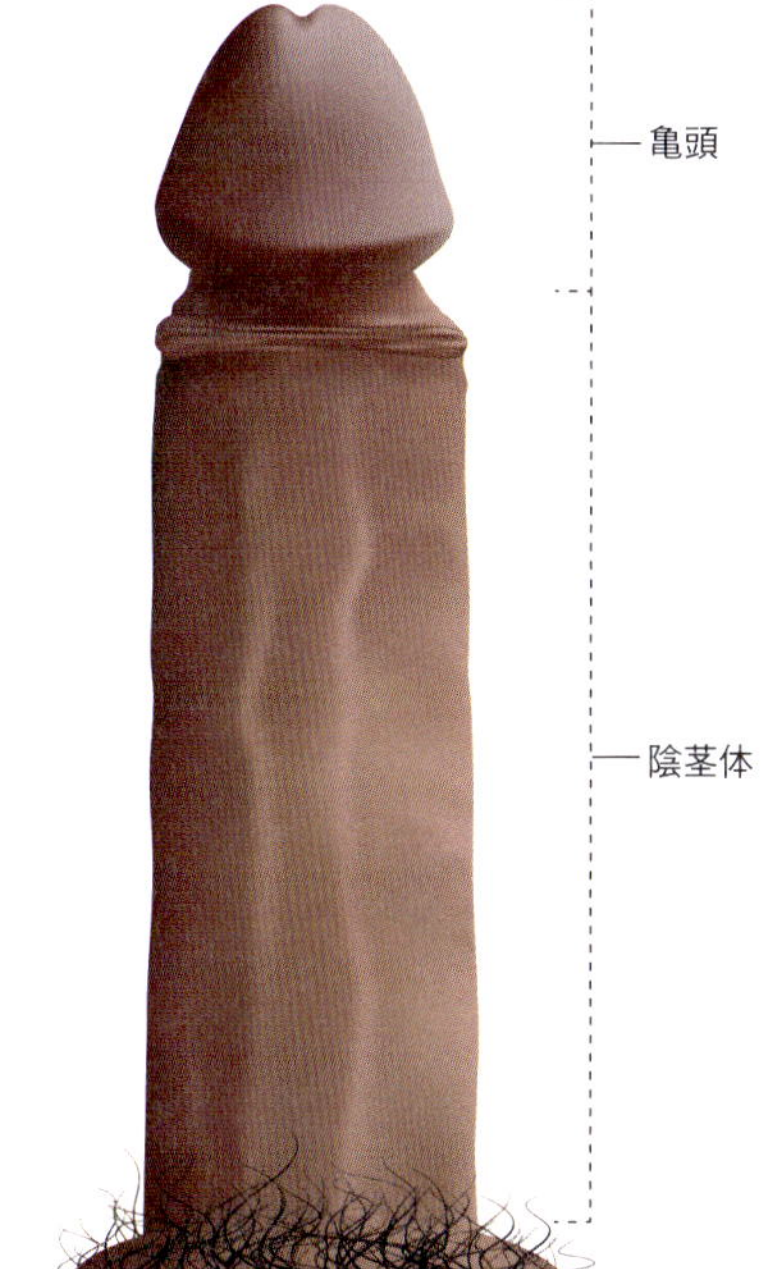

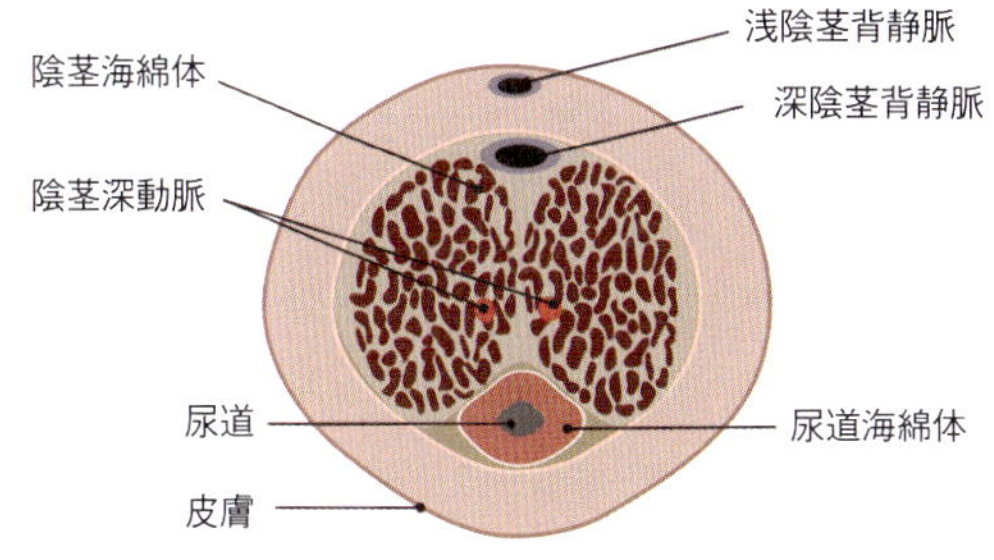

陰茎は柱状の陰茎体と、その先端の亀頭からなる。内部には左右1対の陰茎海綿体と、尿道を囲む1個の尿道海綿体があり、表面は丈夫な結合組織に覆われている。スポンジ状をした海綿体の隙間には静脈洞が広がり、中央部には陰茎深動脈が走って血液を蓄えている。

病気について

尿道を囲んでいる前立腺は、精液の一部となる前立腺液を分泌している器官。通常は栗の実ほどの大きさだが、年齢が高くなると前立腺が大きくなり、中を通っている尿道を押しつぶしたりして尿の出が悪くなる。これが前立腺肥大症。主な原因はホルモンバランスの崩れといわれている。

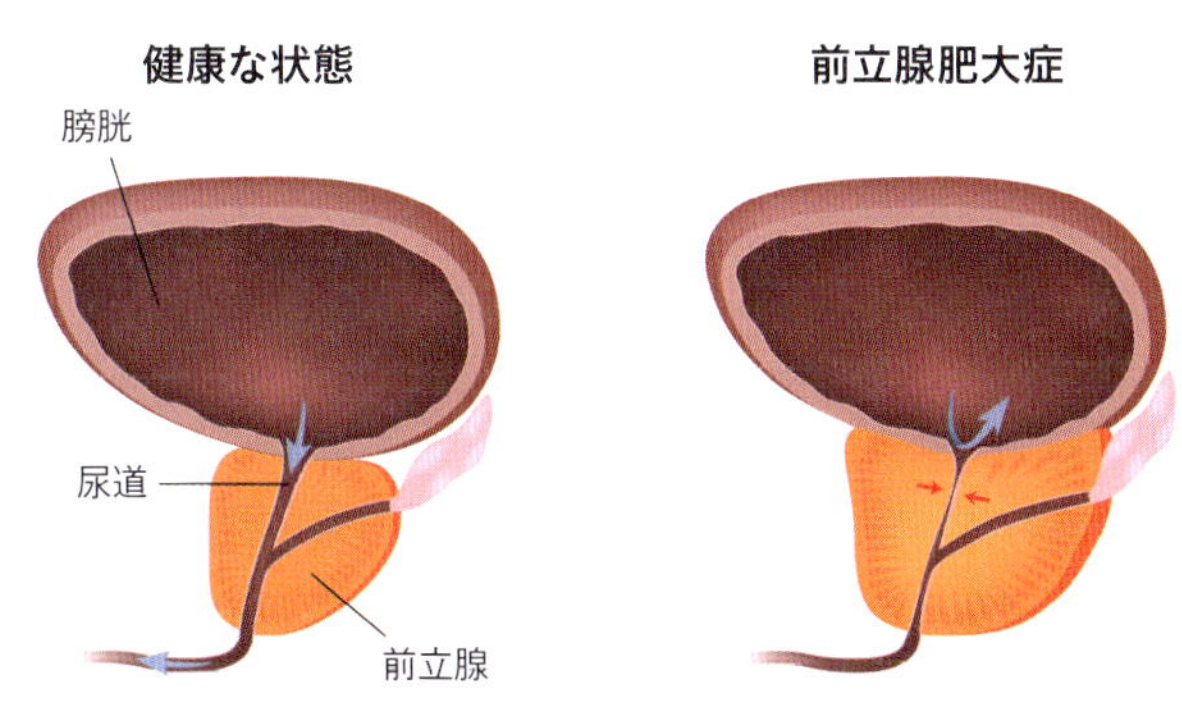

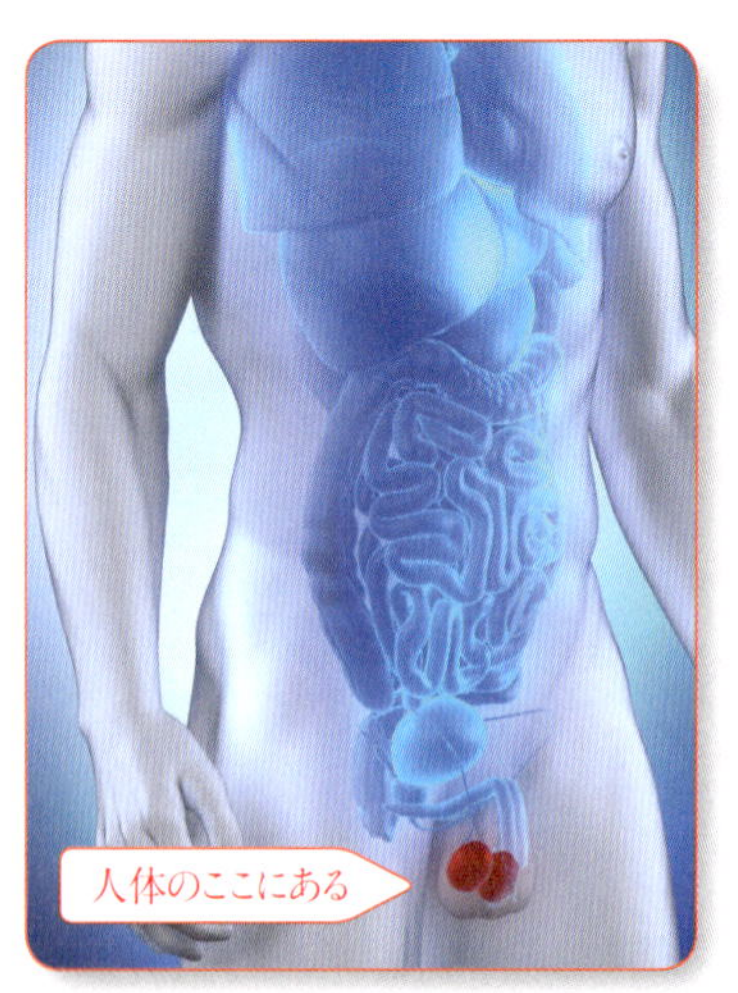

精巣

Testicle

精巣の長さ	約4～5㎝
重さ	約10g
精子の長さ	全長約0.05～0.07㎜
1日につくられる数	約3000万個

細胞分裂を繰り返して精子をつくる工場

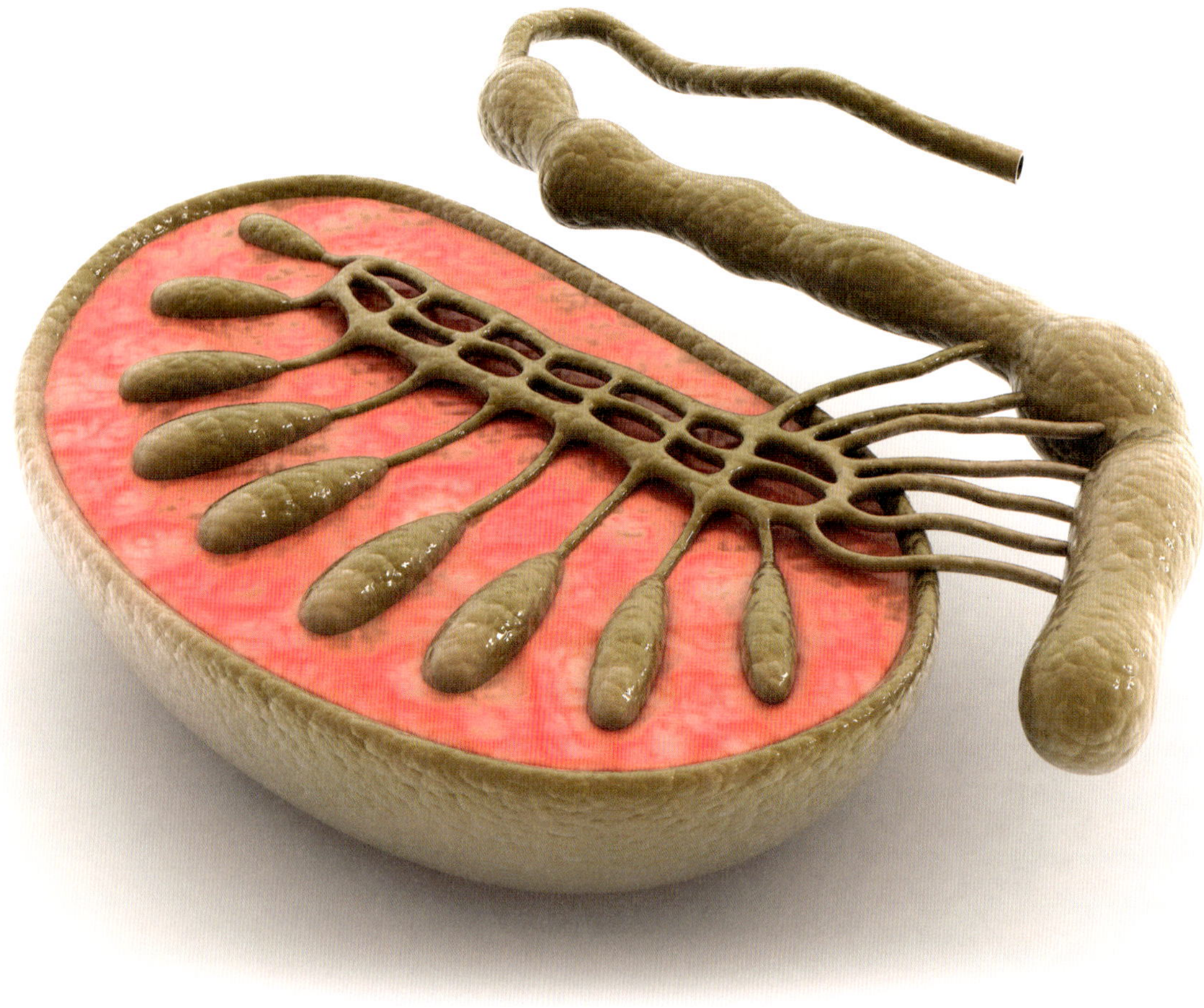

成人では絶え間なく精子をつくっている精巣だが、ほかにも性腺刺激ホルモンの働きによって男性ホルモンを分泌し、ヒゲを生やしたり声変わりを促すなど男性らしい体をつくる。

熱に弱いから外性器となり温度調節している

男性生殖器の大きな役割の一つが、精子をつくること。精子は陰嚢の中の精巣でつくられた後、精巣上体に送られて10～20日間ほど蓄えられながら成熟していく。

通常、大事な器官は体内に収まっているが、精巣は熱に弱いため外性器になっている。気温が高いときは伸び、低いときは縮んで、精子が一定の温度を保てるように体温調節を行っている。そのため、陰嚢は8枚の膜からなっており、衝撃などからも守っている。

精巣でつくられた精子は、はじめはまったく動かない。精巣から輸精路に出され、そこを通る間に遊泳するようになって受精能力を獲得する。輸精路の中で精子は数週間生きているが、射精されて体外に出ると37度の体温では24～48時間ほどしか生きていられない。精子の頭部の核にはDNAが詰まっている。

断面を見る

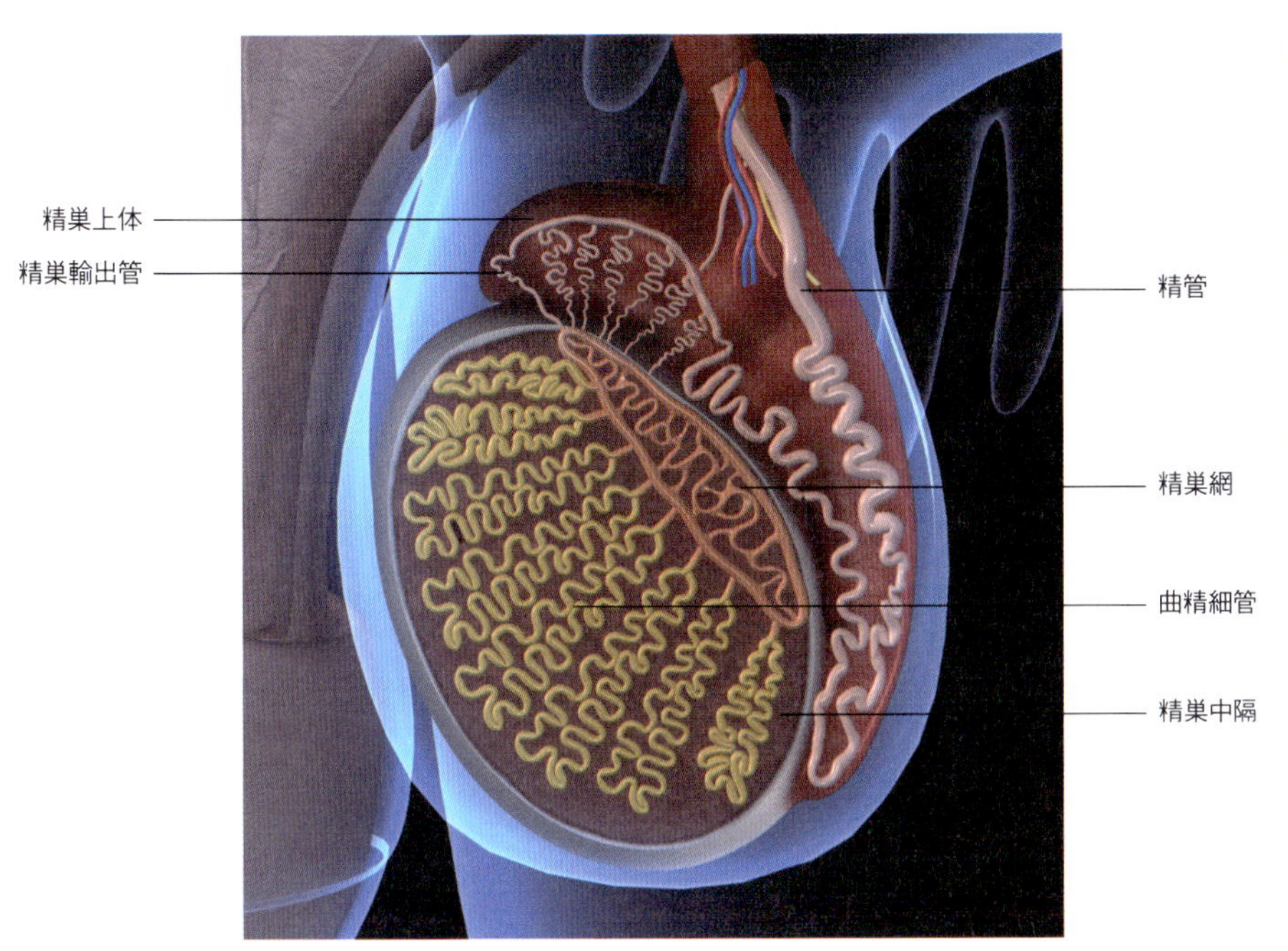

陰嚢は左右1対あり、中には精巣と精巣上体が入っている。精巣は楕円球状をしており、表面は結合組織の強い被膜で包まれている。中は小室に分かれ、1mほどの長さの曲精細管が約1000本ずつ収まっており、精巣網でまとまっている。ここでつくられた精子は、曲精細管を通って精巣上体に送られる。精子の先体には卵子に侵入する際、卵膜を溶かす酵素が含まれている。

機能について

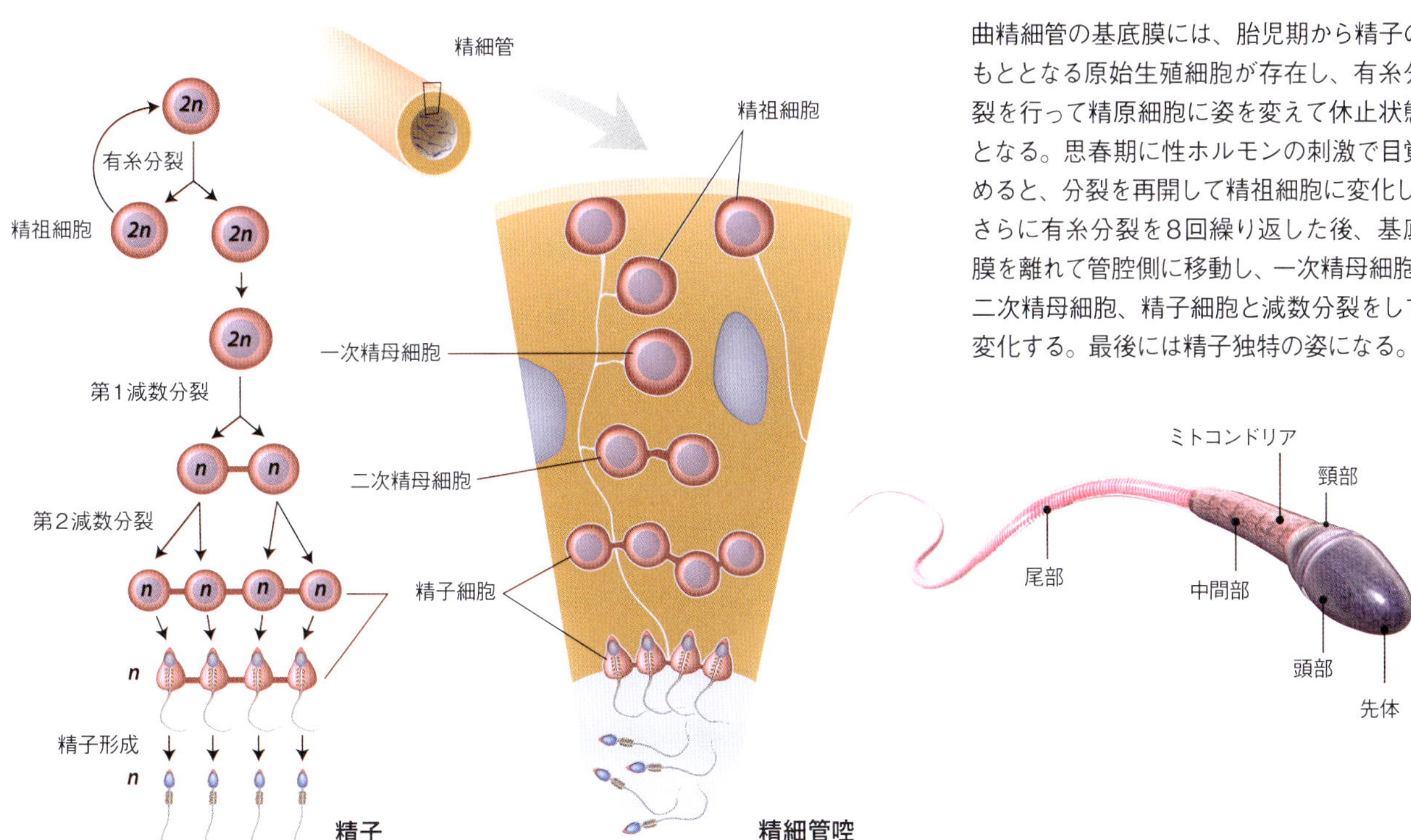

曲精細管の基底膜には、胎児期から精子のもととなる原始生殖細胞が存在し、有糸分裂を行って精原細胞に姿を変えて休止状態となる。思春期に性ホルモンの刺激で目覚めると、分裂を再開して精祖細胞に変化し、さらに有糸分裂を8回繰り返した後、基底膜を離れて管腔側に移動し、一次精母細胞、二次精母細胞、精子細胞と減数分裂をして変化する。最後には精子独特の姿になる。

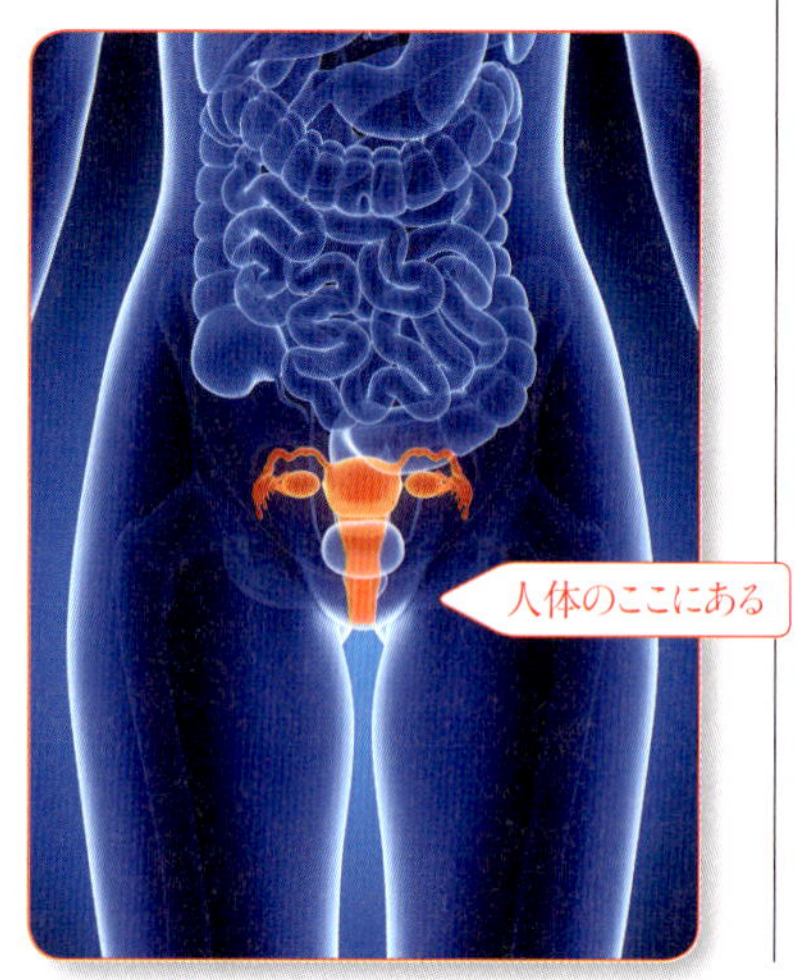

女性生殖器

Female genitalia

膣の長さ：約10㎝

卵子をつくり、受精して胎児を生育する

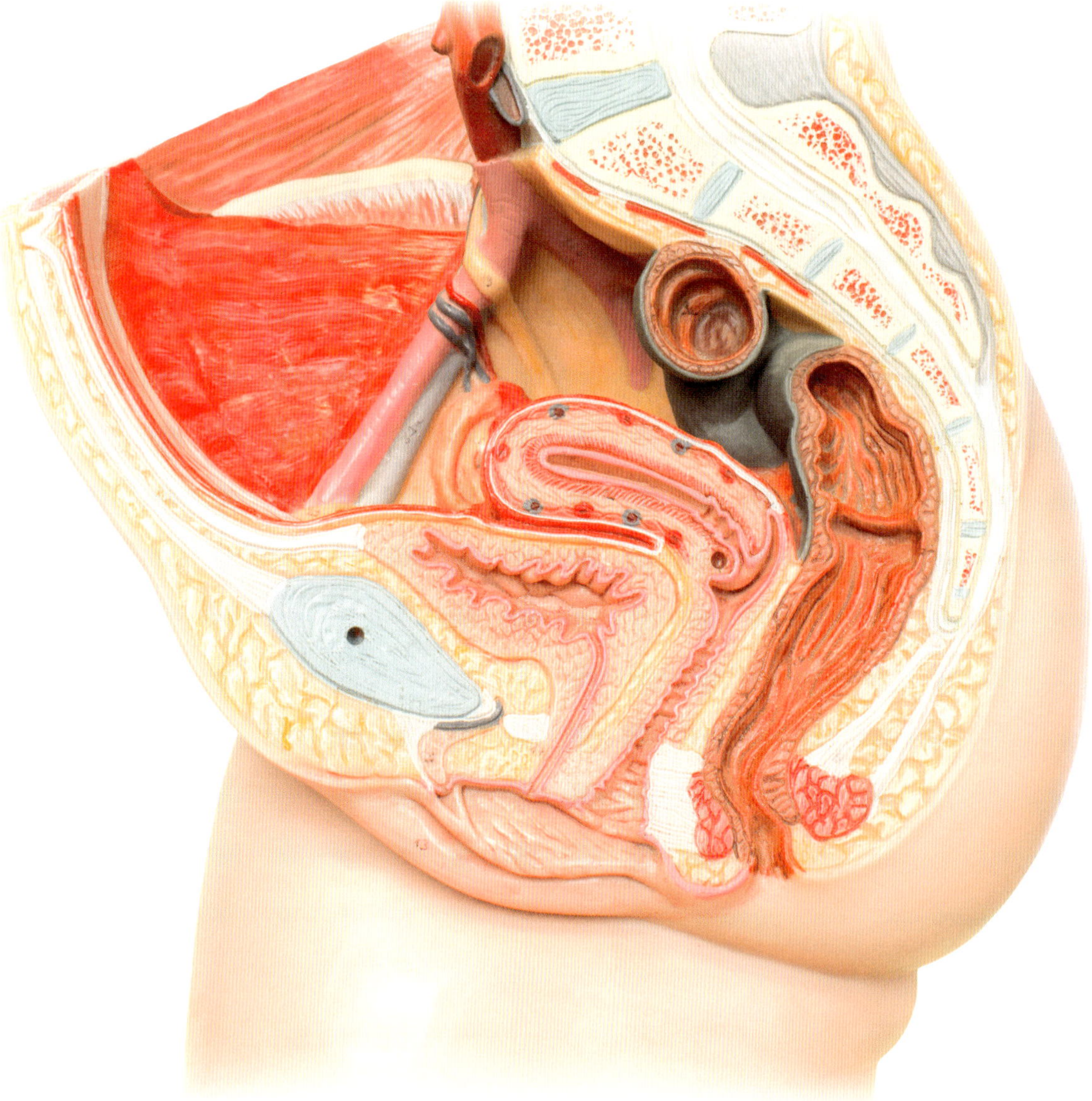

受精と胎児の生育・分娩という種の保存のための最大の仕事を行う。そのため強い精子と出会うように膣や子宮には障害があり、これを突破した元気な精子が受け入れられる。

受精から新たな生命誕生に関わる大仕事を担う

新たな生命を生み出す器官である生殖器だが、女性の場合は卵子をつくって受精させ、それを育んで誕生させるまでが大きな役割となる。

女性生殖器は、卵子をつくる卵巣のほか、卵管、子宮、膣を備えている。卵管は、卵巣から出された卵子を受け取って運ぶが、さらに精子と卵子が出会い、受精する場でもある。子宮は、受精した卵子を着床させ、妊娠の際は胎児を育てる培養カプセルになる。膣は、外部と子宮をつなぐ管状の器官で、性交時の交接器となり精子を受け入れる場でもある。出産のときには、ここから赤ちゃんが生まれる産道にもなる。

女性の場合、膣の内部は酸性に保たれて細菌感染を防いでいるうえ、精子は異物のため、子宮では白血球が増加して多くの精子が貪食される。こうした障害を乗り越えた精子と受精する。

断面を見る

女性生殖器は骨盤の中に収まっており、陰核、膣前庭、小陰唇、大陰唇の外性器（外陰部）と、子宮、卵巣、卵管、膣の内性器からなっている。下腹部の中央に子宮があり、その上端から左右に卵管が伸び、その先端に卵巣がある。子宮の下端は膣につながり、外陰部にあいている。

卵管
卵巣
子宮
膀胱
恥骨
陰核
大陰唇
小陰唇
膣口
直腸
膣

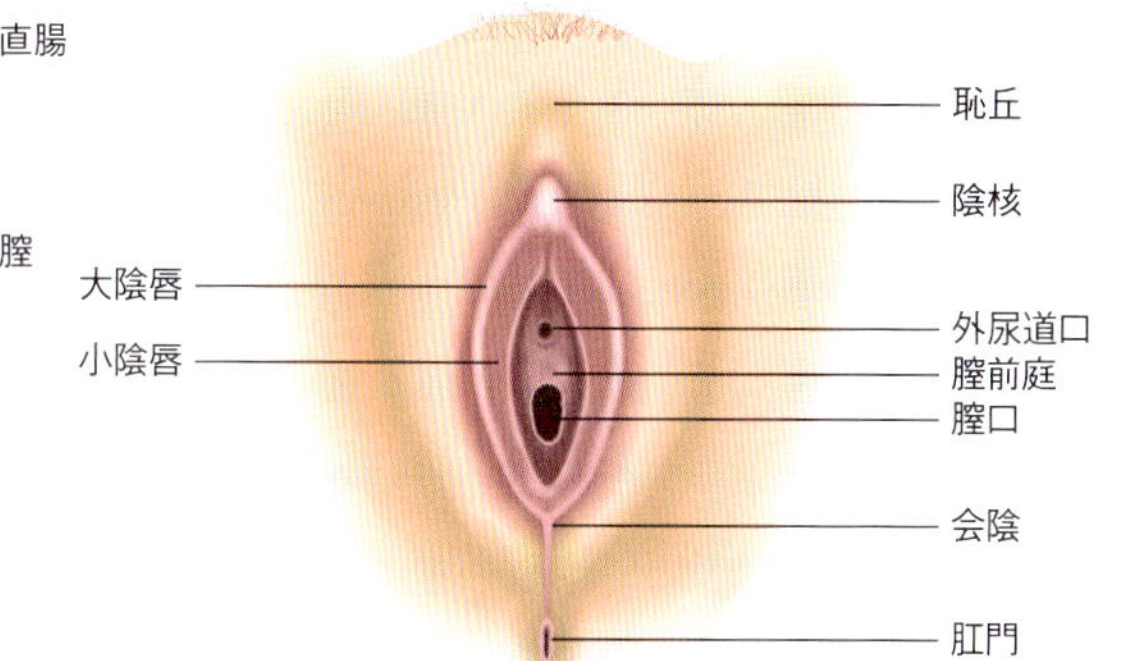

陰核から左右に分かれた1対の薄いヒダからなる小陰唇があり、それを外側から皮下脂肪に富んだ厚みのあるヒダからなる大陰唇が覆っている。膣前庭の前側には外尿道口、背側には膣口があいている。陰核は男性の陰茎、小陰唇は陰茎の皮膚、大陰唇は陰嚢にあたる。膣前庭からはバルトリン腺液と小前庭腺液という粘液が分泌されている。

膀胱
子宮
子宮円索
卵巣靭帯
卵管
卵巣間膜
卵巣
卵巣提靭帯
子宮広門膜
仙骨子宮索
直腸
S状結腸

もっと知る

子宮や卵巣は間膜と靭帯で骨盤に固定されている

内性器を後ろから見ると、腹膜とつながるヒダ状の間膜で裏打ちされ、その間には靭帯が数本通っている。靭帯は、骨盤に子宮を固定する役目を担っている。子宮体部は前方から傾斜するように円靭帯が支え、子宮頸部は前方の恥骨と膀胱との間を膀胱子宮靭帯、後方の骨盤との間を仙骨子宮靭帯、側方の骨盤壁との間を基靭帯が支えている。

胎盤で母体とつながる胎児の保育器

妊娠していないときは
ニワトリの卵大しかない子宮だが、
妊娠すると胎児の成長とともに伸びていく
人体最大の伸縮性を備えた筋肉でできた器官。

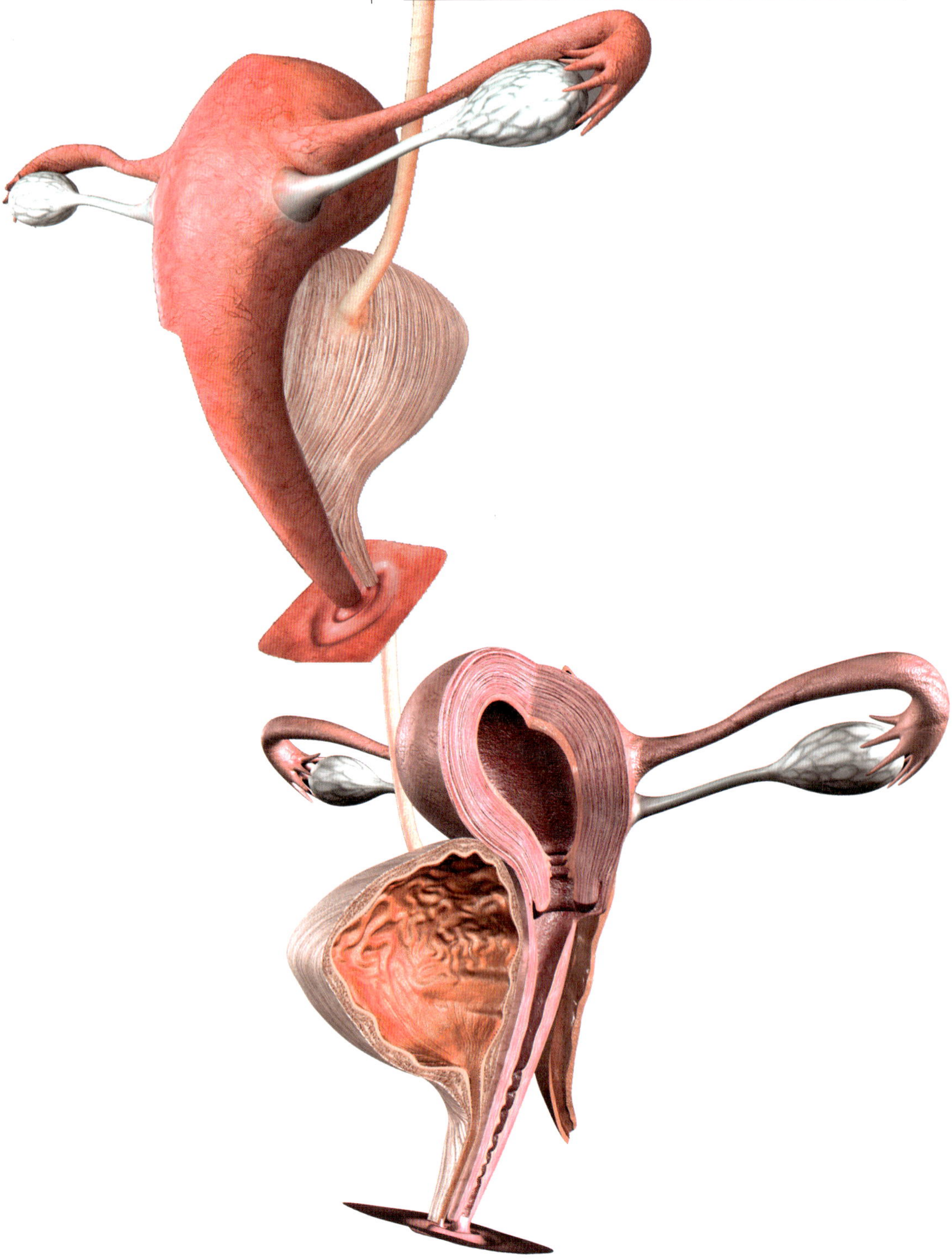

子宮

Vterus

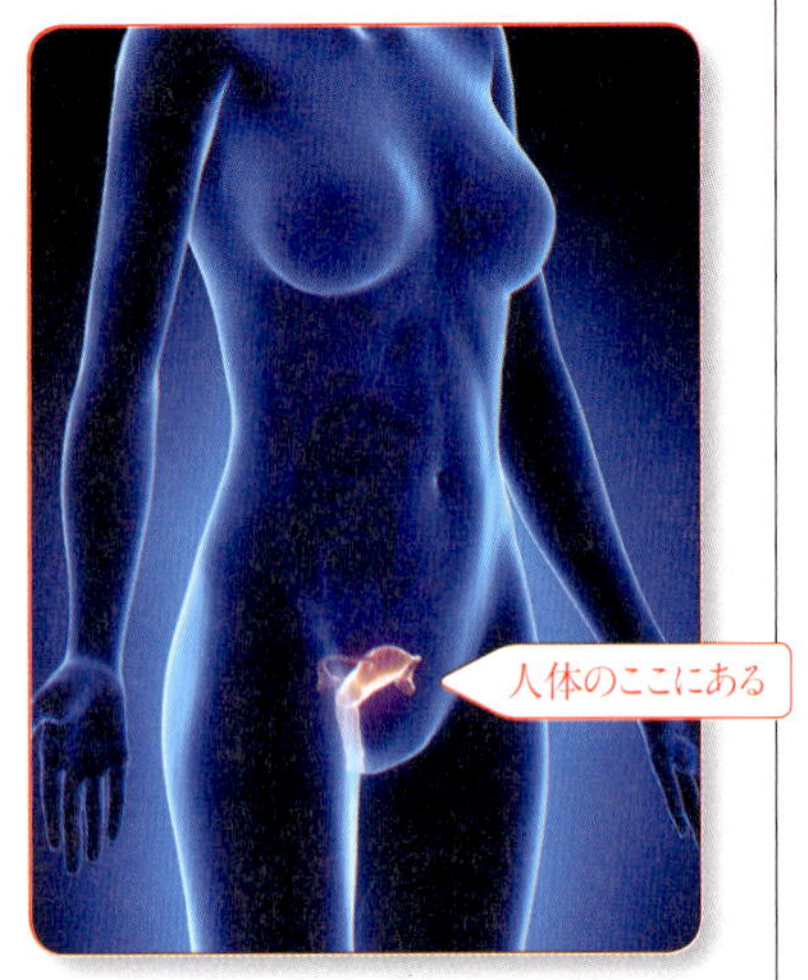

子宮：	長さ約7cm、最大幅約4cm 厚さ約3cm
月経時の出血量：	50～250ml
胎盤：	妊娠末期には重さ約500g 直径約15～20cm 厚さ1.5～3.0cmの円盤状になる
臍帯：	妊娠末期には長さ約50cm 直径1～2cm

伸びても裂けないように強靱な筋層で補強された袋

子宮は、膀胱と直腸の間にある袋状の器官で、壁は粘膜、筋層、漿膜の3層からなっている。内側の筋層と粘膜（内膜）は排卵に伴って肥大し、受精卵の着床に備えるが、受精が成立しないときには月経として一定の周期で粘膜と筋層の一部が剥がれ落ちる。

妊娠すると、子宮は胎児に栄養を与えながら育てる場となり、胎児の成長とともに拡張していく。そのため、大きくなっても裂けないように筋線維は子宮の長軸を輪状に取り巻き、さらにたすき掛けの交叉をする線維で補強されている。

胎児は子宮の中で母体と胎盤でつながり栄養を得ているが、ほかにも卵膜や羊水、臍帯（へその緒）が必要で、これらを胎児付属物という。卵膜は羊膜、絨毛膜、脱落膜の3層からなり、特に強靭な羊膜が胎児と羊水を包んでいる。

もっと知る

胎盤は酸素と栄養分を供給する胎児の生命線

胎盤は2本の動脈と1本の静脈が索状になった臍帯によって胎児とつながっている。ここから胎児が成長するのに必要な酸素と栄養分を母体の血液を通じて供給され、胎児からは老廃物や二酸化炭素が排泄される。そのため、胎児の循環系は肺を介さずに行われ、誕生後に肺呼吸に切り換わる。

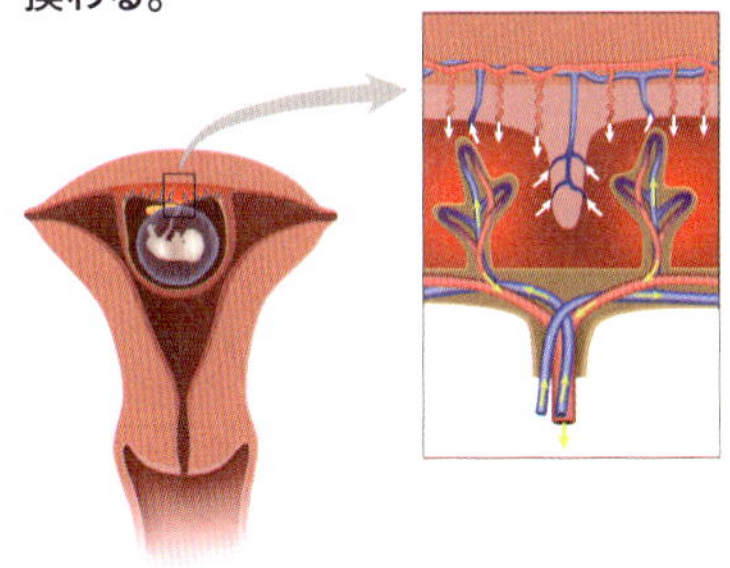

もとの容積の約2000倍に伸びる子宮

非妊娠時の子宮はニワトリの卵くらいの大きさで、小骨盤腔に収まっている。妊娠後、胎児の成長に伴って子宮は拡張し、妊娠4か月後には腹腔内にせり上がり、子宮底は前腹壁に触れるようになる。妊娠末期には約36cmまで拡張し、もとの大きさの2000～2500倍になる。

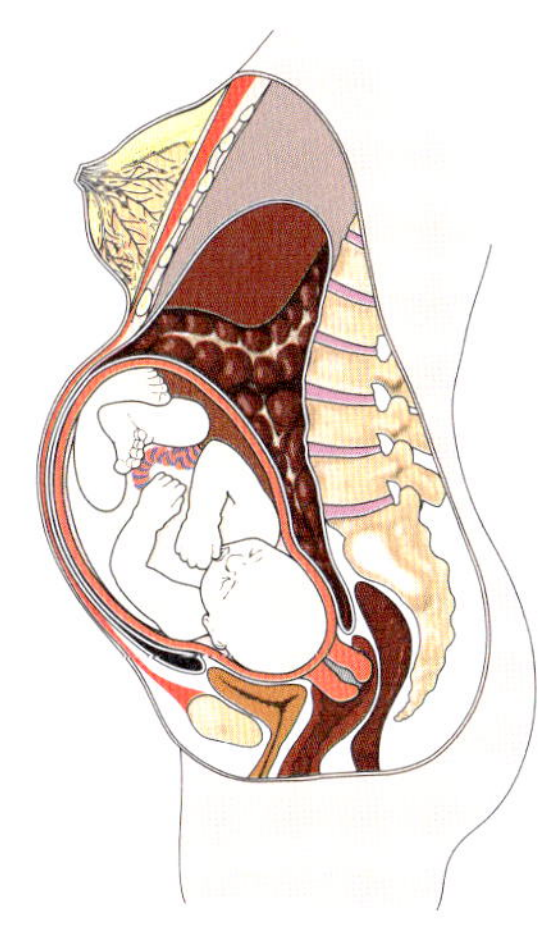

機能について

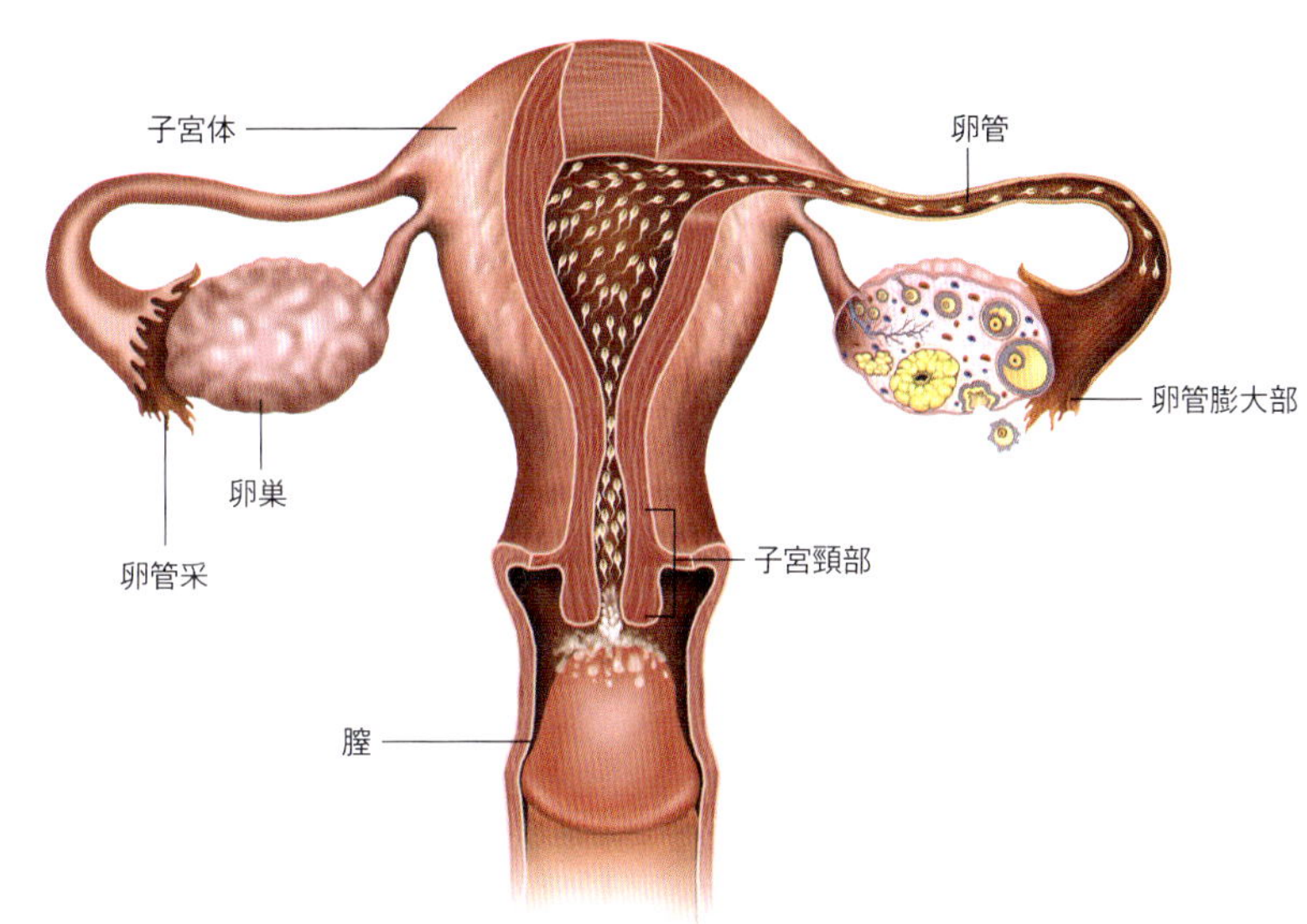

性交により射出された小さい精子は膣から子宮に入り、卵管膨大部に到達する。卵巣から排卵された卵子も卵管采にキャッチされ、卵管に入って子宮へと向かうが、移動中に卵管膨大部で送られてきた精子と出会うと受精となる。受精卵は、受精直後から分裂を繰り返しながら卵管を通り抜け、子宮内膜に入り込んで固定される。これが着床で、やがて受精卵から絨毛が伸びて胎盤が形成される。

病気について

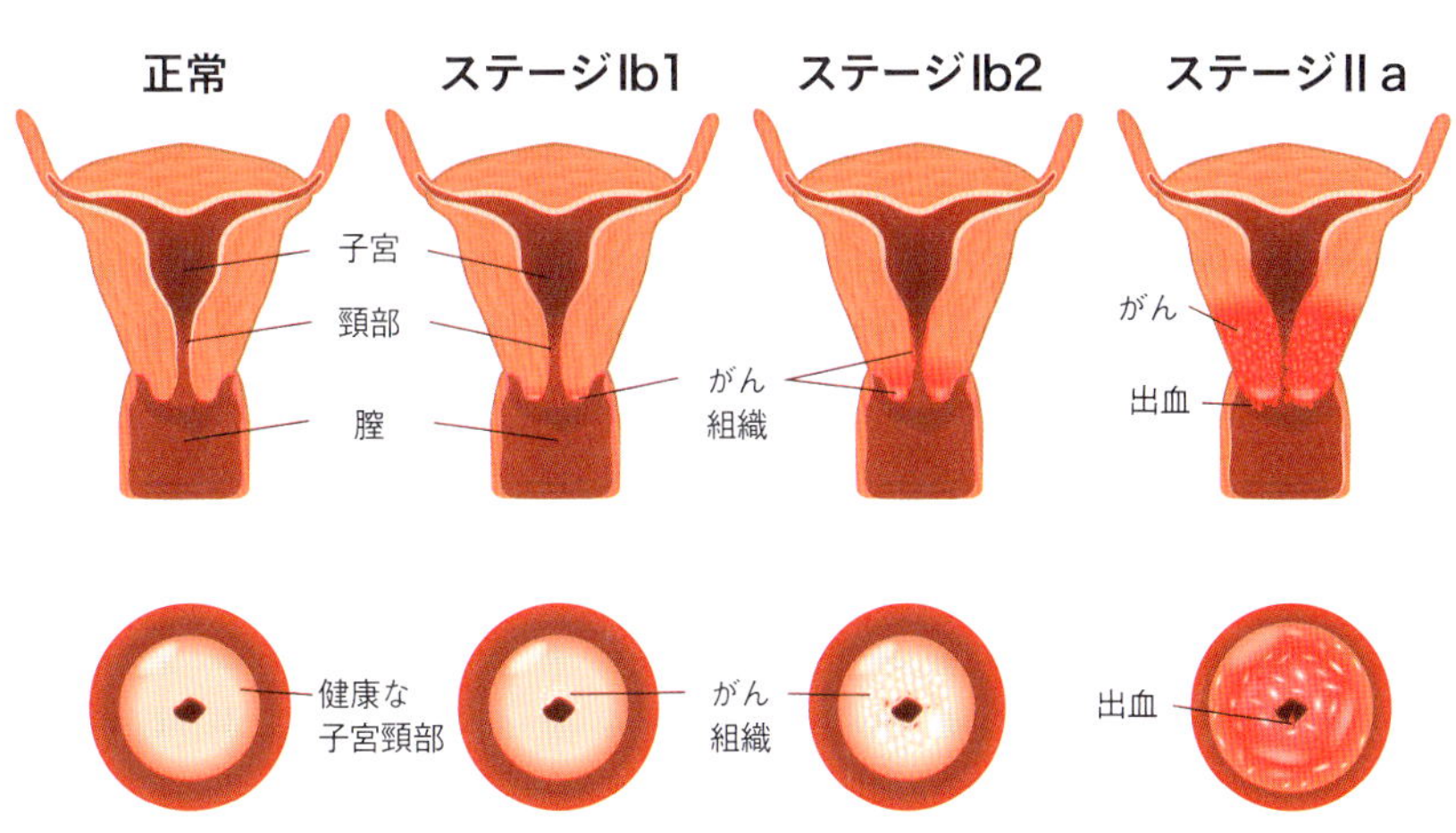

子宮にできるがんには子宮頸部にできる子宮頸がんと、子宮体部にできる子宮体がんがあり、日本人では子宮頸がんが多い。子宮頸がんの主な原因は、HPVウイルスに感染して発症している。早期の段階では、がんが子宮頸部にとどまっているが、進行すると子宮頸部の周囲組織にも広がって、出血がみられる。

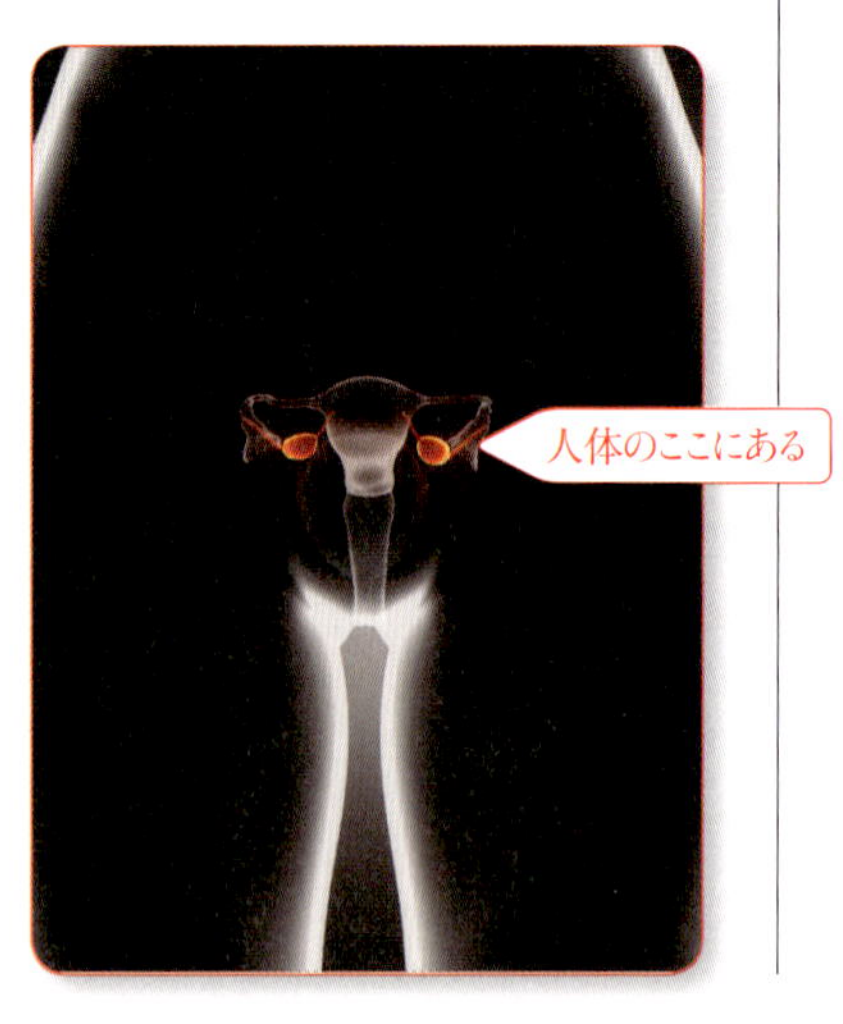

卵巣

Ovary

卵巣：	長さ約2.5～4.0㎝ 幅約1.2～2.0㎝、厚さ約1㎝
卵管の長さ：	約10～12㎝
卵子：	直径約0.07～0.17㎜ （人体最大の細胞で肉眼でも見える）

卵子をつくり女性ホルモンを分泌

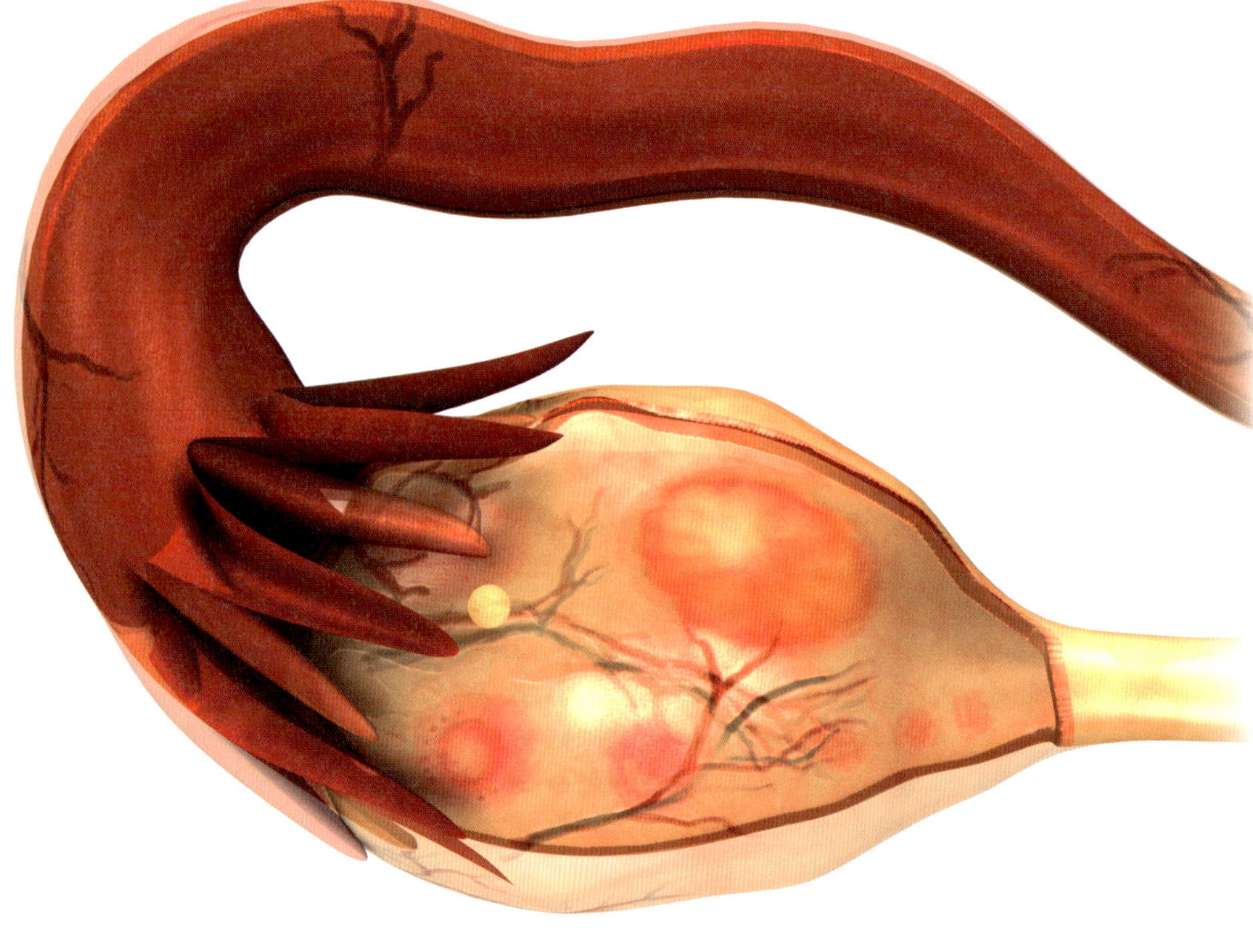

卵巣では常に卵子のもととなる卵胞があり、下垂体からのホルモン刺激により成熟し、毎月1個ずつ排卵される。卵子を排出したあとの卵胞は、黄体に変化してプロゲステロンを分泌。

胎児期から保存している卵子のもとを成熟させ排出

卵巣は、卵子をつくって排出する働きと、女性ホルモンを分泌する働きがある。卵巣が卵子を排出することを排卵といい、思春期を迎えるとはじまって閉経まで続く。排卵は左右の卵巣で交互に行われ、約28日周期で繰り返される。ホルモンは、皮下脂肪を増やしたり乳房を膨らませる働きのエストロゲンと、卵巣を成熟させる働きのプロゲステロンが分泌される。

卵子は精子と同様に、胎児期から卵子のもととなる原始生殖細胞が存在し、卵母細胞まで分裂して休眠期を迎え、卵胞という袋の中で過ごす。これを原始卵胞という。新生児の卵巣には約80万個の卵胞が眠っているが多くが自然に潰れ、思春期には1万個ほどが残る。

生殖能力を得ると毎月15～20個が成熟しはじめるが、そのうちの1個だけが完全に成熟して卵子となり排卵される。

断面を見る

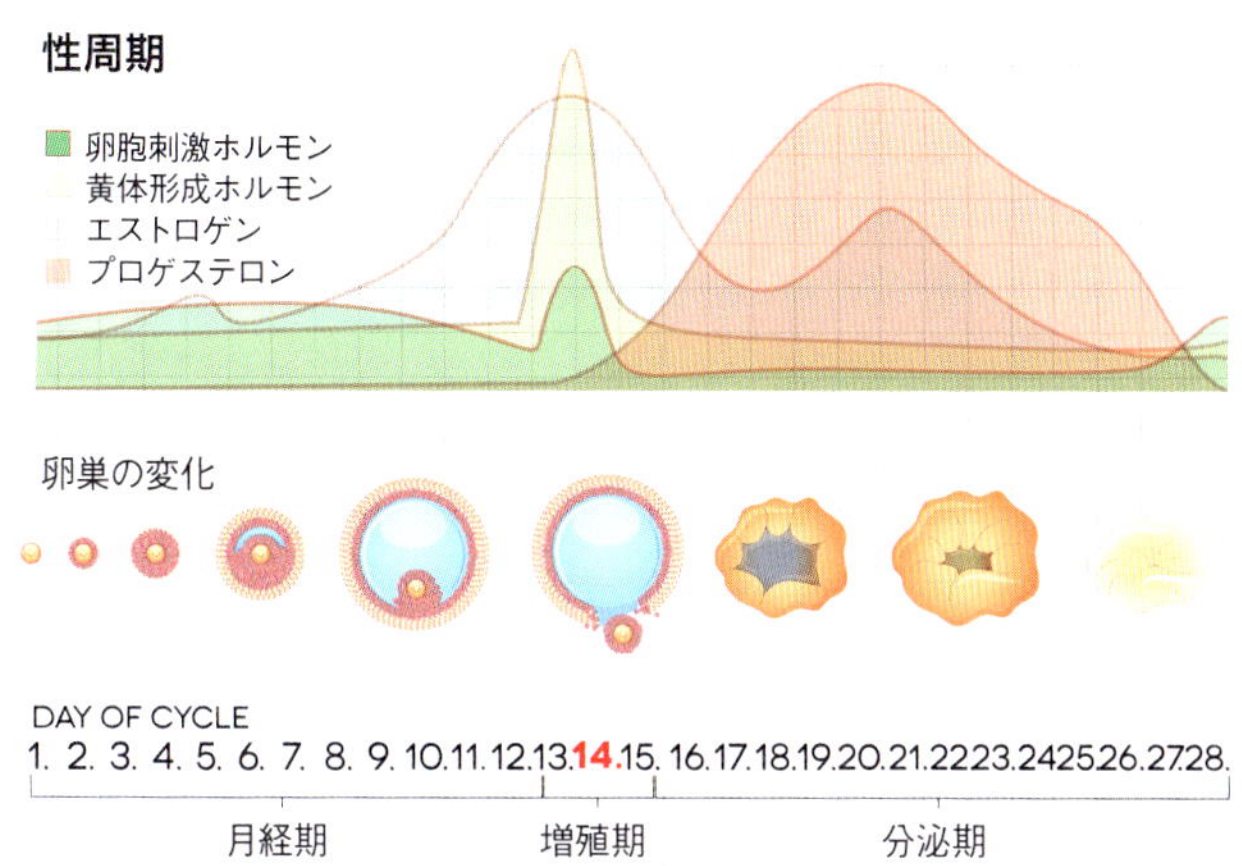

卵巣と子宮は約1か月のサイクルで変化する。月経が数日続いた後、子宮の粘膜は増殖をはじめ、14日頃になると卵巣から排卵が起こる。これを境に子宮粘膜は増殖をやめ、子宮腔内に分泌物を出すようになる。それが14日ほど続くと次の月経がはじまる。この周期は、下垂体から分泌される黄体化ホルモン（LH）と卵胞刺激ホルモン（FSH）という2種類の性腺刺激ホルモンと、卵巣から分泌されるエストロゲンとプロゲステロンという2種類の女性ホルモンの働きに支えられている。

卵巣は、外側を腹膜と白膜が包み、内部は血管やリンパ管、神経が埋め込まれた髄質と、それを取り巻く皮質で構成されている。卵巣の皮質にはさまざまな成長段階の卵胞や、それが変化してできた黄体や白体がある。卵管は、子宮とつながる平滑筋でできた管で、先端の漏斗状に開いた卵管采で卵巣から排出される卵子をキャッチしている。

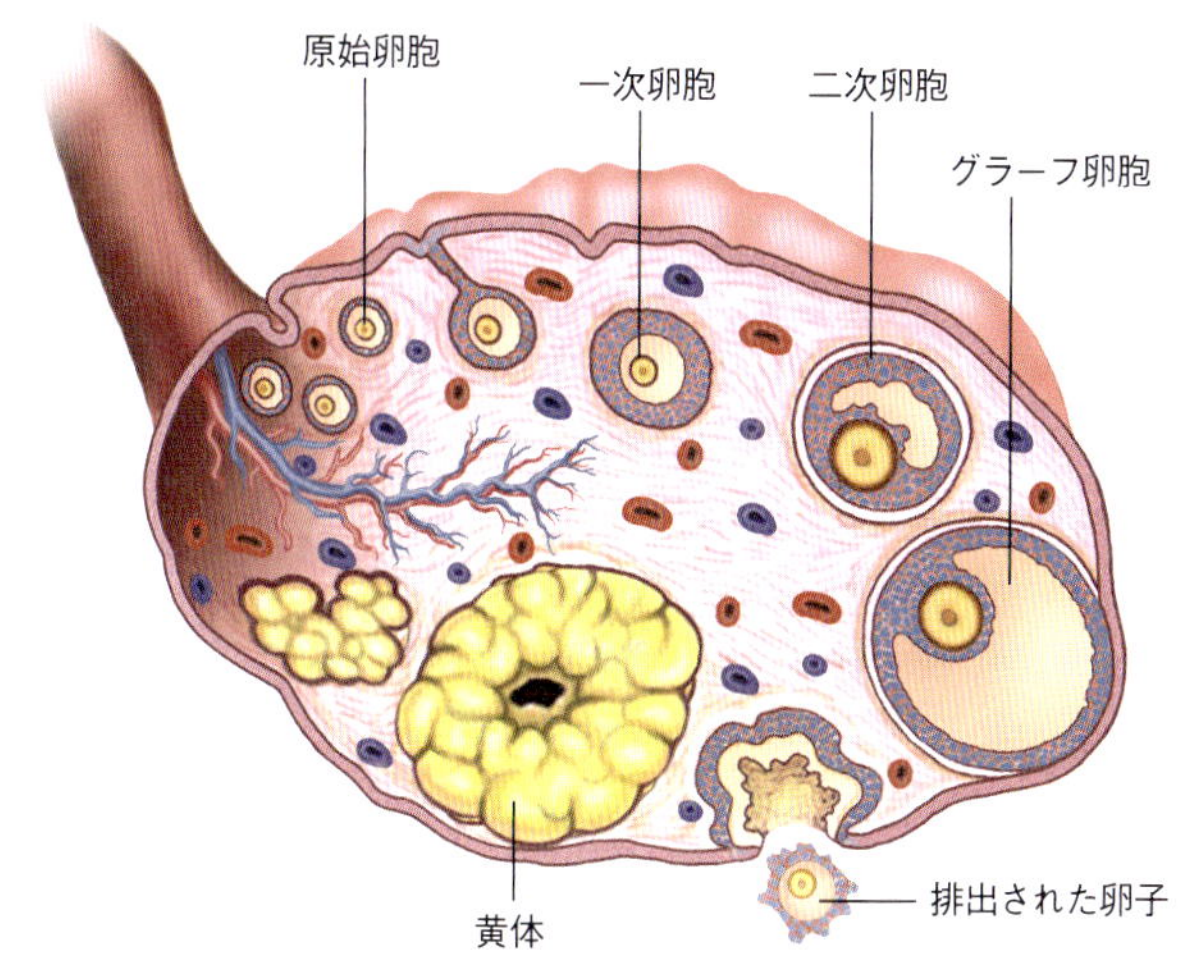

機能について

女性がつくる卵子の数は、一生の間でわずか400個ほど。精子が毎日つくられるのに対し、卵子は生まれたときからもっているものを保存して使っている。

受精卵は、受精後24時間以内に細胞分裂を開始する。1個の細胞が倍増しながら卵管を進み、やがて桑実胚という状態になる。さらに日数が経つと細胞の数は64～128個に増え、それが受精卵内の片側によって内部に空間ができる胞胚になる。この頃には卵管を通り抜けて子宮に達し、子宮内膜に入り込んで固定され着床する。

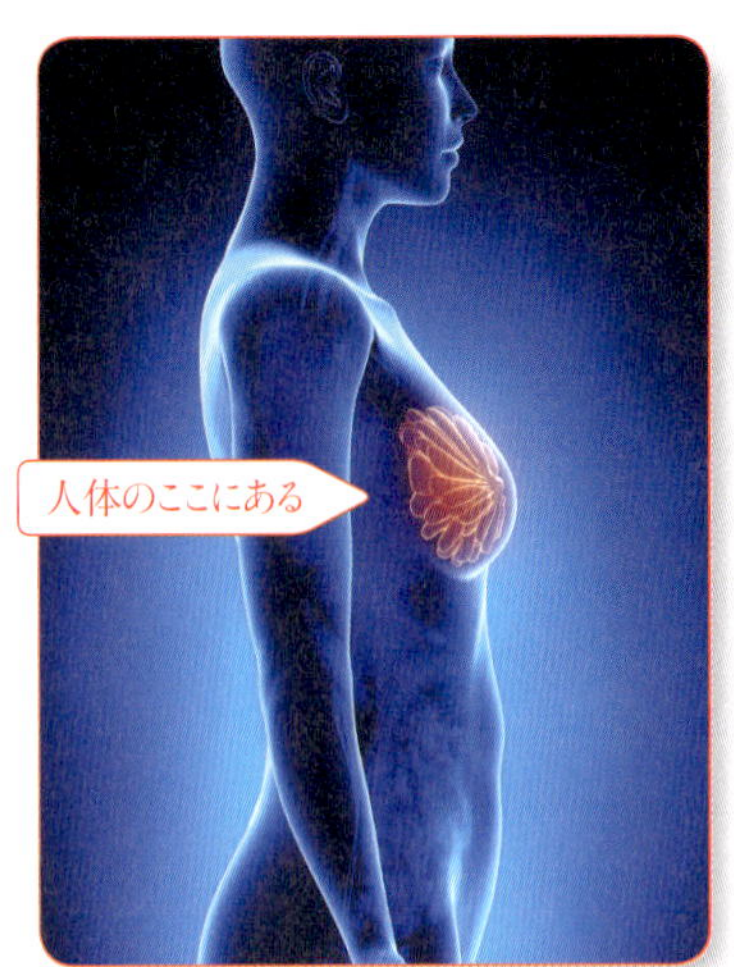

乳房

Breast

母乳の分量： 1日約300～700ml（産後5日目）
以降少しずつ増え、最高約1000～1500m

母乳を分泌して赤ちゃんを育てる

妊娠中は胎盤から分泌されるホルモンによって母乳の分泌は抑えられているが、出産後に胎盤がなくなると母乳の分泌を促すホルモンによって出るようになる。

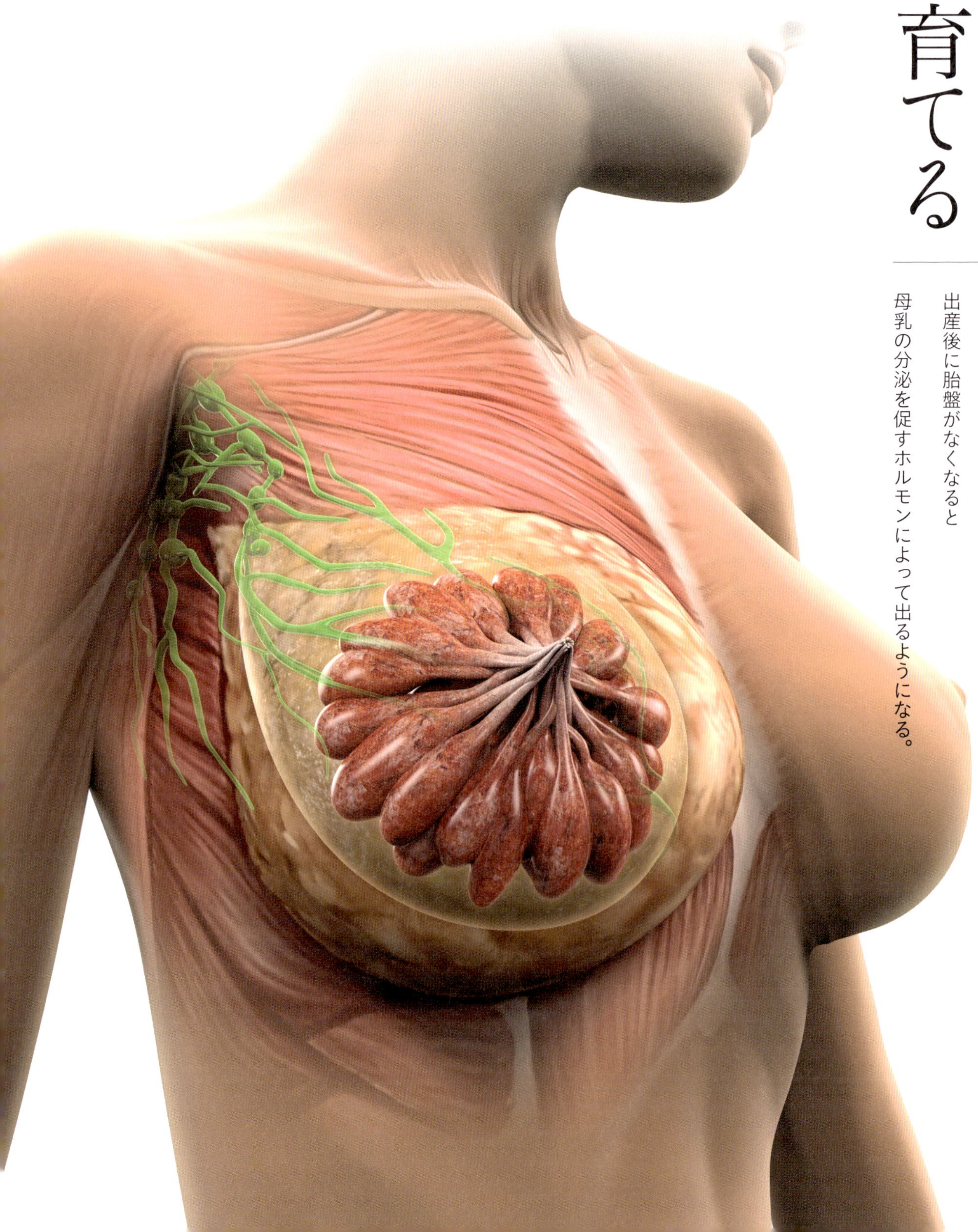

乳房には乳腺は1割程度 9割は脂肪組織が占める

思春期になると女性は、下垂体が分泌する性腺刺激ホルモンの刺激を受けて乳房が発達し、膨らみをもつようになる。

乳房の約9割が脂肪組織で、残りは乳腺で構成されている。乳腺からは母乳の通り道である乳管が伸びており、乳頭部で乳頭管となって外部に開口している。妊娠すると乳腺が発育し、出産すると乳頭から母乳が分泌されて育児の大役を担う。

妊娠中に乳腺が発育するのはエストロゲンなどのホルモンの作用によるもので、出産すると母乳の分泌を促すホルモンであるプロラクチンが乳腺に作用し、母乳を分泌するようになる。母乳は乳管洞に蓄えられ、赤ちゃんが乳頭に吸いつくと、その刺激でオキシトシンが分泌され、これによって乳腺周辺の筋組織が収縮して絞り出される。

妊娠中は、プロラクチンの作用が抑えられている。

断面を見る

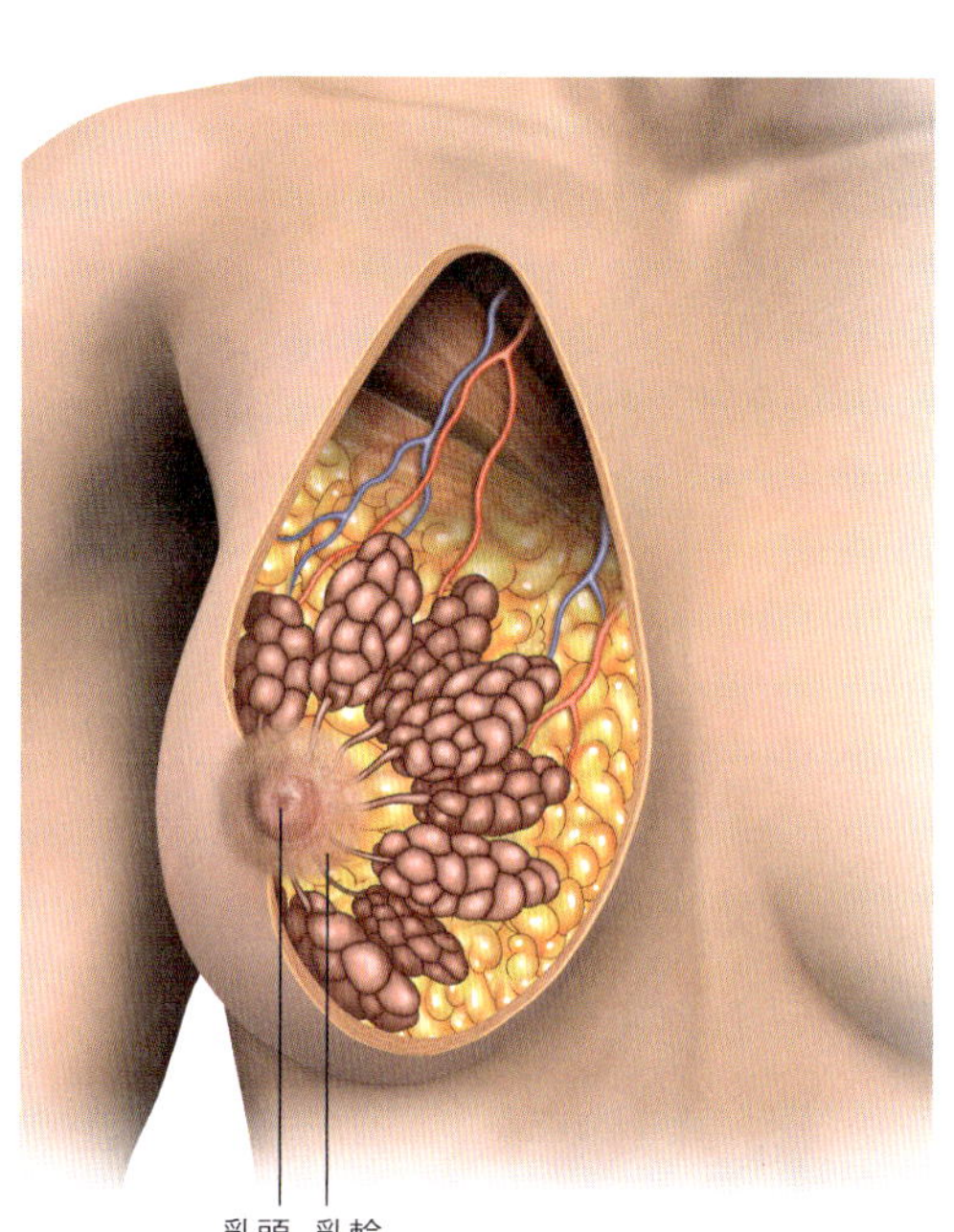

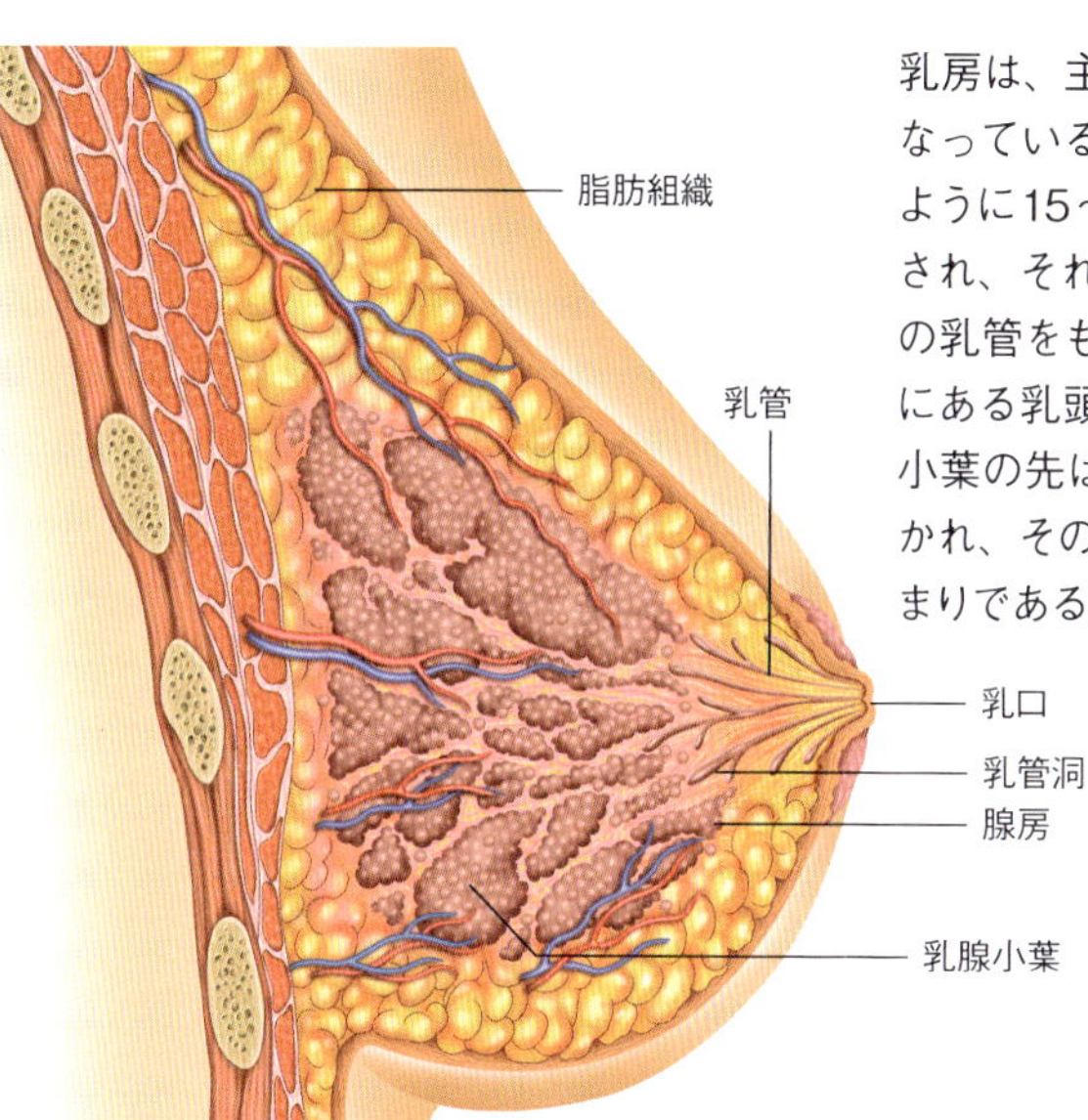

乳房は、主に乳腺と脂肪組織からなっている。乳腺はブドウの房のように15～20個の乳腺葉で構成され、それぞれの乳腺小葉は1本の乳管をもち、乳管は乳房の中央にある乳頭に向かっている。乳腺小葉の先は、さらに乳腺小葉に分かれ、その末端には乳腺細胞の集まりである腺房がある。

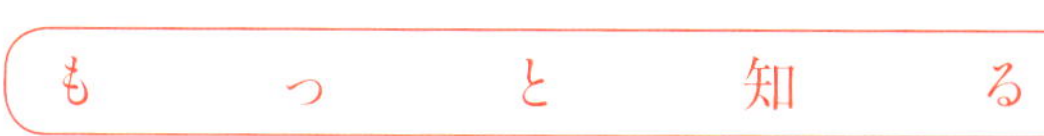

もっと知る

乳房とリンパの関係

乳房にはリンパ管が豊富に通っている。乳房の内側の一部は胸骨のそばのリンパ節から鎖骨のリンパ節へとつながるが、多くは脇の下にあるリンパ節に集まって鎖骨を通る大きなリンパ管、リンパ節へとつながっている。このリンパ管の分布が、乳がんの際には転移に深く影響している。

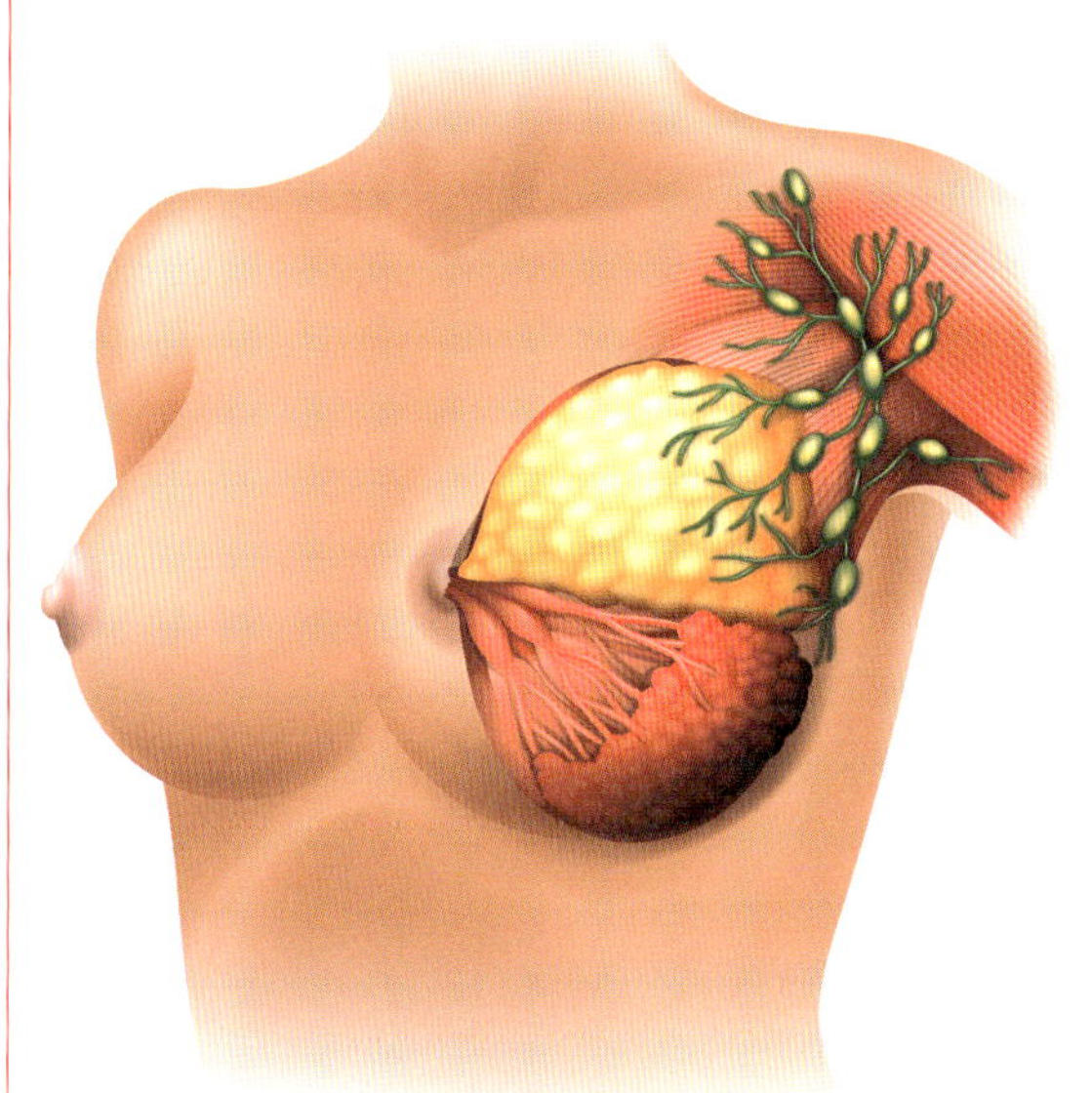

病気について

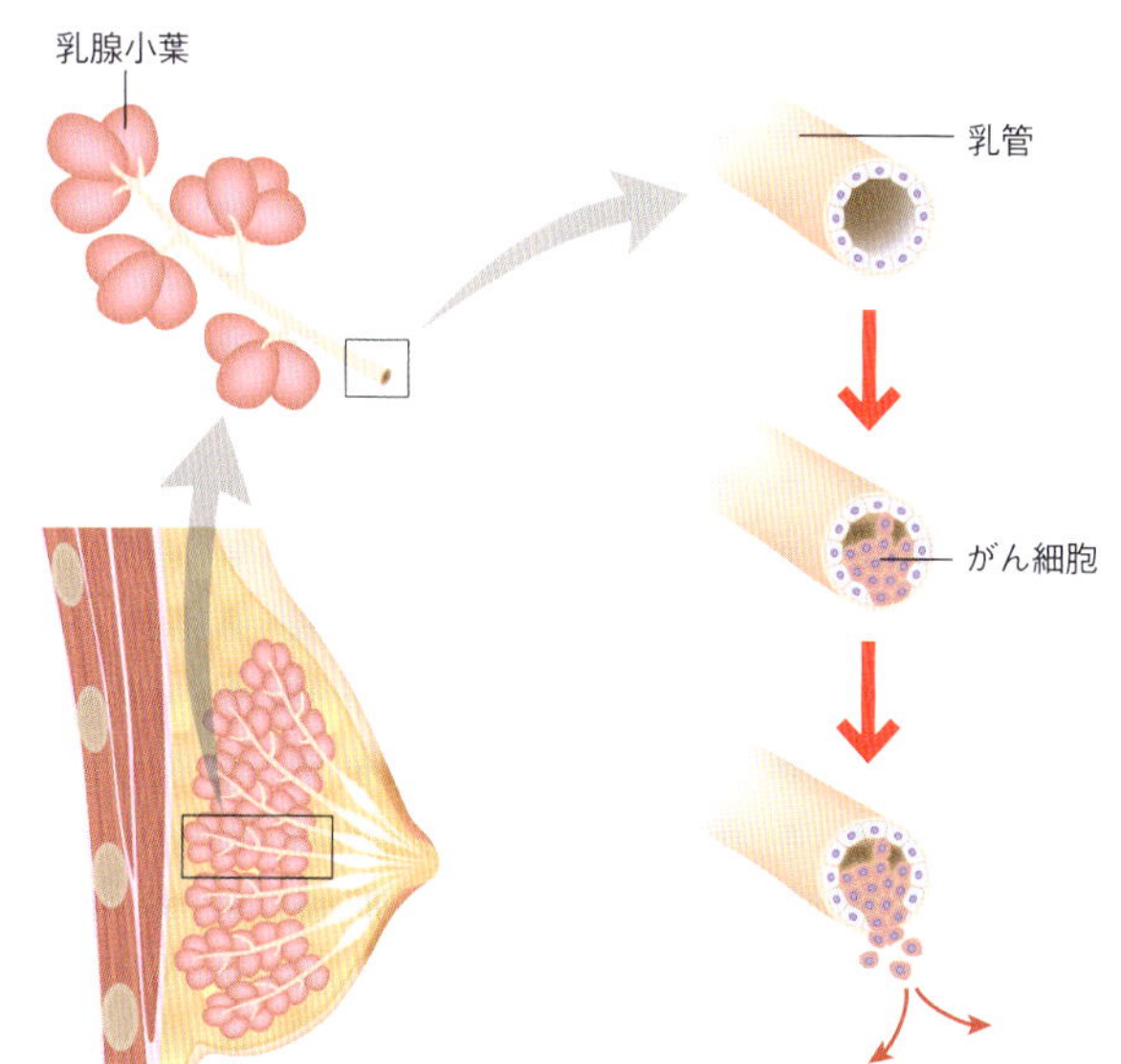

乳房に発生するがんが乳がんだが、大部分は乳管の細い部分にできる乳管がん。がん化した細胞が乳管内にとどまっている状態を、非浸潤性乳管がんという。がん細胞が増殖して乳管の外にまで広がっているものを浸潤がんといい、その代表的なものが浸潤性乳管がん。乳房にできる"しこり"をきっかけに発見されることが多い。

3Dイメージと顕微鏡で見る人体の世界

②病原細胞&ウイルス編

迫力の3Dイメージで、人体に悪影響を及ぼす病原細胞やウイルスがどんな姿をしているのか見てみよう。

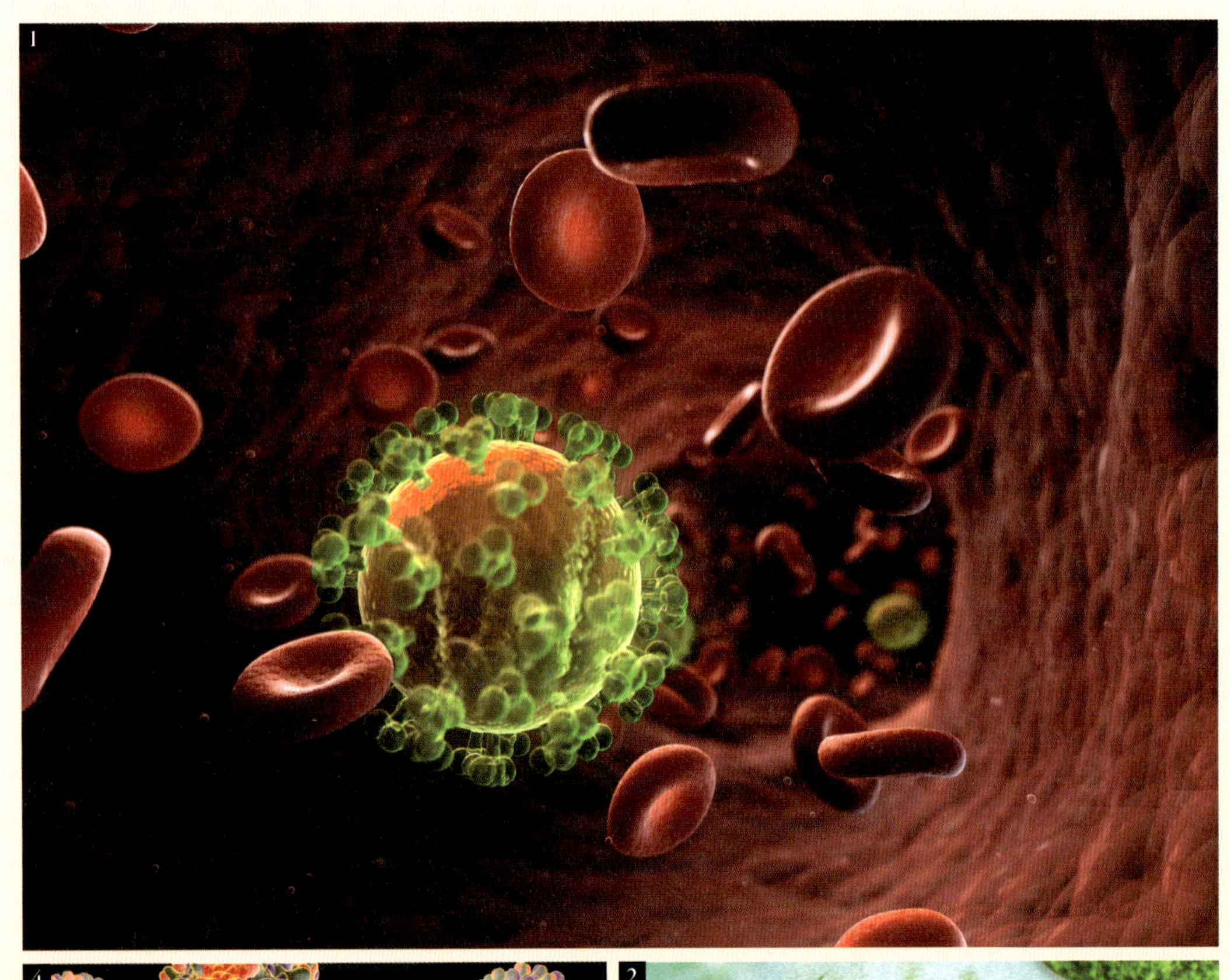

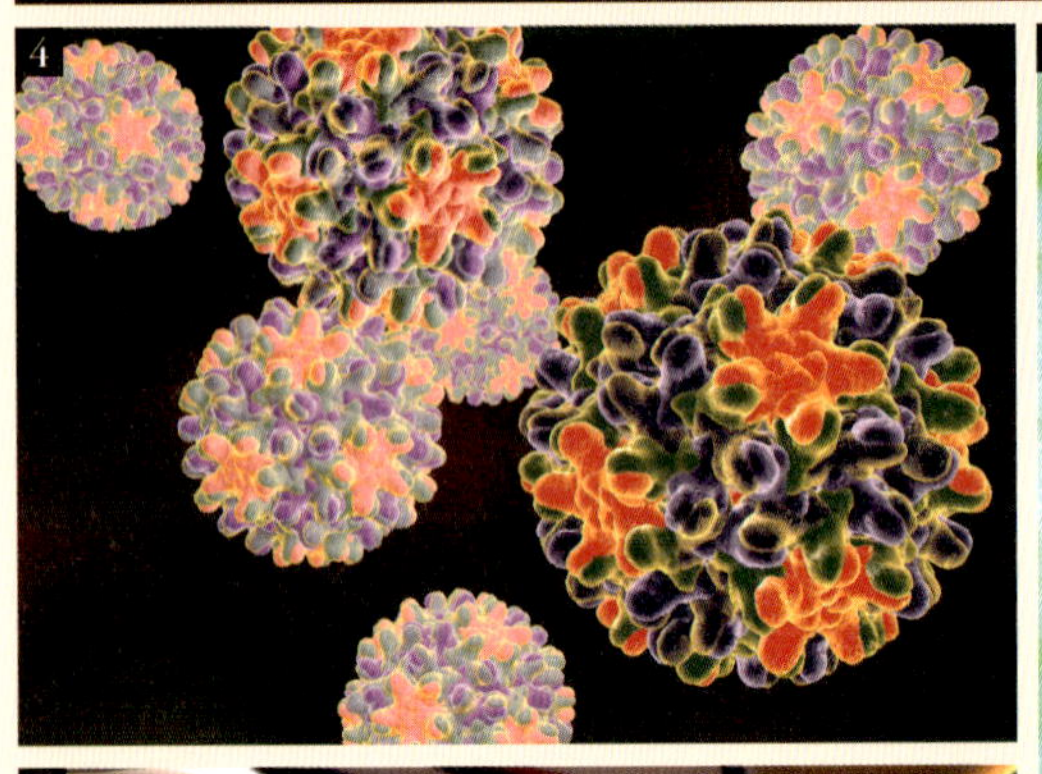

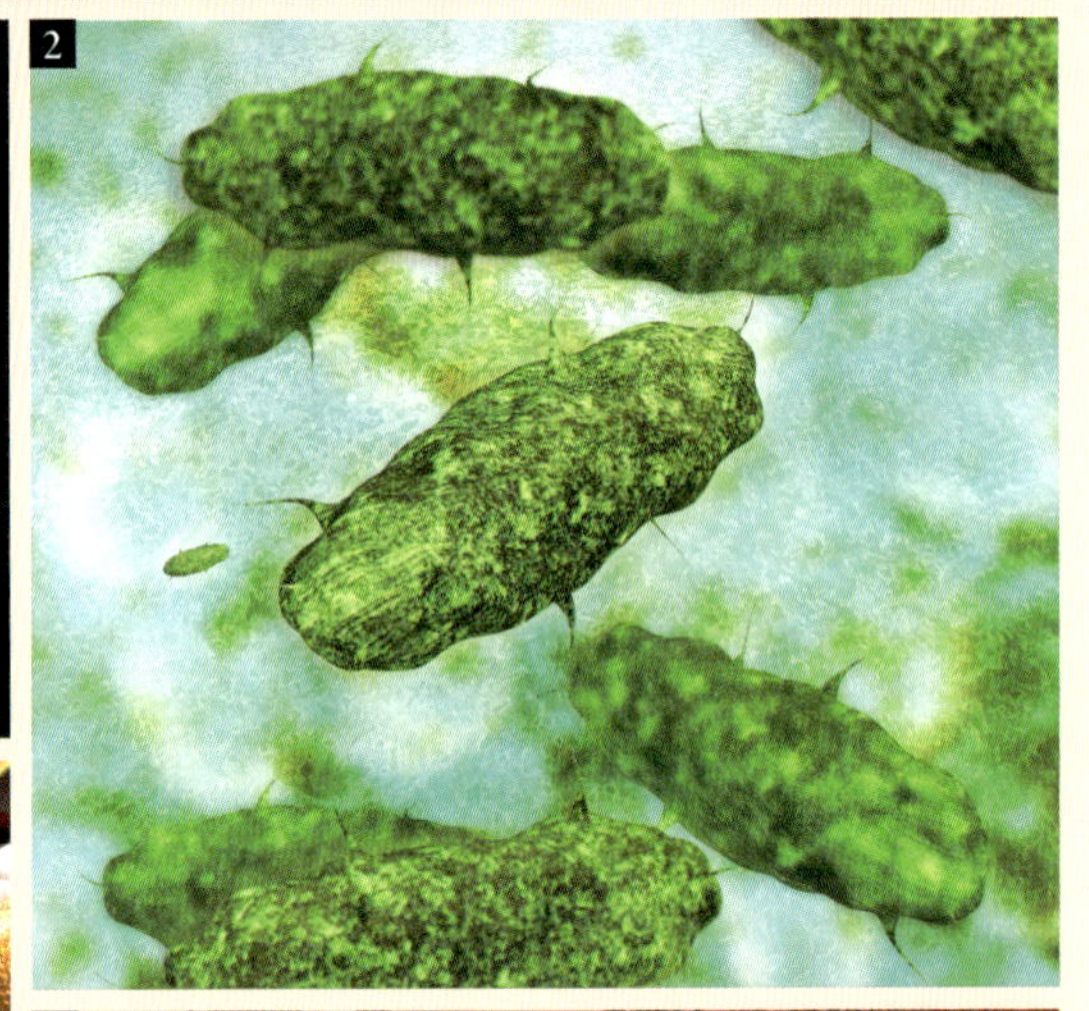

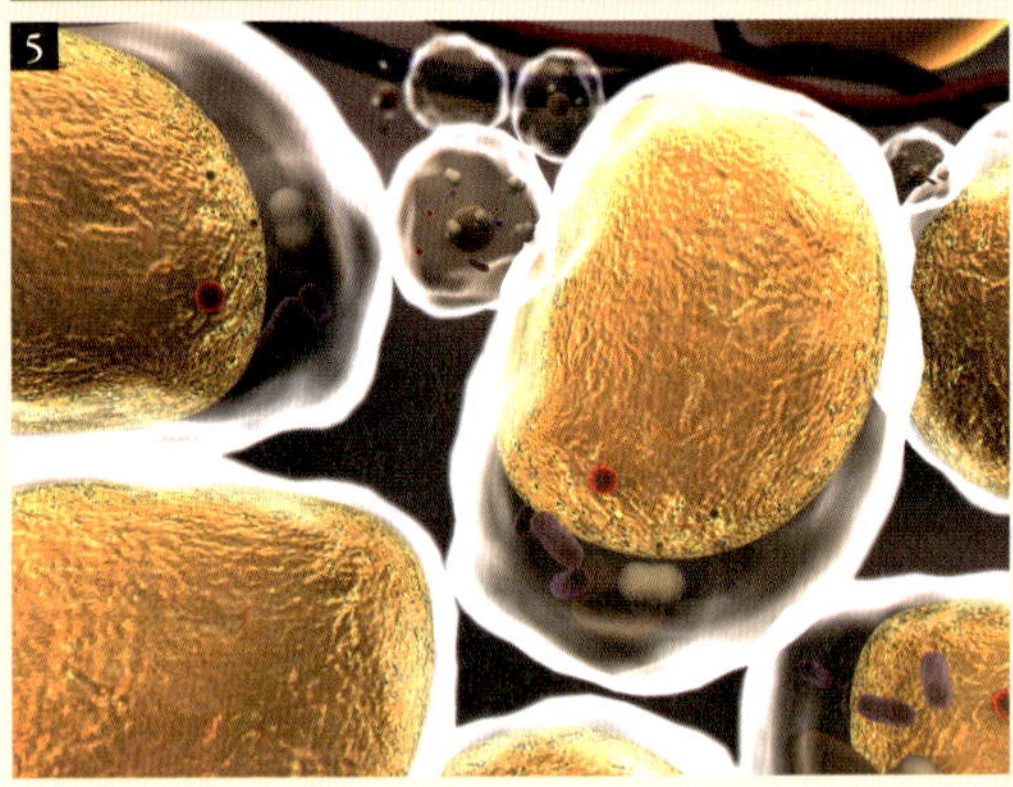

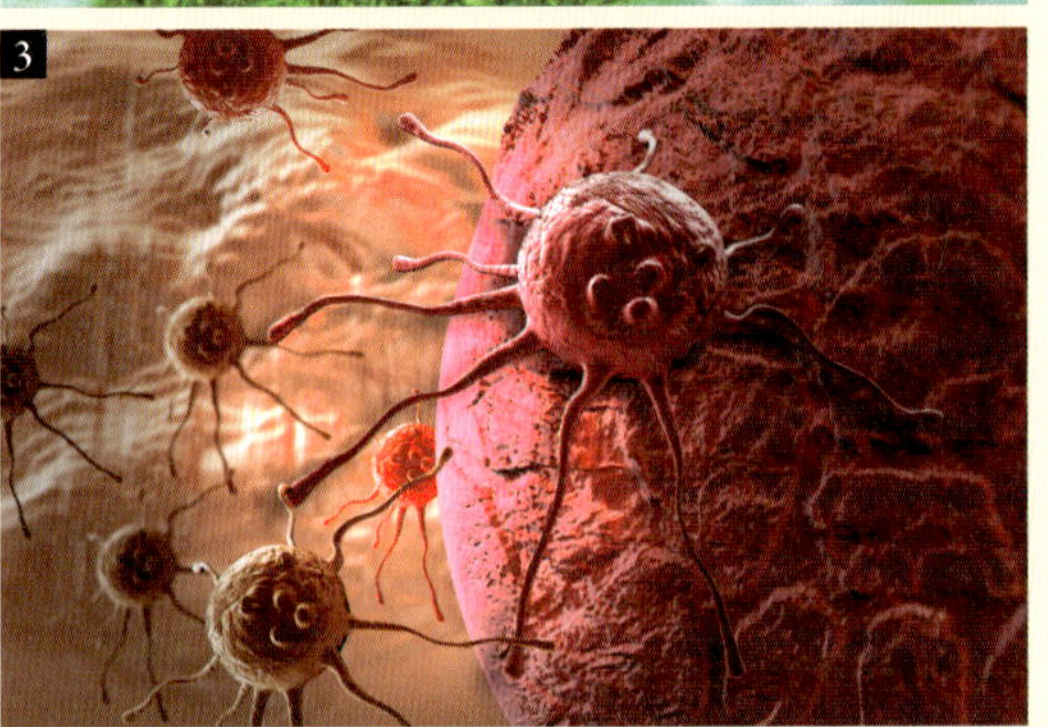

1 HIVウイルス
Tリンパ球に集まるHIVウイルス（緑色）と円盤状の赤血球（赤い円盤状）が見える。

2 バクテリア
バクテリア（細菌）は、普通の細胞よりもはるかに小さく核を持たない細胞である。

3 がん細胞
がん細胞は遺伝子が変化をして性質を変え、絶え間なく増殖し、周りを浸蝕していく。

4 B型肝炎ウイルス（HBV）
HBVは内部に環状の遺伝子DNAがあり、周りを突起状のHBs抗原が包んでいる。

5 脂肪細胞
内部に脂肪（黄色）をため込んだ脂肪細胞は、肥大化すると身体を守る善玉のホルモンを出せなくなる。

2章

身体を形づくる体壁

骨と筋肉

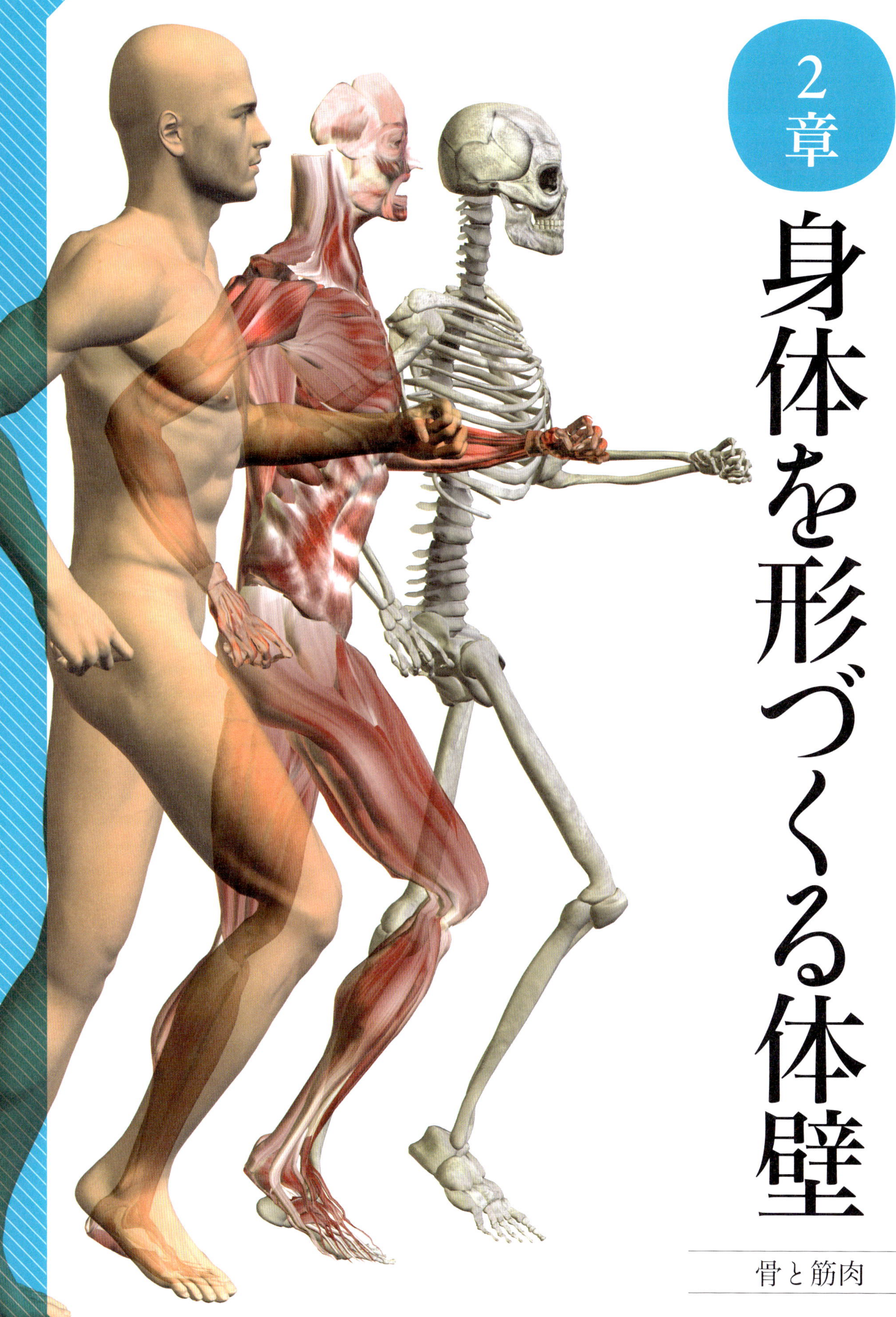

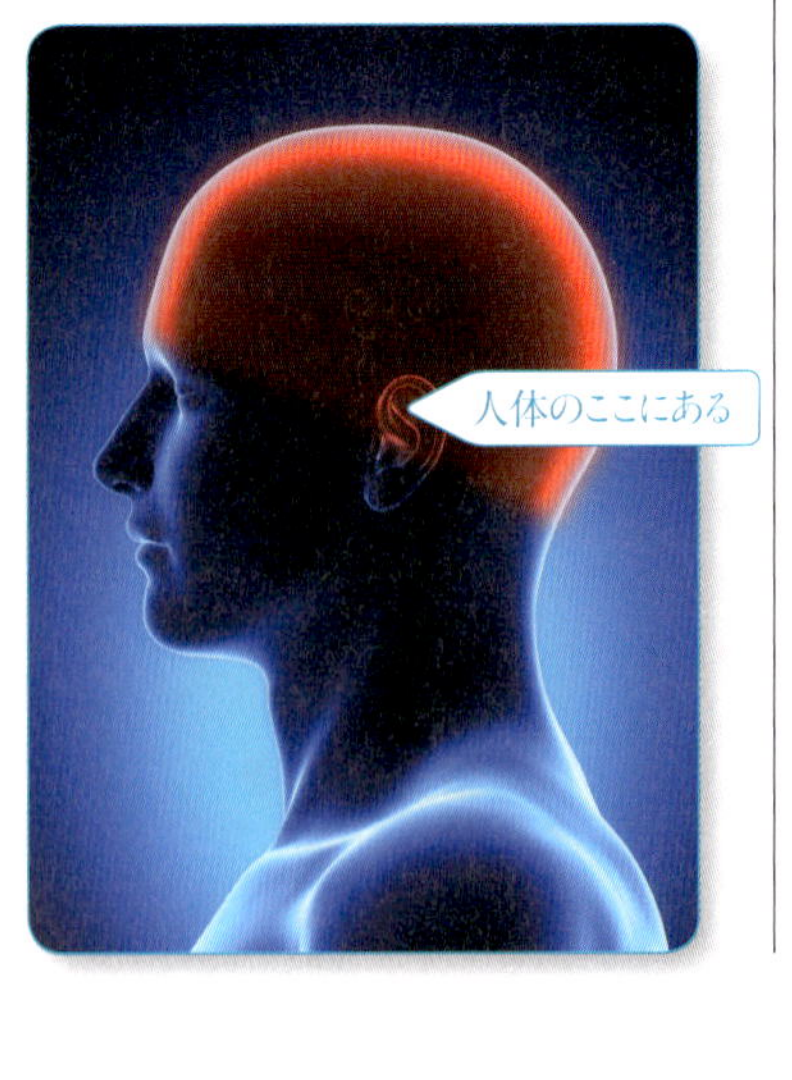

頭部

Head

頭蓋骨の数：15種類23個

23個の骨が強固に結合して頭蓋骨を形成

頭蓋骨（とうがいこつ）を覆う複数の筋肉を動かすことで喜怒哀楽の表情をつくっているほか、下顎を動かして硬い食物を噛み砕くなどの咀嚼を行っている。

脳や感覚器を守る頭蓋、表情をつくる筋肉

頭蓋骨は大きな一つの骨に見えるが、15種類・23個の骨が寄せ集まり結合している。この結合部分の波線を縫合線といい、これにより外部からの衝撃を分散させてショックをやわらげ、内部のやわらかい脳を保護する役目を果たしている。

頭蓋骨は脳を収める脳頭蓋と、顔を構成する眼、鼻、口を収める顔面頭蓋に分けられるが、眼や鼻の部分を空洞にすることで重い頭部の軽量化を図っている。

顔面頭蓋には下顎骨が側頭骨と関節（顎関節）をつくって可動性を実現し、また上顎骨と下顎骨には歯が生えて物を噛むことを可能にしている。

これらの骨を覆っているのが、顔の表情をつくる顔面表情筋と、下顎骨に付いて咀嚼運動を行う咀嚼筋。咀嚼筋は、歯を食いしばるときに顎の外側で硬くなる咬筋が、硬い食物をかみ砕くのを助けている。

構造について

頭蓋の構造

頭蓋は、前頭骨・後頭骨・蝶形骨・篩骨が各1個と左右2個ずつの頭頂骨・側頭骨で構成される脳頭蓋と、鼻骨・頬骨・上顎骨・下顎骨などで構成される顔面頭蓋からなる。これらが縫合によって1つの大きな頭蓋を形成しているが、小児の頃は縫合が完成していないため、骨と骨の間は結合組織の膜になっている。

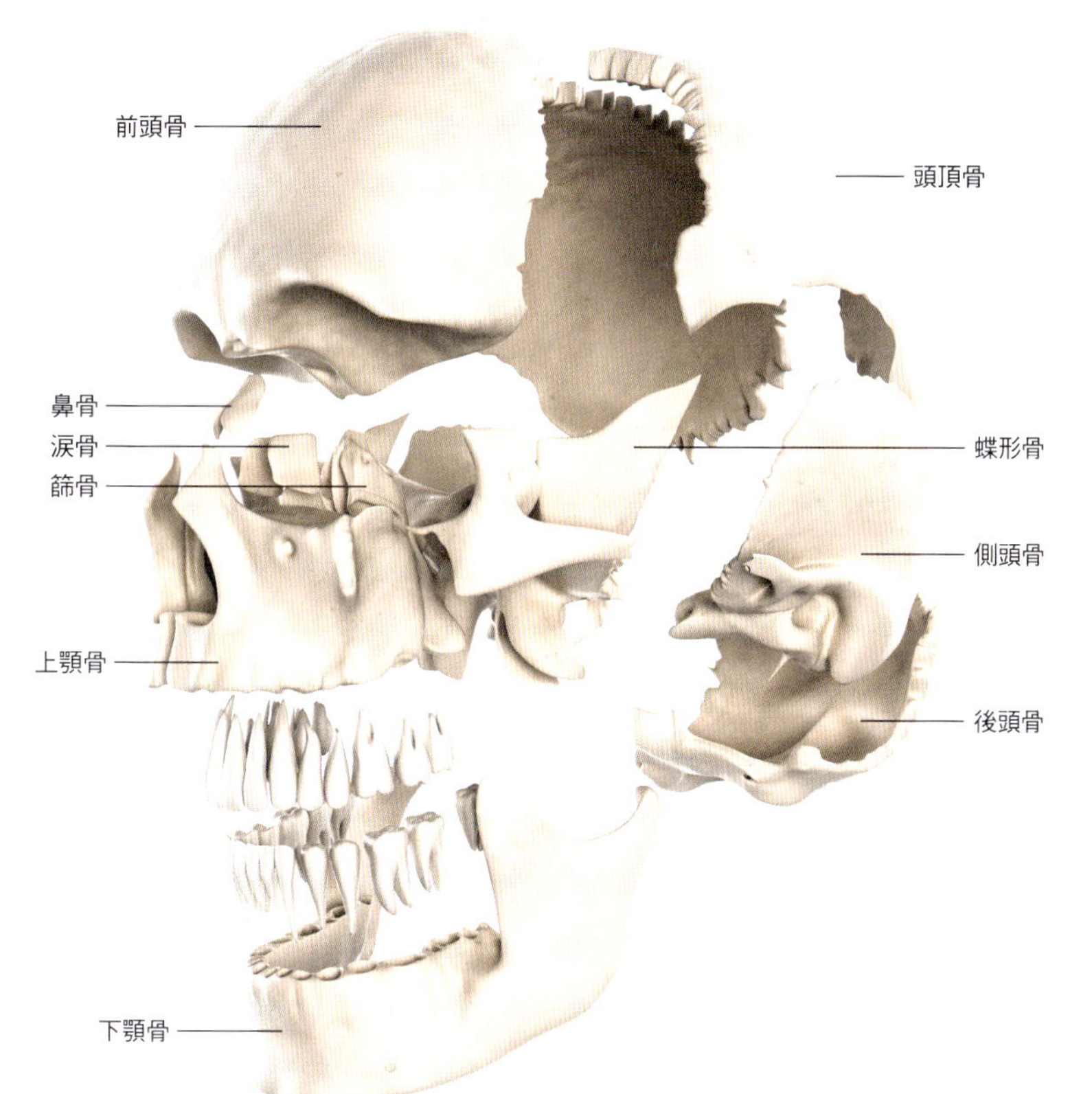

頭部の筋肉について

頭部には小さい筋肉が多数存在する。頭頂は前頭筋と後頭筋が帽状腱膜でつながり、前頭の皮膚を上げたり、上まぶたの挙上を助けている。こめかみには下顎を引き上げ（閉口）たり、顎を後方に引くときに働く扇形の側頭筋がある。そして、側頭部から鎖骨へと斜めに走行する胸鎖乳突筋や、後頭部から背面に走行する大きな僧帽筋などによって重い頭部を頸部や肩で支えている。

顔面表情筋には額にシワを寄せて眉毛を上げたりする前頭筋、眼を閉じる眼輪筋、口を閉じたりとがらせる口輪筋などがある。

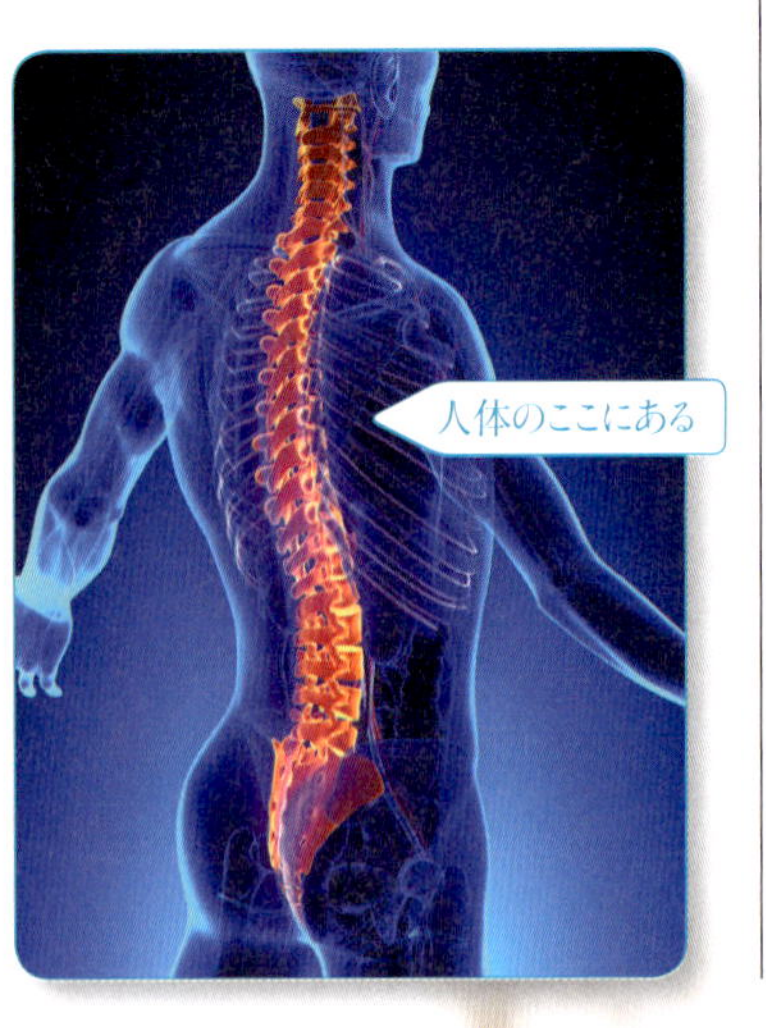

脊椎

Vertebrae

脊椎を構成する骨：成人は頸椎７個、胸椎12個
腰椎５個、仙骨、尾骨

24個の骨がサスペンションのように衝撃を分散

前後方向に緩やかなカーブを描いていることで、立っているときや座っているときに上体の重さを分散させるほか、さまざまな動作を可能にしている。

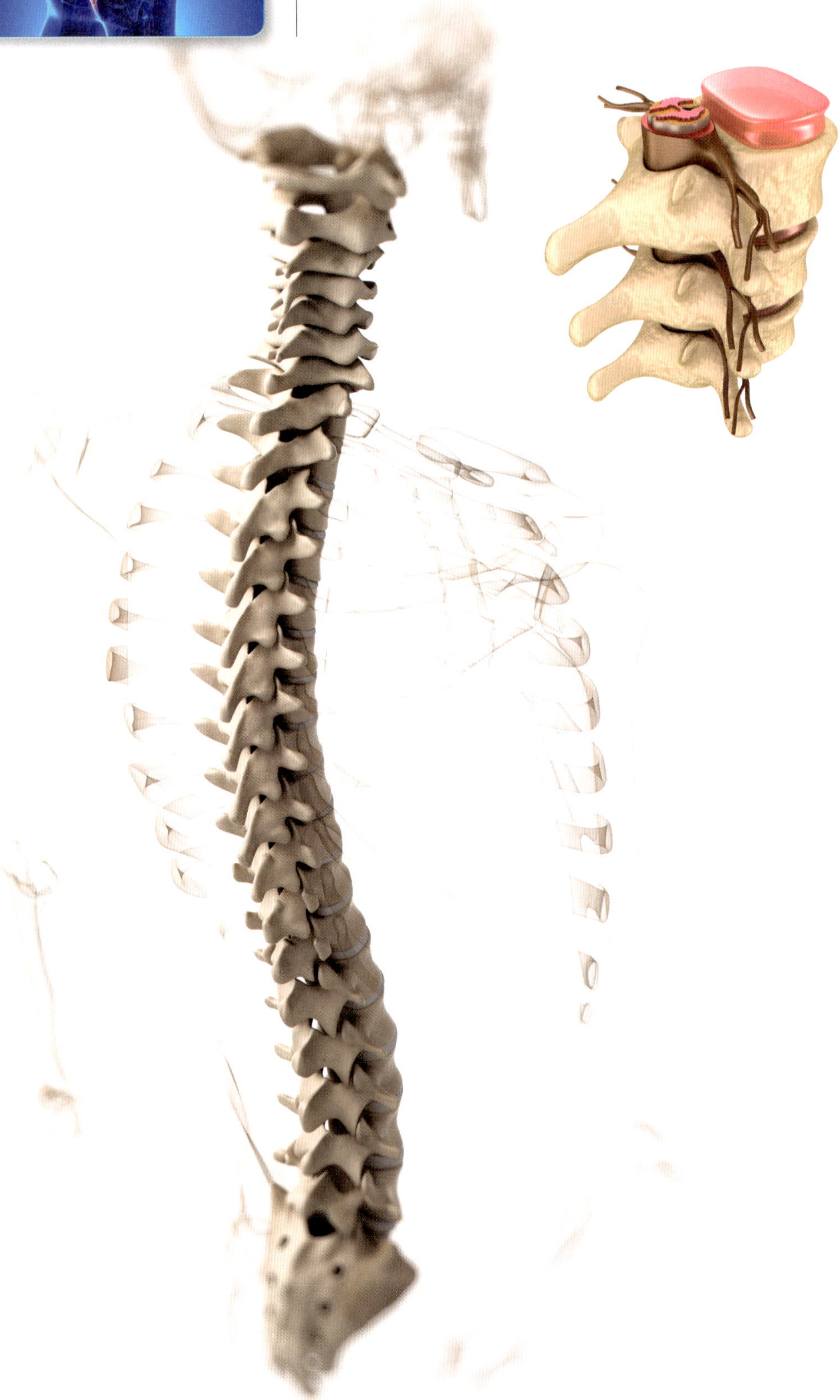

運動による衝撃を吸収しダメージをやわらげる

背骨は脊椎または脊柱ともいわれ、上から7個の頸椎と、12個の胸椎、5個の腰椎、仙骨、尾骨で構成されている。誕生時には仙骨が5個、尾骨が4～5個を持っているが、成長とともにこれらが融合し、それぞれ1つずつになる。

これらの骨はバラバラにならないように、それぞれのつなぎ目を靭帯が固定しているが、椎骨どうしは少しずつ動くので、上体を前後左右に曲げたり伸ばしたり、捻ったりという動作を可能にしている。

脊椎は、重たい頭を支えるために緩やかなカーブを描いており、これを生理的湾曲といって歩行などの際に起こる上下運動の衝撃を吸収したり、重力を分散させるサスペンションの役割をしている。また、脊椎は神経の中軸である脊髄も守っている。

構造について

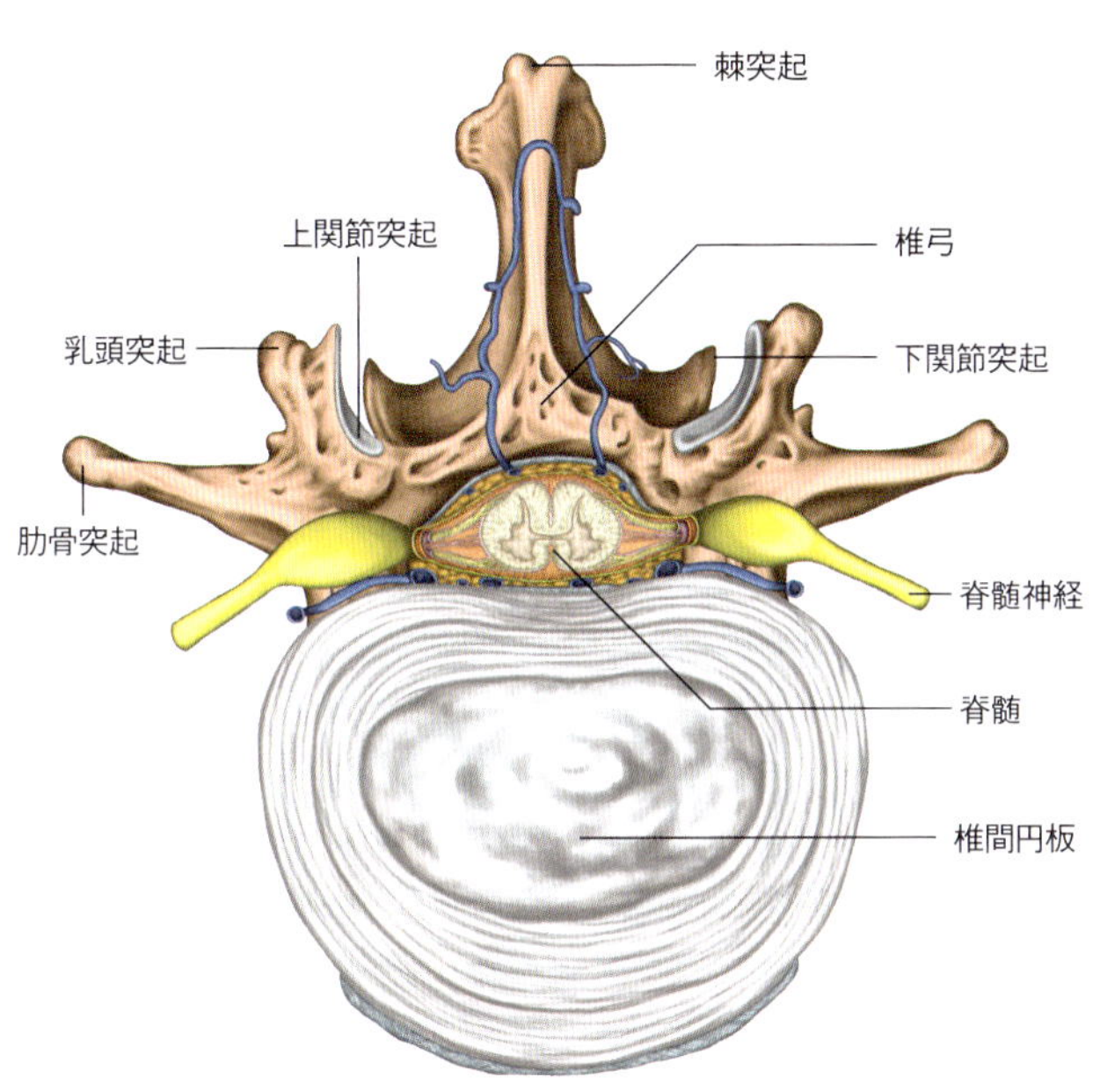

腰椎について

腰椎を上から見ると、楕円形をした椎体が腹側にあり、これに羽のような形をした椎弓という骨が伸びている。椎体と椎弓の間にある椎間孔という孔に脊髄が収まる脊柱管が通っている。ここから枝分かれした神経が出て体の末端に伸びている。椎弓の背側には棘突起、左右に横突起、上下に関節突起が出ており、その間で関節をつくって隣の椎骨とつながっている。

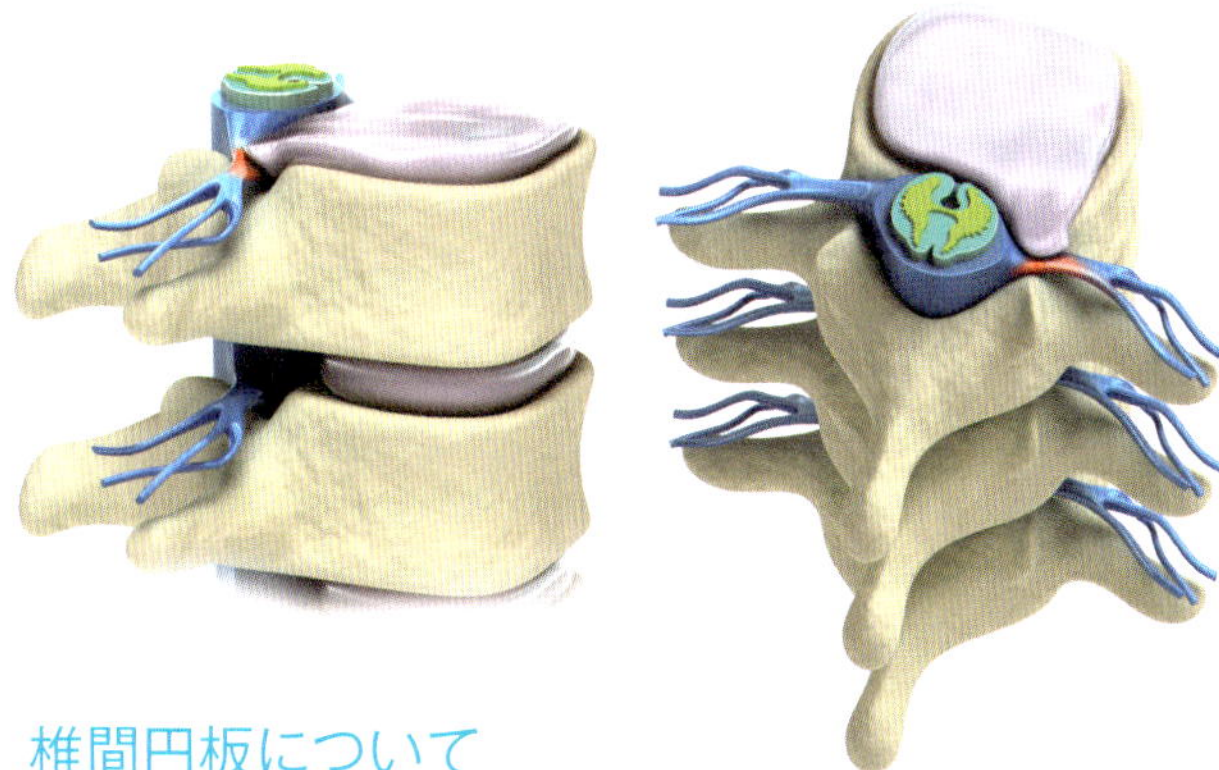

椎間円板について

椎体と椎体の間に挟まっている椎間円板には、ゼラチンのようなやわらかい髄核があり、さらにその周りを線維輪という軟骨が取り囲んでいる。このような構造がクッションの役目を果たし、脊椎に加わる力を分散しているが、負担がかかると髄核が押し出されて神経を圧迫することがある。これが椎間板ヘルニア。

脊椎の構成

脊椎は、頸を形成する頸椎、肋骨とつながる胸椎、上体を支える腰椎からなる椎骨と、それぞれの間に挟まる椎間円板という軟骨が積み上げられ、その下に仙骨と尾骨がついた骨の柱で、体を支えるために下にいくほど骨は大きくなっている。正面からは真っ直ぐに見えるが、横から見ると前後に緩やかなS字カーブを描いている。

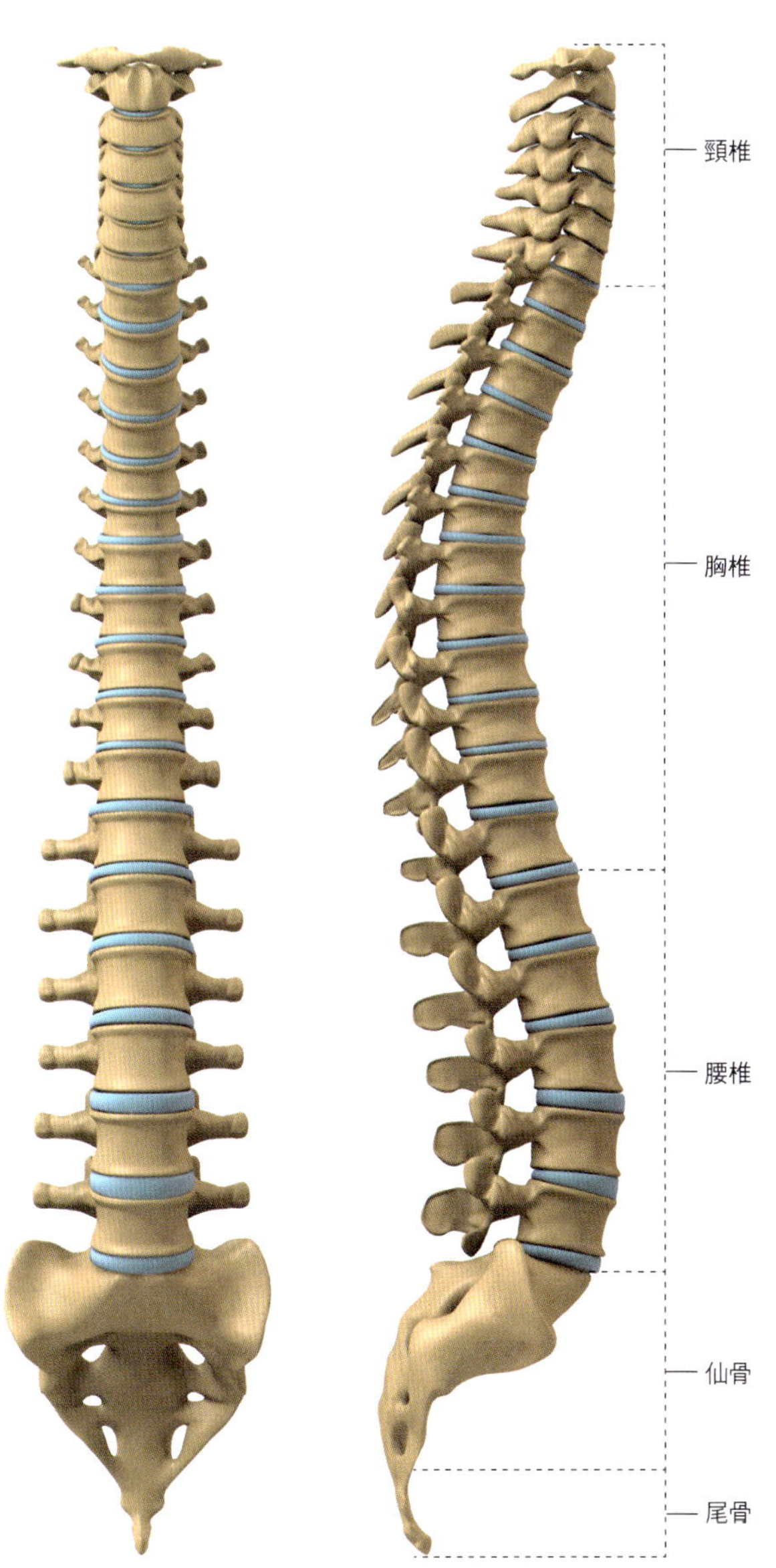

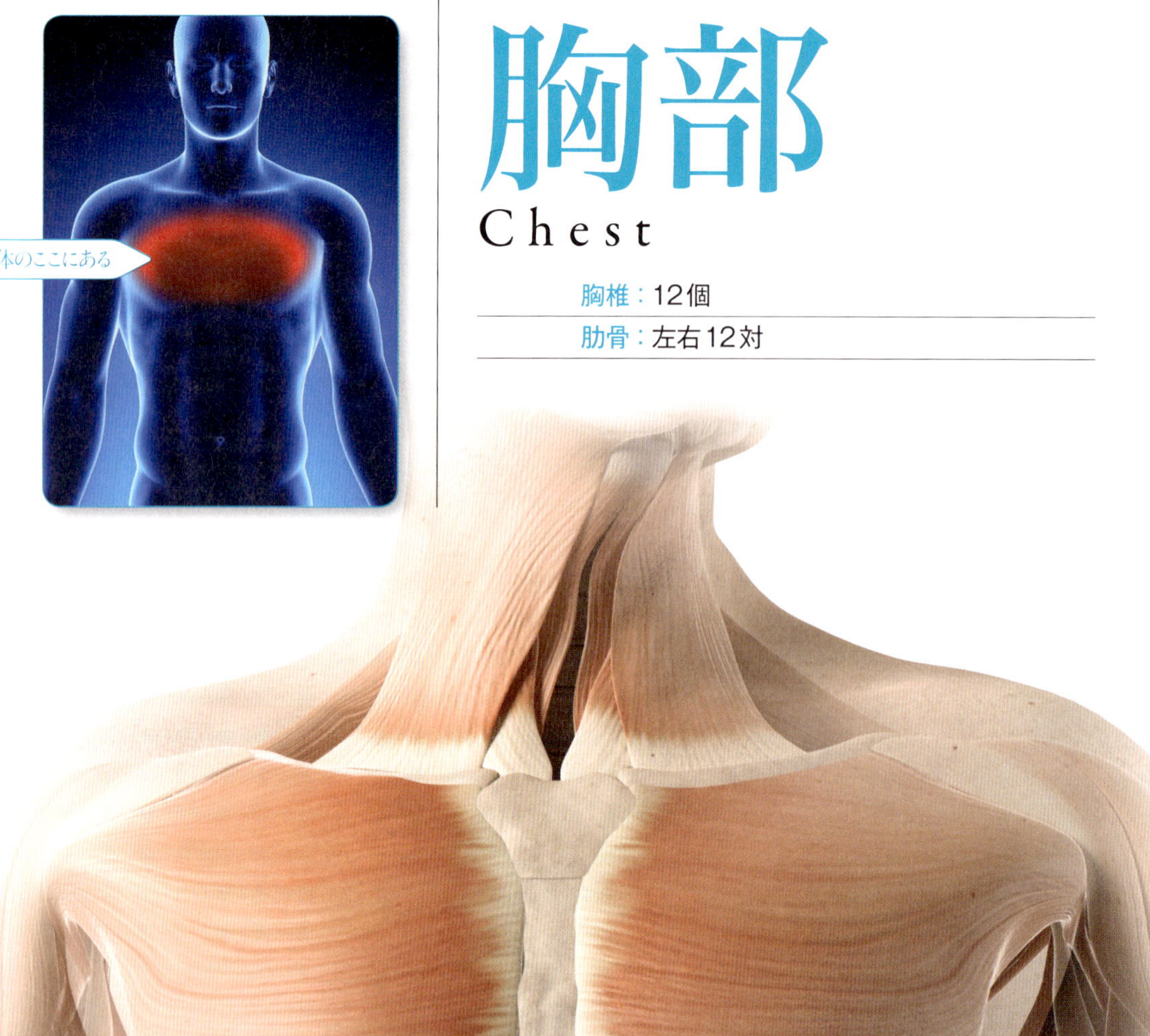

胸部
Chest

胸椎：12個

肋骨：左右12対

肺や心臓を強固なカゴと筋肉で守る

胸郭をつくる骨は互いにしっかり固定されているのではなく、軟骨を挟んで緩くつながり、また胸郭の骨の間には胸郭全体を動かすように筋肉が走って呼吸運動を可能にしている。

呼吸運動と運動器としての働きもこなす胸の骨と筋肉

胸には胸郭という骨のカゴがあり、この中に生命維持に関わる重要な肺と心臓が収まり、外部の衝撃から守っている。胸郭は12個の胸椎、12対の肋骨、胸の前面の胸骨という3組の骨と、肋骨と胸骨をつなぐ肋軟骨で構成されている。

胸郭は内臓を守るだけではなく、肺の中に空気を出し入れする呼吸運動も行っている。そのため、肋骨が膨らんだり縮んだりできるように、肋軟骨（前部）と肋硬骨（後部）からなり、肋骨の間には肋間筋という筋肉が走っている。肋間筋は、下の肋骨を引き上げて胸郭全体を膨らませて肺に空気を入れる外肋間筋と、上の肋骨を引き下げて肺から空気を押し出す内肋間筋の2層になっている。

こうした呼吸運動を助けるほかに、大胸筋のように胸の前で大きな物を抱えるときなどに働く運動器としても働いている。

構造について

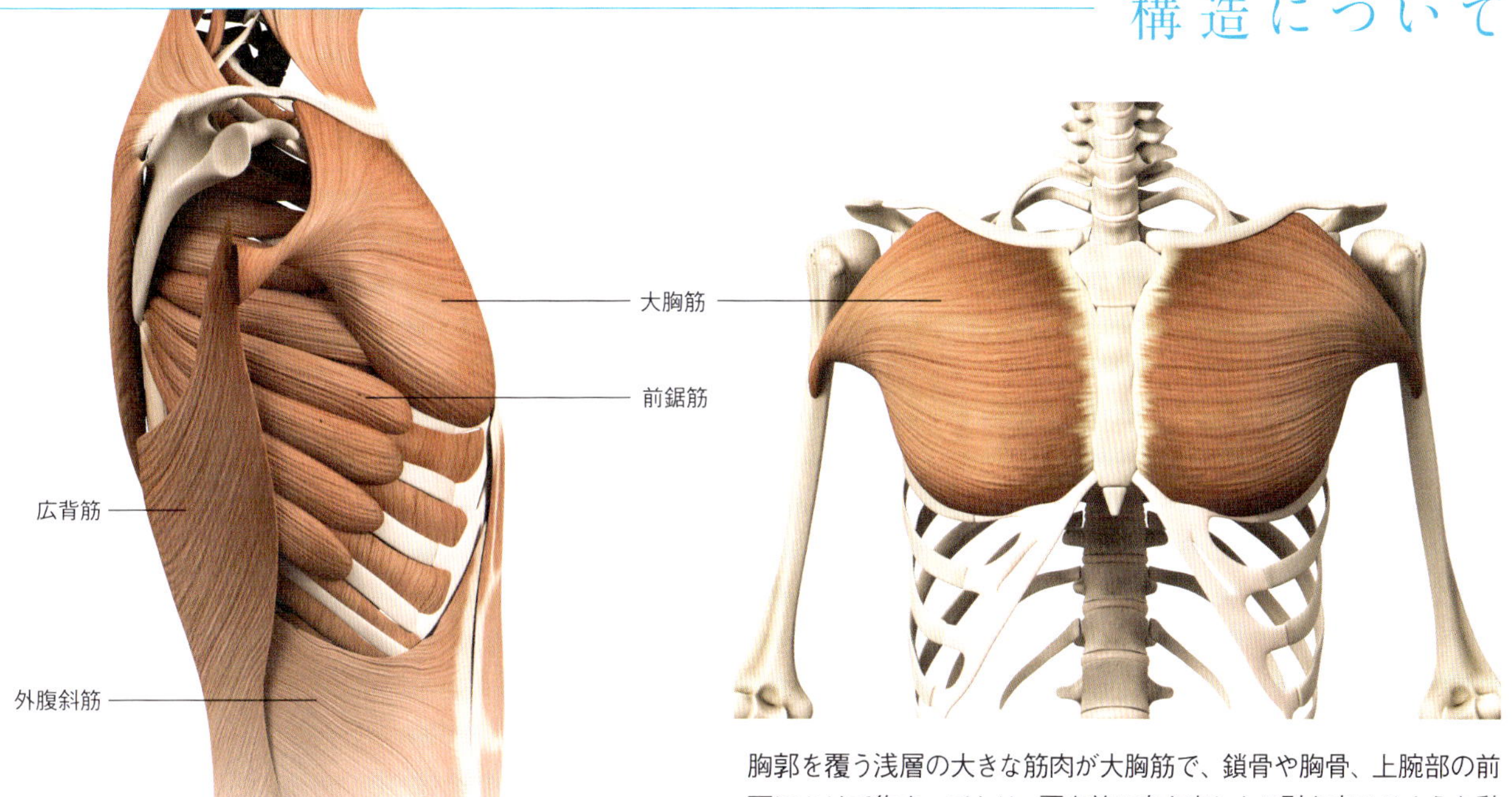

胸郭を覆う浅層の大きな筋肉が大胸筋で、鎖骨や胸骨、上腕部の前面にかけて集まっており、肩を前に突き出したり引き寄せるような動きをするときに働く。また、肋骨から胸を取り巻くように後ろに走っている前鋸筋も、大胸筋と同様に肩を前に出すような運動に働く。つまり、胸部の筋肉は肩や腕を動かす運動に大きく関わっている。

胸骨角
胸骨柄
胸骨体
胸骨
剣状突起
肋骨
肋軟骨
肋硬骨

横隔膜について

胸部と腹部を分ける境目にあるドームの形をした膜状の厚みをもった筋肉が横隔膜で、血管や食道などを通す孔があいている。横隔膜の筋線維が収縮すると、胸腔へ突出した円蓋が平たくなり、胸腔容積が増えるため吸気が行われる。また、横隔神経に支配されており、この神経が興奮すると横隔膜が痙攣する。これがシャックリだ。

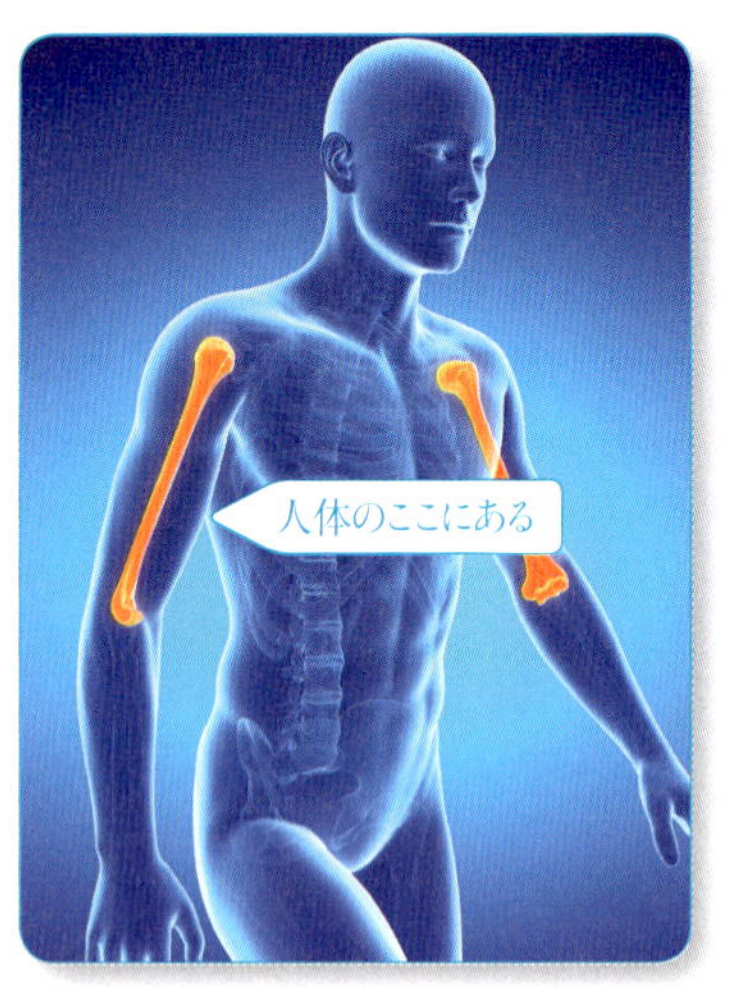

上腕

Upper arm

上腕の骨：1個
上腕の前面にある筋肉：3個
上腕の後面にある筋肉：1個

1本の骨を筋肉が支えて力を生み出す

いつもは無意識にやっているが、力を入れるときは肘を曲げて手首を回外させる上腕二頭筋を使っている。上腕の力加減によって前腕や手の微妙な動きをつくりだしている。

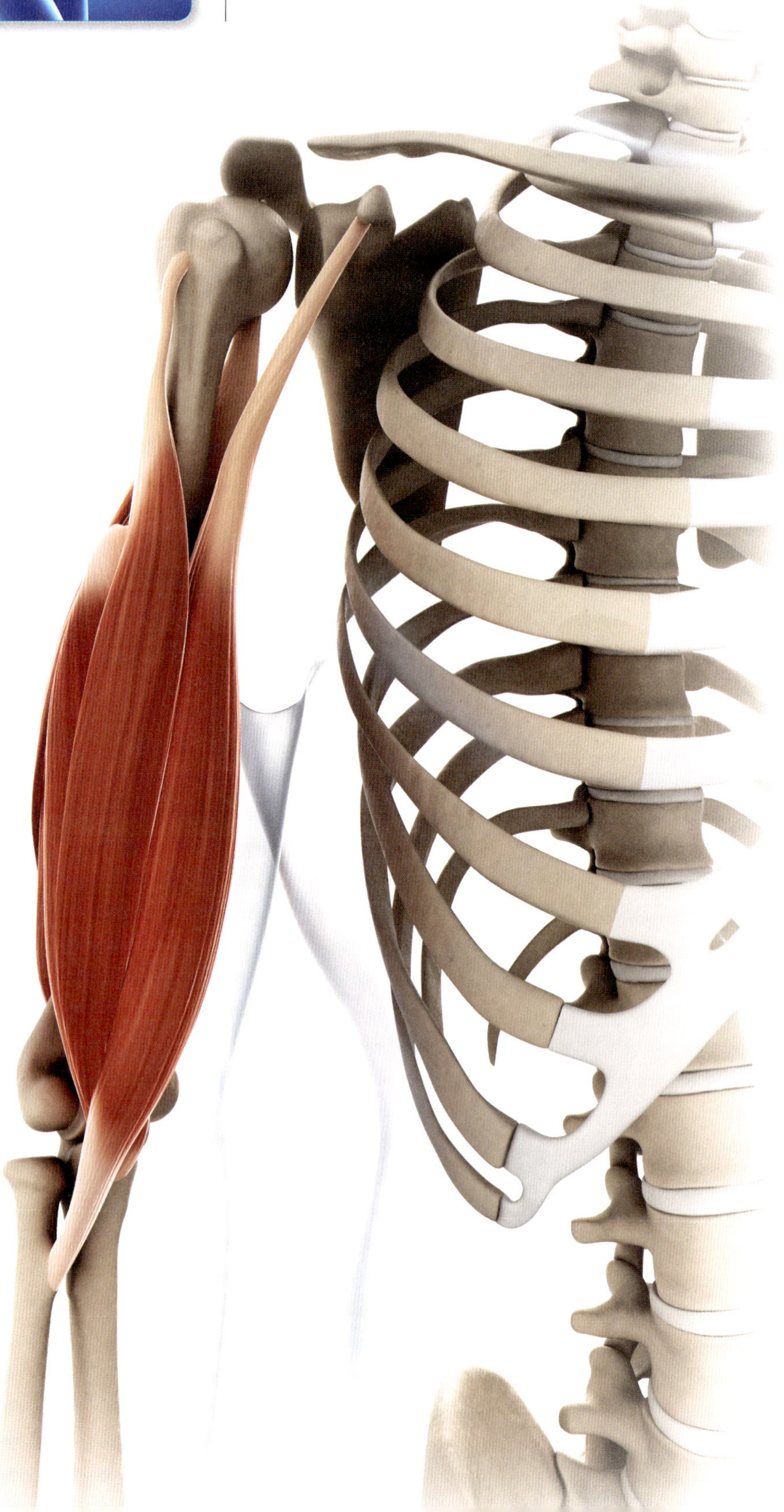

前腕のひねりに力を加え ネジを締める上腕二頭筋

肩関節で胴体とつながっている上腕は、上腕骨という骨が1本あるだけだが、ここを筋肉が覆うことで運動器としての役割を果たすことができる。まず、肩関節から上腕の上部を覆っている三角筋という分厚い筋肉は、腕を前方や後方、外側に上げるときに働くが、特に上腕を横に振り上げる外転という運動に力を発揮する。

上腕二頭筋は、腕を曲げたり重いものを持ち上げたりするときに働くが、前腕を外側に回す（回外）ときにも強く働く。例えばネジやビンの蓋を締めるには、前腕をひねるだけでなく力も必要。このときに力を加えているのが上腕二頭筋で、右利きの人は回外させるとより力が入るため、ネジやビンの蓋は、右利きが多いので時計回りで締まるようにできている。

上腕三頭筋は、腕を伸ばすときに働いている。

構造について

上腕二頭筋

上腕三頭筋

上腕筋

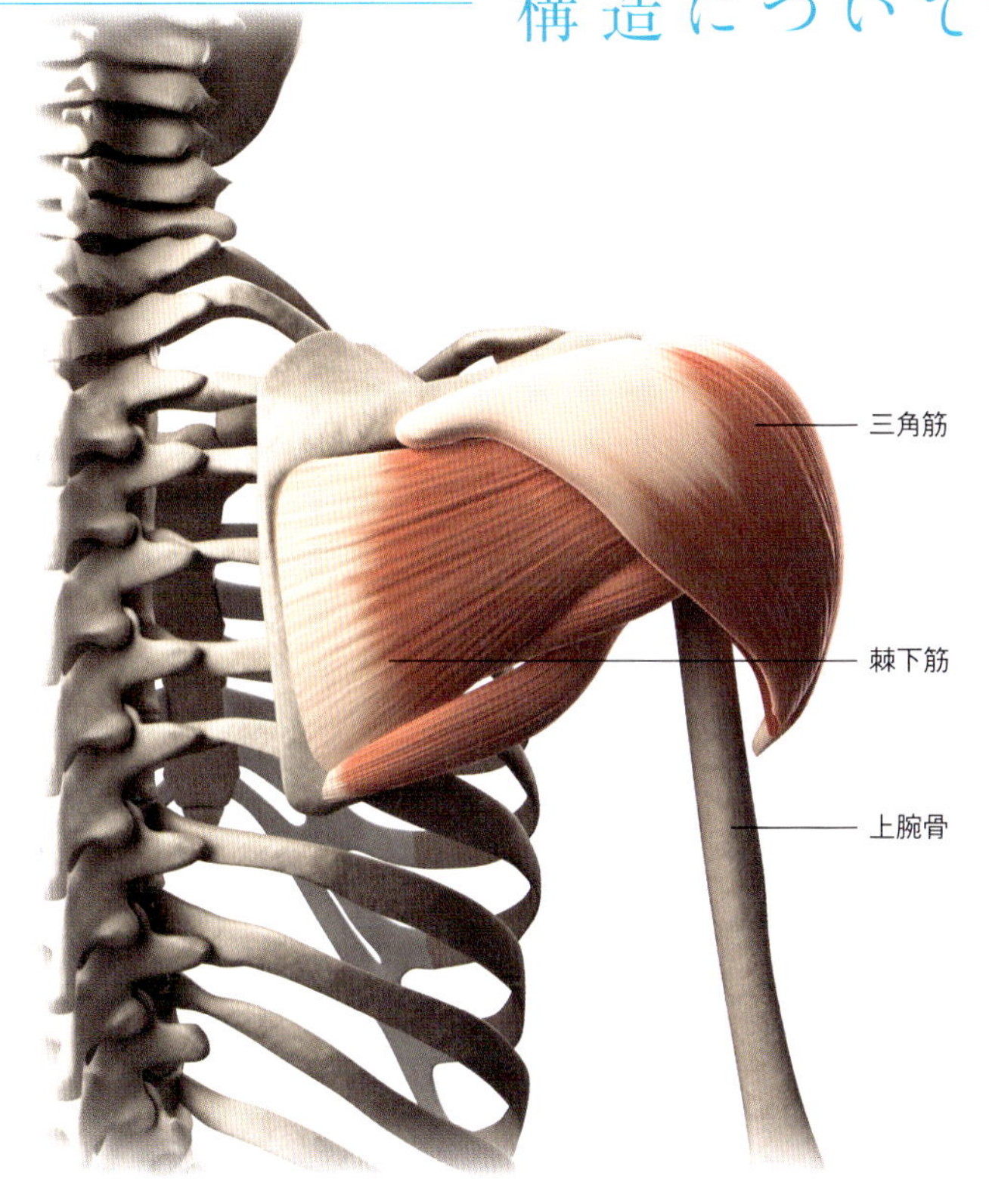

上腕の筋肉は、手の平を前に向けて腕を体につけた姿勢で、後面にあるのが上腕三頭筋、前面にあって力こぶのもとになる筋肉が上腕二頭筋、これらを肩関節から覆うようについているのが三角筋。そして、上腕二頭筋と上腕三頭筋は拮抗的に働き、肘関節を屈伸させている。

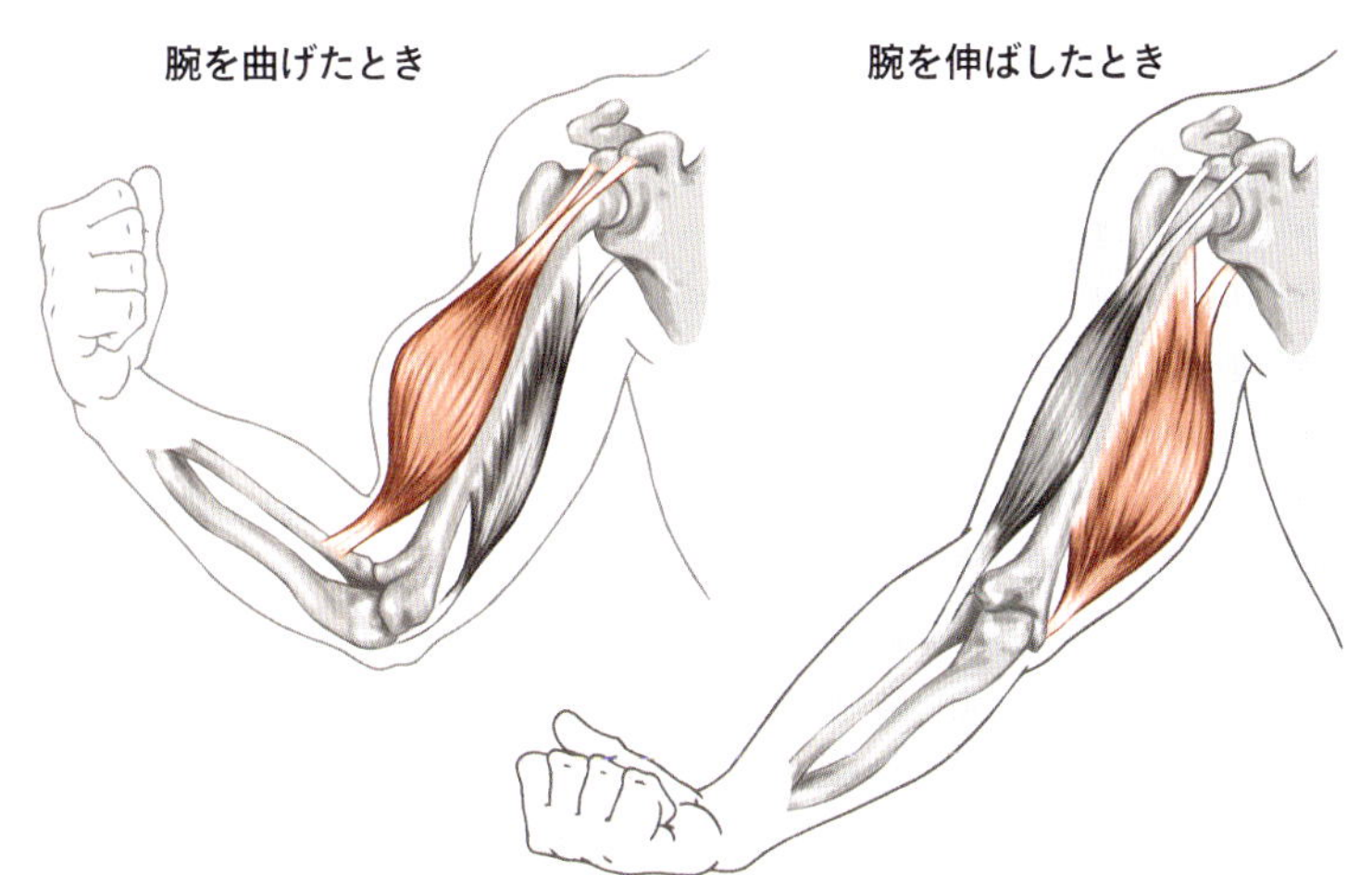

筋肉の動き

力こぶは上腕二頭筋がつくっている。上腕二頭筋が収縮すると、上腕三頭筋は弛緩して肘関節が曲がるが、このとき必ず手首を手前にひねった状態となり、こうでないと力が入らない。上腕二頭筋は、前腕の橈骨を引っ張って肘を曲げると同時に、橈骨を回して前腕を回外（手の平を手前に向ける）させている。これによって力が入る。逆に、前腕を回内（手の甲を手前に向ける）すると、上腕二頭筋が引き伸ばされるため力が入らなくなる。

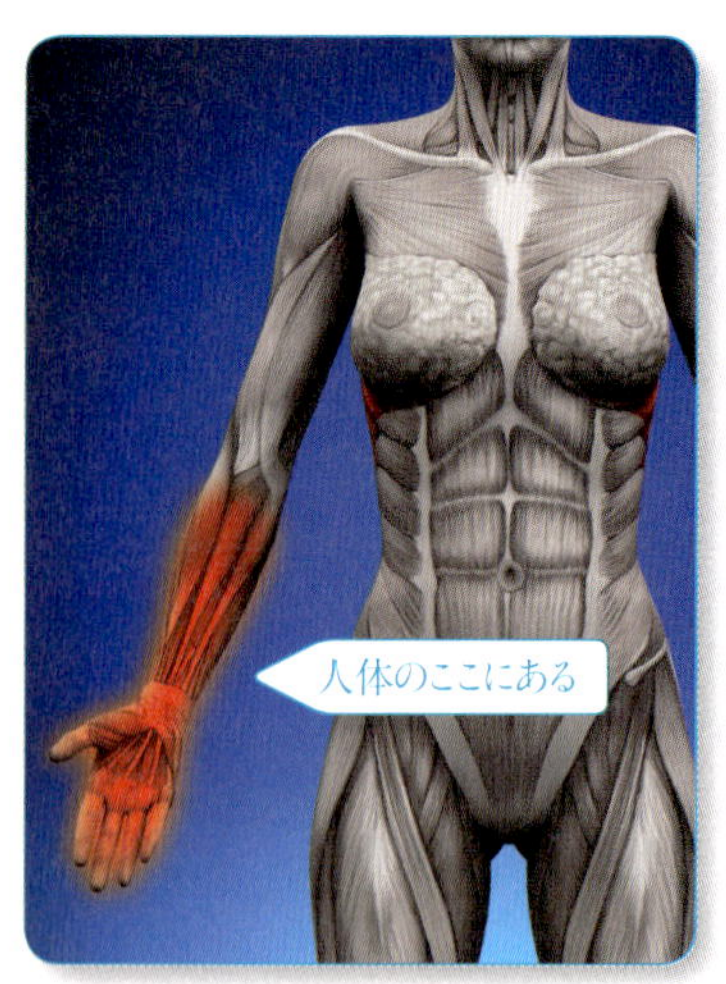

前腕・手

Forearm・Hand

前腕の骨：	2個
手の骨：	片手で27個
前腕の前面にある筋肉：	8個
前腕の後面にある筋肉：	11個
手にある筋肉：	11種類、19個

物をつかむ繊細な動きをつくりだす27個の骨

細かい骨が集まって指を構成し、それぞれに曲げたり伸ばしたりする筋肉がついている。さらに前腕ともつながっていることで、力を入れたり細やかな動きを可能にしている。

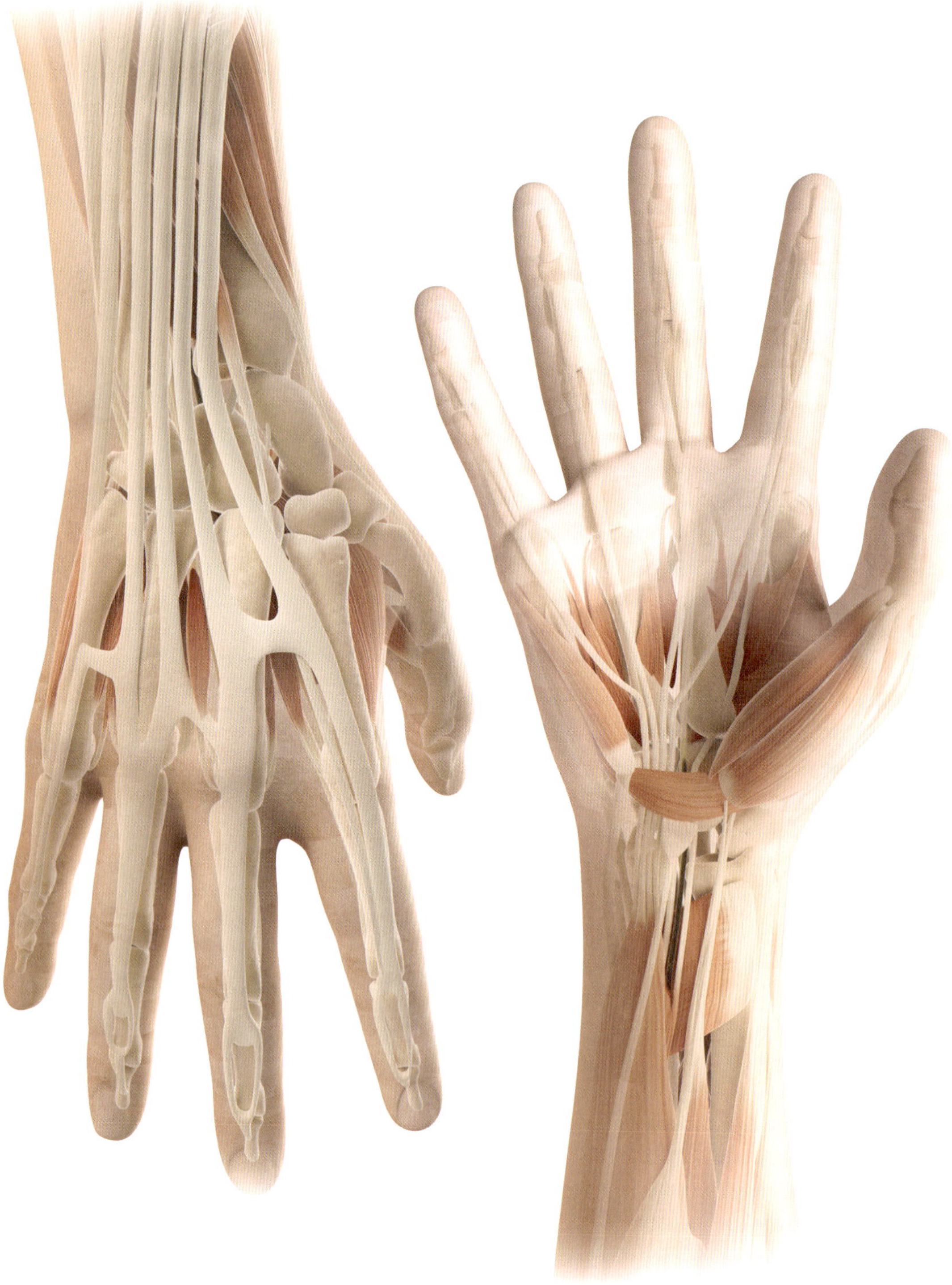

親指は贅沢(ぜいたく)なつくりとなり独立に動く特別な存在

手は、物に触れて感覚的な情報を得たり、物をつかむ役割をしている。そのため、手の骨は複雑な動きができるように27個の小さな骨で構成されている。これらがバラバラにならないように関節を靭帯がつなぎ、各指の筋肉の端には腱が張り付いて、これらが手首のところで腱鞘(けんしょう)で束になっている。

特に親指はほかの指と向かい合い、独立に動くようになっていることで力が入り、物をつかめるようになっている。こうした構造は人間の手にだけ見られる特徴である。

親指は特別な存在で、付け根の関節は指の股を開いたり閉じたりと二方向に動かすことができる。しかも、親指を動かすだけの筋肉が8つも付いており、そのうちの4つが手の平、1つは前腕の前面の曲げるほうに、残りの3つは後面の伸ばすほうに付いている。

構造について

前腕の骨と筋肉

前腕には橈骨(とうこつ)と尺骨という2本の骨があり、前面には手首や指を曲げる働きをする屈筋群と、腕を内側にひねる働きをする回内筋がついている。後面には手首や指を伸ばす働きをする伸筋群と、腕を外側にひねる働きをする回外筋がついている。

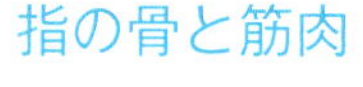

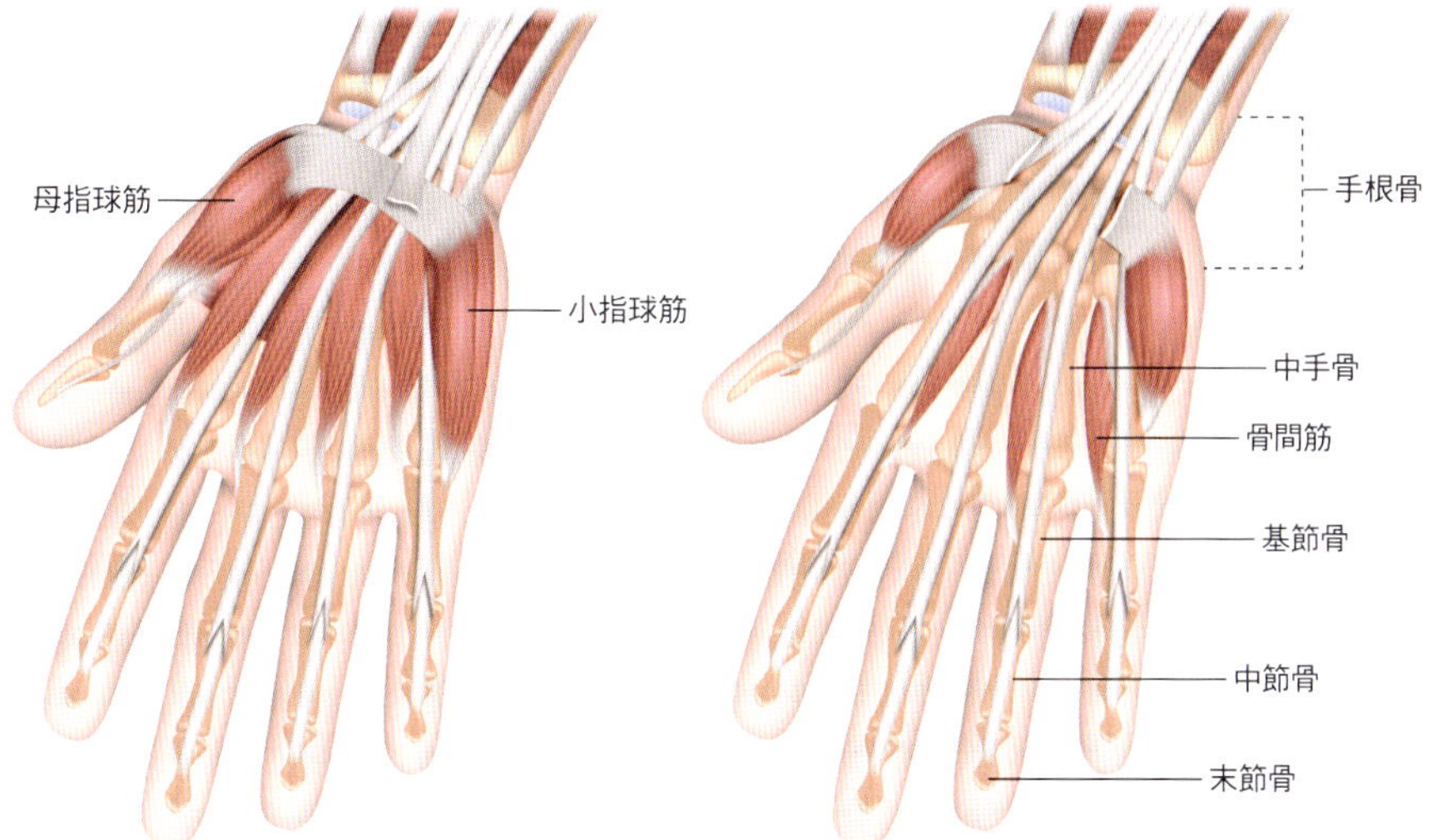

指の骨と筋肉

手の各指は、末節骨、中節骨、基節骨、中手骨、手根骨と小さい骨で構成され、中手骨の間、中手骨と手根骨の間には小関節があるので屈伸ができる。各指の中手骨の間には骨間筋があり、さらに親指の付け根のふくらみ（母指球筋）には母指対立筋や短母指外転筋、短母指屈筋などの母指球筋、小指の付け根のふくらみ（小指球筋）には小指対立筋や小指外転筋などがある。これら多くの筋肉の働きによって指は繊細な動きを可能にしている。

も っ と 知 る

前腕のねじりの運動は、橈骨が尺骨の周りを回転することで行われる。橈骨と尺骨はほぼ平行に並んでいるが、肘の近くと手首の近くの2か所に関節をつくっている。肘の近くでは尺骨の窪みの中で橈骨の丸い頭が回転し、手首の近くでは尺骨の丸い膨らみの周りを橈骨の窪みが滑って動く。これにより橈骨が尺骨の周りでねじれように動き、その先の手の平の向きを変えることができる。

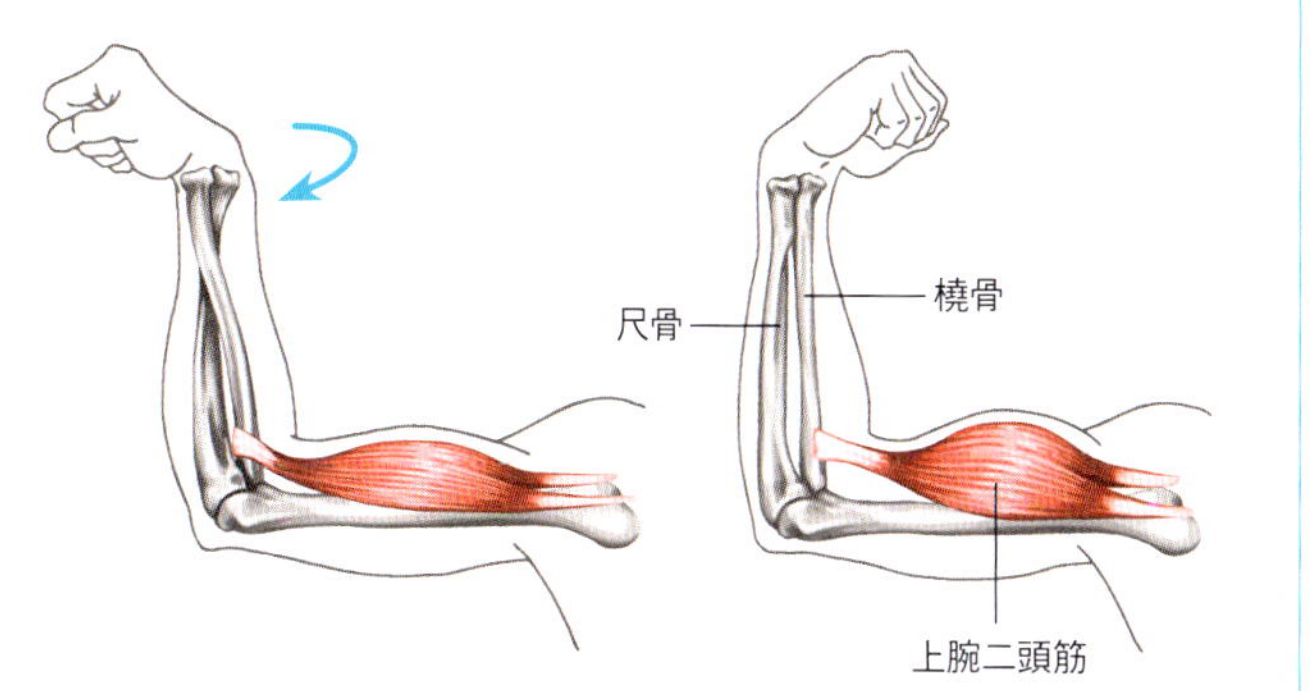

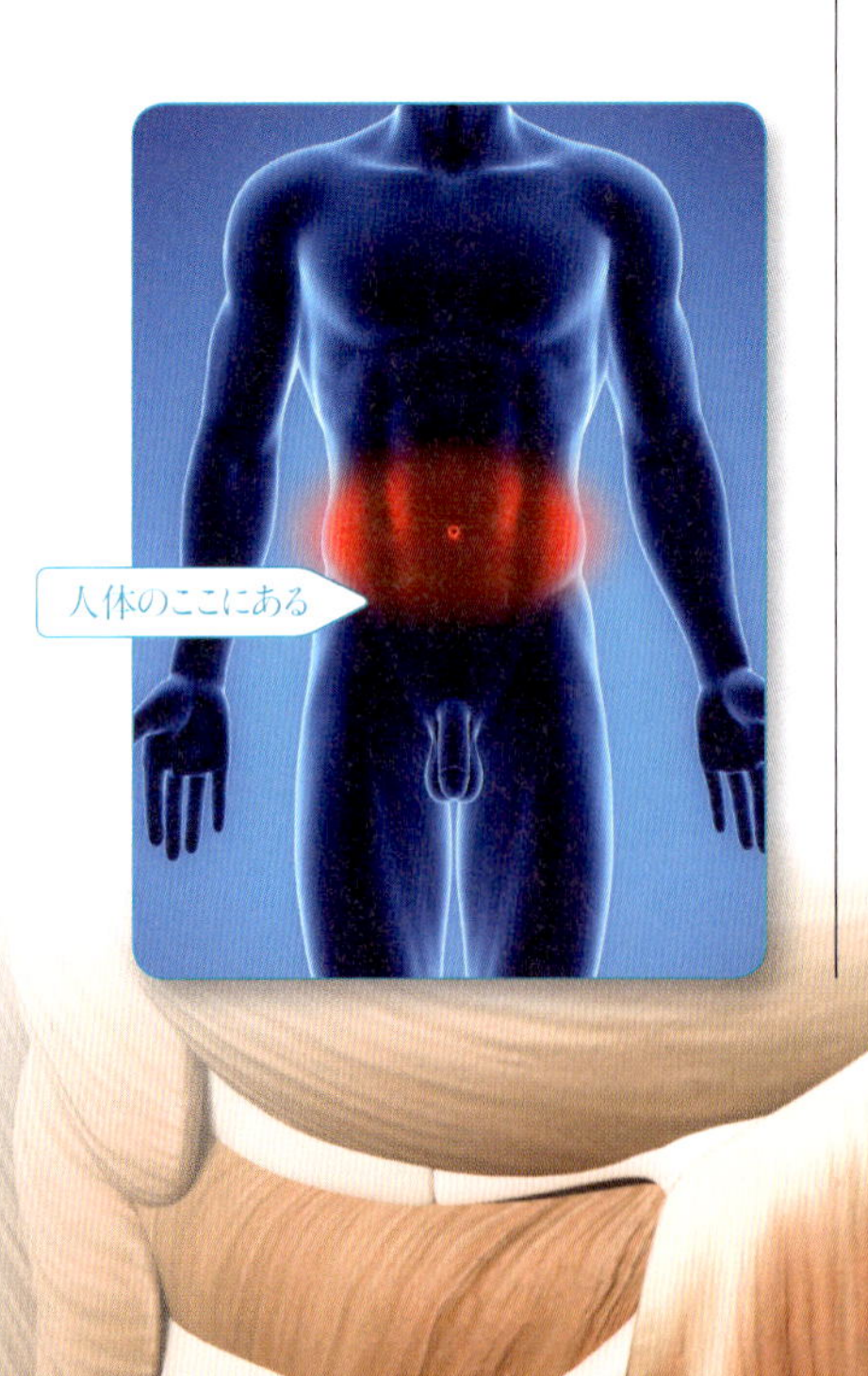

腹部

Abdomen

腹壁の前面の筋肉：2個
腹壁の外側の筋肉：3層
腹壁の後部の筋肉：2個
腹囲：男性約85 cm、女性約90 cm

骨はなくても筋肉と脂肪でしっかりガード

蠕動運動が盛んな消化器が収まっている腹部は骨で囲むことができない。その代わりに上下左右、斜めに走る筋肉と脂肪によるコルセットで内臓を守っている。

腹筋と背筋がつくる腹腔に収まっている内臓

　脳は頭蓋骨に、心臓と肺は胸郭に、というように大事な臓器は骨の中に収まって守られているが、腹部には守るべき骨がない。腹部には胃や腸などの消化器官があり、特に小腸や大腸のように長い臓器が蠕動運動をするには、骨で囲むと動きがとれず支障が生じる。そのため、骨の代わりに多くの筋肉と脂肪をつけて臓器を守っている。

　また、腹部を骨で覆ってしまうと、運動も制限されてしまう。背側にも腰椎だけなので、前後左右と自由に曲げ伸ばしや捻りができるのだ。そこで、背側は背筋、腹側は腹筋によって円周状の腹腔を形成して自前のコルセットとなり内臓を守っている。さらに、重い物を持つときには腹筋を収縮させて腹圧を高めることで力が入り、脊椎を中心にバランスをとりながら姿勢を維持したり、さまざまな動作を可能にしている。

構造について

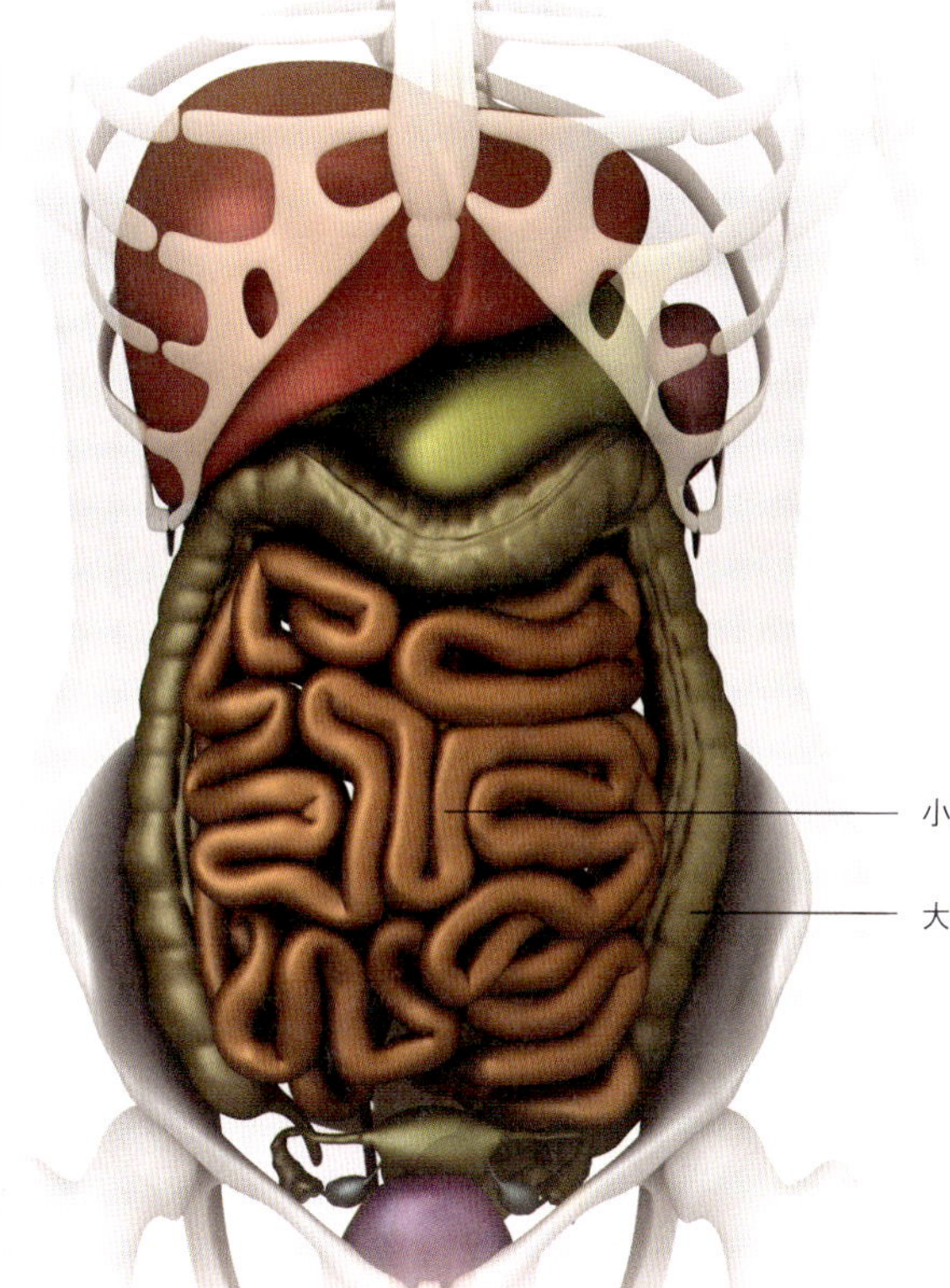

腹部の内臓と大網について

腹部に骨はないが、筋肉で守られている。しかし、筋肉の下には、すぐに内臓があるのではなく、腸の表面を覆うように薄い膜がかぶさっている。これを大網といい、胃の大弯からエプロンのように垂れ下がっているが、もともとは大弯と後ろの腹壁をつなぐ後胃間膜だったもの。ここにはリンパ球が集まっており、腹腔に侵入した細菌や異物を包んで閉じ込める役目をしている。

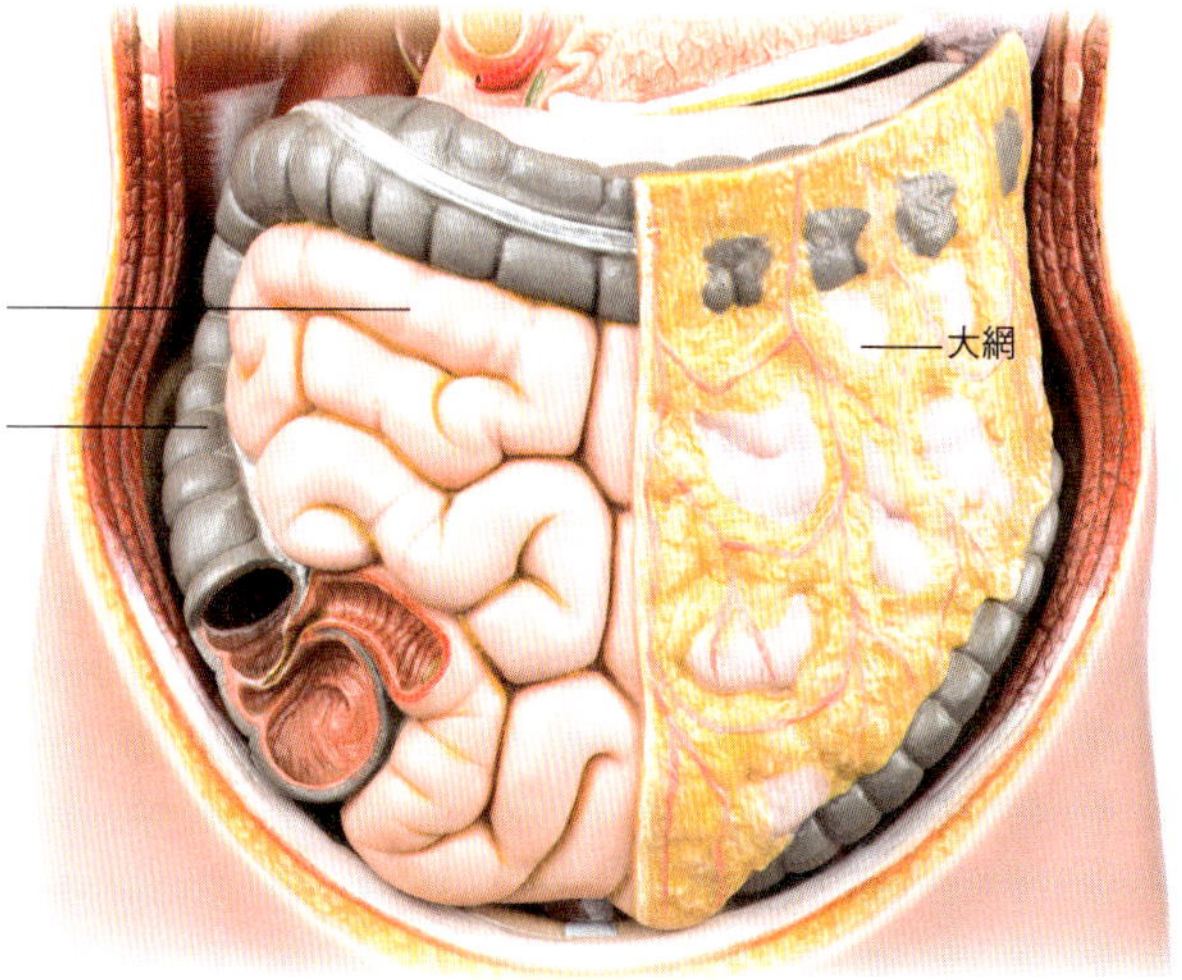

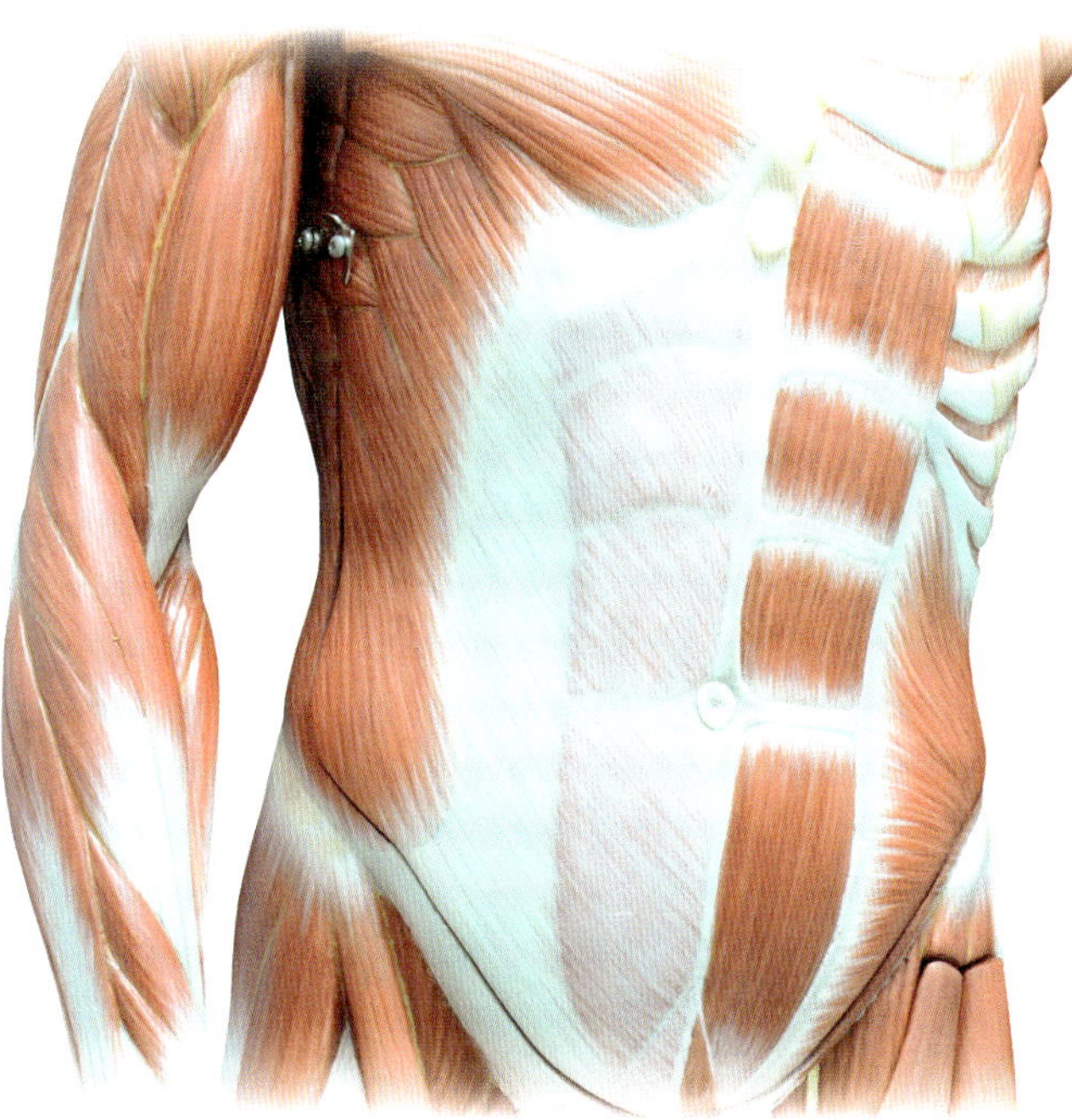

腹部の前面にはヘソの両脇を寛骨（かんこつ）の前から肋骨あたりまで、縦方向に走る1対の細長い腹直筋がある。この筋肉は腹直筋鞘という厚い結合組織の鞘に包まれ4〜5節に分かれている。鍛えると表面からも区分がわかり、腹筋が割れるという。側腹は3層の筋からなり、外層は外腹斜筋、内層は内腹斜筋、深層は腹横筋が、それぞれ異なる筋線維の方向に走ることで腰をねじり、腹圧を高めている。

背中

Back

咽頭の長さ：約12～15cm

食道：直径約1.5～2cm　長さ約20～30cm

背筋力：男性平均125g　女性平均75g

重力に抵抗して姿勢を保つ筋肉群

体の支柱である脊椎には上半身の体重がかかるため負担が大きい。それを支えているのが背筋といわれる背中の筋肉群で、あらゆる動きに対してバランスをとり姿勢を維持している。

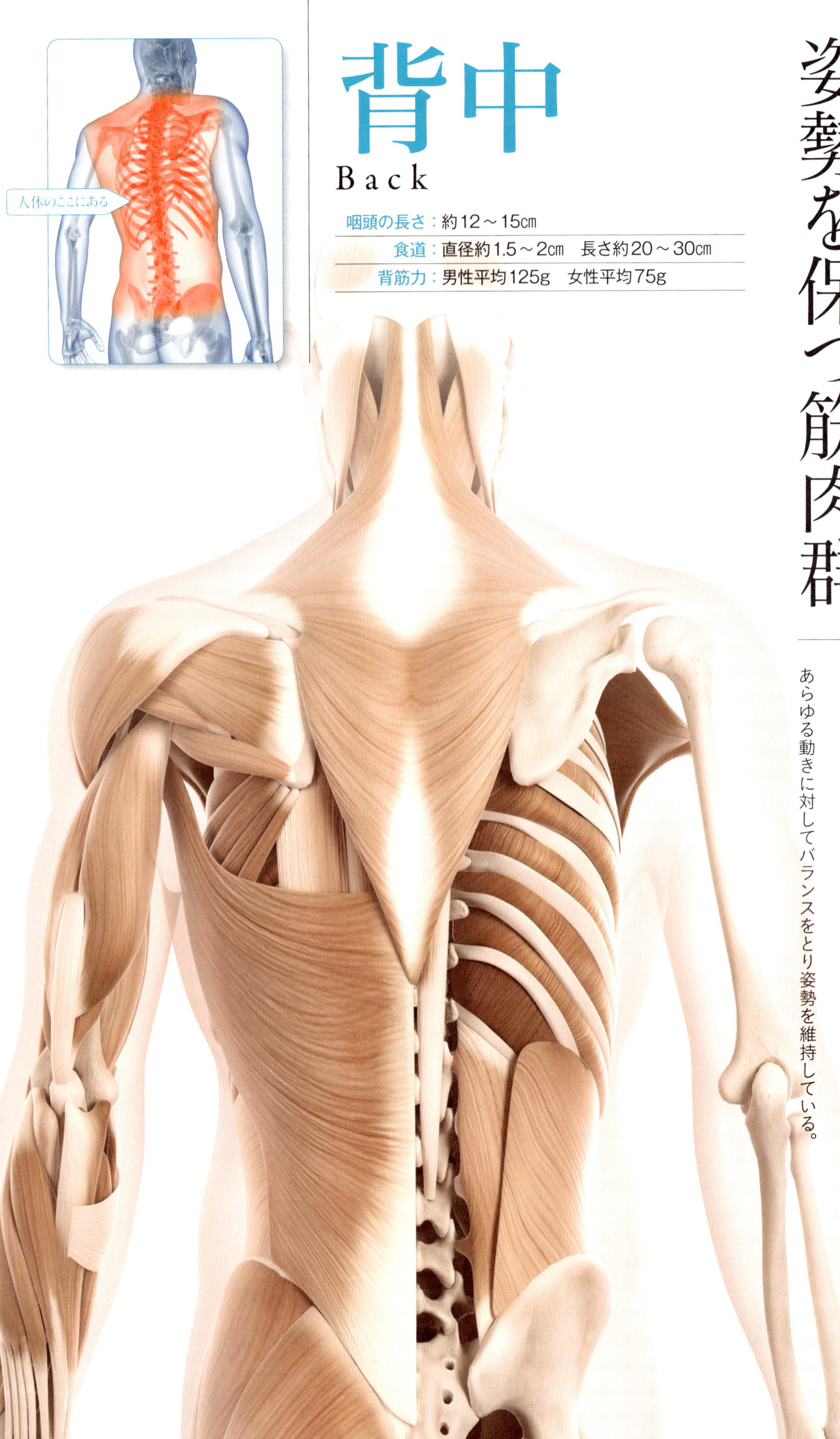

背筋と腹筋がバランスをとって姿勢を維持

二本の足で立っているとき、体は地球が引っぱる重力に逆らって姿勢を保っている。これを可能にしているのが筋肉で、このときに働いている筋肉を抗重力筋という。抗重力筋には脊柱起立筋、腹直群、下腿三頭筋、大腿四頭筋、殿筋の5つがあり、このうち脊柱起立筋が脊柱で最も動きの大きい腰椎を、腹側の腹筋群とバランスを取って姿勢を保つ働きをしている。

脊柱起立筋は複数の筋肉で構成され、背中の中心部あたりを縦に細長く腰まで走っている。その名の通り収縮すると上半身を起立させたり、背筋を伸ばす働きをしている。これによりどんな動作をしても姿勢が維持できるのだ。

背筋というのは背中の筋肉の総称で、これらが脊柱を覆うことで運動機能だけではなく、中に大事な脊髄が収まっている脊椎も守っている。

構造について

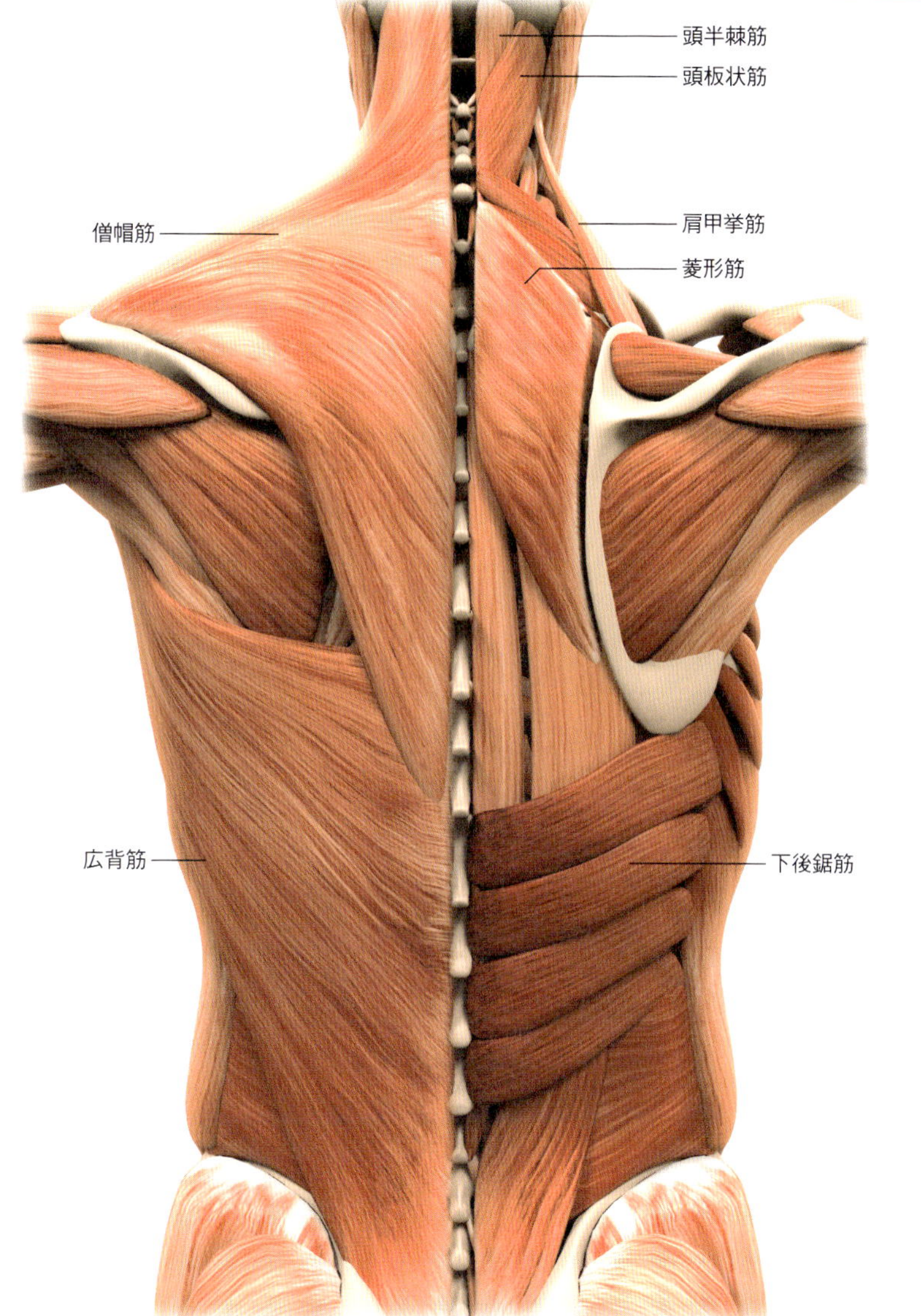

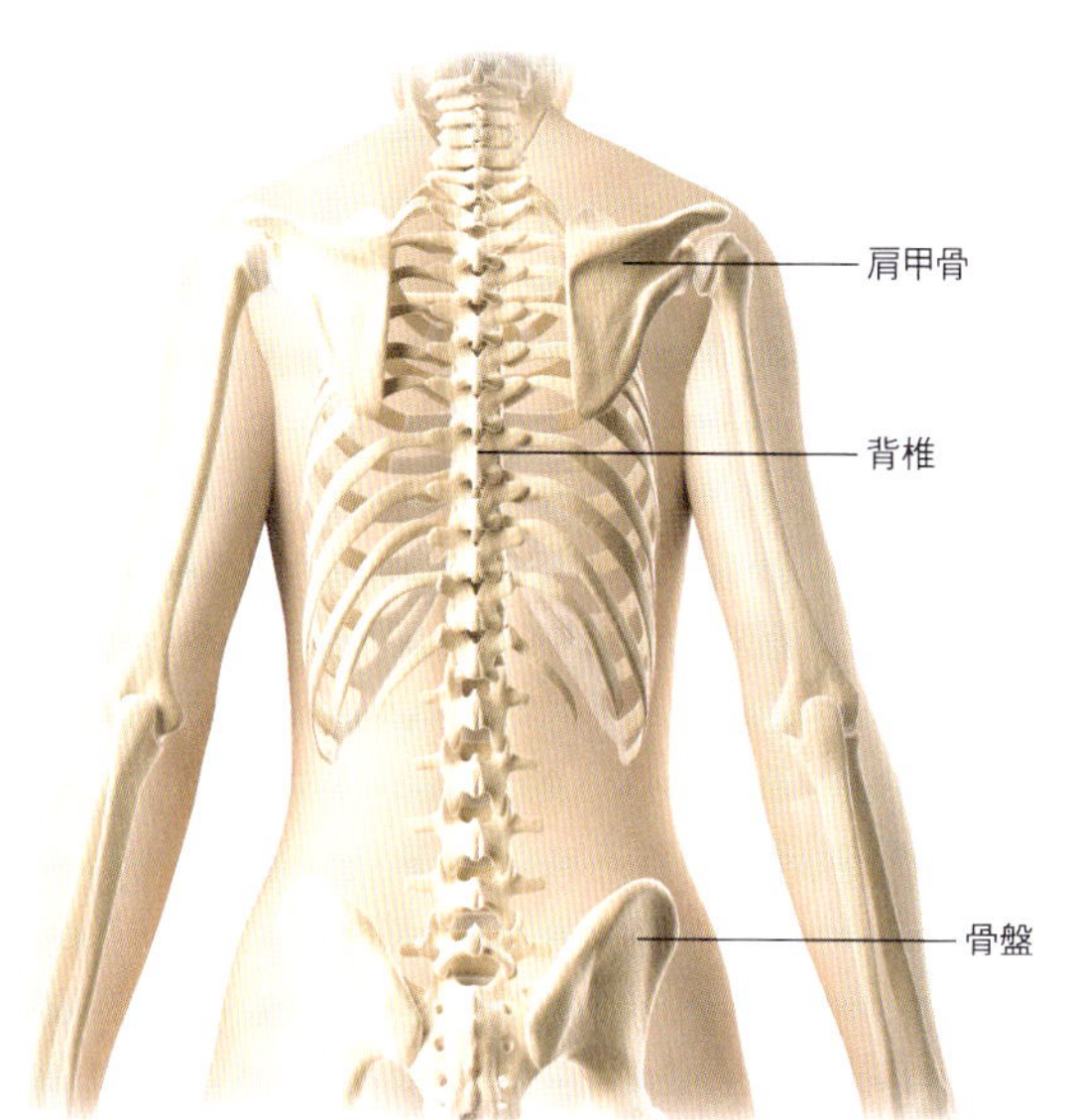

脊椎は26個の骨が積み上げられているため、これらがバラバラにならないようにつなぎ目を靭帯が固定し、頸椎、胸椎、腰椎の棘突起間は棘間筋が結んでいる。その上には脊柱起立筋や頭板状筋、肩甲挙筋、菱形筋、下後鋸筋といった深層筋、さらに上から浅層筋である僧帽筋や広背筋がついて脊椎を支えている。これらを総称して背筋という。特に頸から肩、背中の上部にかけて広がる僧帽筋は、肩甲骨の運動を助けて上肢全体を引き上げる働きをしている。

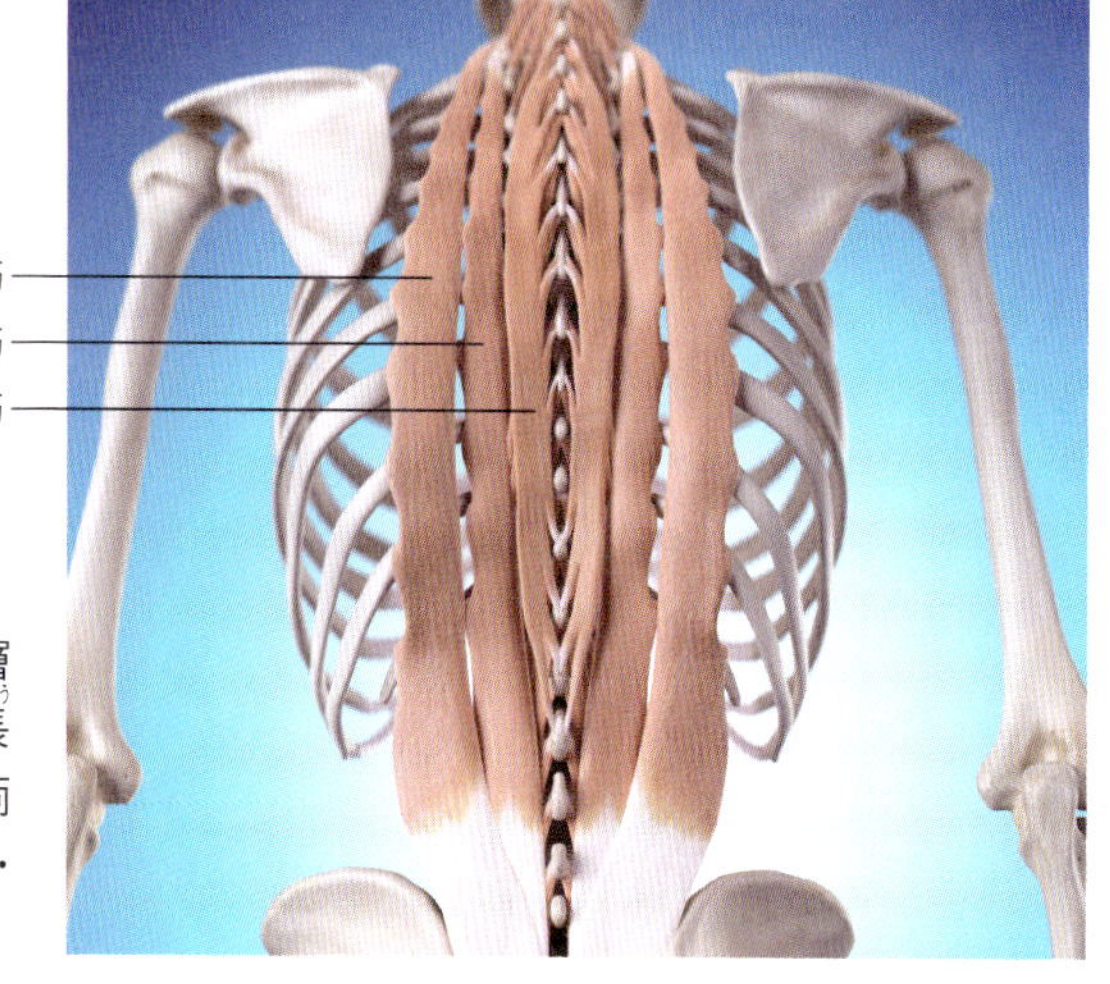

脊柱と頭を支えて姿勢を維持する働きをしている筋肉群を固有背筋という。深層には多裂筋や回旋筋、半棘筋があり、それよりやや浅い中間層には腸肋筋・最長筋・棘筋からなる脊柱起立筋が位置している。脊柱起立筋は、背部の正中線の両側に盛り上がっているので体表から触れることができる。これらが脊柱の屈曲・伸展、側屈、回旋運動などに関わっている。

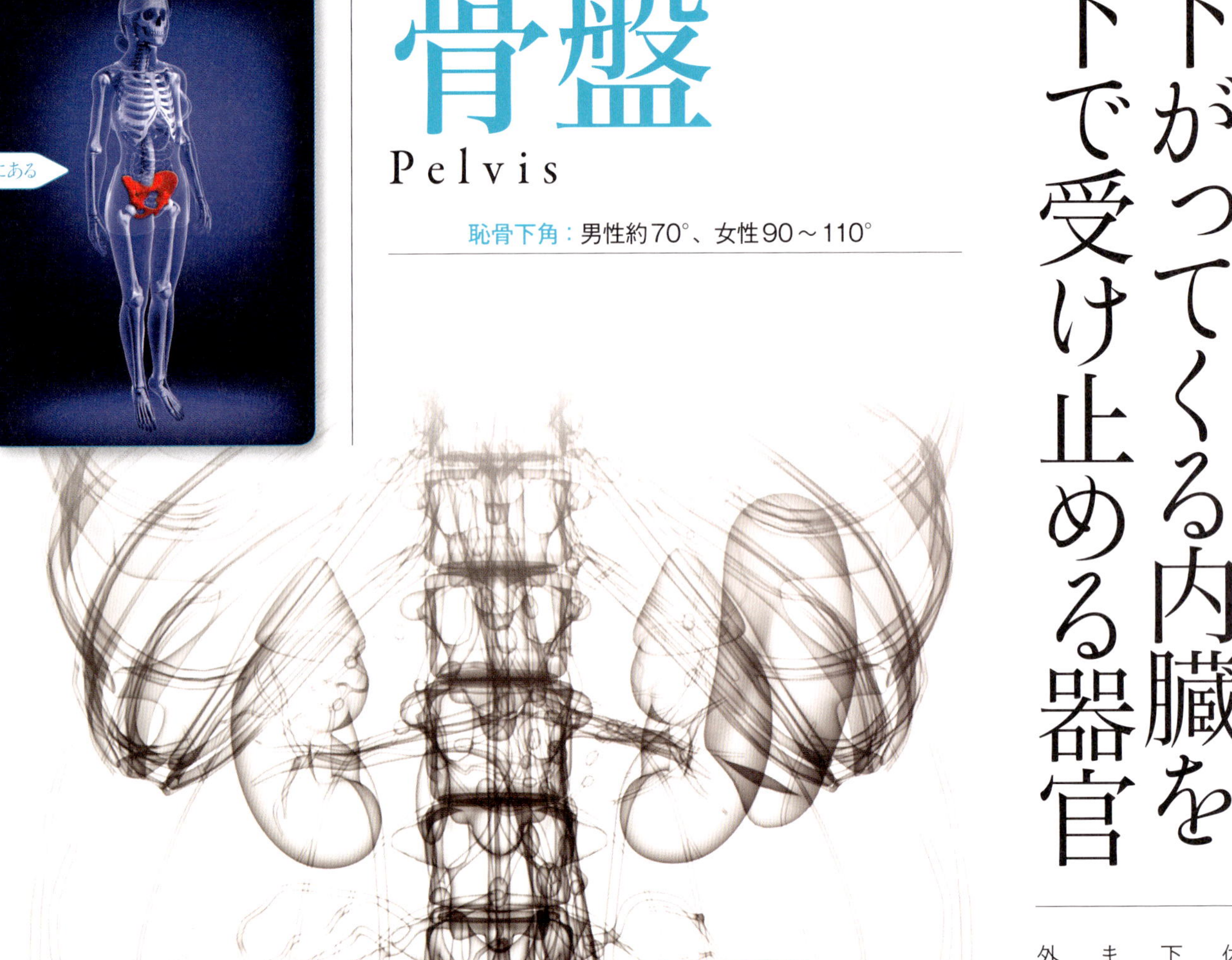

骨盤

Pelvis

恥骨下角：男性約70°、女性90～110°

下がってくる内臓を下で受け止める器官

体の中心に位置し、上は脊椎、下は股関節につながっていて全身を支える土台のような役割を果たす。また、腸や泌尿器、生殖器などの内臓を包み込んで外部の衝撃から守っている。

上半身を支えて下半身とつなぐ土台

腹部には骨がないが、少し下がった下腹部にあたるところには、すり鉢の形をした底のない骨格がある。これが骨盤で、人体最大の骨である大腿骨と体を支える脊椎の間に位置し、上半身と下半身とつなぐ土台となる重要な役割を果たしている。

骨盤は仙骨、尾骨、左右の寛骨（腸骨、恥骨、坐骨）からなり、前側は左右の寛骨が軟骨によって恥骨結合し、後側は仙骨と寛骨が仙腸関節で連結して、器を形成している。中央の筒状の部分を小骨盤、左右に広がっている部分を大骨盤という。

小骨盤には膀胱や直腸、生殖器が収まり、腹部の内臓がお尻に開く通路となっている。大骨盤は腹部の内臓全体を下から受け止める皿になっている。

大骨盤が発達して横に広がることで、重力によって内臓が下がるのを、下で受け止める働きをしている。

構造について

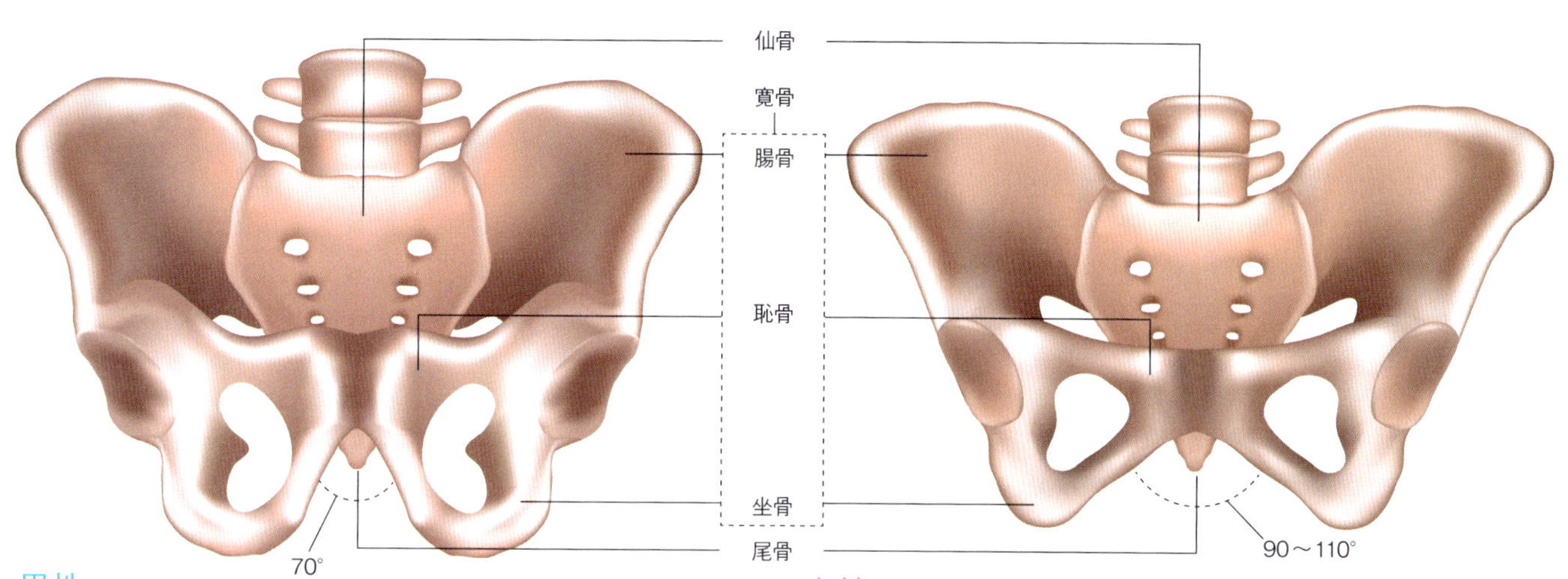

男性

骨盤の形から男女を見分けることができる。男性の大骨盤は深くてがっちりしており、縦長をしている。上から見たときに小骨盤の開口部はハート形をしている。前から見たときは恥骨結合の下にあいた隙間の角度は70°と狭い。

女性

女性の大骨盤は浅く左右に広がり、横長になっている。上から見たときに小骨盤の開口部は楕円形ないし円形をしている。前から見たときは恥骨結合の下にあいた隙間の角度が90～110°と広く、これによって出産時に胎児が骨盤を通りやすくなっている。

もっと知る

股関節の働きについて

骨盤と大腿骨は、股関節でつながっている。上半身の重みを左右の股関節に分散させることで負担を軽くして安定させ、体を支えている。股関節は肩関節と同じ球関節になっているため、あらゆる方向に動かすことができる。この関節がスムーズに動くことによって、立つ・歩く・座る・走るなどの日常の動作が滑らかに行える。

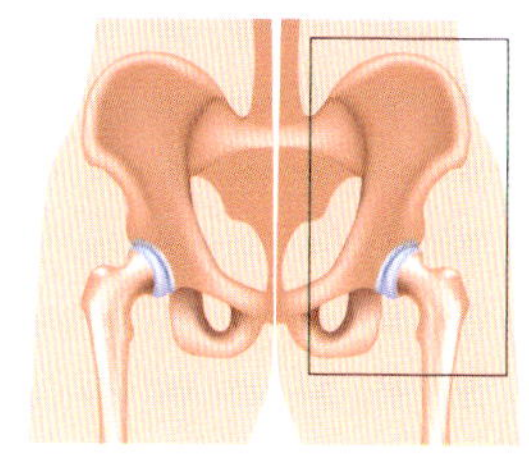

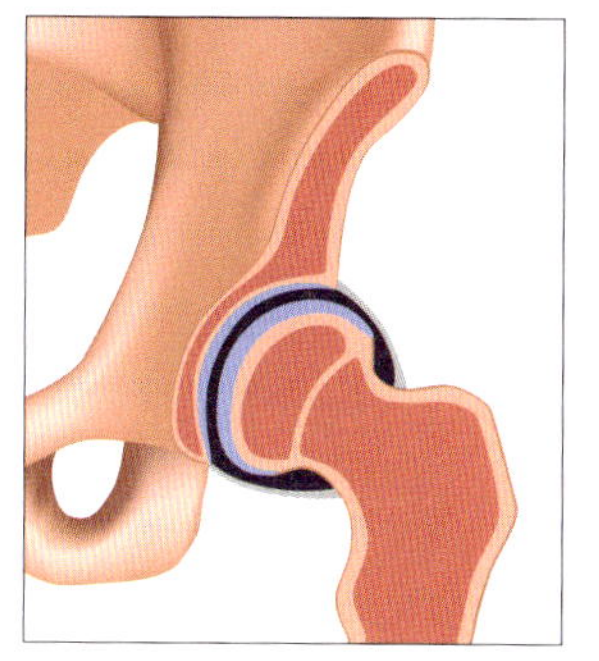

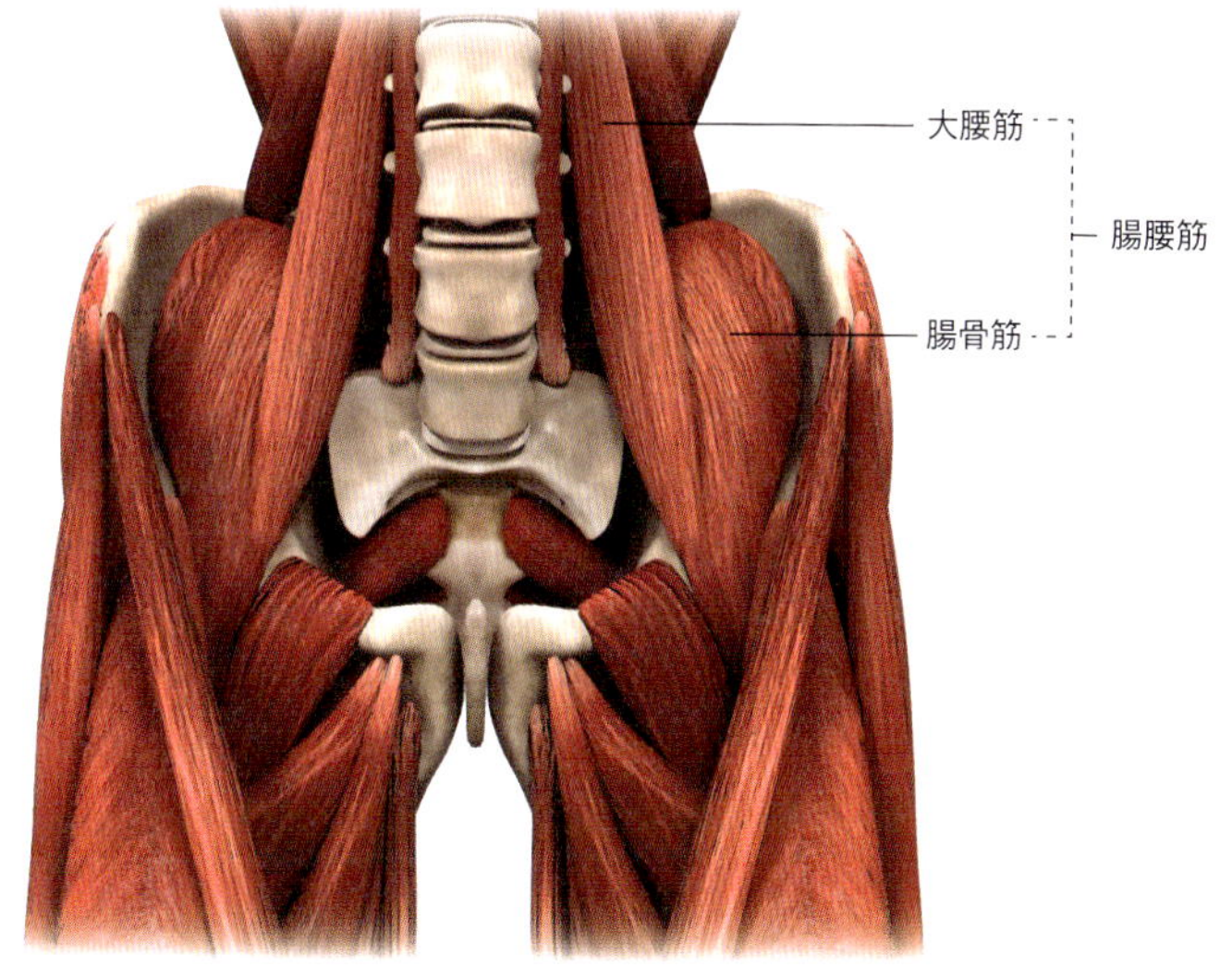

周辺の筋肉

骨盤の底の部分は骨盤底筋群で閉じられており、女性の場合はここが出産時の産道となる。このほか、上半身と下半身をつなぐ骨盤の内側には、腰椎の前面から大腿骨につながる大腰筋と、骨盤と大腿骨を結んでいる腸骨筋からなる腸腰筋が走っている。これらにより太ももを上げたり、脊椎のS字カーブを支えてお尻の筋肉を引き上げ、骨盤の位置を保っている。

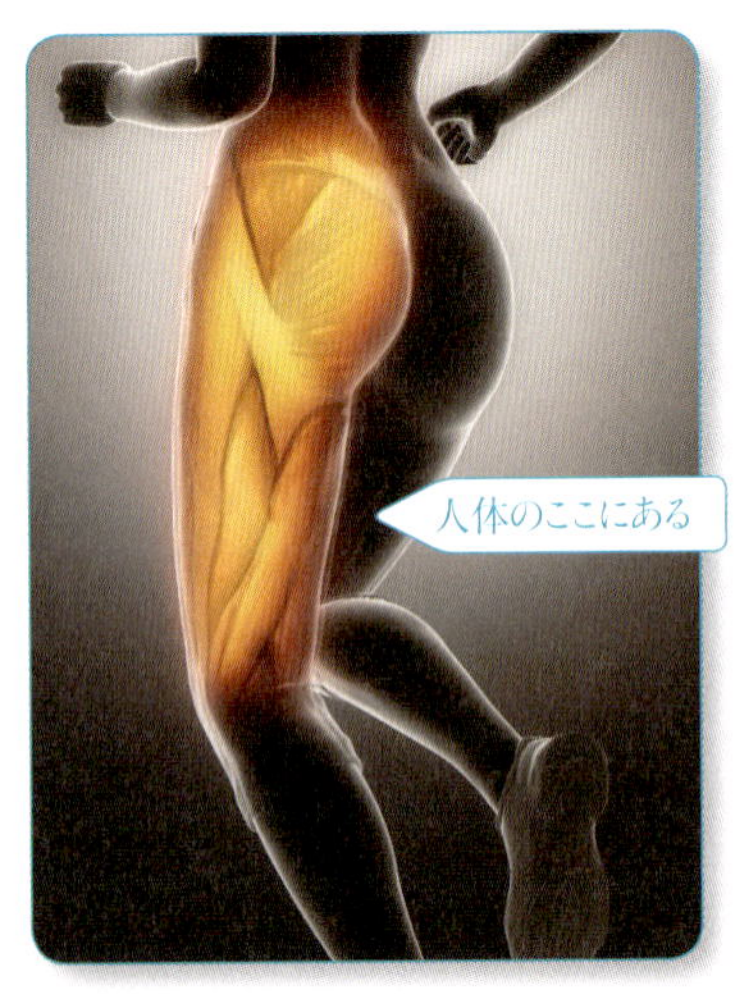

大腿

Thigh

大腿骨の長さ：男性約41cm、女性約38cm
中央の細い部分の直径：男性約2.6cm、女性約2.4cm

人体最大の骨が上半身を支えて直立姿勢を保つ

骨盤と下肢をつなぐ大腿には最も負担がかかるため、人体で最も大きい骨が配置され、歩いたり走ったりジャンプするなどの運動を支える強力な筋肉が集中している。

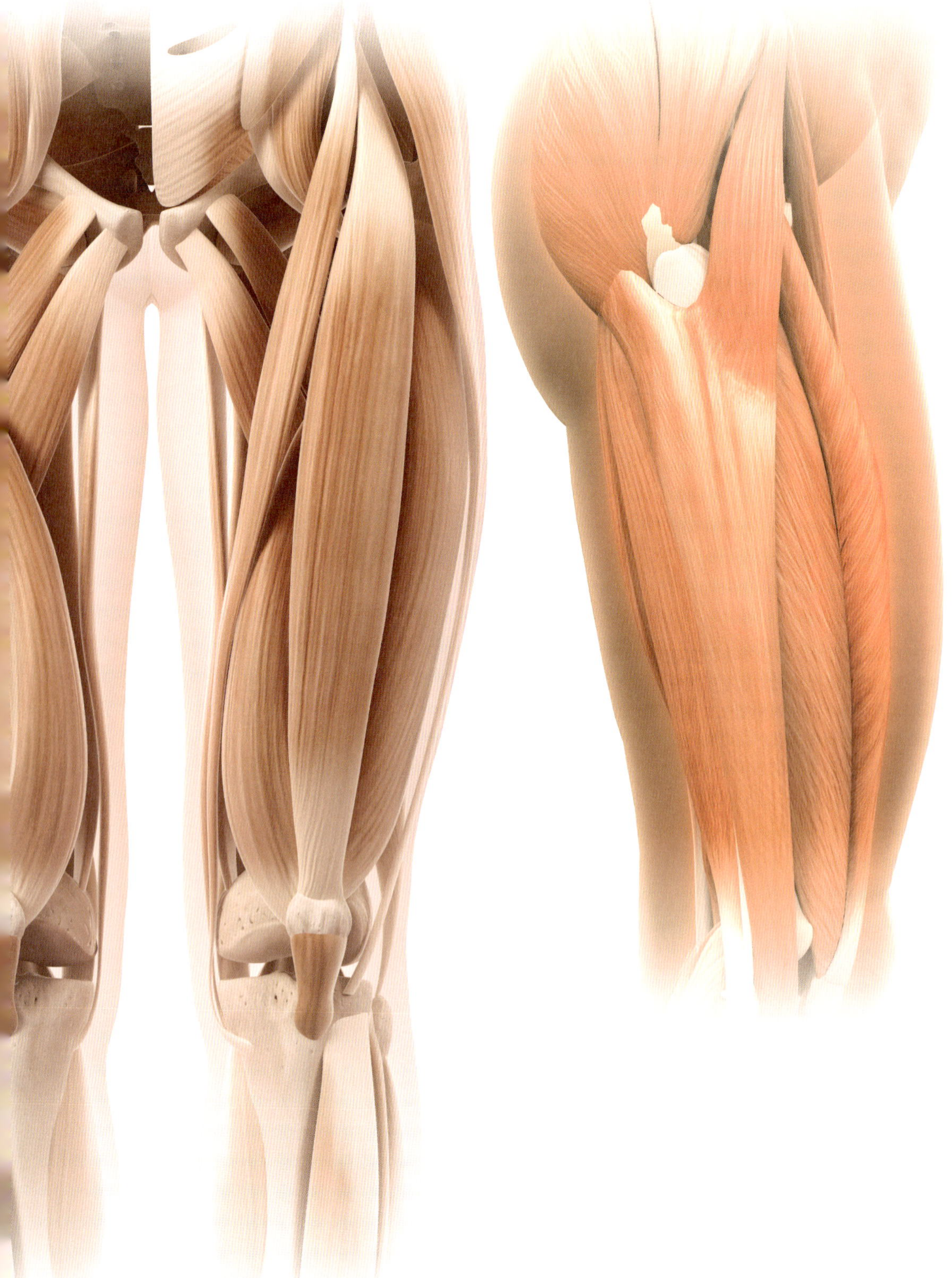

膝の曲げ伸ばしを行い歩行の際には体を支える

直立二足歩行をする人間は、四足動物やサルと比べて骨盤や股関節、お尻の筋肉が発達して膨らみがある。これによって直立姿勢が保たれている。

歩行の際に重要な役割をするのが大腿。一般には太ももといわれる部分で、ここには立ったときに体を支える働きをする大腿骨という人体最大の骨がある。この骨を支えて膝を伸ばす筋肉と曲げる筋肉、大腿を内側に寄せて太ももの間の隙間を閉じるという、働きの異なる3種類の筋肉が取り巻いている。

歩くときは太ももの前面の筋肉を使って足を上げるが、これは補助的なもの。実は、大腿骨から骨盤と脊椎にくっついている大腰筋と腸骨筋からなる腸腰筋が足を引き上げ、太ももの前面にある大腿四頭筋と後面にあるハムストリング筋で地面を蹴りだし、片方の足に体重がかかると体を支える働きをしている。

構造について

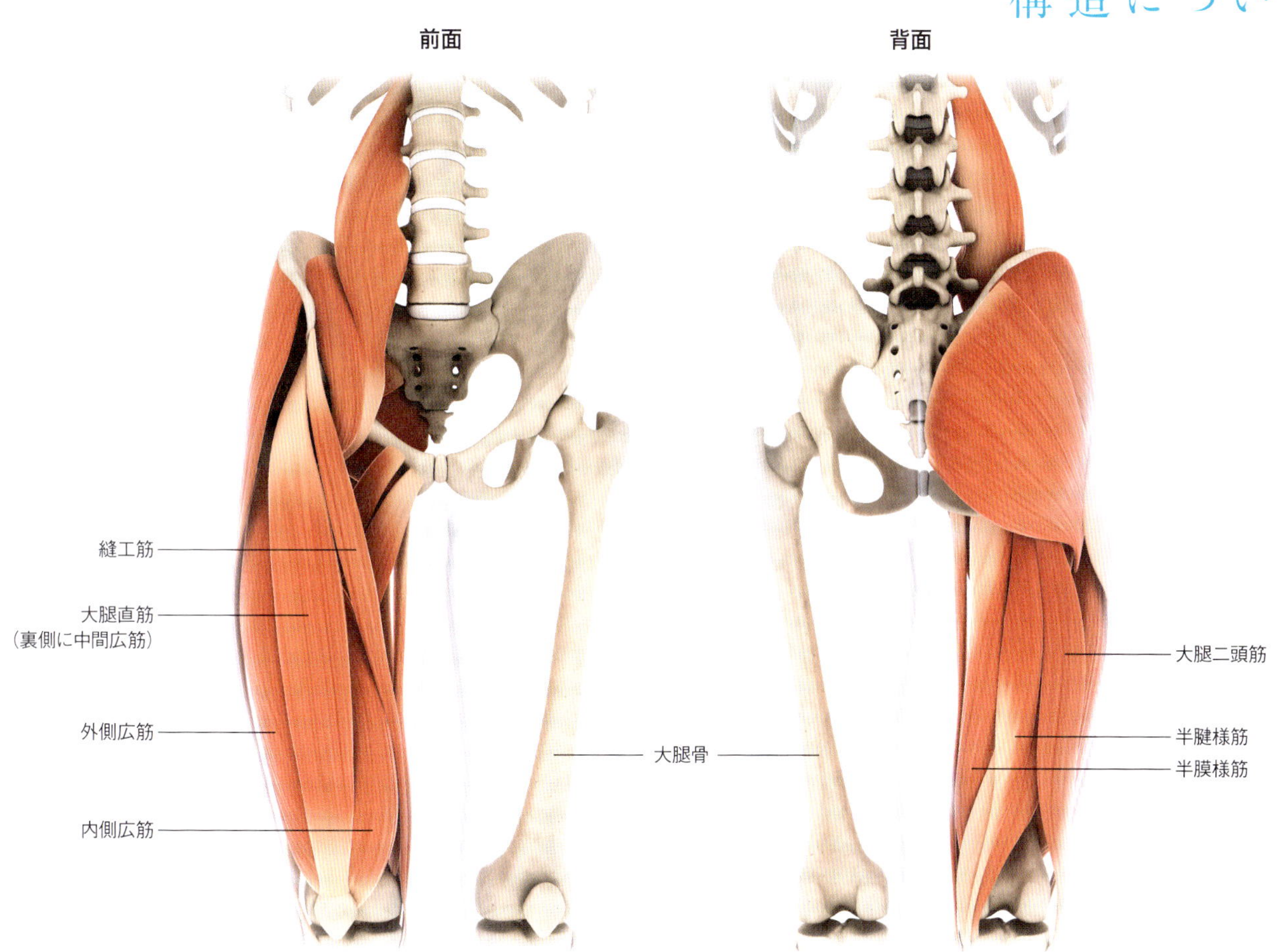

大腿の前面の表面には縫工筋（ほうこうきん）という薄く細長い筋肉があり、すぐ下には大腿直筋、外側広筋、内側広筋、中間広筋という４つの筋肉からなる大腿四頭筋があり、これらは膝蓋骨（しつがいこつ）に集まり膝を伸ばす働きをしている。後面には大腿二頭筋、半腱様筋、半膜様筋という膝を曲げる働きをする３つの筋肉があり、これらを合わせてハムストリング筋という。前面と後面の筋肉は拮抗的に働いている。

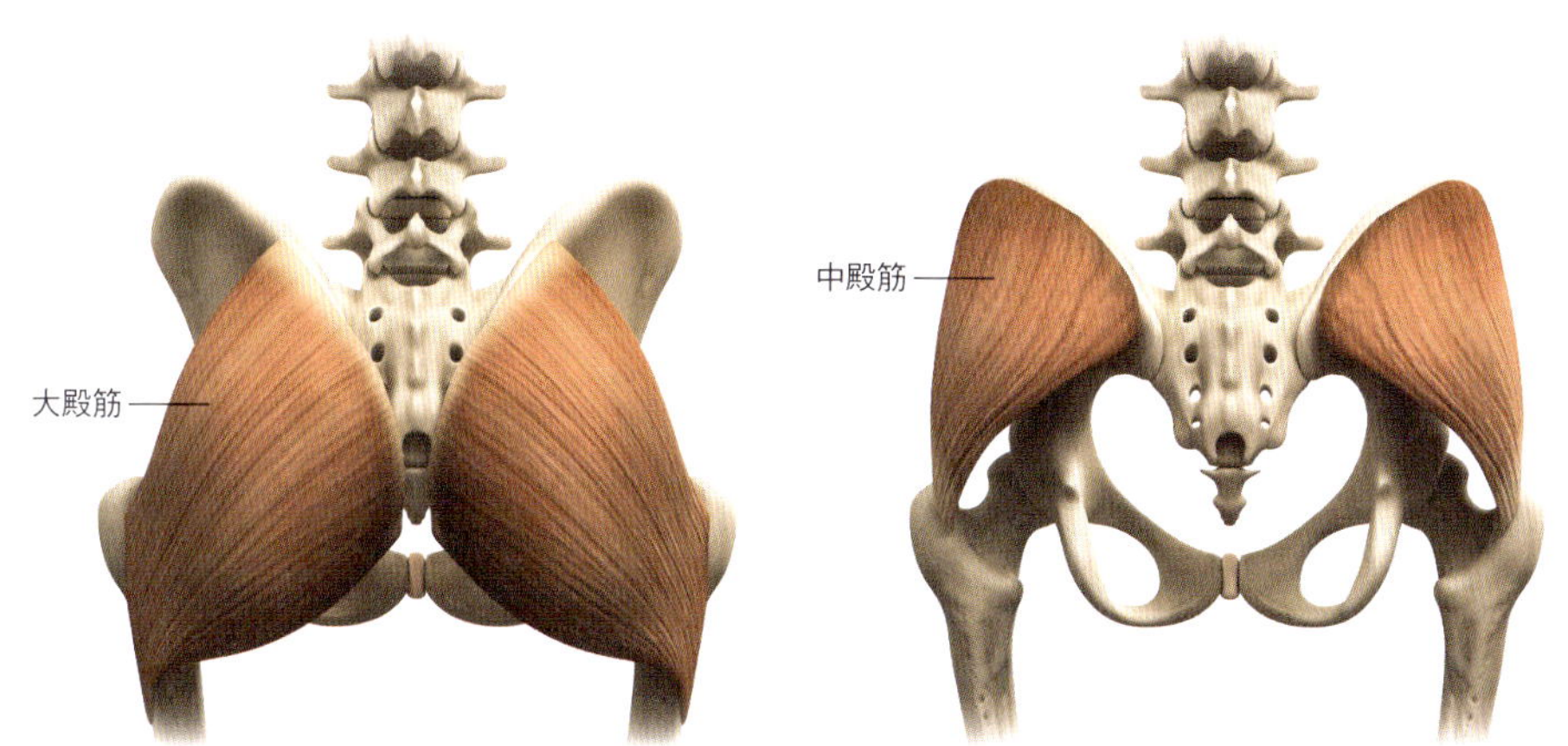

お尻の筋肉

殿筋は、表面を覆う大殿筋と、深層にある中殿筋と小殿筋の３つからなる。大殿筋は、骨盤の後面から大腿骨の後面につき、体を立てて前に倒れないようにしたり、膝を伸びた状態で固定する働きをする。中殿筋と小殿筋は、骨盤の後面から大腿骨の上外側にある大転子につき、歩行の際に地面についた足の上に体を引き上げる働きをする。

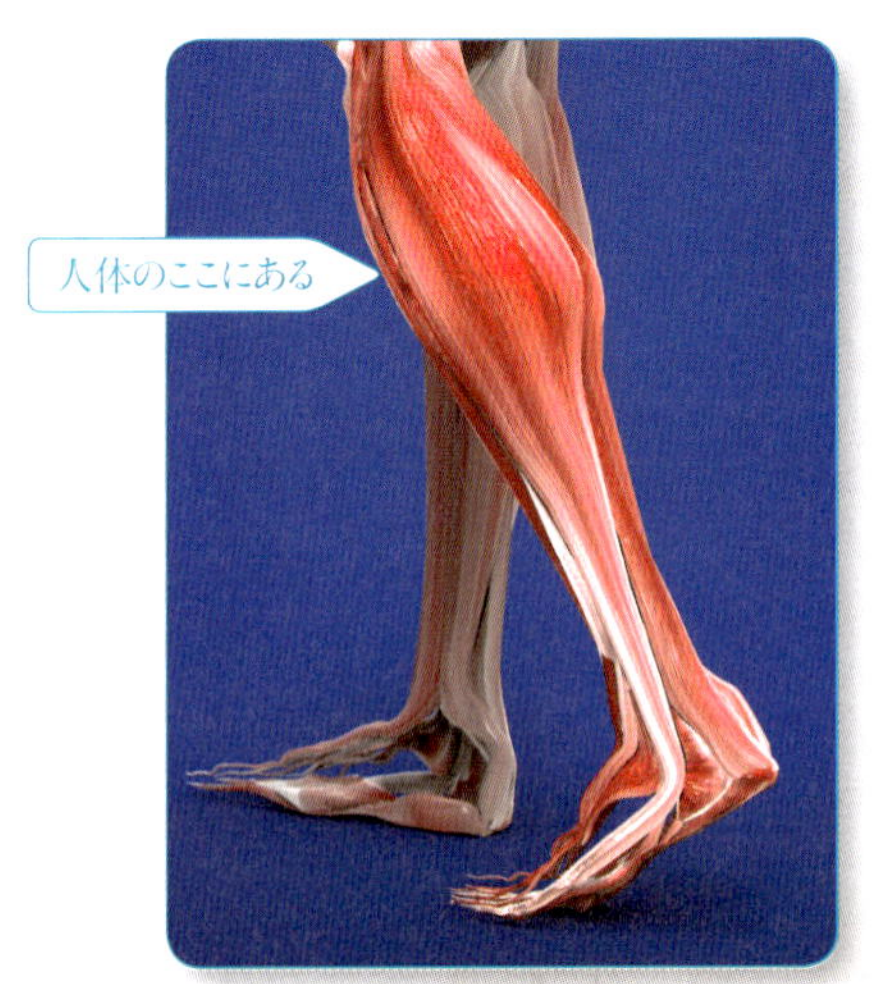

下腿・足

Crus・Leg

足の骨の数：片足で26個

足底のアーチが体重を分散して直立を助ける

ふくらはぎで蹴り上げた足を地につけて歩き回れるように、足首は丈夫さと柔軟さを兼ね備えている。足もアーチを形成することで荷重を分散し、衝撃をやわらげている。

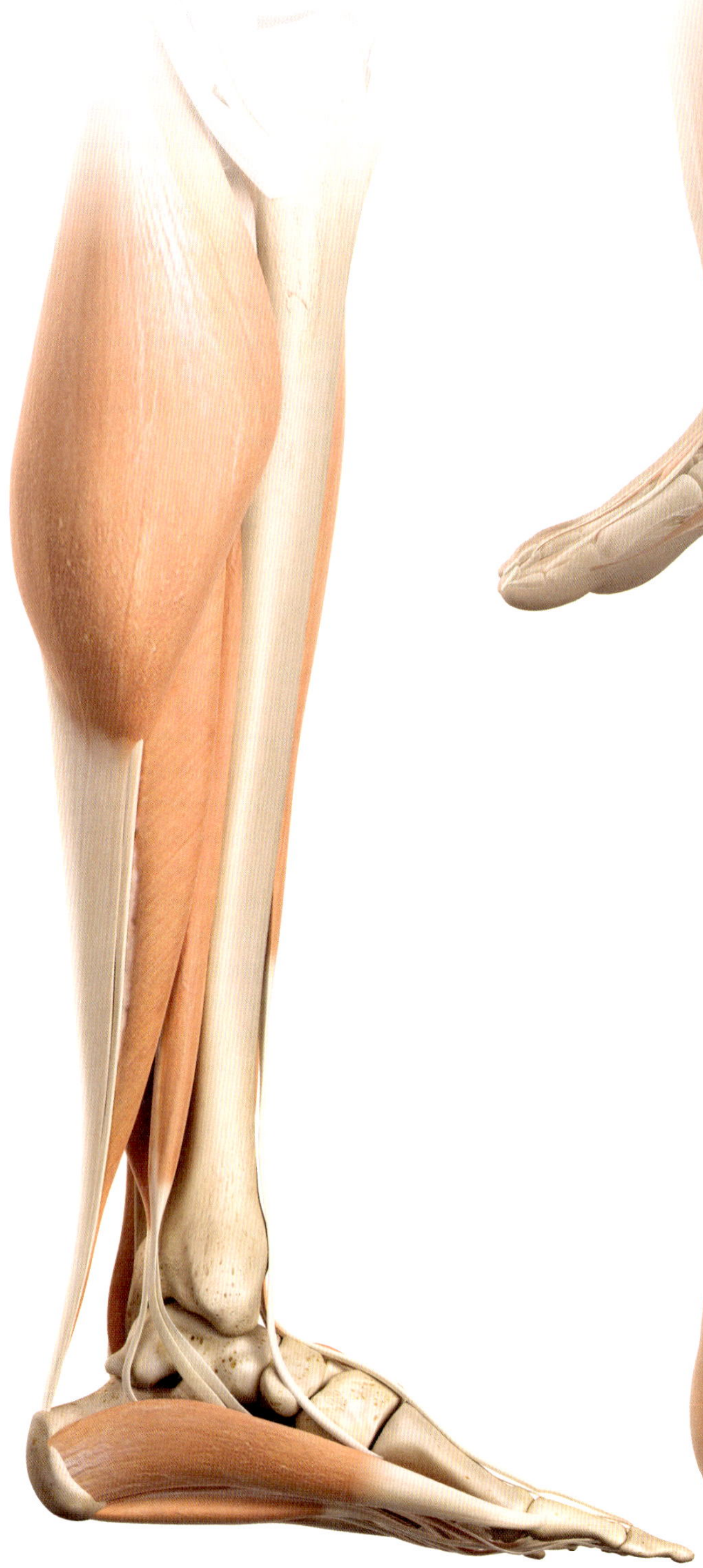

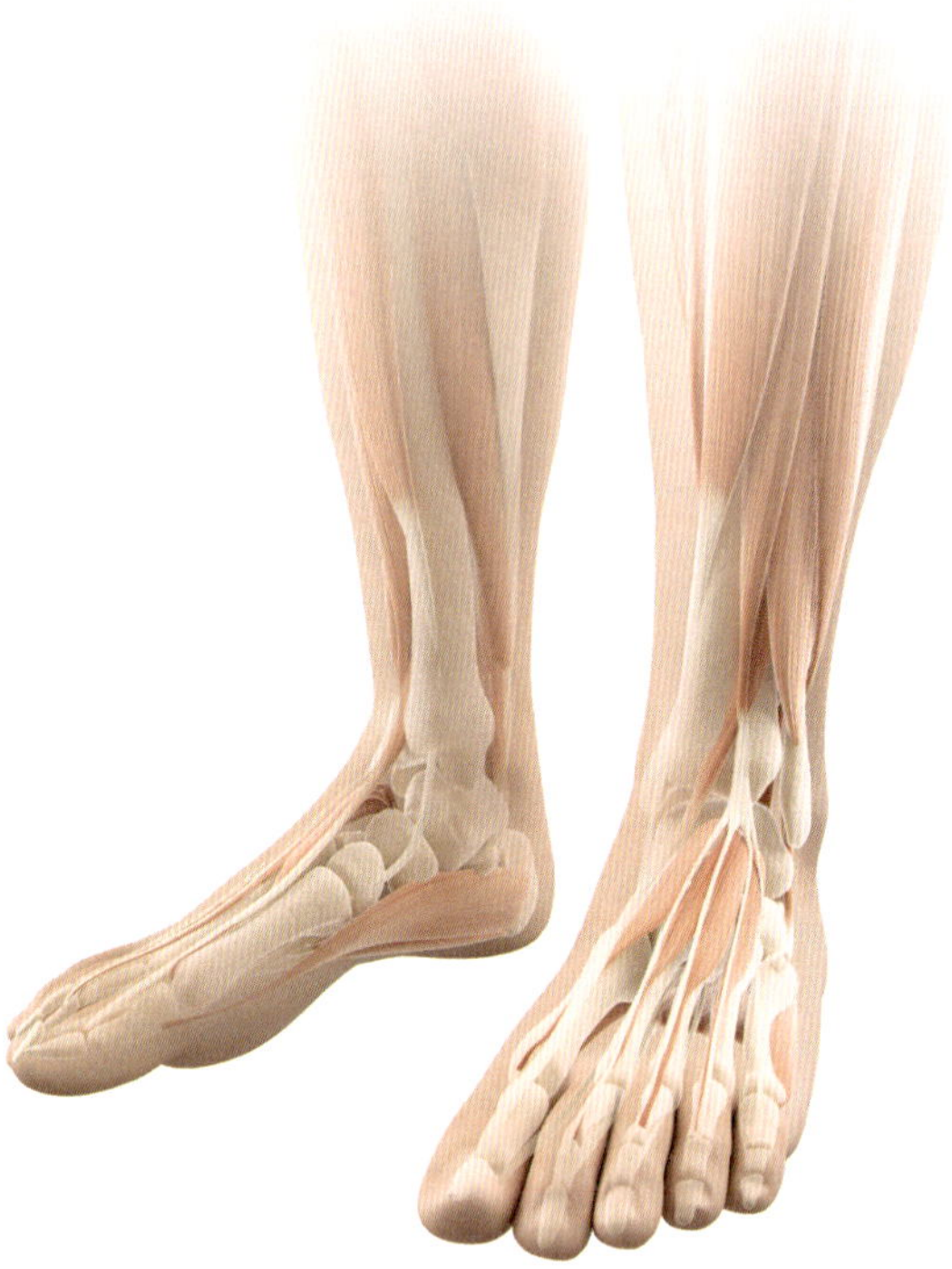

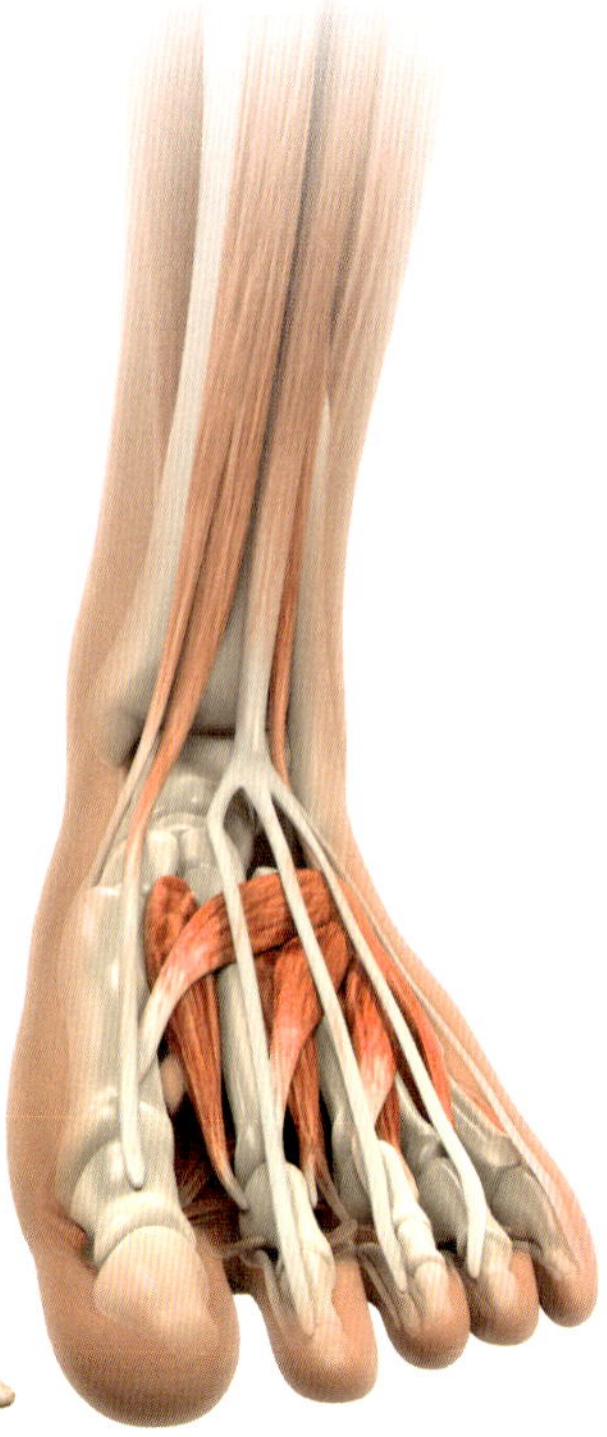

土踏まずは歩くときのクッションの役目を果たす

骨格を見ると、足も小さい骨が26個あり、手と同じ構造をしているが、指が短く甲の部分は長くて盛り上がっている。これは、体重を分散して直立を助けるとともに、歩行時の着地の衝撃をやわらげるためだ。

足の骨組みは、クッションをよくするためにアーチ状につくられている。アーチの高くなっている部分は地面に触れないので土踏まずといわれ、これは人間にしか備わっていない。足底には足底腱膜という強力な結合組織が縦に走っており、これが足の前と後ろの骨との間をつないでアーチを形成している。

歩くときに踵を持ち上げると、地面についた指が地面をつかむように背側に曲げられ、足底腱膜も指に向かって引っ張られるためアーチが深くなる。足が持ち上がると足底腱膜も緩んでアーチがもとに戻る。

構造について

下腿は腓骨と脛骨という2本の骨で構成され、前面には前脛骨筋、後面のふくらはぎには二頭筋である腓腹筋とヒラメ筋があり、これらを合わせて下腿三頭筋といわれる。どちらも足首の後ろにあるアキレス腱によって踵につながり、踵を強く引き上げる働きをしている。走るときは、ふくらはぎの筋肉によって足先で地面を強く蹴っている。

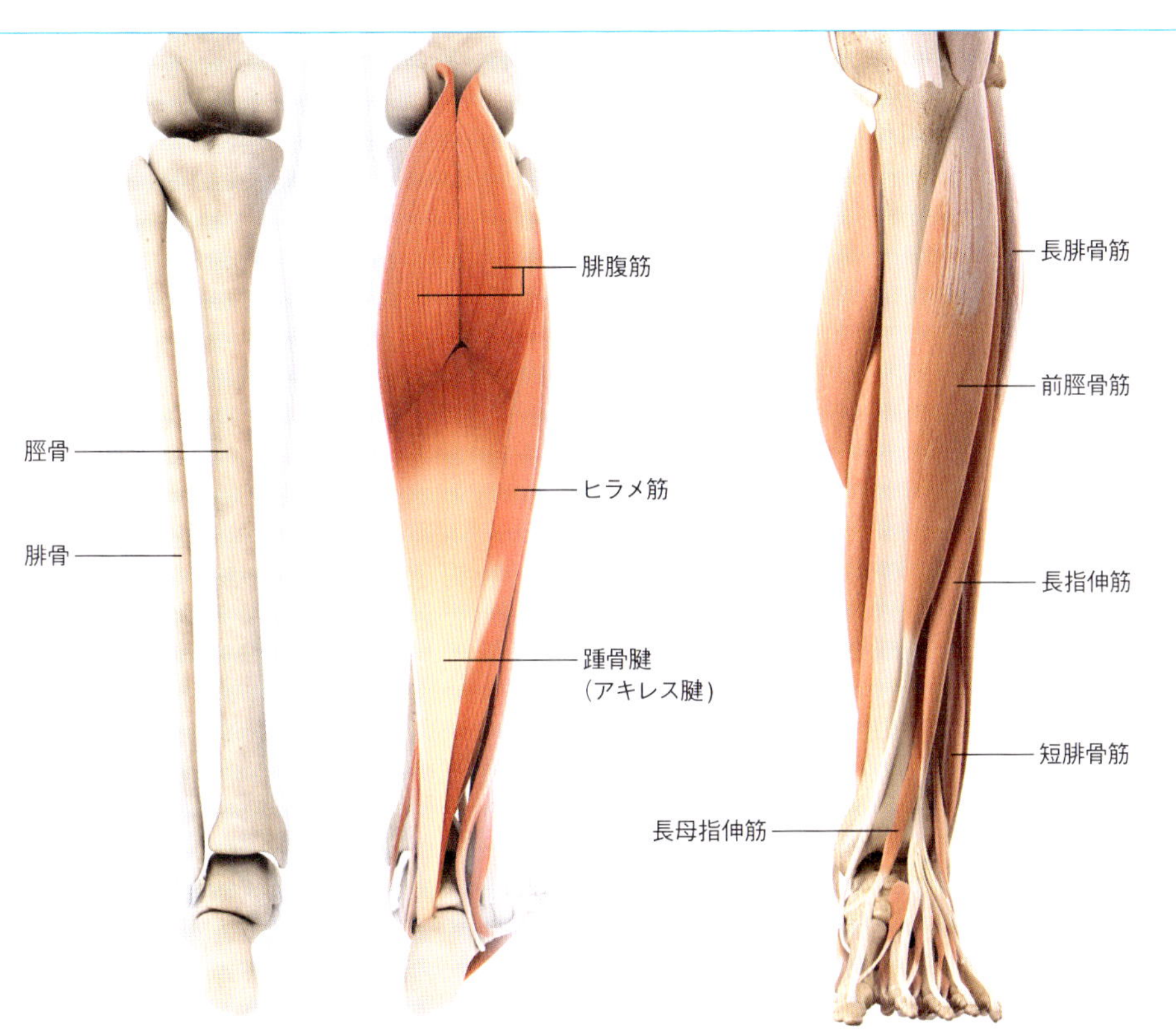

もっと知る

足首は、下腿の脛骨の下にある距骨との間の距腿関節と、距骨と踵の骨の間にある距骨下関節の二階建てになっている。これらがはずれないように強力な靭帯でつながれ、足底に向ける底屈や足背に向ける背屈、外側に向ける外反、内側に向ける内反運動が柔軟にできるようになっている。足首を外反したり内反した際、強い外力がかかり捻ってしまうと靭帯などを損傷する。これが捻挫である。

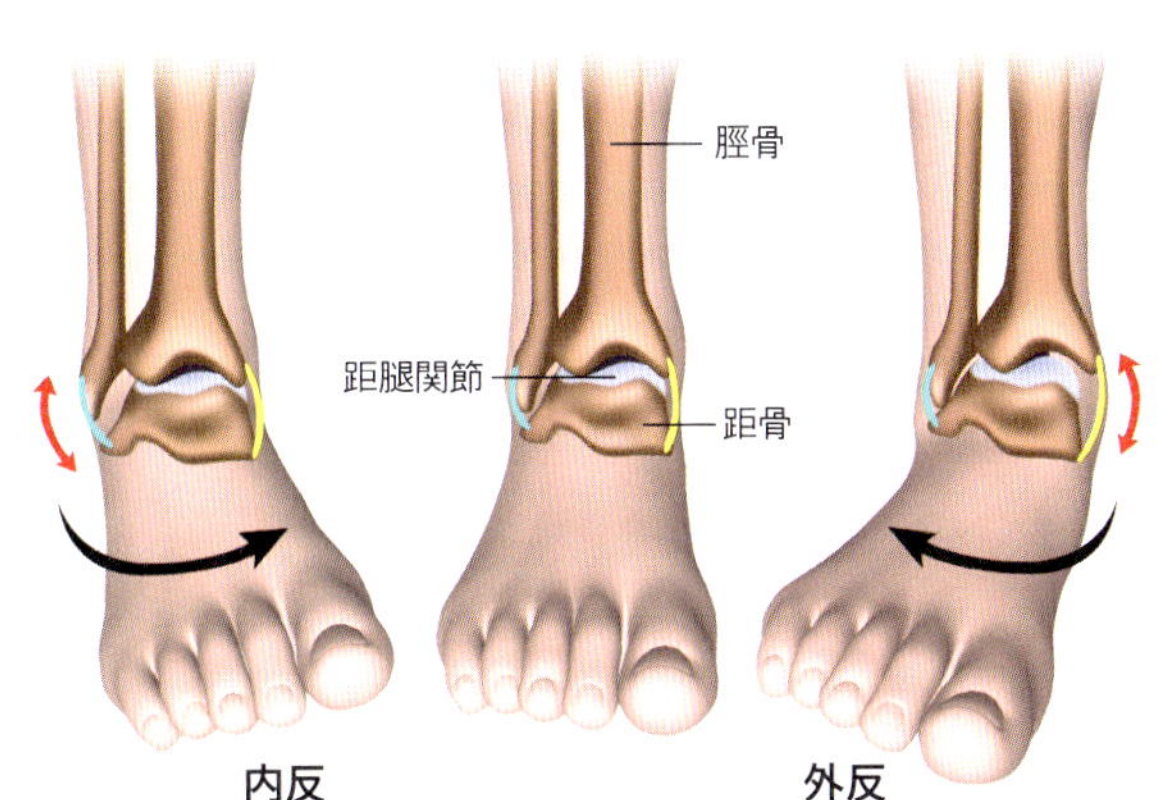

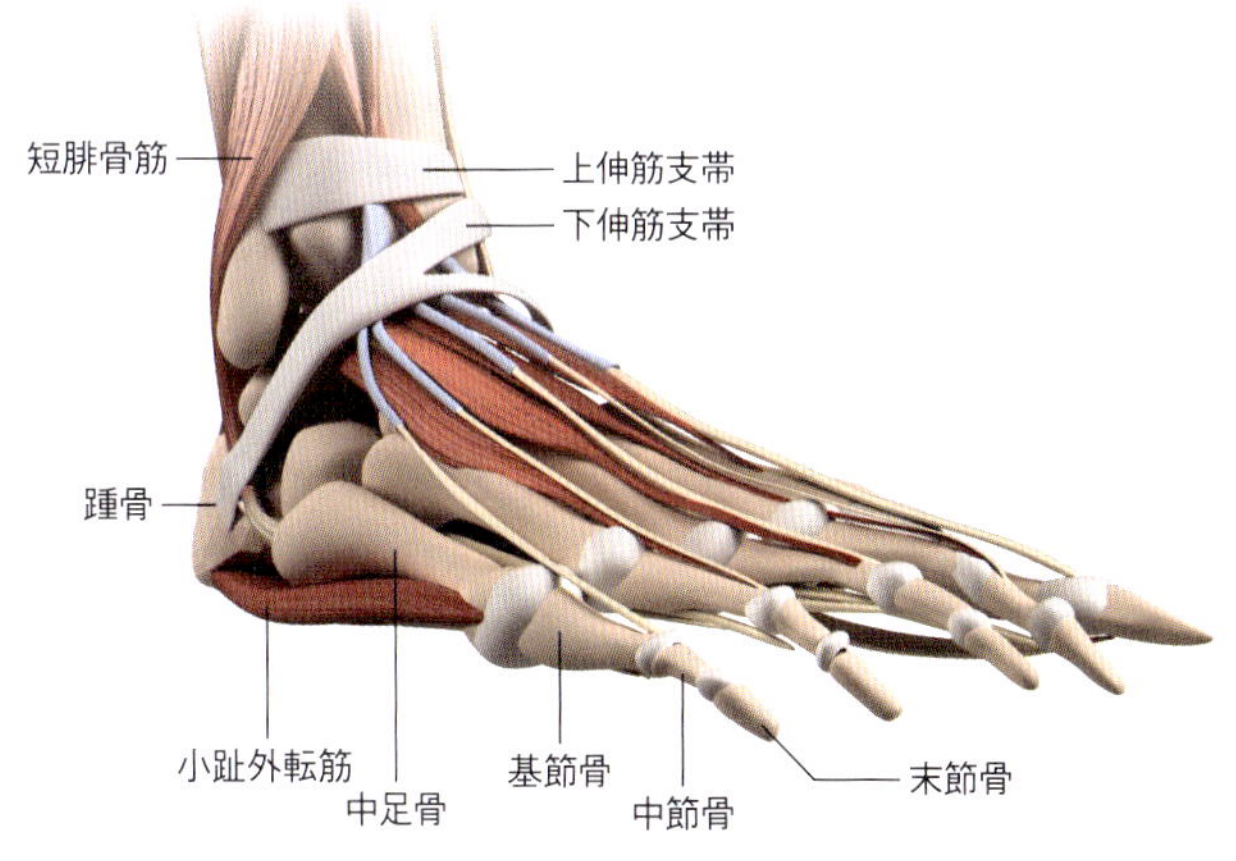

足の骨と腱、筋肉

足には足の指を動かす下腿の筋肉の腱が入り込み、上下の伸筋支帯や後内側にある屈筋支帯が、足首のところでしっかり固定している。足の指も筋肉とつながっているそれぞれが、足首のところで腱鞘によって束ねられている。こうして足は足首でまとまり、足首の運動と連動して曲げ伸ばしをしている。

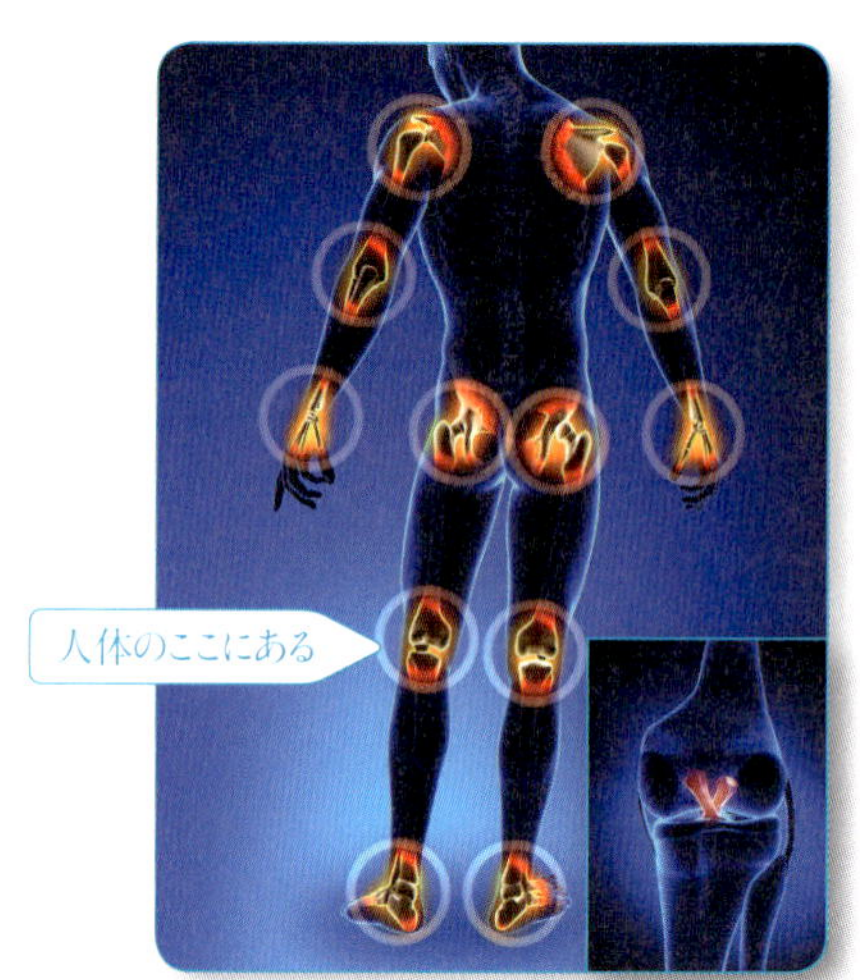

靭帯・関節

Ligament・Joint

関節の種類：6種類

酷使しがちな関節を陰で支えている靭帯

筋肉が収縮したり弛緩することで骨を動かし、関節が曲がったり伸びたりしている。この運動を繰り返し行うことができるのは、靭帯（じん）によって関節を補強しているからだ。

関節が可動域を超えるのを靭帯が制限して守る

骨と骨が連結した部分を関節という。関節を動かすことで手足などをいろいろな方向に運動させているが、関節が動く方向は骨の関節面の形で決まる。例えば、肩関節や股関節は球形をしているので、グルグル回ってあらゆる方向に動かすことができる。

関節であるためには、骨と骨の間に隙間があり（関節腔）、その隙間に液を溜めておく袋（関節包）を備え、潤滑液をつくりだす滑膜と、骨同士が接触する部分に軟骨があること、という条件が必要。このほか、骨と骨をつないで離れないように関節を補強する、靭帯が備わっている。

靭帯は、コラーゲン線維が集まってできた強靭なヒモで、ほとんどが関節包と一体になっている。関節を安定させ、可動域を制限する働きもしている。これによって関節は、寿命まで使い続けることができる。

構造について

関節と靭帯のしくみ

関節は、一方の骨の先が凸型の関節頭と、もう一方の骨の先が凹型の関節窩が向き合ってはまっている。特に、曲げ伸ばしだけでなく体重も支えている膝関節は、前十字靭帯、後十字靭帯、内側側副靭帯、外側側副靭帯と４本の靭帯で補強されている。また、膝が余分な動きをして傷まないように制限をして、関節を守っている。

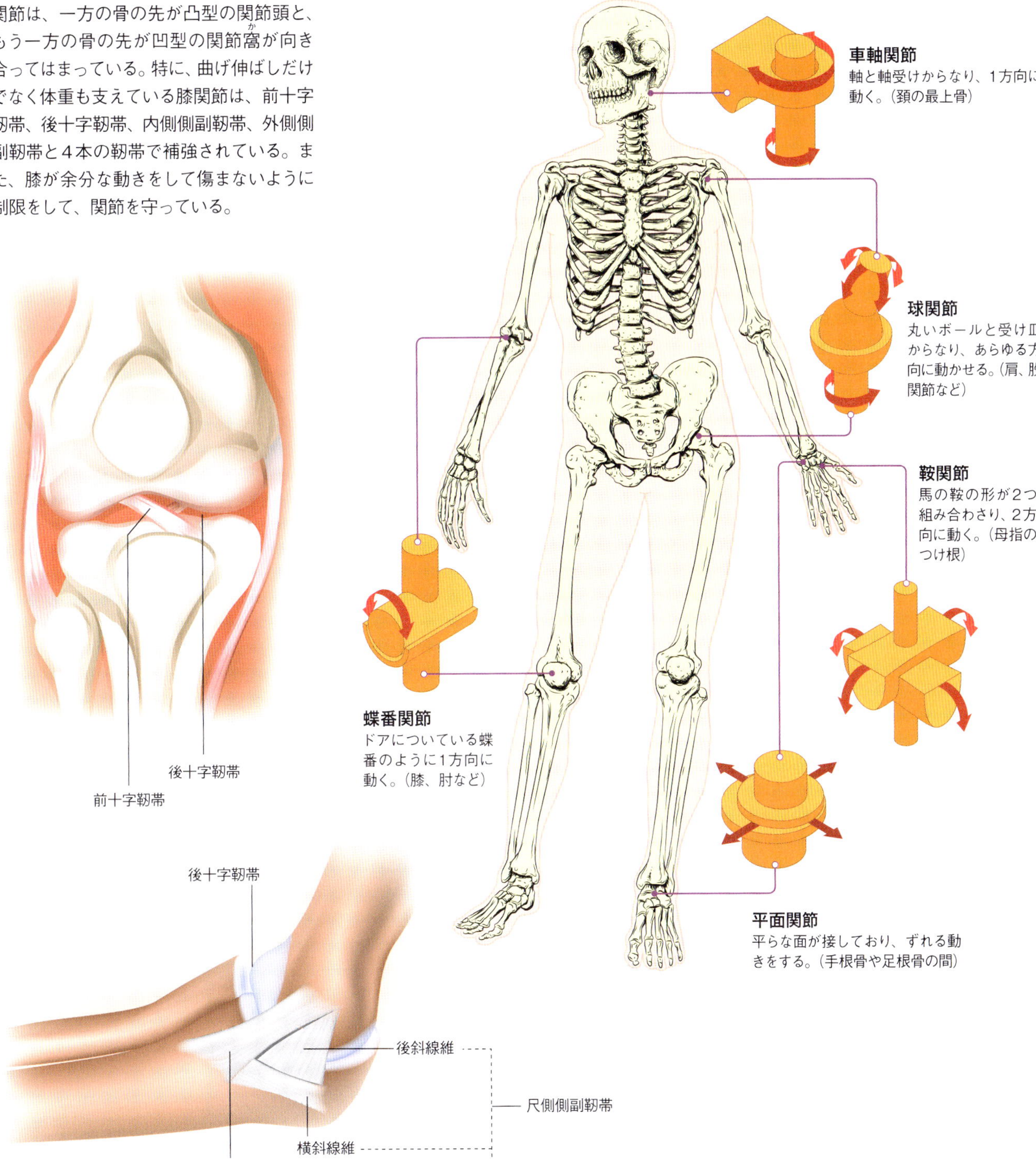

免疫系

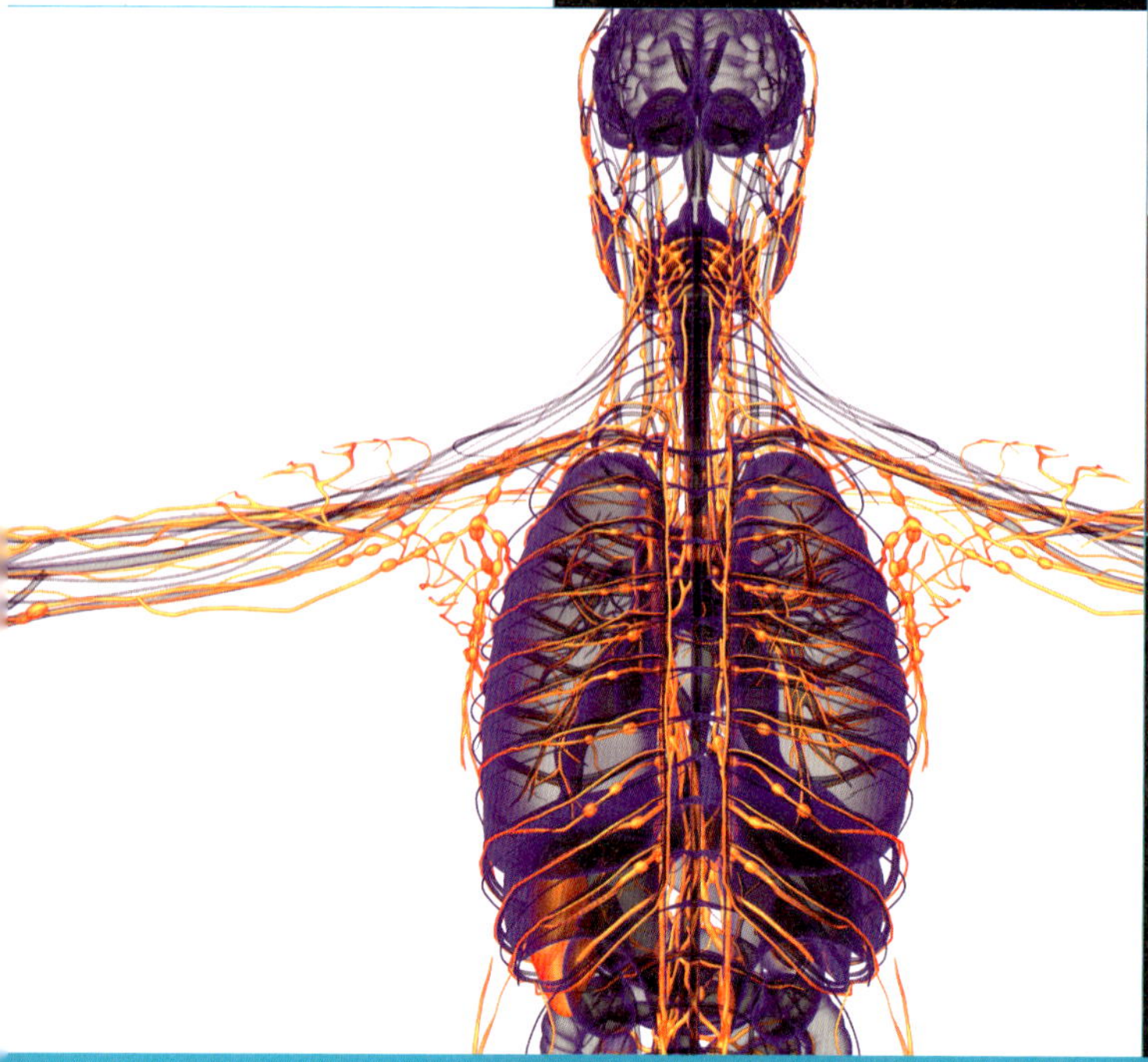

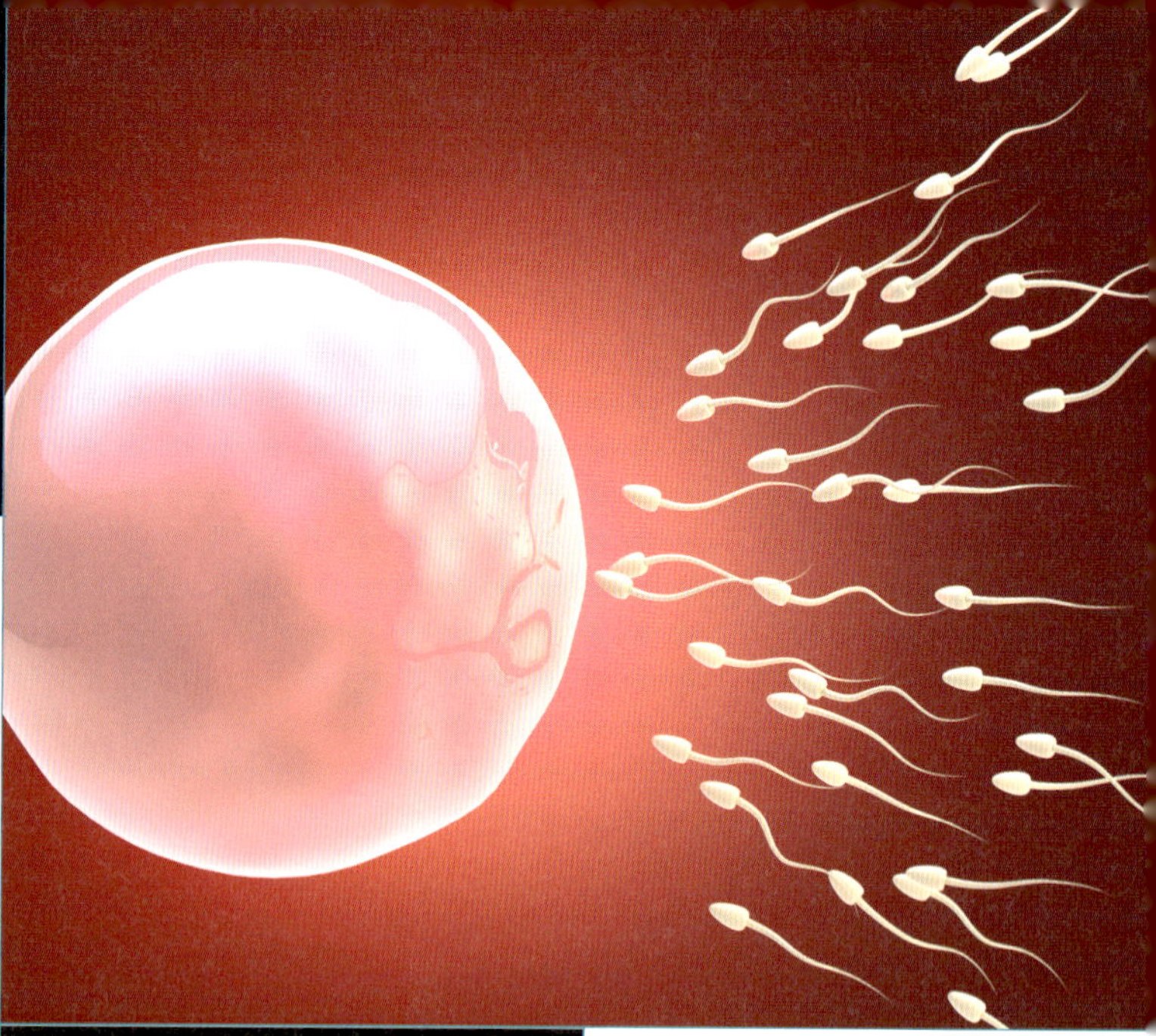

生殖器系

きをする人体器官のすべて

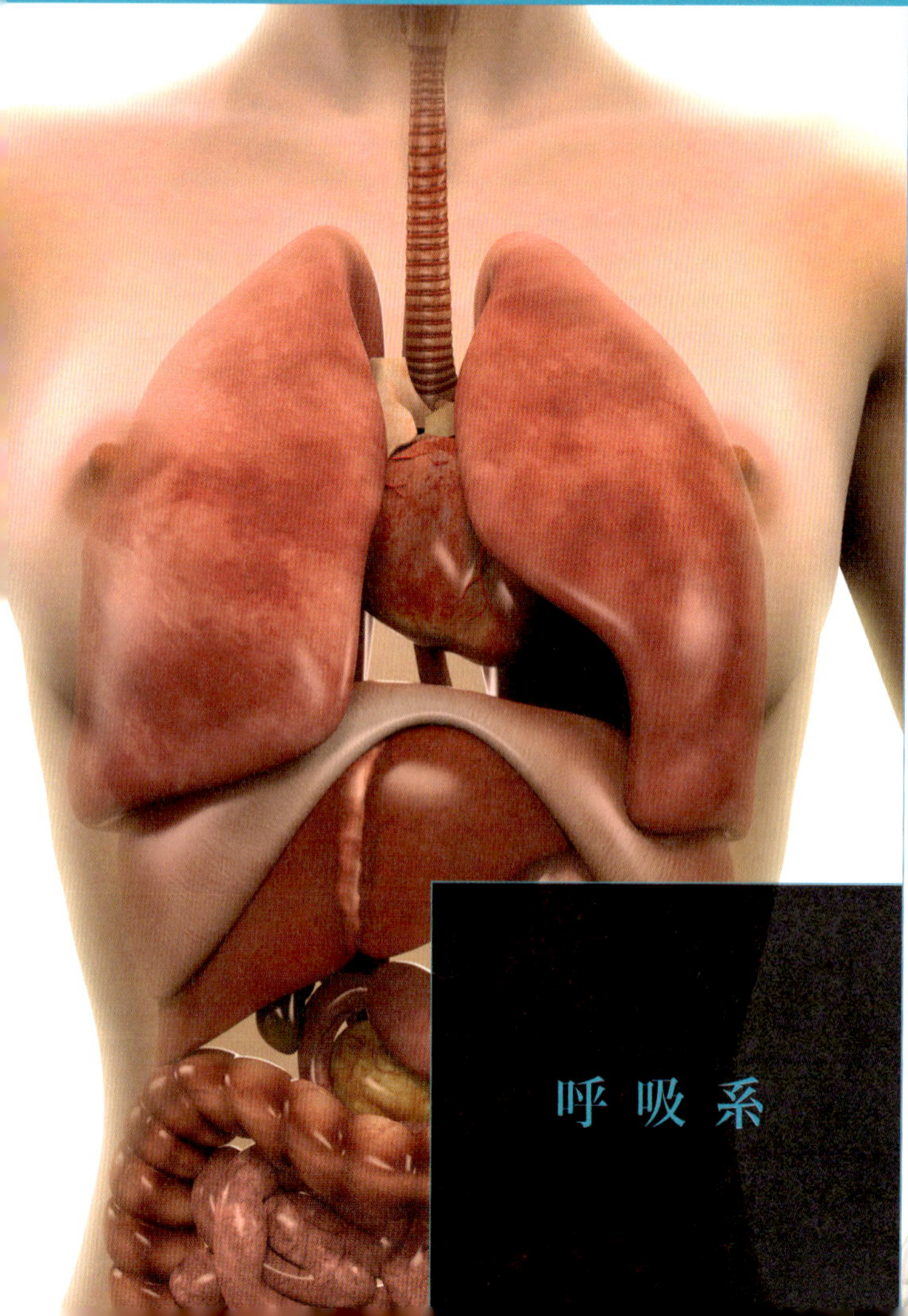

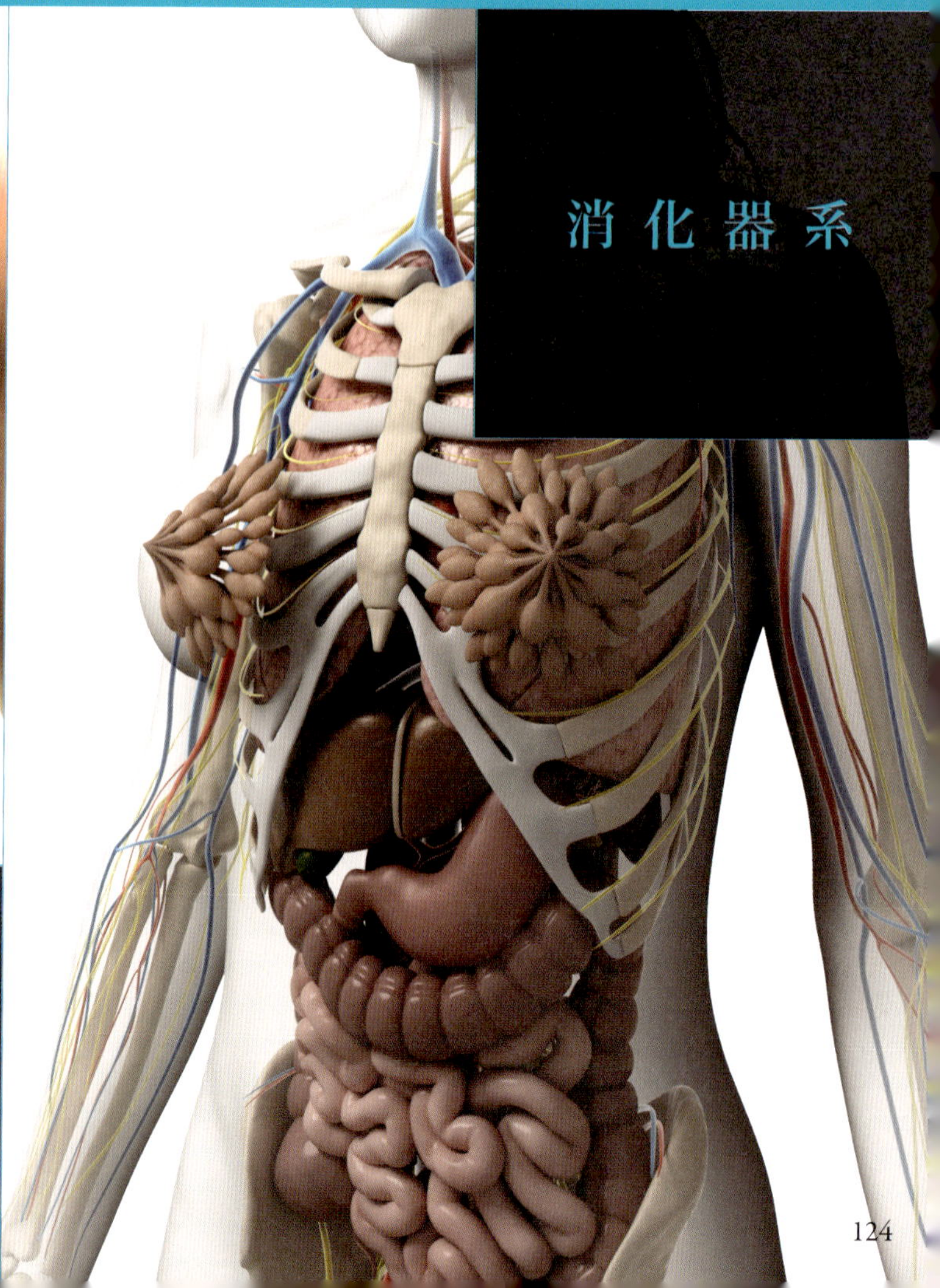

消化器系

呼吸系

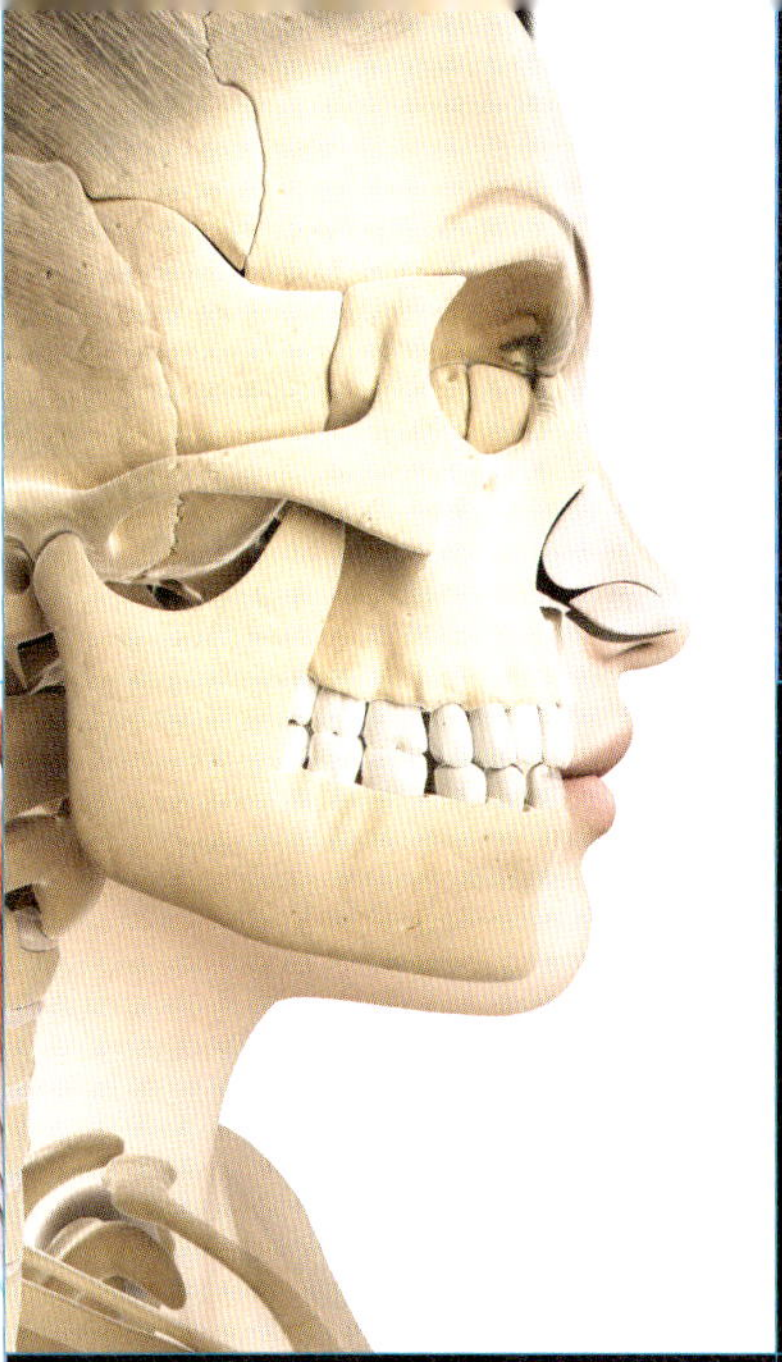

神経系

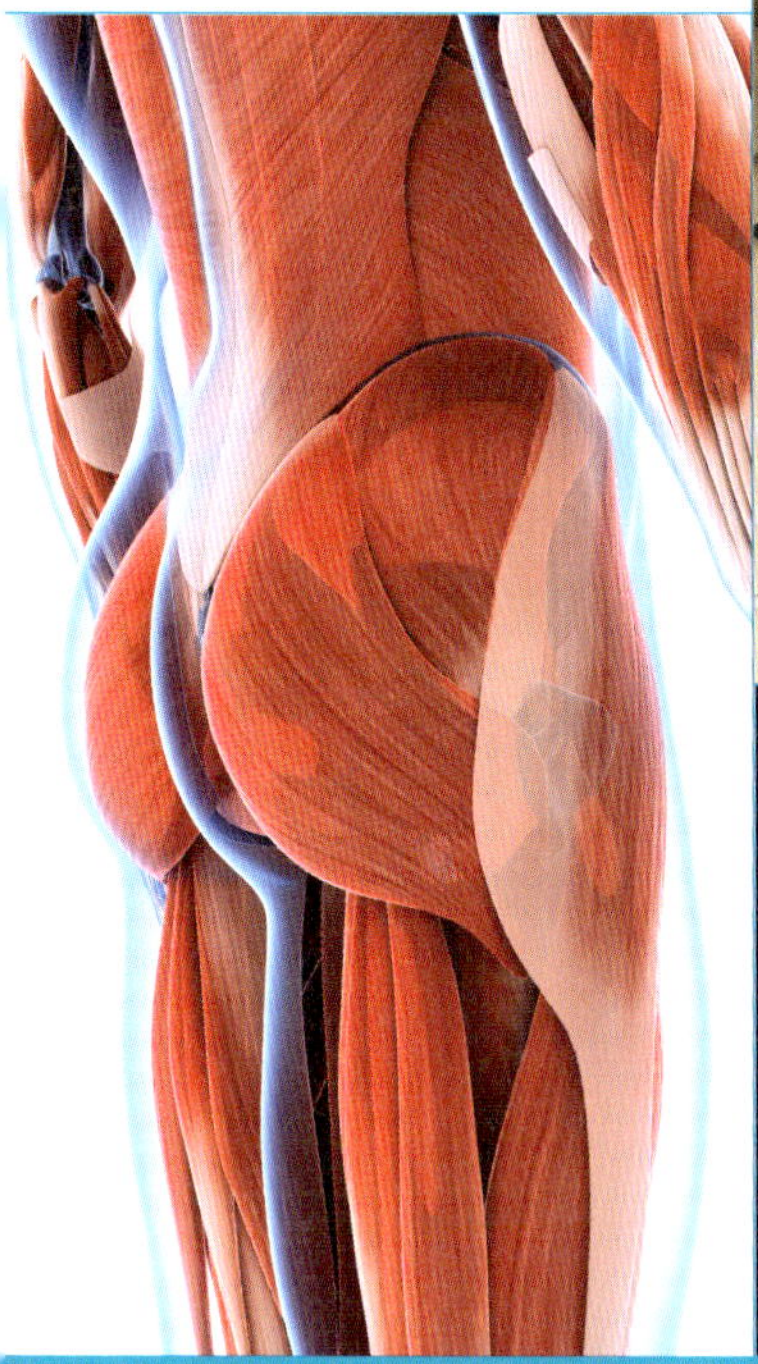

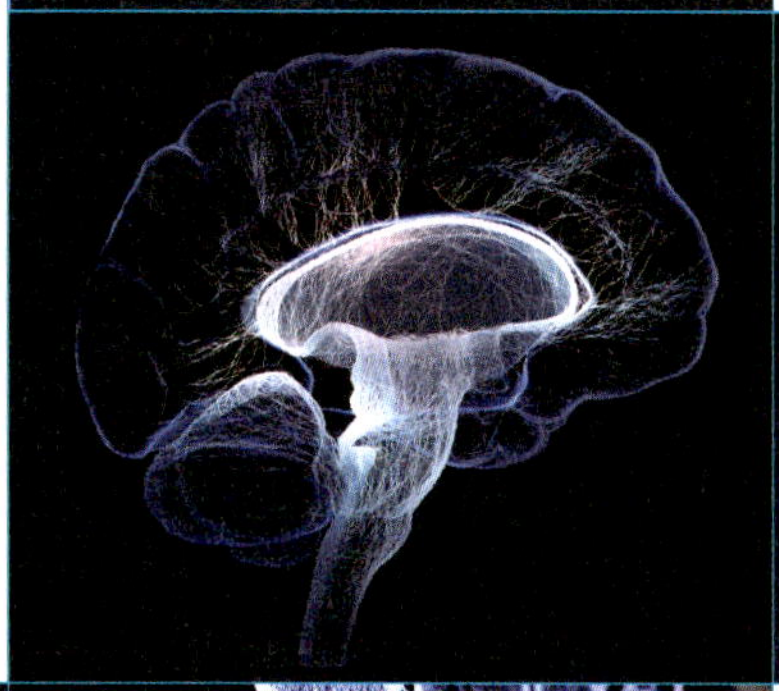

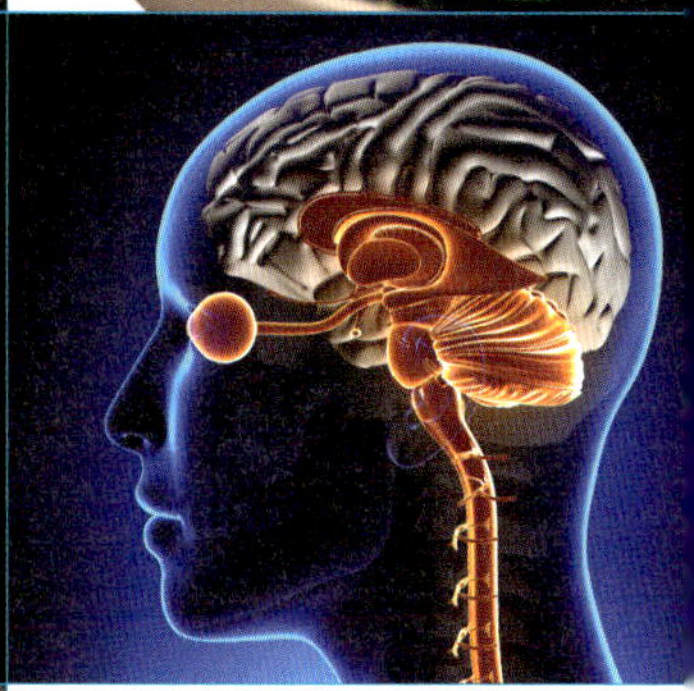

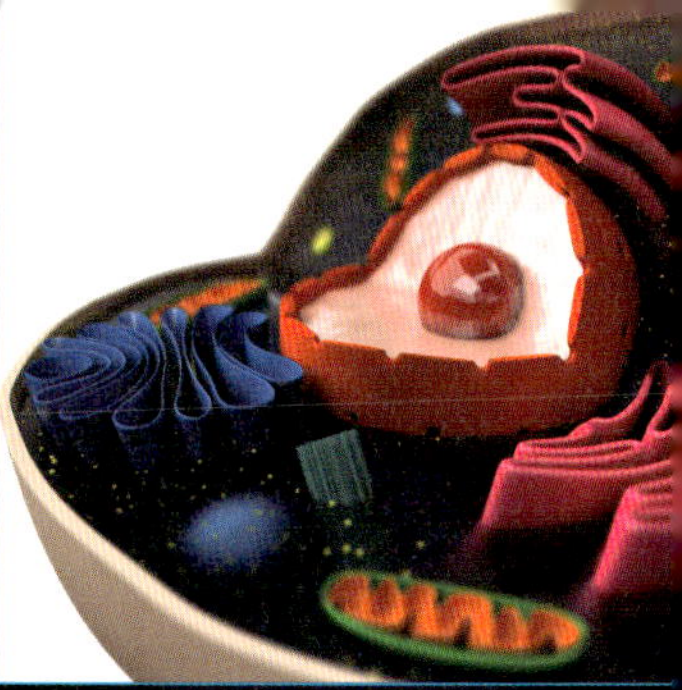

感覚系

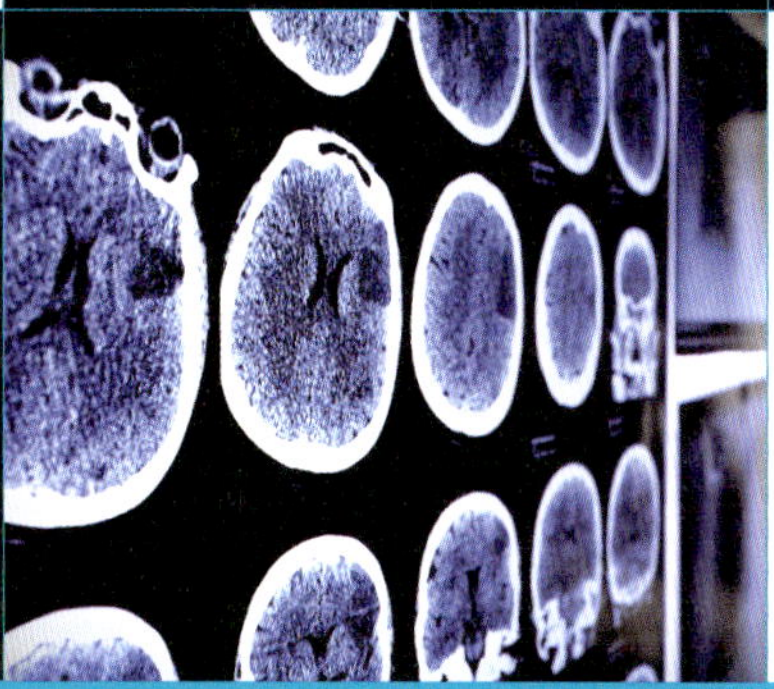

素晴らしく精密で驚異の働

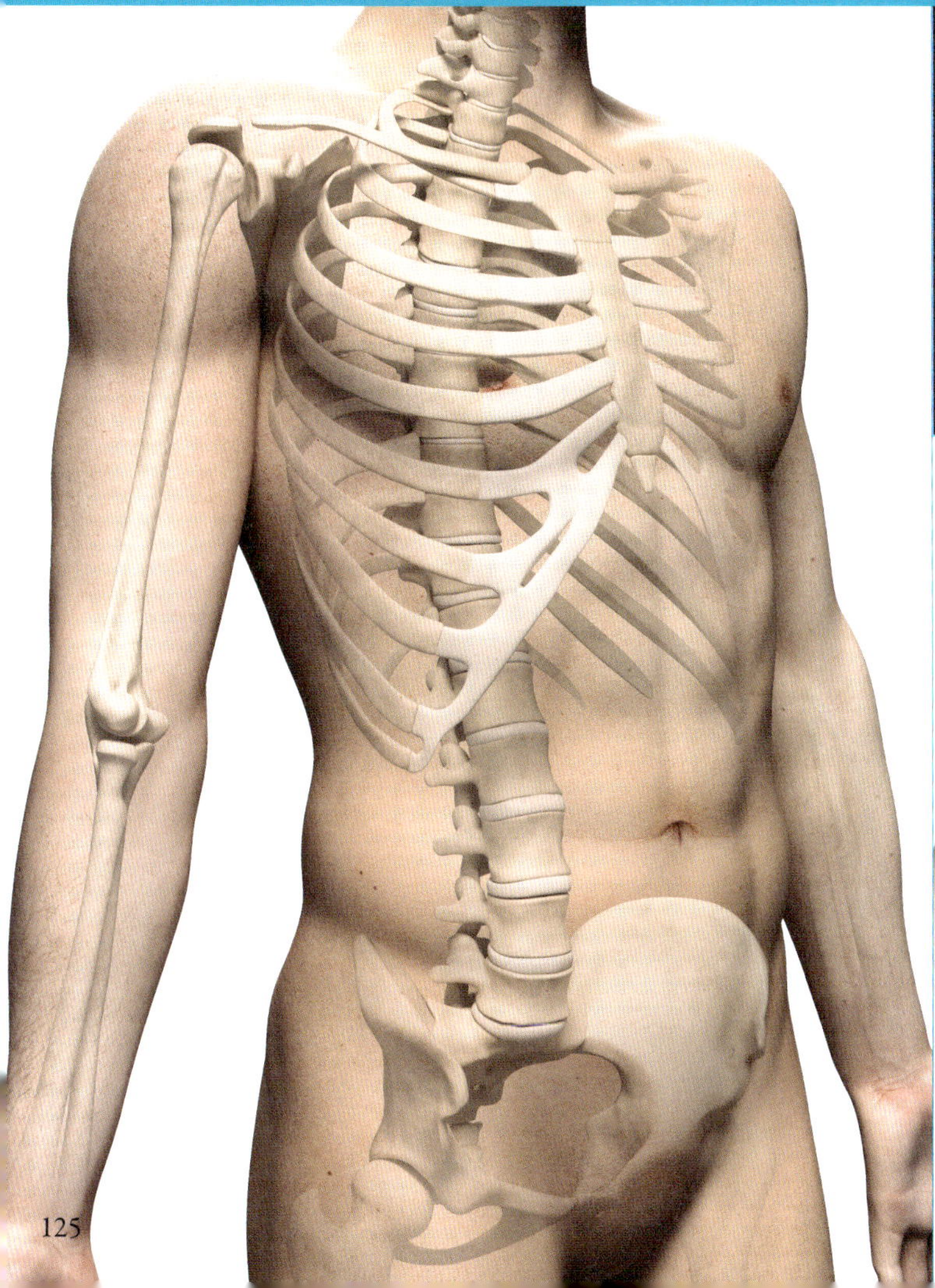

循環器系
内分泌系

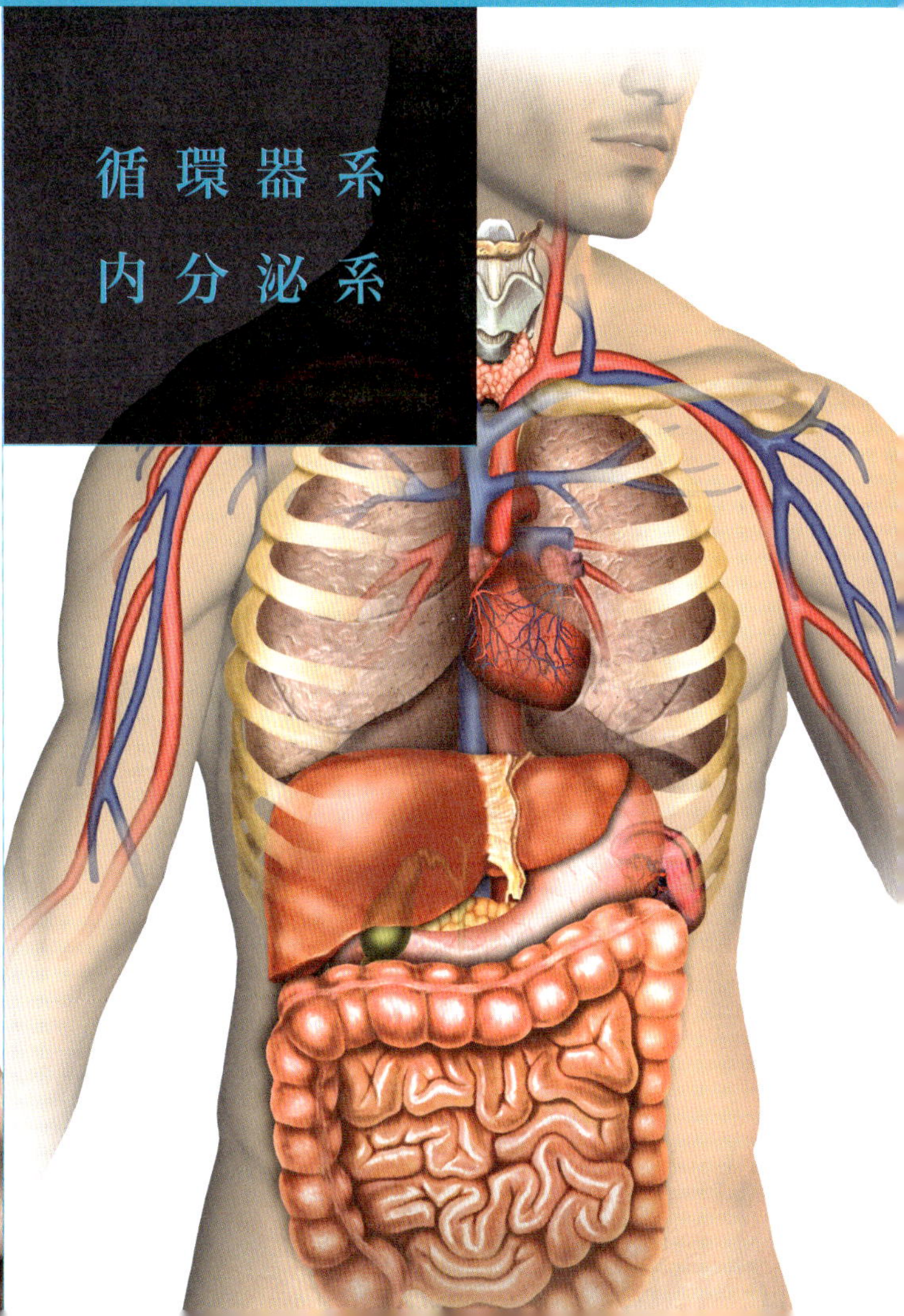

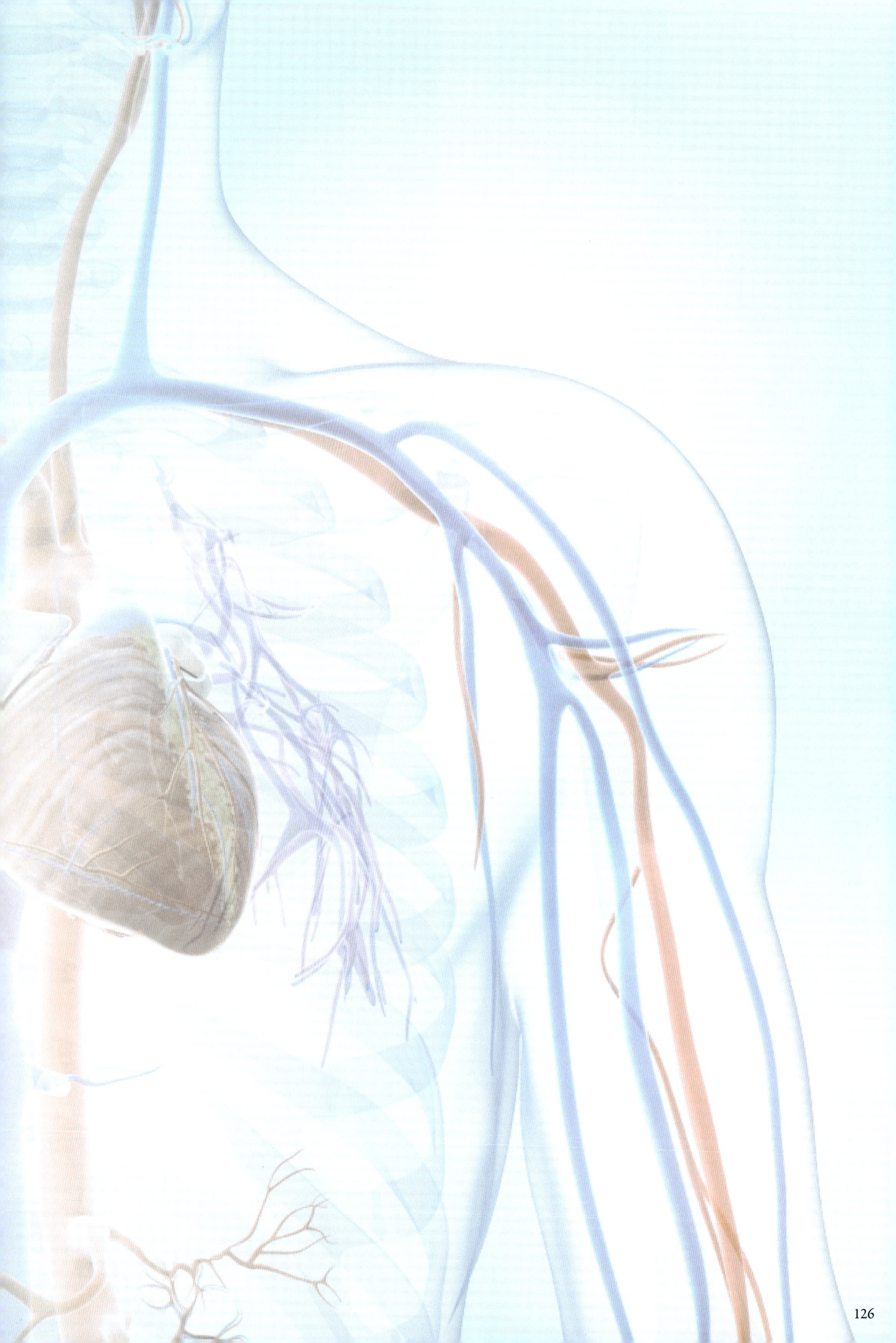

おわりに

私はこれまで長年にわたって、大学の医学部で人体の構造について研究すること、医学生に人体の構造を教えることを仕事にしてきました。その間に、人体に対する世の中の感じ方が大きく変わってきたように思います。医学生たちは医師になるために人体の解剖をしなければなりません。しかし、人体解剖というのはとても貴重な体験で、誰にでも許されるものではありません。私が解剖学を教え始めた頃には、人体解剖は何か不気味なもののように世の中に思われていたようです。それが現在では、多くの人たちが人体に関心をもつようになりました。また医療にとてもお世話になったので恩返しと医学生のために献体をしようと申し出て下さる方もとても増えてきました。

人体について知ることは、とても興味深く楽しいことだし、現代の社会ではとくに大切なことだと私は考えています。医師や医療のさまざまな領域で働く人たちに、人体についての詳しい正確な知識はもちろん必要なことです。先進的な医療が行われる現代においては、医学の専門家でない人たちも人体について正確な知識と理解をもっていることが、自分の健康や生命を守るために重要なことになってきています。病院ではさまざまな検査が行われて、検査のデータや画像診断の写真を見せながら医師が病気の状態と治療方法について説明します。患者はその説明をもとに治療方法を選択することになるのですが、そこで人体についての知識や理解をもっておくことが大切になるのです。

そのような実用的な意味だけでなく、人体そのものがとても興味深い存在で、２０００年以上にわたって、人類はその探求を続けてきているのです。本書を手に取ってくれた人が、人体を大好きになるきっかけになれば、この上ない喜びです。

２０１５年８月27日　坂井建雄

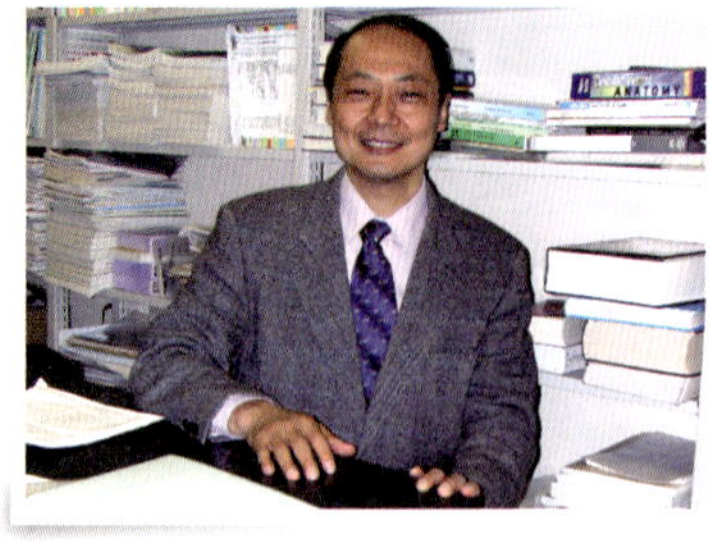

著者プロフィール

坂井建雄（さかい たつお）

1953年大阪府生まれ。1978年東京大学医学部卒、1986年同助教授、1990年順天堂大学医学部教授。解剖学と医学史の研究をこよなく愛しています。人体と歴史の世界には、未知の世界を探求するような新しい発見と出会いが満ちています。研究領域は腎臓と血管の細胞生物学と機能形態学、人体解剖学、医学の歴史。著・訳書に『からだの自然誌』（東京大学出版会、1993）、『カラー図解　人体の正常構造と機能』（総編集、日本医事新報社、1999～）、『プロメテウス解剖学アトラス』（監訳、医学書院、2007～）、『人体観の歴史』（岩波書店、2008）、『ぜんぶわかる人体解剖図』（共著、成美堂出版、2010）、『ガレノス解剖学論集』（共訳、京都大学学術出版会、2011）、『日本医学教育史』（編、東北大学出版会、2012）、『解剖実習カラーテキスト』（医学書院、2013）など多数。

STAFF

編集
柳原香奈、山田美穂

執筆
豊田恵子

デザイン
鎌田僚

画像提供
shutterstock

世界一簡単にわかる人体解剖図鑑

2015年10月14日　第1刷発行
2025年 2 月20日　第9刷発行

著者　坂井建雄
発行人　関川 誠
発行所　株式会社宝島社
〒102-8388
東京都千代田区一番町25番地
営業　03-3234-4621
編集　03-3239-0646
https://tkj.jp
印刷・製本　日経印刷株式会社

Printed in Japan
ISBN 978-4-8002-4534-2